GEMEINSAM FÜR DIE GESUNDHEIT
VON MENSCH UND NATUR

EINE PRISE GESUNDHEIT

Die verborgenen Heilkräfte der Gewürze

Sanja Lončar, Sabina Topolovec,
Marija Kočevar, Nadja Baćac

Titel: EINE PRISE GESUNDHEIT, Die verborgenen Heilkräfte der Gewürze
Titel der slowenischen Originalausgabe: ŠČEPEC REŠITVE, Zamolčane zdravilne moči začimb
Autorinnen: Sanja Lončar, Sabina Topolovec, Marija Kočevar, Nadja Baćac

Publikation des Projektes GEMEINSAM FÜR DIE GESUNDHEIT VON MENSCH UND NATUR

Verlag: Jasno in glasno, založba d.o.o. (Laut und deutlich Verlag)
Ulica bratov Učakar 128, 1000 Ljubljana, SLOWENIEN
Internet: www.eineprise.eu, E-Mail: info@eineprise.eu, Tel.: +386 51 249 574

Übersetzung:
Karin Hladnik, Christiane Kordić

Lektorat:
Chandravali D. Schang, Rosalia Perdacher

Fachliche Prüfung:
Dipl.-Biol. Nataša Ferant M.Sc.
Dr. med. vet. Vojislava Bole-Hribovšek
Dr. biol. Petra Ratajc

Design und Layout:
Saša Vučina [Opa!celica]

Fotografien:
Sanja Lončar, Saša Vučina, Fotolia, Europeana

Druck und Bindung:
ABO grafika d.o.o. Ljubljana

1. Auflage: 2013
2. Auflage: 2014
Überarbeitete Ausgabe, 2016

Ljubljana, Slowenien 2016

CIP - Kataložni zapis o publikaciji
Narodna in univerzitetna knjižnica, Ljubljana

635.7(035)
615.322:635.7(035)
615.89(035)

Eine PRISE Gesundheit : die verborgenen Heilkräfte der Gewürze / Sanja Lončar ... [et al.] ; [Übersetzung Karin Hladnik, Christiane Kordić ; Fotografien Sanja Lončar ... et al.]. - Überarbeitete Ausg. - Ljubljana : Jasno in glasno, 2016

Prevod dela: Ščepec rešitve

ISBN 978-961-94031-0-5
1. Lončar, Sanja, 1965-
284739840

INHALT

Vorwort

I. Kapitel

WAS SO NICHT IN DEN GESCHICHTSBÜCHERN STEHT

II. Kapitel

ÜBER DIE EINZELNEN GEWÜRZE

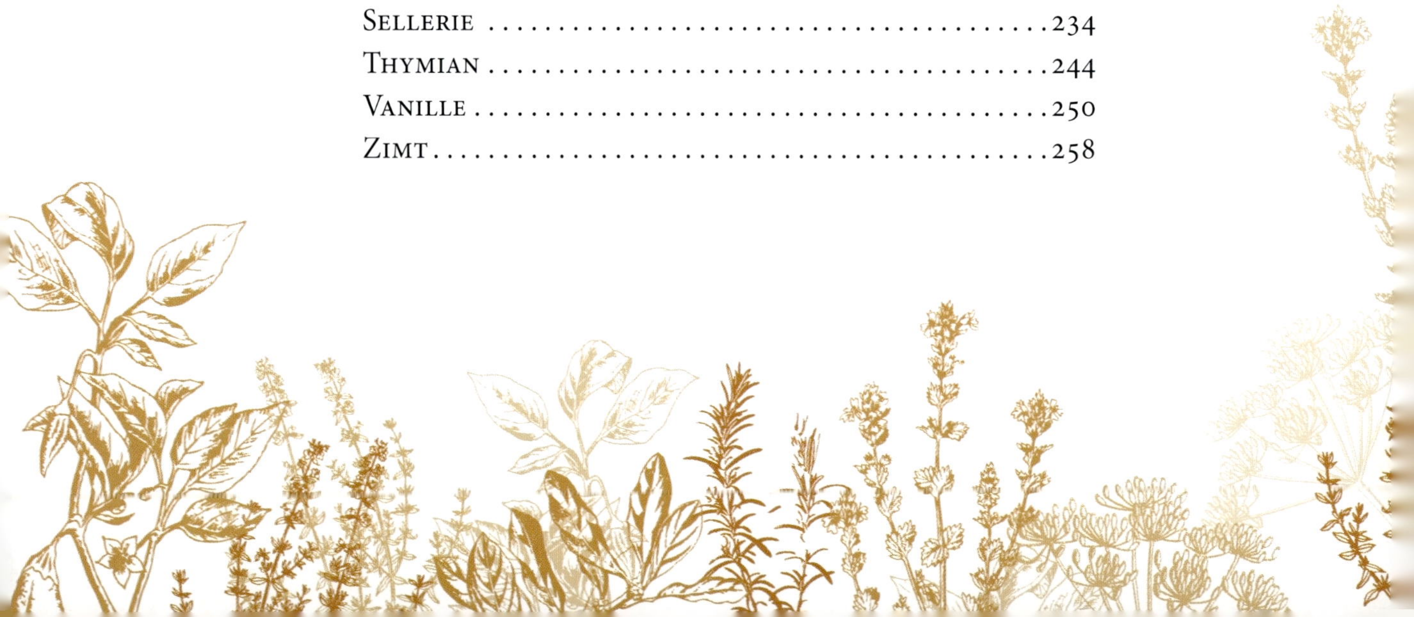

III. Kapitel

DIE HEILKRÄFTE DER GEWÜRZE

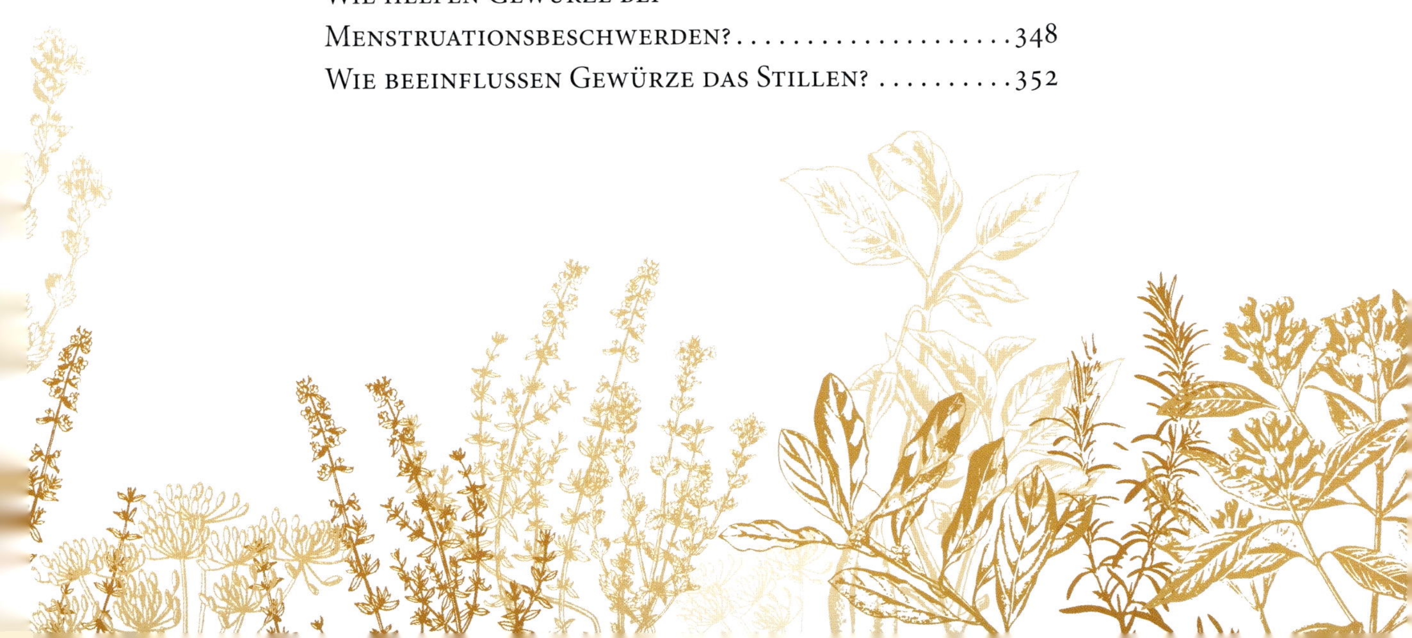

IV. Kapitel

DIE WICHTIGSTEN REGELN BEI DER ANWENDUNG VON GEWÜRZEN

V. Kapitel

WEITERE NÜTZLICHE INFORMATIONEN

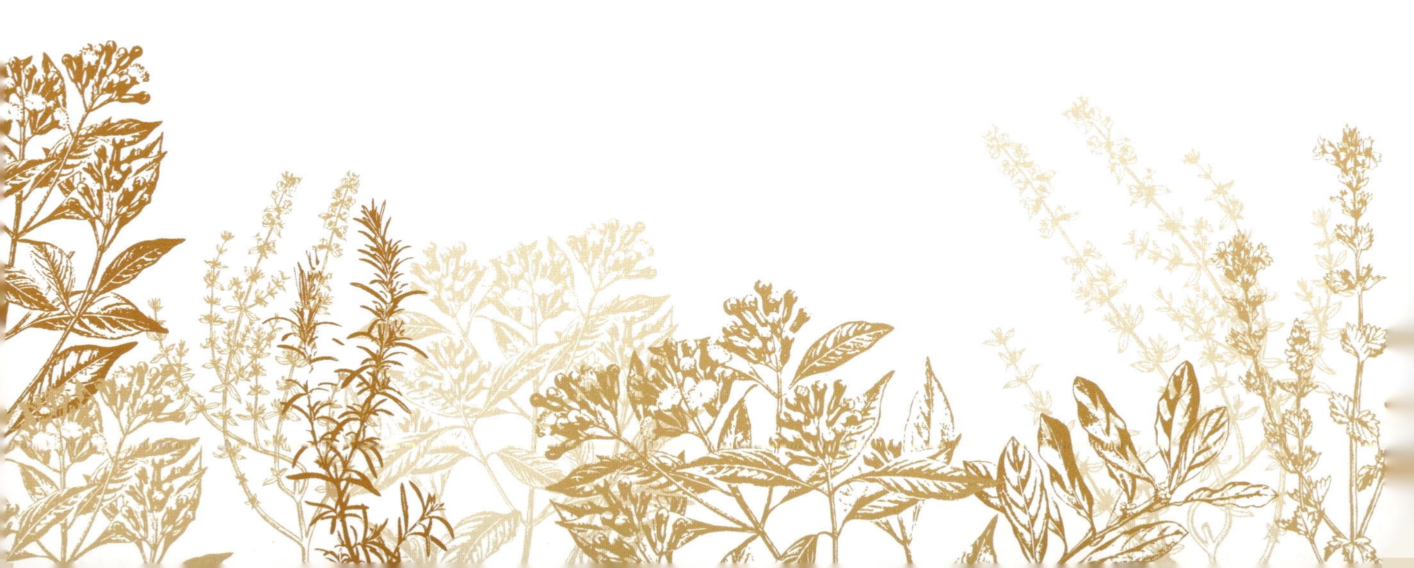

Hinweis

Die Autorinnen dieses Buchs geben keine medizinischen Ratschläge und empfehlen auch nicht die Anwendung oder Absetzung von Medikamenten ohne vorherige Rücksprache mit dem behandelnden Arzt. Alle Angaben in diesem Buch sind das Ergebnis persönlicher und professioneller Erfahrungen der Autoren. Alle hier angegebenen Informationen und Empfehlungen nutzt der Leser auf eigene Verantwortung.

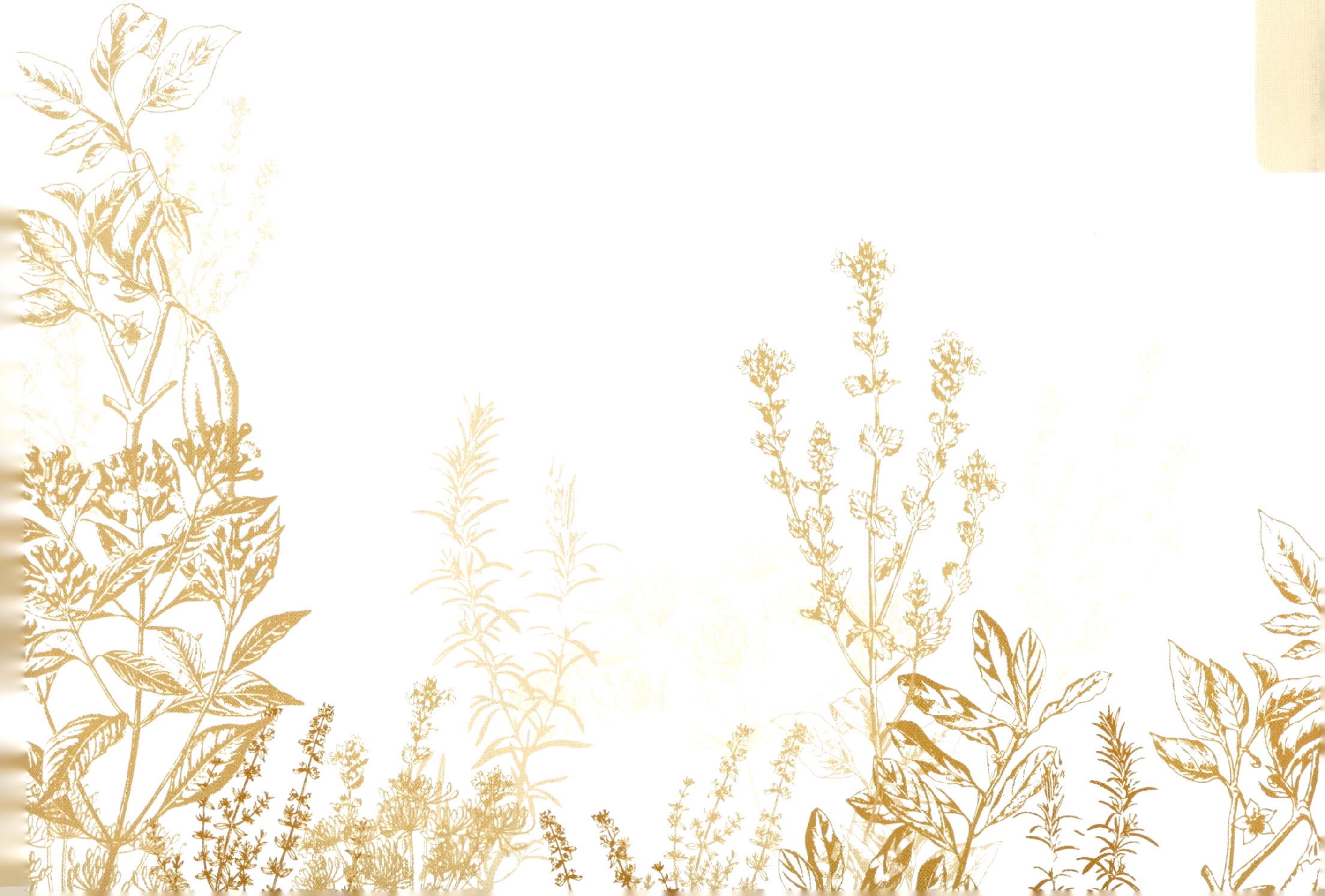

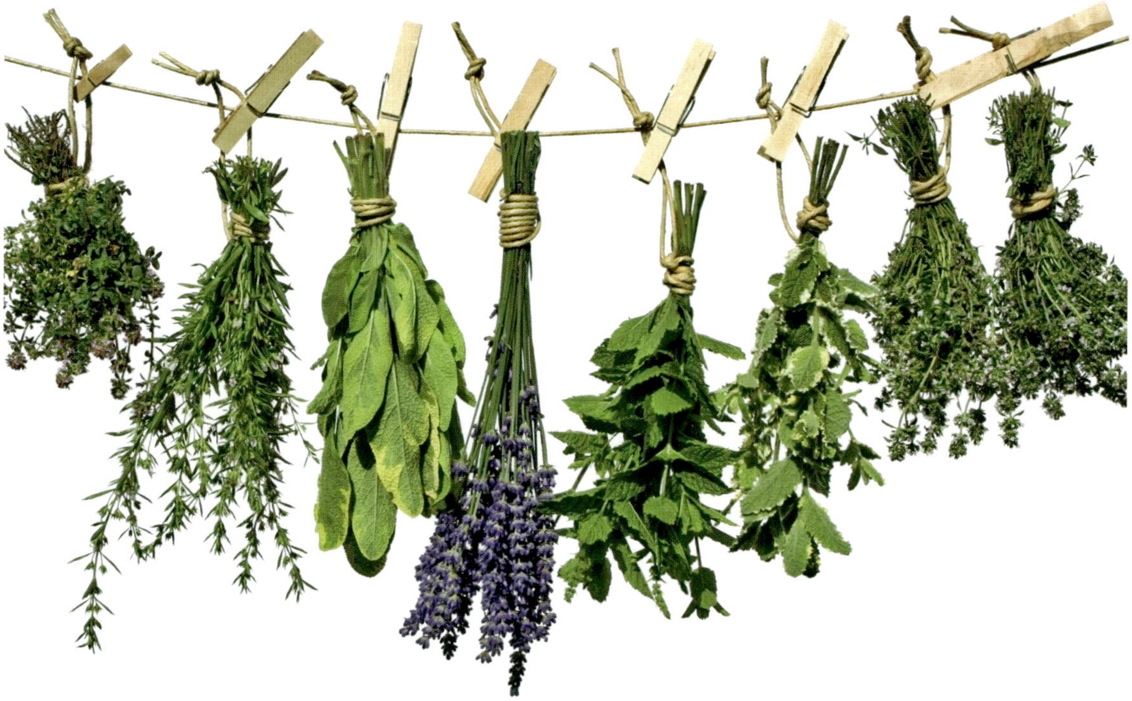

WARUM WIR DIESES BUCH GESCHRIEBEN HABEN

Über Gewürze und Heilkräuter gibt es schon Hunderte von Büchern. Ich habe ein paar Dutzende davon zu Hause, aber dennoch finde ich darin nicht die Antworten auf viele Fragen, die mir keine Ruhe lassen.

Die Kräutersammler beschreiben die Eigenschaften der Pflanzen, ihre Verbreitung und ihre Anwendung in der Phytotherapie. Die Gärtner geben Ratschläge für ihre Düngung. Köche wiederum kreieren Rezepte für ihre Verwendung. Die Aromatherapeuten stellen sie aus ihrem eigenen Blickwinkel dar. Und die Chemiker erklären ihre molekulare Zusammensetzung. Was könnte man dem noch hinzufügen?

Schon seit Jahren beschleicht mich immer wieder das Gefühl, dass bei all dem etwas sehr Wichtiges fehlt. Gleichzeitig plagen mich jedoch Zweifel, ob ich all dem überhaupt noch das, was die Experten vergessen haben, anfügen darf.

Ich habe dieses Thema lange Zeit zur Seite geschoben. Aber die Gewürze ließen mir einfach keine Ruhe. Sie schlichen sich in meine Gedanken und Träume und überraschten mich, wenn ich es am wenigsten erwartete. Im Leben ist mir eine Weisheit besonders wichtig: „Alles, was du heute tust, bezahlst du mit einem Tag deines Lebens. Es sollte daher diesen Preis wert sein.“ Ich zögerte eine ganze Weile und dachte darüber nach, ob ich wirklich einige Jahre meines Lebens in das Studium der Gewürze investieren möchte. „Vielleicht gibt es dieses Buch, das ich suche, schon lange – ich muss es nur finden", habe ich mir gesagt. Und so begann ich zusammen mit meinen Kolleginnen unterschiedliche Bücher in verschiedenen Sprachen zu kaufen und zu lesen. Sabina begann mit Paracelsus, Hildegard von Bingen und modernen deutschen Autoren, Marija befasste sich mit Ayurveda und Makrobiotik und Nadja vertiefte sich in die aktuellen wissenschaftlichen Erkenntnisse aus aller Herren Länder.

So entstanden tausende von Seiten an Material, die wir in den mehr als zwei Jahren unserer Suche zusammengetragen hatten. Als ich all das las, konnte ich mich des Eindrucks nicht erwehren, dass wir ein Puzzle zusammensetzten, in dem noch immer sehr viele Teile fehlten. Es schien, als ob jemand absichtlich die wichtigsten Teile aus der Schachtel genommen und die weniger wichtigen auf die einzelnen Fachgebiete aufgeteilt hätte. Einige Teile bekamen die Botaniker, einige die Aromatherapeuten, wieder andere die Köche. Jeder von ihnen versucht von seinem Standpunkt aus das große Bild zusammenzusetzen, aber kaum einer ahnt, um welch großartiges Gesamtkunstwerk es sich hier handelt. Und wenn es keine Schachtel mit einer Abbildung des ganzen Bilds gibt, wie sollen dann wir, gewöhnliche Frauen, das Rätsel lösen? Zu Beginn erschien mir dieses Unterfangen unmöglich, später aber unausweichlich.

Ich behaupte nicht, dass die Wahrheit immer ans Licht kommt, aber ich habe ein Gespür dafür, das mir sagt, wenn die Wahrheit verhüllt wird. Und genau dieser Eindruck begleitete mich beim Lesen der meisten Bücher und der gesammelten Daten über dieses Thema. Ich war mir sicher, dass die Menschheit viel mehr über die Gewürze wusste, als heute bekannt ist. Es interessierte mich, wo sich dieses Wissen jetzt befindet, warum es verloren ging und ob man es wieder erwecken kann.

In den zwei Jahren der Nachforschungen, mit viel Unterstützung von Sabina, Nadja und Marija, wuchs in mir die Überzeugung, dass die Erkenntnisse über die Kraft der Gewürze nicht zufällig verschwanden. Erst haben wir unseren Bezug zu ihrer ganzheitlichen Aufgabe eingebüßt und dann beschränkten wir sie auf die Anwendung in Medizin und Küche. Später gerieten auch diese Bereiche in Vergessenheit. Unsere Großmütter besaßen noch das Wissen ihrer eigenen Großmütter und wussten, welches Gewürz zu welchen Speisen gehört, es war ihnen allerdings schon nicht mehr klar, warum das so ist.

In letzter Zeit, in der die Entfremdung des Menschen von allem, was echt, lebendig und natürlich ist, eine ungeahnte Dimension erreicht, mussten die Gewürze auch ihre letzte Funktion einbüßen und wurden in den Speisen durch chemische Zusatzstoffe ersetzt. Die meisten Menschen, insbesondere im Westen, sind sich überhaupt nicht bewusst, was wir damit verloren haben.

Klopfet an....

In diesem Buch steckt wirklich viel anstrengende Arbeit. Ich erinnere mich daran, wie wir uns mit einem sehr komischen Gefühl im Bauch unterhielten, als wir alles gelesen hatten, was zu diesem Thema zu finden war. Den ganzen Tag studierte ich Gewürze und abends, als ich mich fragte, an was ich mich noch erinnern kann, stellte ich fest, dass nichts hängen geblieben war. So etwas war mir in meinem ganzen Leben noch nicht passiert. Ich habe ein so genanntes fotografisches Gedächtnis und sogar bei Prüfungen bekam ich ausgezeichnete Noten, obwohl ich die Literatur nur ein einziges Mal gelesen hatte. Gewürze interessierten mich mehr als all diese Prüfungen, aber nach einigen Stunden Lesen konnte ich mich nicht mehr an das Gelesene erinnern. Das ist doch unerhört!

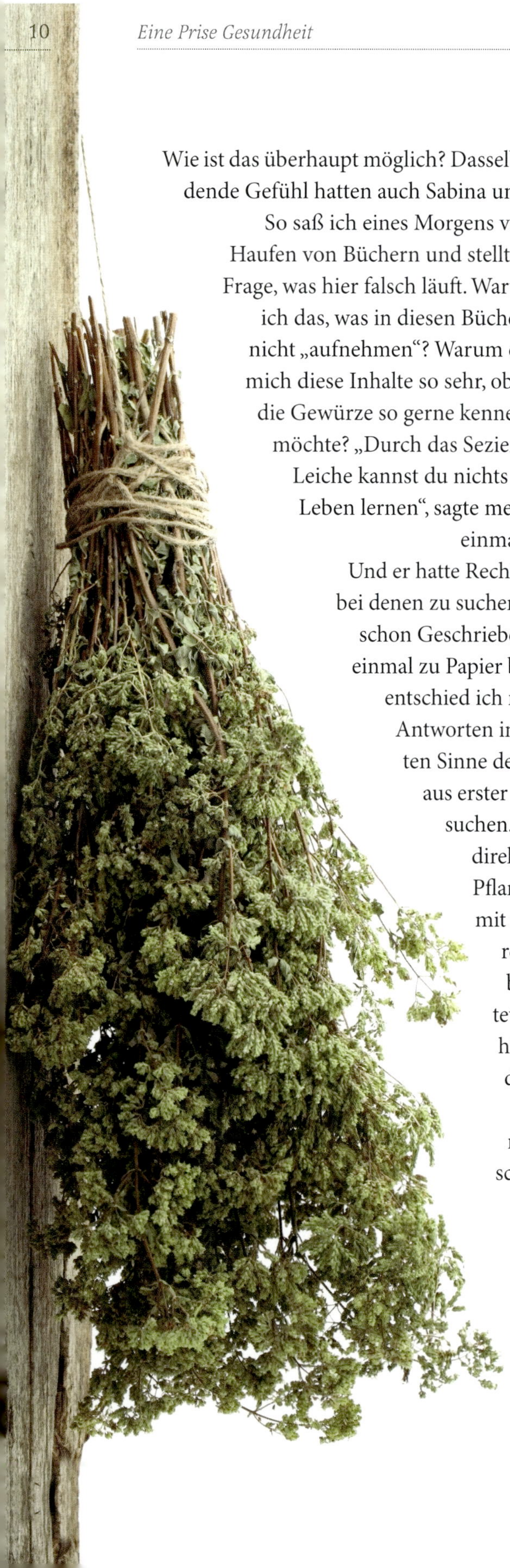

Wie ist das überhaupt möglich? Dasselbe ermüdende Gefühl hatten auch Sabina und Nadja.

So saß ich eines Morgens vor einem Haufen von Büchern und stellte mir die Frage, was hier falsch läuft. Warum kann ich das, was in diesen Büchern steht, nicht „aufnehmen"? Warum ermüden mich diese Inhalte so sehr, obwohl ich die Gewürze so gerne kennen lernen möchte? „Durch das Sezieren einer Leiche kannst du nichts über das Leben lernen", sagte mein Mann einmal zu mir.

Und er hatte Recht. Anstatt bei denen zu suchen, die das schon Geschriebene noch einmal zu Papier brachten, entschied ich mich, die Antworten im wahrsten Sinne des Wortes aus erster Hand zu suchen. Ich ging direkt zu den Pflanzen, um mit ihnen zu reden. Ich beobachtete sie, ich hielt sie in den Händen, ich roch und schmeckte sie und kombinierte sie in meinem Mund.

Ich probierte sie warm und kalt, in Wasser, in Fett und gab sie zu diesen und jenen Gerichten.

Auf den Treppenstufen meines Kräutergartens sagte ich zu ihnen: „Meine Lieben, ich fühle, dass ihr viel mehr seid, als nur Pflanzen. Ich weiß, dass ihr nicht grundlos hier seid, aber auch nicht nur wegen eurer heilenden Kräfte. Wollt ihr mir nicht verraten, um was es hier geht?"

Wie heißt es doch: „Klopfet an, dann wird euch geöffnet." Und das Schreiben dieses Buches erinnerte mich in vielerlei Hinsicht an das Lied „Knockin' on Heaven's Door". Wie würden sich wohl Dürstende in der Wüste fühlen, wenn sie wüssten, dass sich unter der Sahara ein riesiges Meer mit Süßwasser befindet? Ihnen wäre bewusst, dass es genau hier, vielleicht nur einige Meter unter ihren Füßen ist, aber sie sterben vor Durst. Genau dieses Gefühl begleitete mich in den letzten Monaten immer intensiver. Das war auch der Grund, warum wir die Erscheinung des Buchs so viele Male verschoben haben. Ich fühlte nämlich, dass noch einige wichtige Teile fehlten.

Was lange währt, wird endlich gut und so kam im letzten Monat Bewegung in die Sache. Auf einmal kamen immer gewagtere Fragen auf, denen auch bald die Antworten folgten. Einige zeigten sich mir einfach innerlich, andere habe ich geträumt, ich traf plötzlich Menschen, die mir genau das erklärten, was noch fehlte, und das Bild wurde mit jedem Tag klarer und immer weniger Teile blieben noch im Dunkel.

Dann bekamen die Gewürze einen Klang. In einigen Pflanzen hörte ich Töne, in anderen sogar Akkorde.

Ich begann zu begreifen, welche von ihnen zusammen Kompositionen bilden und welche gemeinsam nur „Lärm" veranstalten. Dem Klang folgten die Farben, ein weiterer Ausdruck der Schwingungen der Pflanzen, die uns etwas sagen wollen.

Die Sache wurde richtig lustig; es war ein unvergessliches Erlebnis!

Die Qualen des Studierens verwandelten sich in kindlichen Spaß. Mit jeder neuen Erkenntnis kamen auch zehn neue Fragen auf, zu denen die Antworten dann jedoch wie Regen vom Himmel fielen.

Das Problem lag nun nur noch darin, dass mehr als 1000 Seiten Material entstanden waren. Wir entschieden uns, die einzelnen Gewürze nicht auf eine bestimmte Anzahl von Seiten zu zwängen, wie dies in den meisten Büchern der Fall ist. Wenn Sie Instant-Beschreibungen benötigen, stehen Ihnen ausreichend andere Quellen zur Verfügung. Wir haben bei der Auswahl der Gewürze für dieses Buch entschieden, uns nicht starr am Alphabet oder der geographischen Herkunft der Gewürze zu orientieren. Wir haben die 30 unserer Meinung nach am häufigsten verwendeten Gewürze ausgewählt und ihre grundlegenden Heilkräfte sowie die wichtigsten Anwendungs- und Aufbewahrungsmethoden beschrieben.

Wir hoffen, dass Sie beim Lesen viele „Puzzleteile“ finden werden, die Ihnen vielleicht noch im Bild Ihres Lebens gefehlt haben und wir bezweifeln nicht, dass noch zahlreiche weitere Fragen aufkommen werden. Es erwartet uns also noch viel Arbeit, an die wir uns auch unverzüglich begeben werden.

Die Erkenntnisse über weitere Gewürze, andere Probleme und neue Entdeckungen werden bestimmt ein weiteres Buch füllen.

Wir behaupten nicht, dass Gewürze Wundermittel sind, die uns retten werden. Sie sind nur eine Prise im großen Topf der Antworten, die wir benötigen, um wieder mit unserem vollen Potential und mit der ganzen Energie, über die wir verfügen, zu leben. Sie sind unsere vergessenen Freundinnen, die nur darauf warten, dass wir sie wieder einladen, uns die Harmonisierung mit uns selbst, mit den Lebensmitteln und dem Raum zu erleichtern.

Sie sind ein Teil der verschwiegenen weiblichen Energie in Form von Intuition, Schaffenskraft und Ausdrucksfähigkeit, die wir in großem Maße vertrieben haben.

Die Geschichte über das Vergessen der Gewürze ist gleichzeitig auch ein gutes Beispiel, wie viel Wissen wir entwertet haben und wie sehr uns der materielle Blick auf die Welt, von dem wir heute gefangen sind, verarmt hat. Wir glauben, dass Sie überrascht sein werden, welch große Kraft uns zum Greifen nah ist. Wenn Sie sich dessen bewusst sind, werden Sie wahrscheinlich auch verstehen, warum Bücher verbrannt und Menschen (vor allem Frauen), die dieses Wissen in sich trugen, verfolgt wurden.

Die Schmerzen, die wir zunächst angesichts des Unrechts spürten, das dem Wissen und denen, die es übertragen haben, angetan wurde, verwandelten sich während der Entstehung dieses Buches in die Erkenntnis, dass nichts verloren ist, wenn wir nur bereit sind, die richtigen Fragen zu stellen. So schließe ich diese Einleitung in tiefer Dankbarkeit gegenüber allen und allem, was „flüsterte“, „antwortete“ und uns bei unserer Suche leitete. Wenn Sie erst einmal fühlen, das alles, was WAR, noch immer IST, dass das gesammelte Wissen unserer Vorfahren uns noch immer zur Verfügung steht und dass weder Licht, noch Liebe oder Wahrheit zerstört werden können, fallen die Gefängnismauern unseres Verstandes und es enthüllt sich die ganze Weite der Liebe.

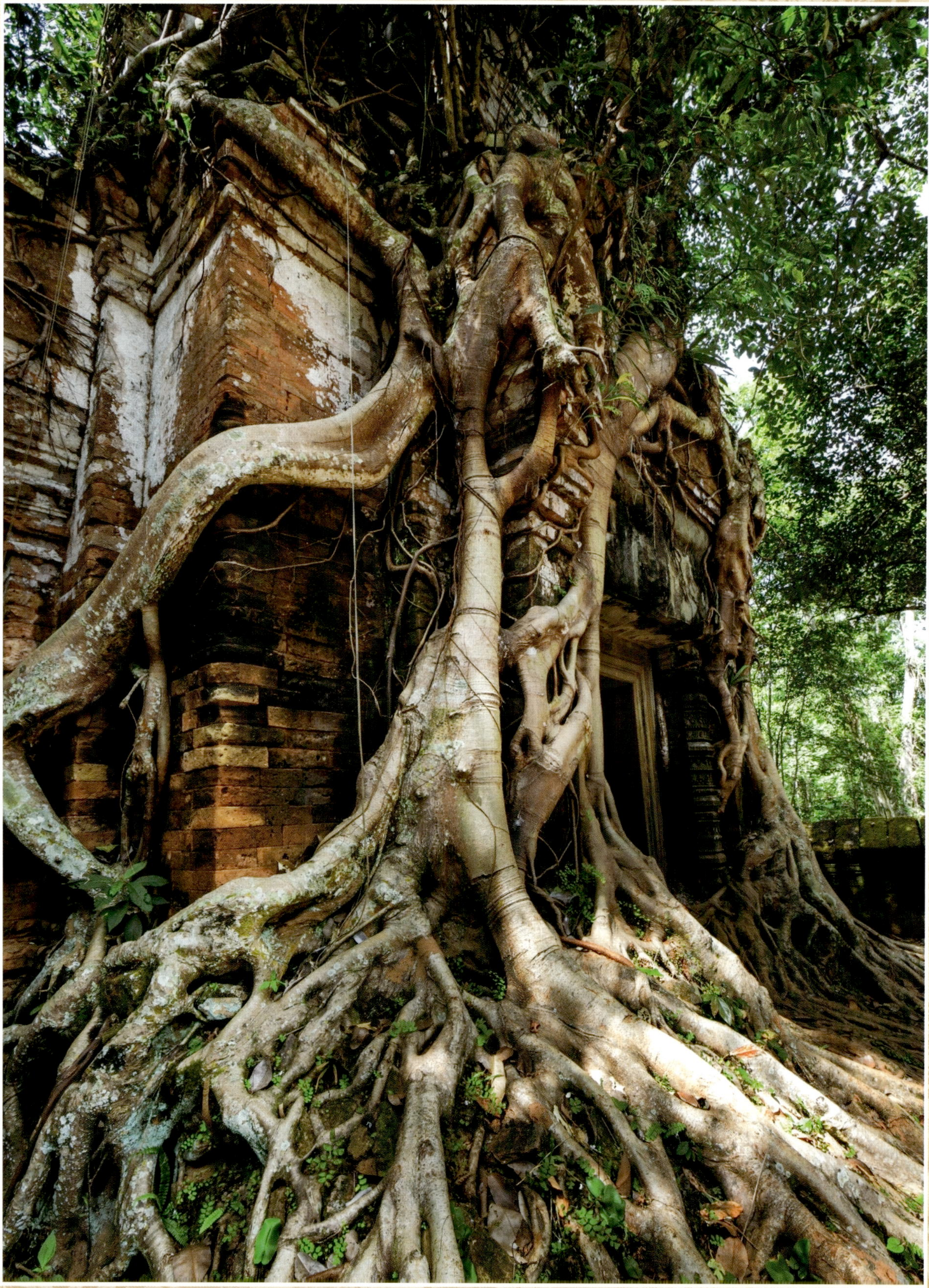

I. Kapitel

WAS SO NICHT IN DEN GESCHICHTSBÜCHERN STEHT

Sanja Lončar

WAS SO NICHT IN DEN GESCHICHTSBÜCHERN STEHT

Es ist wirklich schade, dass sich unser Wissen über die Geschichte oft nur darauf beschränkt, wer wen besiegte und von wo bis wo sich das eroberte Territorium dieses oder jenes Kaisers erstreckte. Die Geschichten der größten Mörder dieser Welt, die gewöhnlich „im Namen Gottes" unterwegs waren und zerstörten, was ihnen unter die Finger kam, waren mir immer zuwider. Wir wissen, dass die Geschichte von den Siegern geschrieben wird. Dabei konnten bis vor gar nicht allzu langer Zeit lediglich 1-3 % der Weltbevölkerung überhaupt schreiben und Bücher drucken. Wie aber verlief die Geschichte der übrigen 99 % der Erdenbürger? Wie lebten sie, wozu waren sie fähig, was wussten und fühlten sie? Was dachten sie über den Verlauf unserer Geschichte? Darüber wissen wir nur sehr wenig.

Auch aus diesem Grund ist es interessant, einmal auf die so genannten marginalen Bereiche zu schauen. Die ideologischen Zensoren vergaßen dort einige „Berichtigungen" vorzunehmen, was uns die Möglichkeit verschafft, zumindest einen Teil dieser uns vorenthaltenen Geschichte zu rekonstruieren.

Mehr als wer oder was interessiert mich, wie und warum etwas passiert ist. Aber darüber findet man in den Geschichtsbüchern nur wenig. Manchmal stieß ich in Büchern, in denen ich es am wenigsten erwartete, auf ein aus dem Gesamtbild gerissenes Fragment der Geschichte. Jedoch war es immer ungeplant, wie ein Puzzleteil zwischen anderen Informationen. Ich hatte zu jener Zeit leider keine Ahnung, wo ich diesbezüglich mehr herausfinden konnte.

Als wir begannen, dieses Buch über Gewürze zu schreiben, hatten wir vor allem ein praktisches Buch vor Augen, das über die kulinarische Anwendung der Gewürze hinausgeht. Es sollte aus einer Hand viele praktische Ratschläge geben, wie Gewürze für die Regulierung der Körperfunktionen, die Behandlung verschiedener Beschwerden, die Unterstützung der Gesundheit und für ein besseres Wohlbefinden eingesetzt werden können.

Natürlich enthalten die meisten Bücher über Gewürze, die wir bei unseren Recherchen in die Hände bekamen, auch einen geschichtlichen Teil.

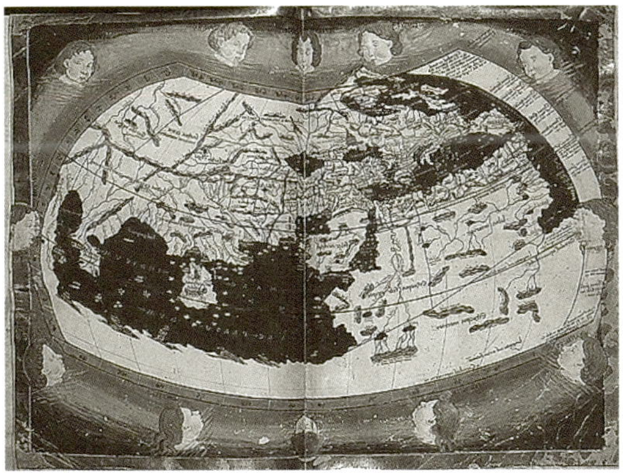

Die Cosmographia oder Geographike Hyphegesis - der Atlas, den der antike griechische Astronom Claudius Ptolemäus im Jahr 160 zeichnete. Glauben Sie wirklich, dass man damals noch nicht wusste, dass die Erde rund ist?

Der sagt aber leider oft nicht viel aus. Wenn man jedoch verschiedene Quellen kombiniert, wird das Ganze sehr viel interessanter.

Den Zensoren der verschiedenen Ideologien erschien das Thema Gewürze wahrscheinlich nicht so wichtig und gerade deshalb blieben in diesem Bereich viele äußerst interessante Fakten erhalten, die unsere Geschichte in einem anderen Licht erscheinen lassen, als wir es in der Schule gelernt haben. Sie würden gerne wissen, was wir mit Hilfe der Geschichte der Gewürze entdeckten und wovon Sie in der Schule nichts gehört haben?

Jedem, der frei denkt und fühlt, muss klar sein, dass die Geschichte, die uns in der Schule beigebracht wird, voller Lücken ist. Im Übrigen bekommen die allzu neugierigen Kinder, die zu viele Fragen stellen, schlechtere Noten (und sie müssen sich die Antworten außerhalb der Schule suchen). Wenn Sie der Geschichte glauben, hat sich der Mensch auf diesem Planeten aus dem Affen entwickelt. Dieser Mensch lebte dann in Höhlen und Hütten und kleidete sich in Fell. Nach der Sintflut entstanden plötzlich die Hochkulturen der Sumerer, Chinesen, Inder und Ägypter. Und nur kurz danach tauchen dann - wieder aus dem Nichts - die Maya (2600 v. Chr.) auf. Sie berechneten 20 Nachkommastellen, bauten Gebäude, die noch heute als Wunderwerke gelten, führten Gehirnoperationen durch, kannten sich mit Betäubungsmitteln und Kathetern aus und beherrschten die Astronomie ... und keiner fragt sich, in welcher Höhle sie das alles gelernt haben.

Alle diese Zivilisationen sollen schon vor fast 5000 Jahren Bewässerungssysteme gehabt, Getreide veredelt, Handelsketten unterhalten, Metall importiert (von wo?) und über ein sehr gutes medizinisches Wissen verfügt haben.

Die Antwort auf die Frage, woher auf einmal all dieses Wissen kam, finden Sie in keinem offiziellen Geschichtslehrbuch. Für diejenigen, die die Antwort darin sehen, dass diese Zivilisationen nur die Fortsetzung der vorherigen, vorsintflutlichen Hochkulturen waren, oder dass es sich um Außerirdische handelt, die von den Erdbewohnern als Götter verehrt wurden, haben Geschichtswissenschaftlern nur ein müdes Lächeln übrig. Die Lücken in der Geschichte können (oder dürfen!) aber auch Sie nicht erklären.

Gewiss ist aber die Tatsache, dass in dieser Zeit zumindest Einzelne über sehr viel Wissen und Macht verfügten, deren Ursprung wir nicht kennen. Und ganz sicher waren die Gewürze ein Bestandteil dieser Macht.

Dass sie für die Götter und Herrscher bestimmt, oft verboten und für gewöhnliche Sterbliche preislich unerschwinglich waren, sind nur weitere Beweise dafür, dass es sich hierbei um etwas höchst Bedeutendes handelt.

Heute denken viele Europäer, dass sich die meisten Pflanzen, die nicht bei uns heimisch sind, dank Kolumbus, Marco Polo oder Vasco da Gama hier angesiedelt haben. Außerdem wird die Entwicklung von Technologie, Transport und Ähnlichem am liebsten der Zeit ab der Renaissance und der industriellen Revolution zugeschrieben. Dem ist jedoch nicht so.

Nehmen Sie ein Buch über die Geschichte des Gewürzhandels zur Hand und Sie werden entdecken, dass sich die antiken Hochkulturen in Sumer, Ägypten, China und Indien sehr gut mit Gewürzen auskannten, sie verwendeten und mit ihnen auch Handel trieben. Es gibt dokumentierte Beweise, dass zwischen Südostasien und Ostafrika schon 3000 Jahre v. Chr. mit Gewürzen gehandelt wurde.

Ans Licht kamen auch schriftliche Aufzeichnungen über die Phönizier, die schon vor 3500 Jahren die Welt umsegelten und daher sehr gut wussten, dass die Erde rund ist. Wie Ihnen bekannt ist, sind astronomische Berechnungen (bei denen alle alten Hochkulturen sehr genau waren) nur unter der Voraussetzung eines runden Weltbilds möglich und so stellen wir schnell fest, dass die Geschichte von der flachen Erde nur ein Märchen für die Europäer war, die im Vergleich zu den anderen Kulturen des Mittelalters ziemlich zurückgeblieben waren.

Schon 2000 Jahre v. Chr. verlief ein Handelsweg zwischen Indien, Madagaskar und Sansibar. Nach der begehrtesten Ware dieser Zeit wurde er „Zimtweg" genannt. Die Inder verkauften Zimt und andere Gewürze im Tausch gegen Glas, Bronze, Kleider und Schmuck. Große Zimtabnehmer waren auch die Ägypter. Er wurde besonders von den ägyptischen Priestern, die ihn zum Einbalsamieren und für religiöse Rituale verwendeten, hoch geschätzt. Ingwer war ebenfalls ein obligatorischer Teil der Fracht auf den Schiffen, wurde aber gewöhnlich nicht für den Handel verwendet. Die afrikanischen, indischen und ägyptischen Seefahrer zogen auf ihren Schiffen Ingwerpflanzen, damit die Seemänner die frischen Triebe kauen konnten. Schon damals wusste man, was die moderne Wissenschaft heute bestätigt: Ingwer ist ein ausgezeichnetes Mittel gegen Übelkeit und Seekrankheit und ist gleichzeitig ein natürliches Antibiotikum und Antiseptikum. Um die Gesundheit der Seeleute vor 5000 Jahren stand es daher besser als um die Gesundheit der „modernen" Portugiesen und Spanier im 15. Jahrhundert und später.

Die Chinesen wissen, warum

Die Chinesen trieben mit den Gewürzen nicht nur Handel, sie wussten auch genau, was sie verkauften. Ingwer, Galgant, Kardamom und Kurkuma spielten eine wichtige Rolle im chinesischen Imperium. Sie wurden als Duftstoffe bei religiösen Ritualen, aber auch als Gewürze und Heilmittel verwendet. Die ältesten Aufzeichnungen reichen bis ins Jahr 2700 v. Chr. zurück, als einer der drei erhabenen Kaiser, Shennong, der als „göttlicher Bauer" verehrt wurde, diese Pflanzen in seinem Arzneibuch beschrieb. Er teilte die Pflanzen in drei Gruppen ein. Die Pflanzen, die nur in geringen Mengen und bei akuten Beschwerden verschrieben wurden, nannte er „Gehilfen". Die mittlere Gruppe erhielt den Namen „Minister" und umfasst Pflanzen, die Nebenwirkungen verursachen können und nur für eine bestimmte Zeit verordnet wurden, insbesondere, um den Mangel an bestimmten Nährstoffen auszugleichen. In der Pflanzengruppe, die er „Herrscher" nannte, beschrieb er alle Pflanzen, die mengenunabhängig verzehrt werden können, niemals giftig sind und die Gesundheit und das Leben stärken. (Zur letzteren Gruppe gehören auch Ingwer und Galgant).

Interessant ist auch, wie anders wir die Pflanzen heute wahrnehmen. Die Pflanzen ohne Nebenwirkungen gelten als minderwertig und „behelfsmäßig". Aber alle, deren Wirkung nachgewiesen ist und die auch eventuell bedenkliche Stoffe enthalten, hat sich die Pharmazie zu Eigen gemacht und als „heilend" deklariert. Auch das ist ein Beweis

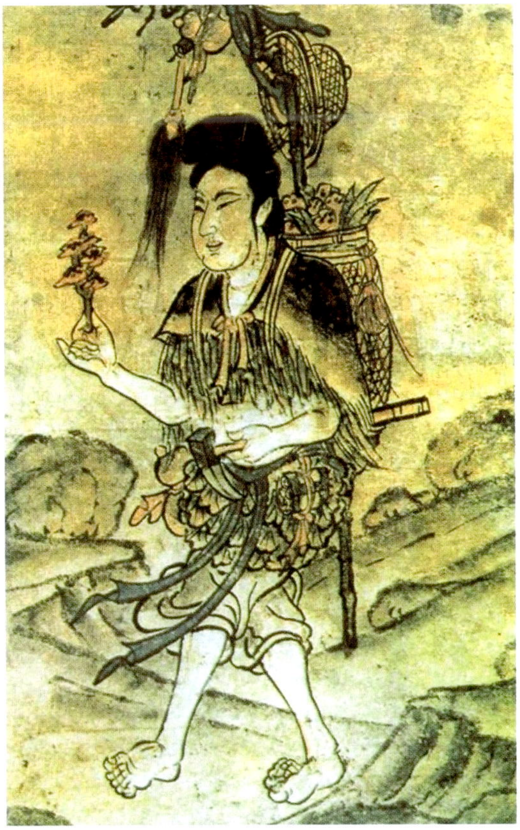

Shennong erforschte im Selbstversuch hunderte von Pflanzen und beschrieb ihre heilenden Eigenschaften.

dafür, dass wir in einer Zeit leben, in der das Wissen über die Heilkraft der Gewürze begrenzter ist als jemals zuvor in der Geschichte. Ihre Aufgabe ist heutzutage auf ein Minimum reduziert und sie werden nur noch als Dekoration verwendet und um etwas Abwechslung in die Speisen zu bringen.

Die Geschichte der Gewürze enthüllt uns also, dass man vor 5000 Jahren auf diesem Planeten neben dem Leben in der Stammesgemeinschaft auch Schiffe kannte, die so groß waren, dass Pflanzen darauf gezüchtet wurden, und dass die Menschen mit anderen Völkern kommunizierten und Handel trieben (wofür Landkarten, Sprachkenntnisse, Geld usw. notwendig sind). Die Flotten reisten zu jener Zeit über mehrere tausend Kilometer weit. Und das alles Tausende von Jahren vor der Zeit, die uns zusammen mit der Erfindung des Kompasses und anderer Navigationsgeräte als Blüte der Schifffahrt beschrieben wurde.

Die Medizin war schon so weit entwickelt, dass Betäubungsmittel, Katheter und Gehirnoperationen bekannt waren. Man wusste sogar, welchen Einfluss welches Gewürz auf die einzelnen Organe hat, das heißt, man wusste auch über die Organe des Körpers und ihre Funktion Bescheid. Die Hochkulturen wussten also schon vor dem Sezieren der Leichen in der Zeit von Leonardo da Vinci sehr genau, wie der menschliche Körper gebaut ist und sogar, wie der lebende menschliche Körper funktioniert.

Wenn den Kaisern langweilig ist...

Was man in Mesopotamien vor 5000 Jahren alles wusste, ist schwer zu sagen. Dass den Mesopotamiern jedoch Gewürze wichtig waren, bezeugen die Bücher, die ihre Herrscher geschrieben haben.

So ist der babylonische König Merodach-Baladan, der sonst eher für seinen Mut als Soldat berüchtigt ist, auch für seine Liebe zu den Pflanzen bekannt. So schrieb er im Jahr 800 v. Chr. das erste uns bekannte Buch über den Pflanzenbau. In seinem Garten sorgte er für 64 Pflanzen, von denen er Gewürzpflanzen wie Safran, Thymian, Koriander und Kardamom besonders schätzte. Zu seiner Zeit wurden auch Ingwer und Kurkuma verwendet, die man aber nicht selbst anbaute, sondern aus dem Osten einführte.

Auch der assyrische König Assurbanipal, der 650 Jahre v. Chr. lebte, schenkte den Gewürzen viel Aufmerksamkeit. Seine Aufzeichnungen über Gewürze waren ein Teil der 30 000 Tonplatten umfassenden Schriften, die in der größten Bücherei der damaligen Zeit aufbewahrt wurden. Auf diesen Platten wurden 250 Gewürze und Heilpflanzen beschrieben. Gewürzpflanzen wie Kurkuma wurden nicht nur in der Küche und zu Heilzwecken verwendet, sondern auch als Pigment für gelbe Farbe. Safran hingegen wurde als Orange und Gewürzsumach als Purpur benutzt.

In dieser Zeit sollen die Hängenden Gärten der Semiramis in Babylon angelegt worden sein, die Nebukadnezar II. erbauen ließ und die von den Geschichtsschreibern dieser Zeit als Weltwunder gepriesen wurden.

Ich stelle mir die heutigen Staatsoberhäupter vor, die viel kleinere Gebiete regieren und viel mehr Geld, Beamte und Technik zur Verfügung haben, aber ich könnte keinen einzigen benennen, der noch Zeit für Gartenarbeit und das Schreiben eines Buchs über Pflanzen hat. War den Herrschern der mächtigen Hochkulturen aus der Vergangenheit vielleicht langweilig oder war einfach das Bewusstsein über die Bedeutung von Gewürzen und Heilpflanzen allgemein ganz anders als es heute ist?

Gewürze als Abkürzung ins Jenseits?

Seit dem Beginn unserer Geschichte fanden Gewürze auch als Kommunikationsmittel mit der göttlichen Energie Verwendung. Heute glauben wir fälschlicherweise, dass die Menschen so handelten, weil sie noch eine primitive Lebensweise hatten. Näher an der Wahrheit ist allerdings die Begründung, dass sie wussten, dass Gerüche mehr als nur Materie sind. Düfte sind Teil einer ätherischen Welt und wie sie den unbeweglichen Pflanzen ermöglichen, uns zu betören, ermöglichen sie auch dem Menschen eine Öffnung für andere Dimensionen.

Es ist daher nicht verwunderlich, dass die Gewürze ihren Platz in den Tempeln bei den Gebeten und der Kommunikation mit den Gottheiten, bei Brandopfern, bei der Salbung von Leichnamen und sogar bei der Einbalsamierung der Herrscher hatten.

Die Priester aller alten Kulturen benutzten Gewürze, um einen höheren Bewusstseinszustand zu erlangen.

Ähnlich hofften viele vermögende Herrscher, Adelige, Kirchenobere und reiche Händler, sich nach dem Tod durch die Salbung ihrer Körper mit den wertvollsten Ölen und Gewürzen eine Eintrittskarte in den Himmel zu erkaufen.

Die sehr verbreitete Anwendung von Gewürzen bei der Einbalsamierung der Pharaonen versuchten die Wissenschaftlicher damit zu erklären, dass auch dem Körper ein ewiges Leben zuteil werden sollte. So fand man in den Nasenlöchern von Ramses II. zwei Pfefferkörner und sein Körper war mit duftenden Ölen, Harzen und Gewürzen balsamiert. Laut Herodot, dem größten Geschichtsschreiber der damaligen Zeit, kannten die Ägypter drei Arten der Balsamierung und diejenige, die mit Gewürzen vorgenommen wurde, war einzig den Vermögenden vorenthalten.

Eine besondere Bedeutung für den Übergang zwischen den Welten hatte in allen Kulturen der Zimt. Durch die Legende über den Phönixvogel, der auf einem mit Zimt bestreuten Holzstoß verbrannte und dann wiedergeboren wurde, entstand die feste Überzeugung, dass Zimt ein Zeichen für das Leben nach dem Tod ist.

War der Zimt nur ein Symbol für die Unsterblichkeit oder gibt es in seinem Geruch wirklich etwas, das unser Verstand und die heutige Technologie nicht erfassen können? Wir wissen

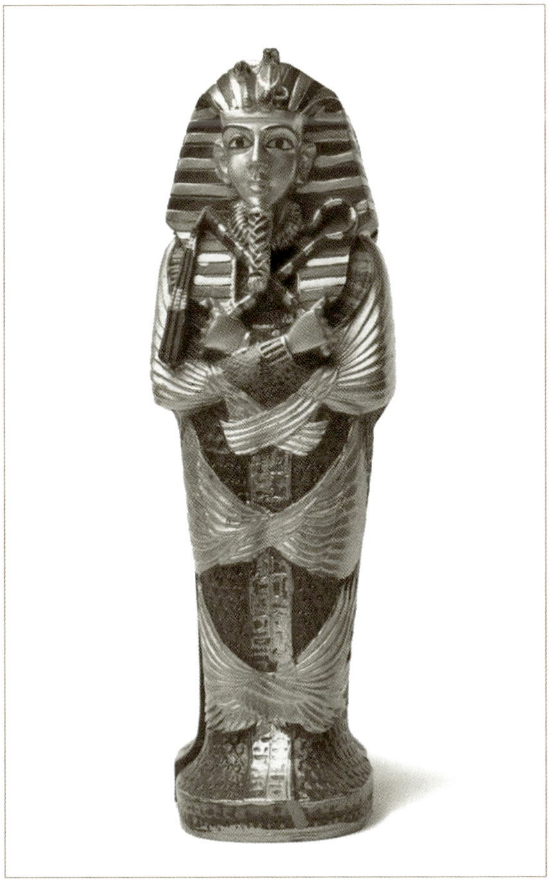

Können Gewürze unsterblich machen?

heute, dass ätherische Öle ihre charakteristischen Schwingungen haben und damit auch unseren Körper und das Wohlbefinden beeinflussen. EEG-Messungen zeigten, dass zum Beispiel ätherische Öle aus Zitrusfrüchten die Konzentration steigern und die Aufmerksamkeit erhöhen. Einige ätherische Öle verstärken bestimmte Gehirnwellen, weshalb sie gerne bei Meditationen und bei der Erlangung höherer Bewusstseinsebenen angewandt werden.

Können wir angesichts all dieser Erkenntnisse behaupten, dass die Verwendung von Gewürzen in religiösen und Totenritualen nicht mehr als Aberglaube und die Demonstration finanzieller Macht waren?

Es ist interessant, dass die meisten Kulturen auf der ganzen Welt ihre Toten rituell verbrennen. Die einen geben dafür hygienische Gründe an, die anderen glauben, dass der Geist sich auf diese Weise schneller vom Körper löst und frei für den weiteren Weg ist. Dieser Brauch wurde beispielsweise bei den Indern, den Indianern und den Wikingern gepflegt und überall waren auch die Gewürze eine Begleitung auf dem letzten Weg.

Die Christen, die sich für rechtgläubig hielten, wollten sich davon absetzen, indem sie mit dieser Tradition brachen (das sei heidnisch) und sich für die Beerdigung der Toten einsetzten. In der orthodoxen Kirche ist die Einäscherung daher immer noch als heidnisch verpönt. Unabhängig von der Form der Bestattung hatten die Gewürze aber auch im Christentum eine wichtige Funktion beim Einsalben der Verstorbenen. Die Herrscher sparten nicht, wenn es um die Erhaltung ihrer Körper nach dem Tod ging. Im Duft von Gewürzen zu liegen bedeutete auch im Mittelalter „im Licht zu wohnen".

Woher wusste man damals, dass einige Gewürze tatsächlich die Schwingungen des Lichts haben?

Römisches „High-Tech"

Die bekannten Handelswege verbanden Zentralindien mit Arabien und Mesopotamien und die Ware aus dem Fernen Osten kam regelmäßig auch nach Europa. Deswegen war die Verwendung der östlichen Gewürze schon im antiken Griechenland und Rom verbreitet. Da die Römer ihre Buchhaltung sorgfältig führten, zeugen erhalten gebliebene Aufzeichnungen von Soldaten, die in den Legionen während der Eroberung Nordeuropas auch Gewürze wie Pfeffer und Koriander bei sich trugen. Das Geheimnis dieses Luxus (da der Preis für Pfeffer zu jener Zeit mit dem heutigen Goldpreis zu vergleichen ist) lag darin, dass die Römer ihn „aus erster Hand" kauften. Auch dieses Detail fehlt in unseren Schulbüchern. In den Berichten des Geographen Strabon (etwa 63 v. Chr. bis 24 n. Chr.) blieb nichtsdestotrotz geschrieben, dass die Römer jedes Jahr eine Flotte mit 120 Schiffen auf den Weg nach Indien und zurück aussandten. Im Vergleich zu den kleinen portugiesischen Karavellen waren die römischen Schiffe dieser Zeit wahre „Flugzeugträger". Sie konnten bis zu tausend Tonnen Fracht befördern. Da die Menschen auch den Rhythmus des Monsuns gut kannten (hatten sie etwa auch meteorologische Stationen und Satellitenfotos?), machten sie sich genau zur richtigen Zeit auf den Weg. Aus diesem Grund waren ihre Reisen sehr viel schneller und weniger gefährlich als die der Spanier und Portugiesen, die 1500 Jahre später folgten. Schon vor dem Beginn der neuen Zeitrechnung benötigten die Römer für ihren Weg nach Indien lediglich 20 bis 40 Tage, wobei sie in 19 großen Häfen der damaligen Zeit anlegten.

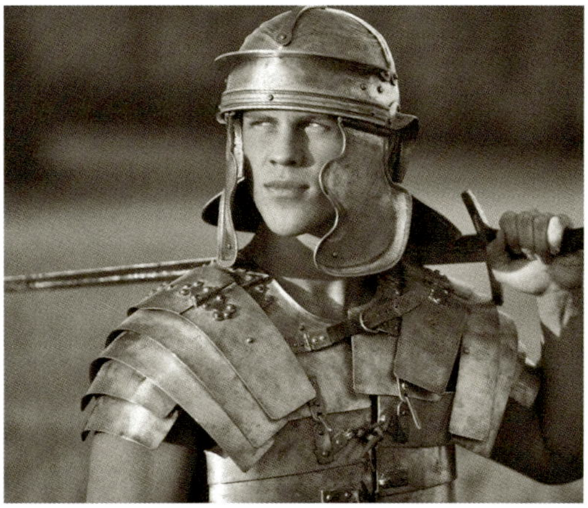

Dank der römischen Legionäre kamen viele Gewürze auch in die entlegensten Ecken Europas.

Auch in Indien hat das Wissen um die Gewürze eine mehrere tausend Jahre lange Tradition. Die Ayurveda-Medizin stützt sich in hohem Maße auf die richtige Anwendung von Gewürzen; das Alter der Schriftstücke kann jedoch nur schwer bestimmt werden. Die älteste noch erhaltene Version einer geschichtlichen Sammlung über die Ayurveda-Medizin sind die Texte der Sushruta Samhita, die aus dem zweiten Jahrhundert nach Christus stammen. , sich jedoch auf Quellen berufen, die bis ins Jahr 700 v. Chr. zurückreichen

In Anbetracht dieser Informationen haben das antike Griechenland und das Römische Reich als Beginn unserer Kultur eine sehr „junge" Geschichte.

Eine neue Ära?

Über unsere keltischen Wurzeln und die Weisheit der Druiden, die ausschließlich mündlich überliefert wurde, ist ziemlich wenig bekannt. Wir wissen nur, dass sie ausgesprochen viel über Pflanzen wussten. Ihnen war bekannt wie die Erde „atmet" und über welche Energie die unterschiedlichen Pflanzen und insbesondere die Bäumen verfügen, nach denen sie auch ihr Horoskop erstellten. Sie waren also alles andere als primitiv. Ganz im Gegenteil, durch ihre fortgeschrittene Entwicklung war ihnen bewusst, dass wertvolles Wissen nicht für jedermann bestimmt ist. Meist wurde das Wissen überliefert, um den Menschen zu dienen, manchmal hatten Einzelne jedoch auch eher zwielichtige Absichten. In beiden Fällen aber wurde es nur Ausgewählten und nach zwanzig Jahren einschlägiger Unterweisungen zuteil. (Hierbei drängt sich mir der Gedanke auf, dass uns ständig weisgemacht wird, dass zu der damaligen Zeit ein Mann von dreißig Jahren schon uralt war. Unterrichteten die Druiden tatsächlich schon Neugeborene und starben die Schüler sofort nach dem Abschluss ihrer Ausbildung? Und wer übertrug dann das Wissen die nächsten 20 Jahre?)

Wenn wir aus dem schließen, was wir gelernt

haben, war Europa am Anfang des ersten Jahrtausends ein dichter Urwald, fremde Stämme fielen von allen Seiten her ein und zerstörten die Überreste des Römischen Reiches und die Ruinen der Paläste wurden als Baumaterial für Straßen und neue Häuser verwendet. Die frühen Christen wurden in den römischen Arenen erst den Löwen zum Fraß vorgeworfen, später tauschten sie ihre Rollen und die Christen begannen, die Heiden zu verfolgen.

Der Hauptgrund für den Stillstand des Handels zu jener Zeit bestand nicht etwa darin, dass die Karawanen nicht zu den Märkten Europas gelangt wären. Die Geschichtswissenschaftler gehen davon aus, dass nach dem Zerfall des großen Reichs einfach die Währung verschwand, mit der man handeln konnte. Das primitive Geld der neu entstandenen Gemeinschaften hatte für die Männer aus dem Osten keinen Wert und gleichzeitig machte die Entwicklung dieser Gesellschaften einen derartigen Rückschritt, dass sie keine Ware mehr hatten, die als Tauschmaterial interessant gewesen wäre. Anders gesagt, die Länder im Fernen und Nahen Osten waren dem damaligen Europa technologisch so weit überlegen, dass man das Interesse am Handel mit Europa mit dem heutigen Interesse an einer Handelsbeziehung mit Naturvölkern vergleichen könnte.

Erstaunlicherweise wurde aber der Handel mit Gewürzen auch damals nicht unterbrochen. In dieser Zeit, in der es an allgemeingültigem Geld fehlte, übernahmen die Gewürze (insbesondere Pfeffer) sogar die Funktion einer konvertiblen Währung (mehr darüber im Kapitel über den Pfeffer).

Ein syrisches Buch über Gewürze aus dem 5. Jahrhundert, das im damaligen Europa in zahlreichen Ausfertigungen von Hand abgeschrieben wurde, stellt die sehr umfangreiche Anwendung der Gewürze in der Heilkunde dar.

Wenn wir davon ausgehen, dass die Menschen in diesem Abschnitt unserer Geschichte vollkommen unentwickelt waren und Europa voller Barbarenvölker war, ist das internationale Gewürzrepertoire der Rezepte wirklich unglaublich. Waren die erwähnten Gewürze für die Leser dieser Zeit nur ein Märchen oder ist das Märchen die Geschichte, die uns in der Schule beigebracht wurde? Davon, dass diese Gewürze tatsächlich verwendet wurden (und damit auch der Handel stattfand), zeugen viele Klosterrezepte, in denen sie aufgeführt werden. Die guten Ärzte dieser Zeit wurden als „hervorragende Kenner von Gewürzen und Gegengiften" beschrieben.

Der Beginn des zweiten Jahrtausends wird in der offiziellen Geschichte mit der Gründung größerer Städte und der Verstärkung des Handels verbunden. Das ist auch die Epoche, in der die Kreuzzüge aufkamen, die alles andere als die Verbreitung christlicher Werte waren. Durch diese Kämpfe litten sowohl der schon christlich gewordene Teil Europas als auch die häretischen Gebiete, in die sich die Kreuzritter aufmachten. Und wenn Sie denken, dass damals alles, was nach „Ungläubigen" roch, verachtet wurde, irren Sie sich. Die bedeutendsten Projekte dieser Zeit wurden von den Mauren in Angriff genommen. Noch heute kommen Touristen nach Spanien, um sich die herrliche maurische Architektur anzusehen (die Alhambra, Aquädukte und verschiedene andere Gebäude). Die europäischen Herrscher schickten sogar ihre Sprösslinge an die arabischen Universitäten.

Die Ärzteschule in Salerno (Italien) war das wissenschaftliche Zentrum des 10. Jahrhunderts. Die Schule brachte das moderne Wissen aus der muslimischen Welt nach Europa, das zur damaligen Zeit in jeglicher Hinsicht zurückgeblieben war.

Die gelehrten Araber verfügten über sehr viel wertvolles Wissen. Und beim Thema Gewürze erlangten sie noch höheres Ansehen, weil sie die diesbezüglichen wissenschaftlichen Nachweise erbrachten. Es ist übrigens interessant und auch logisch, dass fast alle traditionellen Heilmethoden viel gemeinsam haben. Unabhängig davon, ob Sie die arabische, chinesische oder tibetanische Medizin oder Ayurveda studieren, sie alle definieren die Krankheiten als Verlust des Gleichgewichts zwischen den Organen, Körperflüssigkeiten und Energieströmen.

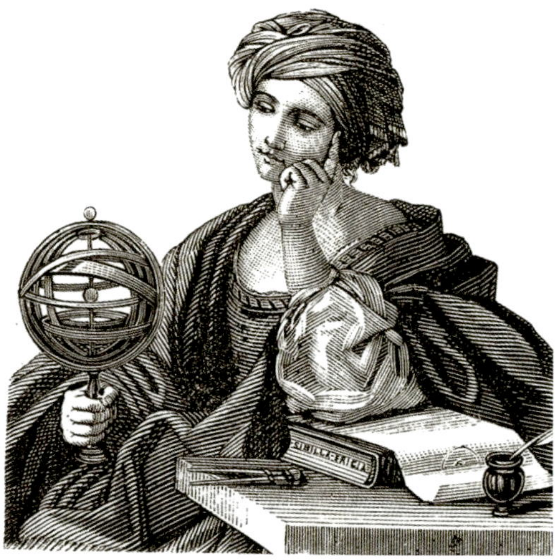

Die Araber schrieben schon im 13. Jahrhundert ein Buch über das ekliptische Weltraummodell.

Der Handel kannte keine Grenzen. Trotz der Kreuzzüge scheuten sich die Herrscher sowie alle, die sich Gewürze und andere wertvolle Güter leisten konnten, nicht davor, Waren von den Ungläubigen aus dem Osten zu kaufen. Was ihnen fehlte, war Geld bzw. Gold. Aus diesem Grund waren die Kreuzzüge vor allem durch Gier unter dem Deckmantel der Ideologie motiviert (was sich bis in unsere Zeit nicht geändert hat, nur „exportieren" wir heute die Demokratie).

Über diese Zeit lehrte man uns in der Schule, dass die durchschnittliche Lebensdauer bei 30 Jahren lag, dass die Menschen um einiges kleiner waren als heute und dass sie in Hütten oder primitiven Steingebäuden lebten. Die Städte waren Festungen aus Stein, um welche die Holzhütten der Handwerker und Händler gebaut wurden. Die Kirchen aus dem Jahr 1000 sehen nicht sehr luxuriös aus. Versuchen Sie sich jetzt vor diesem Hintergrund das Leben der Hildegard von Bingen vorzustellen. Sie lebte von 1098 bis 1179 (also 82 Jahre!), schrieb 72 Gedichte und neun Bücher, war Philosophin, Äbtissin, Mystikerin, Heilerin und Visionärin, stand mit allen großen Päpsten und Herrschern der damaligen Zeit in Briefkontakt, gründete zwei Klöster, reiste durch das gesamte Gebiet des heutigen Deutschlands und trat sowohl vor kirchlichem als auch bürgerlichem Publikum öffentlich auf. Sie wagte es, über die Beziehungen zwischen Männern und Frauen zu sprechen, was damals etwas Ungeheuerliches war. Oder versuchen Sie ihre gesamte Betrachtungsweise der Gewürze zu erfassen, über die Sie auch in diesem Buch noch viel lesen werden.

Das alles erscheint noch unglaublicher, wenn ich Sie darauf aufmerksam mache, dass die Kirche den Frauen erst im 15. Jahrhundert zuerkannte, dass sie eine Seele haben und sie damit vom „Gegenstand" zum Menschen erhob.

Mit dem allgemein verbreiteten Bild über diese Zeit stimmt auch die Lebensweise der Adligen nicht überein.

Stellen Sie sich vor, dass jeder Edelmann, der etwas auf sich hielt, auch einen Gewürzkundigen zu seiner Dienerschaft zählte. Dieser sorgte dafür, dass die Speisen im Einklag mit den gesundheitlichen Bedürfnissen aller Mitglieder der Adelsfamilie zubereitet wurden. Der Gewürzkundige schrieb den Köchen vor, welche Gewürze auf welche Art und in welcher Menge sie zu verwenden hatten und er untersagte seinem „Arbeitgeber" sogar den Genuss der Speisen, die seiner Meinung nach nicht für ihn geeignet waren. Dabei umfasste das Wissen der Gewürzkundigen auch die Energie der Gewürze, die im „dunklen", mittelalterlichen Europa viel bekannter war als heute. So wussten sie, dass bestimmte Gewürze wärmen und andere kühlen und dass die einen befeuchten und die anderen austrocknen. Wann geriet dieses Wissen in Vergessenheit?

Der Reichtum des vergessenen Wissens aus dieser Zeit ist zumindest teilweise in den Schriften des Paracelsus erhalten geblieben. Daraus ist klar ersichtlich, dass man damals über die Verbindung der Planeten mit den einzelnen Organen und Körperfunktionen sowie über den Einfluss der Planeten auf die einzelnen Pflanzen Bescheid wusste. Bekannt waren auch die zyklischen Prozesse in der Natur, wie sie heute in der Biodynamik gelehrt werden. Zum Beispiel die Prinzipien Sal, Merkur und Sulfur, der siebenjährige Transformationszyklus, die Alterung des Körpers und natürlich die energetische Funktion jeder einzelnen Pflanze und jedes Gewürzes. Daher werden Sie die Erkenntnisse des Paracelsus noch oft in den Beschreibungen der Gewürze in diesem Buch vorfinden.

Sind Gewürze schuld an der Pest?

Im 14. Jahrhundert wurde die Welt von der größten Pestepidemie aller Zeiten erfasst, die ihre Anfänge in China genommen haben soll. Es ist paradox, aber niemand anderes als die habgierigen Gewürzhändler haben diese Krankheit nach Europa gebracht. Die Schiffe mit den infizierten Ratten und Seeleuten fuhren von Messina (Sizilien) über Venedig nach Genua. Auf einigen der Schiffe war die gesamte Besatzung schon tot, bis sie im Hafen ankamen, einige wurden sogar auf offenem Meer verbrannt.

Aber es war schon zu spät, um die Ansteckung aufzuhalten, die durch die damalige „Globalisierung" schnell zu den Küsten Frankreichs, Spaniens und Englands vordrang.

Das gesamte medizinische Wissen des damaligen Europas konnte einer solchen Epidemie nichts entgegensetzen. Man schätzt, dass etwa 25 Millionen Menschen an dieser Krankheit starben; das war ein Drittel der europäischen Bevölkerung.

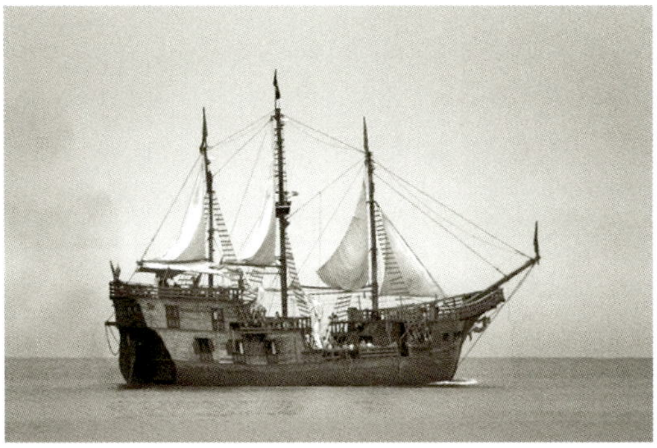

Die Handelsschiffe brachten neben den Gewürzen auch Krankheiten.

Nach allen Kreuzzügen und den größten Hungersnöten der Geschichte zählte Europa vor dem Ausbruch der Pest – lesen sie genau – 75 Millionen Einwohner. Das ist gar nicht so wenig.

Während der Epidemie schlüpften die Gewürze in eine neue Rolle und ihre heilenden Eigenschaften traten in den Vordergrund. Ein damals sehr bekanntes Desinfektionsmittel war der Pestessig. Eine Variante, deren Rezept heute noch bekannt ist, war der sogenannte „Vierräuberessig", der aus Lavendelöl, Thymian, Nelken, Zimt und Muskatnuss bestand. (Seinen Namen erhielt er von vier Räubern, die ihn beim Ausrauben der Pesttoten als Schutz vor einer Ansteckung verwendeten.) In dieser Zusammensetzung sind die ätherischen Öle mit der stärksten antibiotischen Wirkung vereint, was nur bestätigt, dass man zu jener Zeit sehr gut wusste, was in den Gewürzen steckt, auch wenn man keine Chromatographen und anderen modernen Geräte zur Verfügung hatte.

Dort, wo Hygiene sowie die Anwendung von Gewürzen und Heilpflanzen praktiziert wurden, trat die Pest fast nicht auf. Im infizierten Europa erkrankten die Juden weit weniger häufig als die anderen, weshalb sie vertrieben und beschuldigt wurden, die Brunnen zu vergiften. Auch die Kirche, die zu Beginn verkündete, die Macht zu besitzen, die Pest aufzuhalten, gab lieber klein bei und suchte die Schuldigen auf der Seite der Ketzer. Die geringere Sterblichkeit bei den Juden war vor allem eine Folge strengerer Hygiene, besserer Nahrung und größeren Vermögens, mit dem sie sich Gewürze mit antibakterieller Wirkung leisten konnten.

Aufschlussreiche Einkaufslisten

Nach der Pest kehrten die Gewürze wieder überwiegend in die Küche zurück. Der Adel war wohlhabend und deshalb fehlte es ihm nicht an Gewürzen. Auch die kirchliche Elite war gut mit Gewürzen versorgt.

In den Schriften des Chiquart, eines französischen Chefkochs im 15. Jahrhundert, finden sich Rezepte für die damals bei Hofe zubereiteten Speisen. Seine „Einkaufsliste“ für ein einziges Mahl umfasste mehr als 110 Kilogramm (300 Pfund) Ingwer, Pfeffer, Zimt, Kardamom sowie beträchtliche Mengen Muskat, Safran, Nelken, Datteln, Pinienkerne und noch viele weitere Köstlichkeiten seiner Zeit. Bei den Gewürzen wurde offensichtlich nicht gespart.

Dass nicht nur Chiquart Abnehmer dieser Spezialitäten war, zeigen auch die offiziellen Handelszahlen, laut denen innerhalb eines Jahres (1547) allein aus der Karibik eine Million Tonnen Ingwer nach Europa gebracht wurden. Die Spanier und Portugiesen waren die wichtigsten Gewürzhändler ihrer Epoche. Gleichzeitig erreichten die Gewürze auch die Neue Welt, Nordamerika, wo es keine Grenzen für ihre Anwendung gab.

Wie schon gesagt waren auch die Kirchen große Verbraucher der Gewürze. Trotz des vorgeschriebenen asketischen Lebens, enthielten die Verzeichnisse der bereitzustellenden Schenkungen auch eine große Menge an Gewürzen. Sie rechtfertigten dies mit der Verwendung der Gewürze bei der Durchführung religiöser Rituale. Und diejenigen, die nicht für solche Zeremonien verwendet werden konnten, wurden für „medizinische“ Zwecke benötigt.

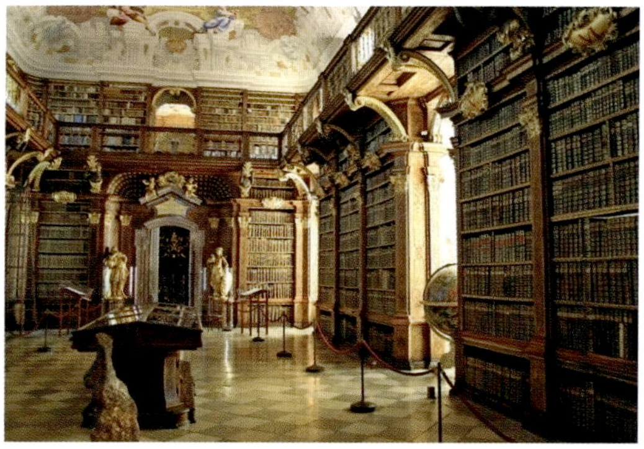

Was versteckt sich in den Kirchenarchiven und den Tresoren des Vatikans?

Auf den Scheiterhaufen wegen Gewürzen?

Auch das Zeitalter der Inquisition war eng mit den Gewürzen verbunden. Gewürze konnten die Menschen damals sogar den Kopf kosten. In einer Zeit, in der die Herrscher ihren Reichtum an der Anzahl ihrer Untertanen bemaßen (die Steuern wurden pro Kopf erhoben und alle Männer waren außerdem als potentielle Soldaten doppelt einträglich), waren Kriege (wie auch noch heute) die beste Verdienstquelle. Aus diesem Grund sorgte die Kirche auf ihre Art dafür, dass die Zahl der Menschen nicht abnahm und verurteilte jegliche

Geburtenkontrolle als Teufelswerk. Da die weisen Frauen (so wurden damals Kräuterfrauen und Heilerinnen genannt) die Berechnung der fruchtbaren Tage der Frau beherrschten und Kräuterzubereitungen für den Abbruch einer unerwünschten Schwangerschaft herstellen konnten, waren sie das Hauptziel der Inquisition. Und was haben die Gewürze damit zu tun? Glauben Sie, dass ein Strauch Petersilie im Garten die Menschen zu jener Zeit das Leben kosten konnte? Petersilie wurde als Pflanze des Teufels bezeichnet, denn aus ihren Samen wurde ein Mittel hergestellt, das einen Schwangerschaftsabbruch auslösen konnte. Das Gleiche galt auch für andere Gewürze, die für den gleichen Zweck verwendet werden konnten.

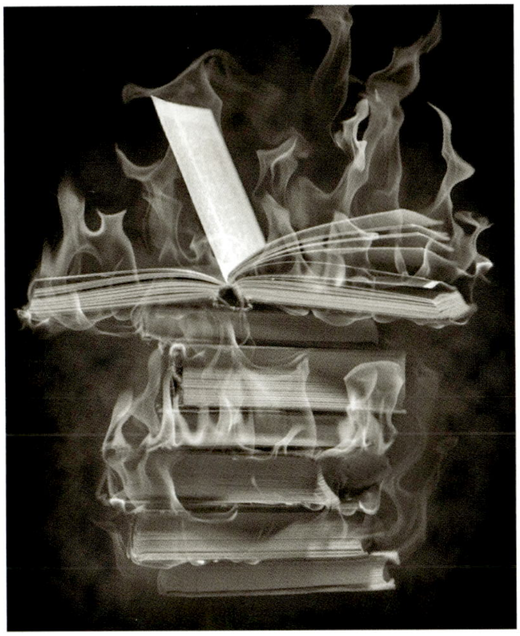

Werden wir einst erfahren, welches Wissen sich in den verbrannten Büchern befand?

Die systematische Vernichtung der Druiden und der weisen Frauen verbannte die Gewürzpflanzen und das Wissen über Heilpflanzen in die Klostergärten und die dortigen Büchereien. Wahrscheinlich entsagten viele Frauen aus Angst, als Hexen erklärt zu werden, einem normalen Leben und traten in die Klöster ein. Damit retteten sie ihr Leben und auch einen Teil des kostbaren Wissens und trugen so zur Überlieferung dieser Weisheit bei.

Als die Hexenverfolgung im 17. Jahrhundert ihren Höhepunkt erreichte, entschieden selbst die französischen Feinschmecker, dass es wohl sicherer wäre, eine Küche ohne derartige Zusätze zu verordnen. So galten die Gewürze auf einmal als Zeichen schlechten Geschmacks und die Speisen wurden ohne sie zubereitet.

Gewürze heute

Heute sind Gewürze überall verfügbar, zu niedrigeren Preisen als jemals zuvor in der Geschichte, aber auch in immer schlechterer Qualität, was vor allem eine Folge des Plantagenanbaus, der Verwendung von Spritzmitteln sowie der maschinellen Ernte und Verarbeitung ist.

Die Verwendung von Gewürzen geht auch in der Nahrungsmittelindustrie, insbesondere in Europa, zurück. Ihre Funktion als Konservierungsmittel übernehmen heute in großem Maße chemische Zusätze und natürliche Aromen werden heute durch günstigere künstliche, aus Erdöl hergestellte Zusatzstoffe ersetzt.

Heute wissen wir viel zu wenig darüber, was die Gewürze alles können, wie sie uns helfen und wie wir sie umsichtig anwenden können. Die Forschungsarbeiten über dieses Thema haben uns viel Freude bereitet und wir wünschen allen, die dieses Buch lesen, dass sie darin viele konkrete Antworten auf die Fragen zu eventuellen Beschwerden finden werden.

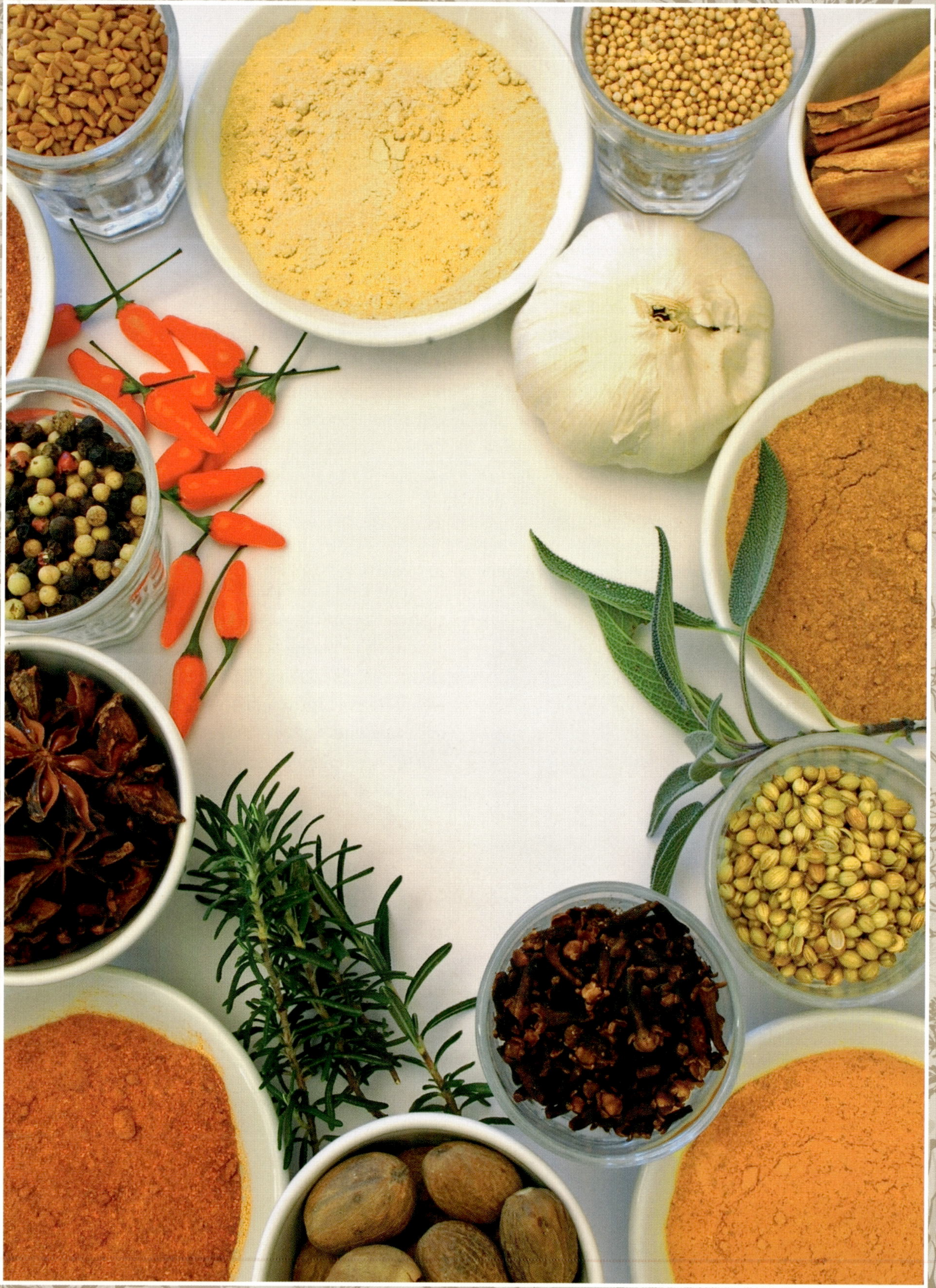

II. Kapitel

ÜBER DIE EINZELNEN GEWÜRZE

Sanja Lončar, Sabina Topolovec, Nadja Baćac

ANIS

Pimpinella anisum L.

Wer hätte gedacht, dass so viele Beschwerden der modernen Zeit von einem so einfachen und günstigen Gewürz wie Anis gelindert oder sogar ganz geheilt werden können?

Die Geschichte der Verwendung von Anis

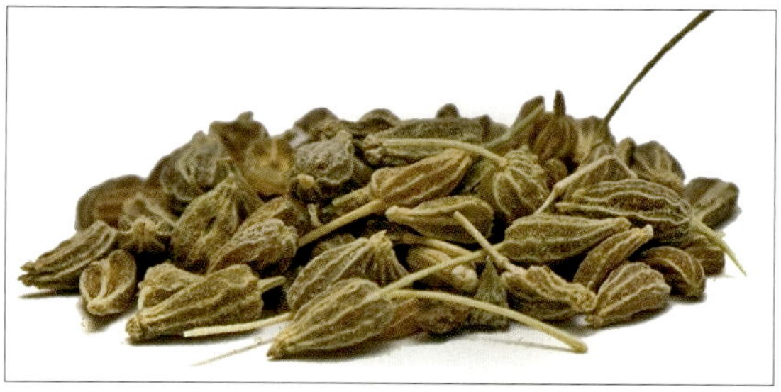

Anis gehört zu den Gewürzen mit einer sehr langen Geschichte. Schon fast vier Jahrtausende lang wird er in verschiedenen Kulturen zur Linderung von Beschwerden verwendet.

Als Heilpflanze und Küchengewürz wurde er im alten Ägypten überaus geschätzt, im antiken Griechenland und in Rom hatte er sogar noch einen höheren Stellenwert. Erstmals erwähnt wurde Anis im „Papyrus Ebers", der ältesten Rezeptsammlung der ägyptischen Pharmazie, die um das Jahr 1500 v. Chr. entstand. Später, in der griechischen Antike, war es üblich, Brot mit Anis zu würzen. Der griechische Philosoph und Mathematiker Pythagoras bezeichnete dieses Brot als Süßspeise, so sehr schmeckte es ihm. Die Römer würzen mit Anis Fleischgerichte, Hühnchen und Dessertweine. Die römischen Truppen brachten ihn auch über die Nordgrenze der Alpen. Im Mittelalter wurde er schon fast im gesamten Gebiet Europas verwendet. Er ist auch eines der Gewürze, die Karl der Große (748-814) aufgrund ihrer heilenden Wirkung in allen Klostergärten in seinem Königreich anbauen ließ.

Im mittelalterlichen Europa wurde Anis vor allem deshalb verwendet, weil er den Appetit anregt.

Die Überlieferung besagt, dass man mit Anis für die Gesundheit der Haustiere sorgte, indem man ihn zum Futter für Pferde und Hunde mischte. Mit Anis bestückte man auch Mäusefallen, denn man glaubte, dass die Nager seinem betörenden Duft verfallen.

Was ist Anis?

Anis gehört zur Familie der Doldenblütler und ist verwandt mit Fenchel, Dill und Kümmel.

Das ätherische Öl, das sich in seinen Samen befindet, entwickelt sich in einem langen, heißen Sommer am besten. Ursprünglich stammt Anis

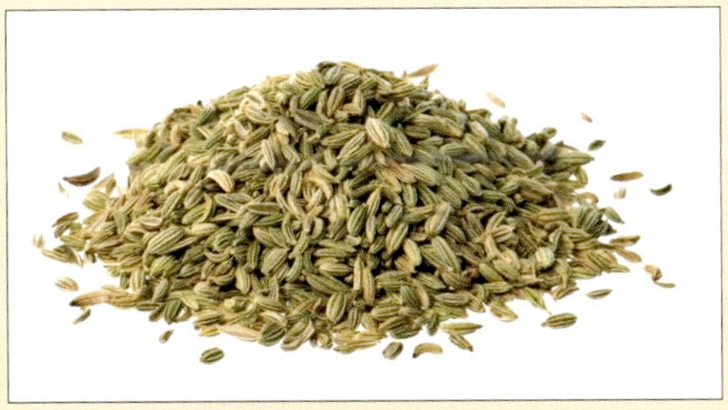

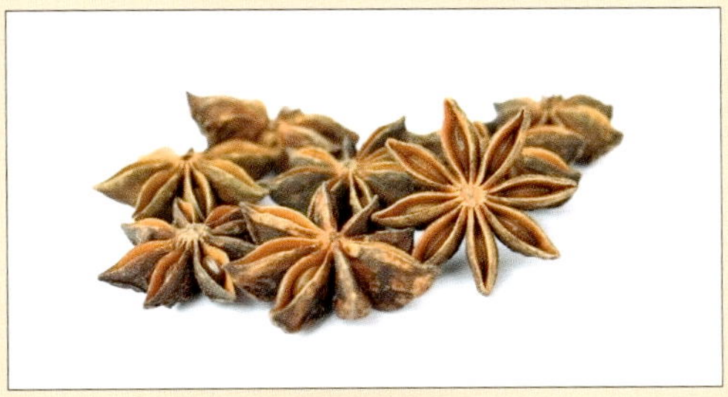

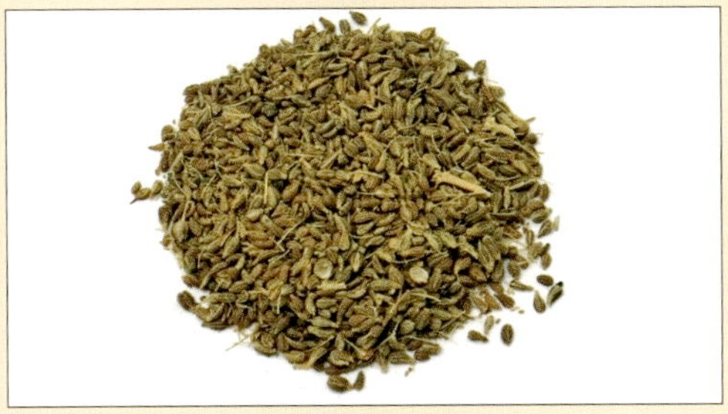

Es gibt mehrere Anisarten, die sich in ihrem Geschmack unterscheiden. Als Anis wird auch eine Reihe anderer Pflanzen bezeichnet, die mit Anis allerdings nicht verwandt sind (z. B. Sternanis).

aus dem östlichen Mittelmeerraum. Heute wird er überwiegend in Süd- und Südosteuropa, Nordafrika, Asien aber auch in Mittel- und Nordamerika angebaut.

Was steckt im Anis?

Die Anissamen, die man ganz oder als Pulver verwendet, enthalten 2 bis 6 % ätherisches Öl. Die wichtigsten Inhaltsstoffe sind: Estragol, Anisaldehyd, Terpineol und Anethol. Letzteres macht 80-95 % des Gesamtgehalts aus. Anis enthält auch Flavonoide, Cumarine, Phytosterole und Fette. Im Volksmund wird Anis auch „Süßer Kümmel" genannt. Kümmel enthält ähnliche Stoffe, nur hat er nicht dieses leicht süße Aroma, weshalb man Anis nur schwer mit ihm verwechseln kann. Der Geschmack von Anis lässt sich am einfachsten beschreiben, wenn man ihn mit Süßholz bzw. Lakritze vergleicht.

Die Wirkung von Anis …

Es ist geradezu verblüffend, was für ein umfassendes Wissen unsere Vorfahren über die wohltuenden Eigenschaften des Anis hatten. In der „Leipziger Drogenkunde" aus dem 15. Jahrhundert steht zum Beispiel geschrieben, dass man Anis sowohl äußerlich als auch innerlich anwenden kann, dass er bei Blasen- und Magenschmerzen hilft, dass er Entzündungen hemmt, die Bildung von Muttermilch fördert und die Verdauung anregt.

Mit wissenschaftlichen Methoden kann man heute diese Wirkmechanismen erklären und beschreiben. So ist bekannt, dass das Anethol im Anis entzündungshemmende, antibakterielle und antioxidative Eigenschaften hat, die Ausscheidung von Schleim beschleunigt und Krämpfe löst. Des Weiteren beruhigt Anis den Magen, weil Anethol die Produktion von verdauungsfördernden Enzymen unterstützt. Er ist ein unverzichtbares Gewürz für alle, die Probleme mit der Galle und der Leber haben.

… als Stärkung für den ganzen Körper

Anis hat einen positiven Einfluss auf die Nieren, denn er wirkt leicht harntreibend (diuretisch). Er ist ein warmes Gewürz, das den Körper stärkt. Die Samen regen die Funktion aller Organe an, schützen den Körper vor Infektionen und kräftigen die Nervenzellen.

… auf die Verdauung

Er hat sich auch bei Verdauungsproblemen bewährt und hilft bei starkem Husten. Anistee stärkt den Magen und löst Krämpfe. Hildegard von Bingen empfiehlt die äußerliche Anwendung von Anis bei Blähungen. Dazu gibt man warmen Anis in einen Strumpf und legt ihn auf die betroffene Stelle.

Anissalben lindern Rheumabeschwerden sowie Koliken bei Säuglingen.

Energetische Wirkung

In der Ayurveda-Medizin hat er die Eigenschaften „süß, scharf und bitter", er wirkt wärmend und wird zur Minderung der Doshas *Vata* und *Kapha* und zur Stärkung des *Pitta* eingesetzt.

Auch in der traditionellen chinesischen Medizin (TCM) wird seine wärmende Wirkung hervorgehoben und man verwendet ihn, um die Kälte aus den unteren und mittleren Organen des dreifachen Erwärmers zu vertreiben. Er wird auch bei sexueller Schwäche, Impotenz und Reizblase empfohlen.

Was sagt die moderne Wissenschaft?

Wenn sich die Pharmaindustrie des Anis gleichermaßen annehmen würde wie des Zimts, wären unsere Medien bald voller Warnungen über eine ganze Reihe von Gefahren, die vom Verzehr des Anis ausgehen. Zum Glück ist Anis aber nicht so beliebt wie Zimt und daher ist auch die Einschätzung des Risikos objektiver.

Es stimmt, dass Anis einige Stoffe enthält, die in isolierter Form giftig oder allergen sein können. Die Experten begründen ihre Einschätzungen jedoch normalerweise mit Untersuchungen über den Verzehr der ganzen Samen, die in üblichen Mengen bisher keine schädlichen Nebenwirkungen zeigten. Und was sind übliche Mengen, werden Sie sich fragen.

In verschiedenen einschlägigen Quellen findet sich die Angabe, dass die mehrmals tägliche Einnahme von 1-5 g der Samen unbedenklich ist. Das ist sicher eine ziemlich große Menge, die bei einer normalen Anwendung in der Küche nur schwer zu erreichen ist, weshalb eventuelle Sorgen unberechtigt sind.

Wirkung auf Mikroorganismen und Insekten

Die Wirkung von Anis ist Gegenstand zahlreicher Studien, in denen seine traditionellen Anwendungsbereiche in der Medizin wissenschaftlich belegt wurden. So bestätigte man unter anderem, dass das ätherische Öl und auch einige andere Stoffe im Anis antibakterielle Eigenschaften aufweisen und Pilze und Insekten bekämpfen.

Wirkung auf die Verdauung

Versuche an Meerschweinchen zeigten, dass entsprechend verdünntes ätherisches Anisöl Krämpfe in den Verdauungsorganen verhindert.

Auf unterschiedliche und nicht gerade rücksichtsvolle Weise stellten Wissenschaftler an Tieren fest, welchen Einfluss Anis auf die Ausscheidung von Verdauungssäften und die Beschleunigung der Verdauung hat. Erfreulich ist ihre Feststellung, dass Anis dabei ziemlich effektiv wirkt. Aber beim Lesen der verschiedenen „streng kontrollierten wissenschaftlichen Studien" stellt sich die Frage, ob das Gleiche nicht auch mit der Beobachtung der Verdauungszeit bei Freiwilligen hätte festgestellt werden können, anstatt die Tiere zu sezieren, zu betäuben und zu quälen.

Wirkung bei Krebserkrankungen

Die Einnahme des ätherischen Anisöls (100-250 mg/kg) verhalf Mäusen mit Krebserkrankungen zu einer längeren Lebensdauer, positiven biochemischen Veränderungen im Körper und einer Regeneration der Leber.

Alle diese Studien basieren im Allgemeinen auf der unmittelbaren Anwendung von großen Mengen des ätherischen Öls, die keinesfalls beim Menschen angewandt werden dürfen. An diesem Versuch ist zu sehen, dass die Mengen, mit denen die Tierversuche durchgeführt wurden, nicht direkt auf den Menschen übertragen werden dürfen. Die angegebene Konzentration würde nämlich der Einnahme von 15 g ätherischem Öl entsprechen, was für den Menschen eine tödliche Dosis darstellt. Seriöse klinische Studien über die Auswirkung der Einnahme von Anissamen werden in der Fachliteratur allerdings nicht angeführt. Mit ein bisschen Mathematik können wir aber auch selbst berechnen, dass 10 g Samen etwa 0,6 g bzw. 600 mg ätherisches Öl enthalten; natürlich unter der Voraussetzung, dass wir es komplett resorbieren. Daher basierten die Konzentrationen, mit denen die angegebenen Studien durchgeführt wurden, auf Ölmengen, die einem Verzehr von mindestens 100 g Anissamen pro Tag entsprechen. Auf diese Idee würde aber bestimmt niemand kommen.

Mögliche Gefahren bei der Anwendung

Obwohl das ätherische Anisöl in den Studien oral eingenommen wurde, müssen wir Sie darauf hinweisen, dass **dieses ätherische Öl** wegen seiner sehr starken Konzentration und der eventuell allergieauslösenden Stoffe **nicht für die innerliche Anwendung geeignet** ist. Bei häufigerem Kontakt mit den Samen kann es sogar zu äußerst heftigen Hautreaktionen kommen, die vom Anethol verursacht werden.

Bergapten (ein weiterer interessanter Inhaltsstoff des Anis) kann bei einzelnen Personen auch eine Photosensibilität hervorrufen.

Deshalb sollte man vor der Anwendung kosmetischer Präparate – insbesondere Zahncremes mit Anis – erst prüfen, ob man auf diese Stoffe empfindlich reagiert.

Der Verzehr großer Mengen kann bei Schwangeren gefährlich sein, denn Anis beeinflusst die Drüsen und kann eine Fehlgeburt auslösen. Aufgrund dieser Eigenschaften ist er allerdings als Mittel zur Steigerung der Milchmenge bei stillenden Müttern sehr gut geeignet.

Er hat sich auch bei schmerzhaften Menstruationen bewährt, da er Krämpfe löst. Genau deshalb darf man ihn nur in Maßen anwenden, wenn außerdem noch hormonelle Medikamente eingenommen werden.

Verwendung in der Küche

Zum leicht süßlichen Aroma des Anis mischt sich ein Hauch von Holz und Pfeffer.

Seine Süße ist mild und nicht zu stark ausgeprägt, weshalb Anis sowohl in süßen als auch in deftigen Speisen verwendet werden kann. Alle Kulturen, in denen Anis gebraucht wird – seien es europäische, indische, asiatische oder afrikanische – verwenden Anis in Fischgerichten, Speisen mit Meeresfrüchten, Fleisch- und Gemüsegerichten und auch in süßem und pikantem Gebäck.

Bei der süßen Zubereitung passt Anis am besten zu Orangen, Pflaumen, Aprikosen, Pfirsichen, Vanille, Honig, Mandeln und Sahne. Wenn man ihn zusammen mit Carob verwendet, erhält man einen herrlich harmonischen Geschmack und vermindert gleichzeitig durch Carob verursachte Blähungen.

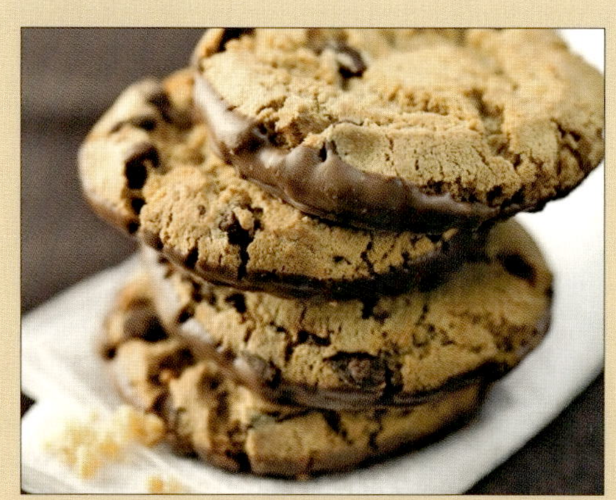

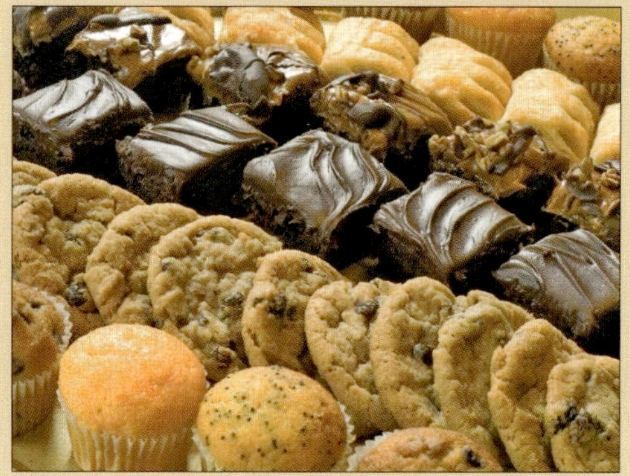

Anis verleiht süßem Gebäck nicht nur einen besseren Geschmack, er macht es auch leichter verdaulich. Er passt ausgezeichnet zu Haselnüssen, Orangen, kandierten Orangeschalen oder ätherischem Orangenöl, zu Schokolade und/oder Carob. Die Blähungen, die oft von Carob-Gebäck verursacht werden, können Sie ganz nebenbei abschwächen und der Leckerei gleichzeitig einen besonders erfrischenden Geschmack geben.

Er passt ausgezeichnet zu gekochter Roter Bete. Sie werden sich bei dieser Kombination über seine nützliche Wirkung freuen, insbesondere, wenn Sie den Geschmack des Kümmels nicht mögen, der zwar die Verdauung effektiver reguliert, aber für Viele ein zu ausgeprägtes Aroma hat.

Wird er in heißem Fett schnell angebraten, ist er auch eine ideale Ergänzung für Linsengerichte.

In der Gourmetküche wird Anis zum Beizen von Lachs und dunklem Fleisch verwendet. Auch Seefisch, Meeresfrüchten und Kalbsfleisch verleiht Anis einen noch exquisiteren Geschmack. Obwohl er ein ziemlich charakteristisches Aroma hat, kann man mit Anis sehr schön experimentieren. Sie sollten ihn einmal zu Eierspeisen, Putenfleischgerichten oder in Salatdressings versuchen. Er kann auch mit eher fetten Speisen kombiniert werden, denn mit seiner Frische nimmt er dem Gericht etwas von seiner Schwere.

Im Zuge einer gesunden Ernährung kann er in verschiedenen Pasteten und Aufstrichen auf der Basis von Kokosfett verwendet werden. Er verleiht ihnen Frische und macht sie leichter verdaulich. Ein Aufstrich aus Kokosfett mit Kakao

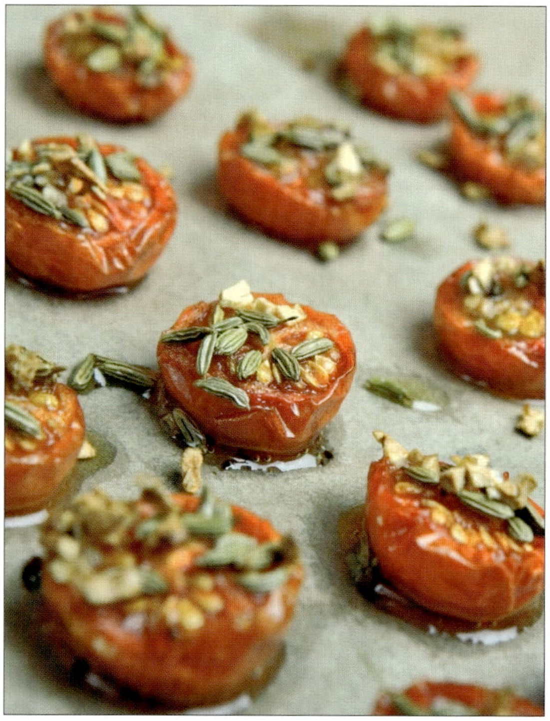

Haben Sie schon einmal gebackene Tomaten mit Anis- oder Fenchelsamen probiert?

Passt gut zu ...

... Estragon, Fenchel, Kardamom, Knoblauch, Kümmel, Mohn, Muskatnuss, Nelken, Pfeffer, Piment, Sternanis und Zimt. Aber auch zu Honig, Mandeln, Orangen und Schokolade.

(oder feinem Carobpulver), Ahornsirup, zerstoßenen Anissamen, Kardamom, Nelken und Zimt ist sowohl eine leckere Speise als auch ein guter Beitrag zur Gesundheit.

Anbau

Anis ist eine einjährige Pflanze, die bis zu einem Meter hoch wird. Sie blüht weiß und hat ähnliche Blätter wie der Koriander. Anis wird ab Ende März gesät und gedeiht am besten an einer sonnigen, warmen Stelle. Er benötigt eher kalkhaltige Erde. Anis keimt gerne im Dunkeln, weshalb die Samen gut mit Erde bedeckt werden sollten. Wenn gekauftes Anisgewürz nicht zu sehr getrocknet wurde, kann es auch als Saatgut verwendet werden. Sollte dies nicht möglich sein, wenden Sie sich anfangs an einen Kräuterkundigen oder Ihre Nachbarn. Anis sollte höchstens alle drei Jahre an den gleichen Standort gepflanzt werden.

Für die Ernte der Samen werden die Blüten abgeschnitten, wenn sie anfangen zu reifen (etwa sechs Wochen nach dem Blütebeginn), und in einem luftigen Raum aufgehängt, damit sie nachreifen und sich öffnen. Legen Sie etwas Papier oder Stoff darunter, auf dem sich die herabfallenden Samen sammeln.

Eine lange Haltbarkeit und einen hohen Gehalt an ätherischem Öl erreicht man, indem man die Blüten nach dem Saatkalender von Maria Thun an einem Blütentag schneidet.

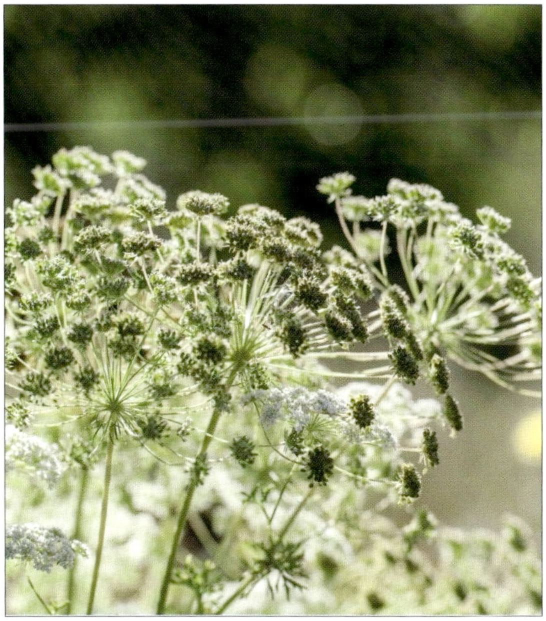

Für die Ernte der Samen werden die Blüten abgeschnitten, wenn sie anfangen zu reifen.

Einkauf

So wie alle anderen Gewürze sollte auch Anis in einem luftdicht verschlossenen Gefäß in einem dunklen Raum aufbewahrt werden, damit sich das ätherische Öl nicht aus den Samen verflüchtigt. Die Samen können Farbschattierungen von hellbraun bis grau-grün aufweisen. Wenn Sie richtig gelagert werden, bewahren sie ihr Aroma mindestens zwei Jahre lang.

Wenn Sie das gesamte Aroma des Anis genießen wollen, zerstoßen Sie die Samen erst kurz vor der Anwendung.

Gemahlener Anis kann verwendet werden, solange man beim Öffnen des Gefäßes sein charakteristisches Aroma noch wahrnehmen kann. Sobald er nicht mehr zu riechen ist, befindet sich im Gefäß nur noch „die Leiche“ des Anis, die aber keine Wirkstoffe mehr enthält. Werfen Sie ihn in diesem Falle weg.

BÄRLAUCH

Allium ursinum L.

Knoblauch mag zwar in China zu Hause sein, aber der Bärlauch ist ganz sicher bei uns daheim! Er ist eine typische Pflanze der europäischen Laubwälder und Feuchtgebiete. Aus diesem Grund ist er in seinem Wesen auf unsere Bedürfnisse abgestimmt und auch zum häufigen Verzehr geeignet.

Die Geschichte der Verwendung von Bärlauch

In der Volksmedizin war Bärlauch bis zum 16. Jahrhundert eine der wichtigsten Heilpflanzen. Eine alte Bauernweisheit lautet: „Iss Lauch im Frühling und Bärlauch im Mai, dann haben die Ärzte das ganze Jahr frei.“

Einige Jahrhunderte lang war er in Vergessenheit geraten, aber in den 70er Jahren des letzten Jahrhunderts eroberte er seinen Platz in der Küche zurück. Bärlauch war schon in den frühen Zivilisationen als Heilkraut bekannt. Nach Ausgrabungsfunden zu urteilen, wurde Bärlauch in den Pfahlbausiedlungen der nördlichen Alpenregion schon in der Jungsteinzeit verwendet. Sehr geschätzt wurde er auch von den antiken Römern, allerdings nicht als Gewürz. Sie nannten ihn *herba salutaris*, Heilpflanze.

Was ist Bärlauch?

Bärlauch gehört zusammen mit Lauch, Knoblauch, Zwiebeln und Schnittlauch zur Familie der

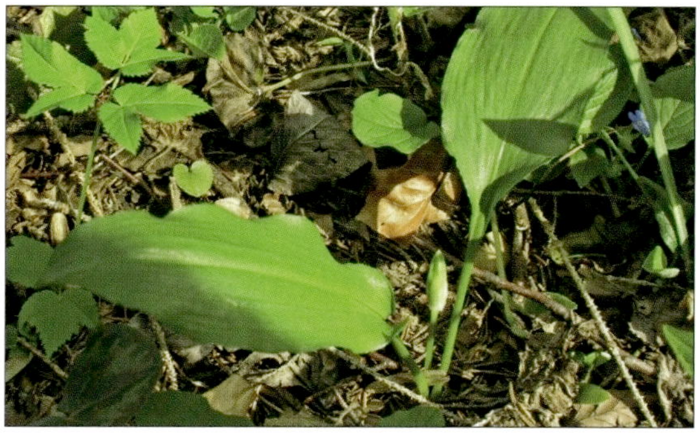

Lauchgewächse (lat. Alliaceae). Knoblauch mag ja wirklich in China zu Hause sein, aber der Bärlauch ist ganz sicher bei uns daheim! Er ist eine typische Pflanze der europäischen Laubwälder und Feuchtgebiete. Aus diesem Grund ist er in seinem Wesen auf unsere Bedürfnisse abgestimmt und auch zum häufigen Verzehr geeignet. Noch vor wenigen Jahren war er vor allem bei den Kräutersammlern bekannt. Heute aber bereiten viele Menschen Pestos, Suppen, Aufstriche und Ähnliches daraus zu. Sein Aroma ist irgendwo zwischen Knoblauch und Schnittlauch einzuordnen. Er stammt ursprünglich aus West- und Mitteleuropa, wo er noch heute meist wild wächst. Am liebsten mag er feuchte Böden in Buchen- und Mischwäldern.

Seine Blätter haben einen starken Knoblauchgeruch und man riecht ihn oft schon von Weitem.

Was steckt im Bärlauch?

Wie auch Knoblauch enthält der Bärlauch eine Vielzahl organischer schwefelhaltiger Verbindungen, unter anderem Alliin, das in Allicin umgewandelt wird und für den starken Duft und die heilende Wirkung verantwortlich ist. Bärlauch enthält auch Kalium, Mangan, Zink sowie die Vitamine C und B6. Die Qualität, Wirksamkeit und Zusammensetzung dieser Stoffe verändern sich im Laufe der Wachstumsphasen der Pflanze. Vor der Blüte (die in wärmeren Ländern von Mitte Februar bis April, in Deutschland aber von Ende März bis Ende Mai dauert), enthalten die Bärlauchblätter diese Stoffe in hohen Konzentrationen. Danach verändert sich die Zusammensetzung, die Blätter verlieren ihre Farbe und die Pflanze verwendet die Wirkstoffe vorwiegend für die Bildung der Blüten. Aus diesem Grund sollten die Bärlauchblätter am besten vor der Blüte gesammelt werden. Anschließend sind die Knospen und Blüten an der Reihe, die ebenfalls genießbar und sehr gesund sind. Wenn die Pflanze welkt, wandern die Heilkräfte in die Zwiebel. Diese kann während der Ruhezeit der Pflanze von Herbst bis Winter ausgegraben werden.

Die Wirkung von Bärlauch …

Bärlauch ist eines der bekanntesten Gewürze der Volksmedizin. Traditionell wird ihm eine reinigende Wirkung nachgesagt, denn er sorgt im Darm, im Blutkreislauf und auch in den Harnwegen für Ordnung.

… auf die Verdauung

Bärlauch fördert die Funktion der Leber und der Gallenblase und unterstützt die Ausscheidung von Verdauungssäften. Er beschleunigt und erleichtert die Verdauung. Gleichzeitig verhindert er Fäulnisprozesse und die Entwicklung pathogener Organismen und Parasiten in den Verdauungsorganen.

… auf Blut und Kreislauf

Dank seiner knoblauchähnlichen Inhaltsstoffe (Alliin, das zu Allicin umgewandelt wird) hat der Bärlauch einen positiven Einfluss auf den Kreislauf, er reinigt das Blut und senkt den Cholesterinspiegel. Er hilft bei Eisenmangel und sorgt für eine bessere Funktion des Gehirns. Die Pflanze hat sich bei Frühjahrsmüdigkeit bewährt und dient auch als Aphrodisiakum.

Was sagt die moderne Wissenschaft?

Die moderne Wissenschaft ist nicht besonders am Bärlauch interessiert, daher gibt es über ihn sehr viel weniger Studien als über den Knoblauch. Alle jedoch zeigen, dass die Wirkungsweise beider Pflanzen äußerst ähnlich ist. Bei einigen Merkmalen hat Bärlauch dem Knoblauch sogar etwas voraus, denn als wild wachsende Pflanze enthält er viele wertvolle Stoffe, die in gezüchteten Pflanzen nur schwer zu finden sind.

So enthalten zum Beispiel 100 g Bärlauch ganze 300 mg Kalium. Heute weiß man, dass kaliumreiche Lebensmittel bei erhöhtem Blutdruck sowie Herz- und Kreislaufkrankheiten helfen, weshalb man sie in den Speiseplan mit einbeziehen sollte.

Die neusten wissenschaftlichen Studien bestätigen das Volkswissen, das von Generation zu Generation weitergegeben wurde. Untersuchungen zeigten auch, dass Bärlauch auf natürliche Weise Bakterien (Antibiotikum) und Pilze (Antimykotikum) bekämpft und den Heilungsprozess bei Infektionen unterstützt. Bei chronischer

Bronchitis lindert er Krämpfe. Bärlauch enthält eine große Menge Antioxidantien und gilt als besonders effektiver Fänger freier Radikale. Mangan und Zink fördern die Enzymproduktion, beleben den Stoffwechsel und stärken das Immunsystem. Man geht sogar davon aus, dass bestimmte Komponenten seines ätherischen Öls Schwermetalle binden und ihre Ausscheidung aus dem Körper vorantreiben. Daher wird Bärlauchtinktur bei der Ausschwemmung von angesammeltem Quecksilber im Körper verwendet.

Mögliche Gefahren bei der Anwendung

Es sind keine Nebenwirkungen bekannt, die durch den Verzehr von Bärlauch entstehen könnten. Auch Menschen, die Zwiebeln und Knoblauch nur schwer verdauen, vertragen Bärlauch ganz gut.

Die größte Gefahr besteht in der Unachtsamkeit, wenn Sie anstelle von Bärlauch eine andere, eventuell giftige Pflanze (z. B. Maiglöckchen oder Herbstzeitlose) sammeln.

Verwendung in der Küche

Bärlauch muss so rasch wie möglich verarbeitet werden, denn sein ätherisches Öl verflüchtigt sich um einiges schneller als beim Knoblauch.

Er kann in Salaten, als Gewürz oder sogar als Ersatz für einen Teil der Salatblätter verwendet werden. Geschnittener Bärlauch aromatisiert hervorragend Tofu oder Quark. Dabei sollten Sie aber wissen, dass sich sein Aroma erst nach einiger Zeit entfaltet. Wenn Sie Bärlauchquark sofort essen, schmeckt er nicht scharf. Lassen Sie ihn aber stehen, wird er von Stunde zu Stunde schärfer.

Das Gleiche gilt, wenn Sie Bärlauch zu Pasteten, Joghurt oder Sahne hinzugeben.

Wenn Sie keine scharfen Speisen mögen, genügt es, den Bärlauch kurz in Öl anzubraten und schon wird er süß.

Sein volles Aroma ist eine interessante Grundlage für Saucen. Sie können mit ihm aber auch den Geschmack von so manchem weniger beliebten Gemüse überdecken (z. B. „Spinat" aus Brennnesseln oder wilden Kräutern, der nicht mit einem Feinschmeckeraroma aufwarten kann). Auf die gleiche Weise verleiht der Bärlauch eher neutralen

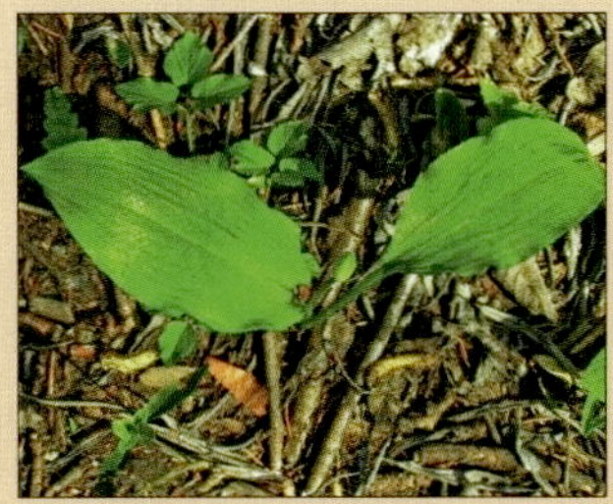

Bärlauch

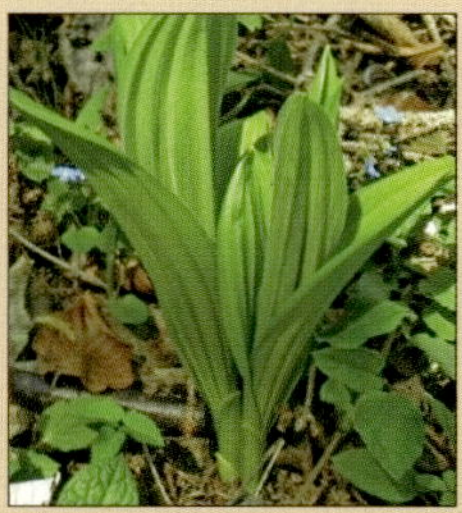

Weißer Germer

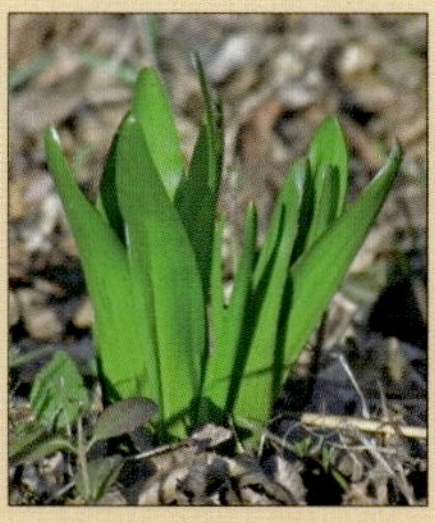

Herbstzeitlose

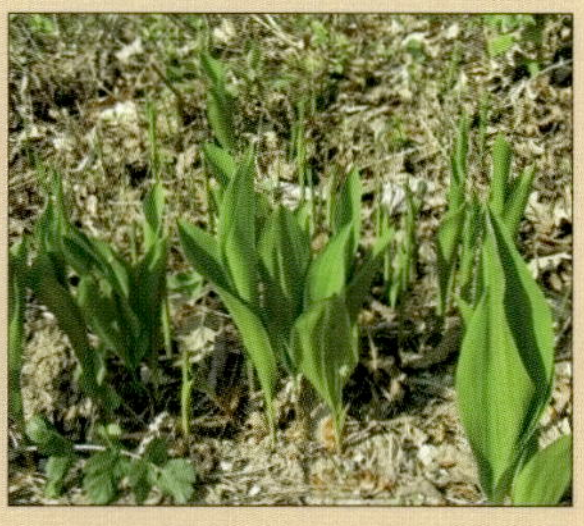

Maiglöckchen

Bärlauch unterscheidet sich von ähnlichen, aber giftigen Pflanzen wie dem Weißen Germer, Maiglöckchen oder Herbstzeitlosen vor allem dadurch, dass beim Bärlauch jedes Blatt seinen eigenen Stängel hat.

Speisen eine besondere Note (z. B. Kartoffel- oder Topinambursuppe, Nudeln und Reis).

Fast überall kann Bärlauch den sonst verwendeten Knoblauch ersetzen; das bedeutet, dass seine Anwendung fast unbegrenzt ist. Sie können Pesto daraus herstellen, Kräuterbutter zubereiten oder ihn zu Salatdressings und Ähnlichem hinzufügen. Bei der Zubereitung von Pesto kann er vorher blanchiert werden, damit das Bärlaucharoma etwas abgemildert wird. Der starke Bärlauchgeschmack kann teilweise auch durch die Kombination mit etwas geriebenem Ingwer überdeckt werden.

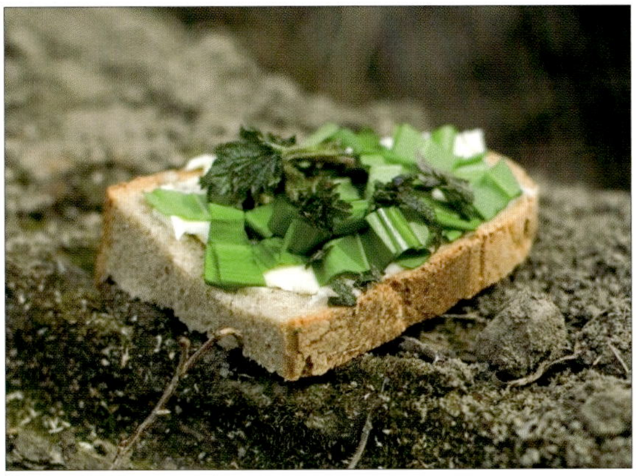

Diese herrliche Kräuterbutter kann direkt auf der Wiese zubereitet werden.

Die Trocknung von Bärlauch ist nicht zu empfehlen, denn der größte Teil des Aromas und damit auch der Wirkstoffe geht dadurch verloren.

In letzter Zeit hört man auch, dass viele die Blätter einfrieren. Damit bleibt vielleicht der Bärlauchgeschmack erhalten, aber aus energetischer Sicht befürworten wir diese Methode nicht. Beim Einfrieren wird das Energieniveau der Pflanze, das eigentlich warm sein sollte, zerstört. Diese Eigenschaft bleibt um einiges besser erhalten, wenn Bärlauch mit Öl zu einem Pesto verarbeitet wird. Das Öl, das auch selbst ein Produkt von Wärme und Licht ist, regt mit seinen Schwingungen die Energie des Bärlauchs an und so ist er für uns von viel größerem Nutzen, als wenn die gefrorenen Blätter verwendet werden.

Passt gut zu ...

... Basilikum, Oregano, Petersilie, Schnittlauch, Zwiebeln und allen Kräutern der Provence.

Anbau

Bärlauch ist im Hinblick auf den Boden sehr anspruchsvoll, daher ist es sinnvoller, dass Sie zu ihm gehen, als dass Sie ihn dazu zwingen, in Ihrem Garten zu wachsen. Da er im südlichen Teil Deutschlands sehr oft anzutreffen ist, kann ein Frühlingsspaziergang ausgezeichnet mit dem Sammeln dieser äußerst gesunden Pflanze verbunden werden. Vorausgesetzt natürlich, Sie können den Bärlauch ganz genau bestimmen.

Einkauf

Wenn Sie Bärlauch nicht kennen und keine Möglichkeit finden, in den Wald zu gehen oder wenn Sie keine Zeit dafür haben, schauen Sie auf dem Markt nach frischen Blättern.

Außerhalb der Saison ist die Verwendung von Bärlauchpesto (frische, in Öl eingelegte Blätter, manchmal auch mit Zusatz von Sonnenblumen- oder Kürbiskernen) am besten geeignet. Wenn Ihnen der Preis zu hoch erscheint, empfehlen wir Ihnen, zumindest ein einziges Mal das Pesto selbst herzustellen. Sie werden überrascht sein, wie eine ganze Tüte voll Blätter einfach „verschwindet", wenn Sie die Blätter zerkleinern, so dass am Ende nur ein kleines Glas voll übrig bleibt. Sie werden sehr schnell feststellen, dass der Preis, zu dem die Bio-Bauern das Bärlauchpesto anbieten, seine Berechtigung hat.

BASILIKUM

Ocimum basilicum L.

Wie schon der kleine Prinz sagte: „Das Wesentliche ist für die Augen unsichtbar.“ Aus diesem Grund ist beim Basilikum nicht die Form, sondern seine Essenz wichtig. Erfahren Sie hier, warum es von den Göttern so sehr geschätzt wird, dass sogar die bedeutendsten sakralen Objekte Basiliken genannt werden.

Die Geschichte der Verwendung von Basilikum

Basilikum ist eines der Gewürze, von dem man schon seit Urzeiten wusste, dass es mehr ist, als seine Erscheinung vermuten lässt. Sein Name steht für die Ehrerbietung, die ihm zuteil wurde. Haben Sie sich schon einmal gefragt, was der Unterschied zwischen den zahlreichen Peterskirchen und der größten päpstlichen Basilika, dem Petersdom, ist? Warum wurden die bedeutendsten Sakralbauten überhaupt „Basiliken“ genannt? Was haben die kleine Gewürzpflanze und die größten Kathedralen und Kirchen unserer Zeit gemeinsam? Wer wurde nach wem benannt?

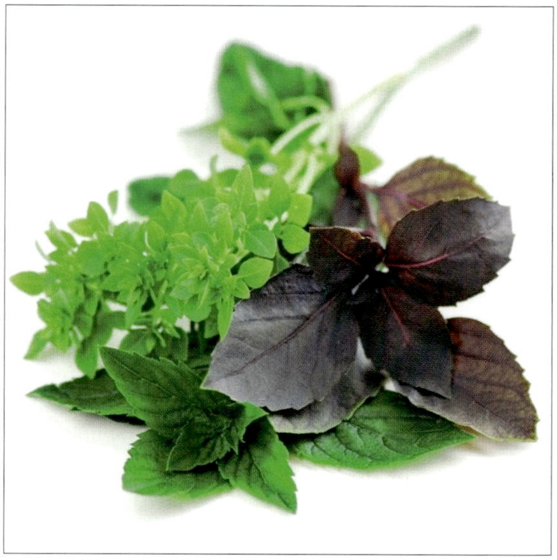

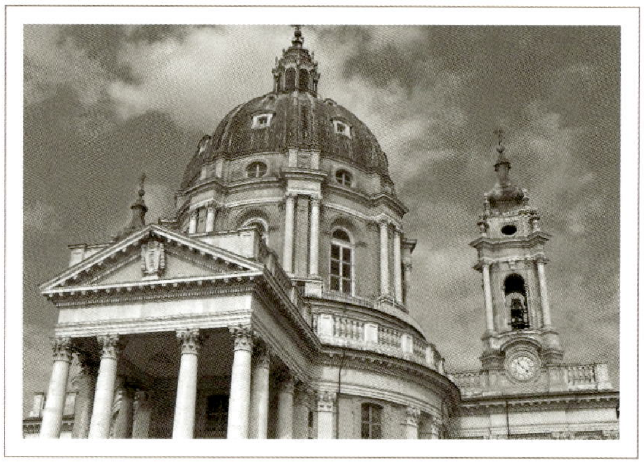

Was haben die kleine Gewürzpflanze und die größten Kathedralen und Kirchen unserer Zeit gemeinsam? Wer wurde nach wem benannt?

Dass es sich hier nicht um eine zufällige Ähnlichkeit handelt, wird in vielen antiken Aufzeichnungen bezeugt, in denen das Basilikum als Kraut der Könige beschrieben wird. Das altgriechische

Wort *basileus* bedeutet König. Die Inder sagen, dass diese Pflanze von göttlichem Wesen durchdrungen ist und weihten sie ihren höchsten Göttern Vishnu und Krishna. Bei Gericht schworen sie mit Basilikum in der Hand die Wahrheit zu sagen. In Indien wird die Basilikumart Tulsi (*Ocimum sanctum* L.) sogar als heiliges Kraut verehrt. Der Legende nach wuchs diese Pflanze auch nach Christi Auferstehung an seinem Grab, weshalb sie in der griechisch-orthodoxen Kirche noch immer für die Zubereitung von Weihwasser verwendet wird.

Ganz bestimmt gibt es viele schönere, interessantere und teurere Gewürze, die der Könige und Götter würdig wären. Die Frage, was genau dem Basilikum einen solchen Ruhm verschaffte, ist daher umso spannender.

Was ist Basilikum?

Beim Basilikum ist das Äußere eher unwichtig. Als ob es Ihnen selbst erklären wollte, dass das Wesentliche für die Augen unsichtbar ist, erscheint es in unzähligen Formen (heute sind mehr als 60 verschiedene gezüchtete Basilikumsorten bekannt). Aus diesem Grund kann man sie allein dem Aussehen nach oft nur schwer bestimmen. Ihre Farbschattierungen reichen von hellgrün bis kräftig rot mit einem Hauch Violett. Die Blätter können ganz klein und zart oder aber bis zu 5 cm lang sein und einen gezackten, gewellten oder glatten Rand aufweisen. Es ist also nicht immer einfach, Basilikum an seinen äußeren Merkmalen zu erkennen, aber umso charakteristischer ist sein Geruch, der so gut wie unverwechselbar ist.

Das Basilikum will uns auch sagen, dass das Wesentliche nicht im Geld oder in besonderer Anstrengung zu suchen ist, denn die Pflanze ist sehr einfach anzubauen. Sie benötigt nur Feuchtigkeit und Wärme, gedeiht sogar auf der Fensterbank im Topf und braucht keinen Dünger.

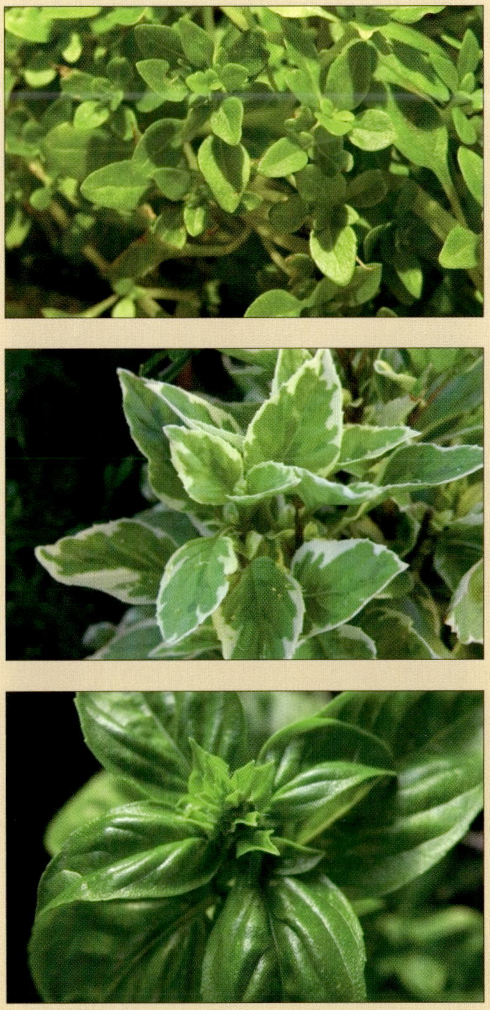

Als ob es Ihnen selbst sagen will, dass das Wesentliche für die Augen unsichtbar ist, erscheint das Basilikum in unzähligen Formen (heute sind mehr als 60 verschiedene, gezüchtete Sorten bekannt). Aus diesem Grund kann man es allein dem Aussehen nach oft nur schwer bestimmen.

Basilikum wird in Hinblick auf die botanischen Eigenschaften in zwei Gruppen eingeteilt: in die indischen und asiatischen Arten auf der einen und die europäisch-mediterranen auf der anderen Seite.

Die bei uns heimischen Arten sind das Garten-Basilikum, das Griechische Buschbasilikum mit kleinen Blättern, das ein außerordentlich starkes Aroma hat, sowie das Basilikum aus Süditalien, das man an seinen großen, leicht gefurchten, salatähnlichen Blättern erkennt. Das Zimtbasilikum stammt aus Mexiko und das ‚African Blue', das an Pfefferminze erinnert, kommt aus Afrika. Bei uns werden auch die asiatischen Sorten immer beliebter, zum Beispiel Thaibasilikum, Anisbasilikum, Zitronenbasilikum und andere. Alle asiatischen Sorten riechen aufgrund der anderen Zusammensetzung der Duftstoffe viel stärker nach Anis oder sogar nach Kampfer. Diese Sorten enthalten fast kein Linalool. Tulsi, das heilige Basilikum der Inder, zeichnet sich durch seinen ausgeprägten Geruch nach Piment und Anis aus.

Was steckt im Basilikum?

In dem Wunsch, das Wesen des Basilikums und seine Wirkung auf unseren Körper zu verstehen, haben es die Wissenschaftler in seine Inhaltsstoffe zerlegt und seine Bestandteile analysiert.

Im Gegensatz zu anderen Gewürzen enthält Basilikum nur etwa 0,5 % ätherisches Öl, das sich je nach Art und Sorte in seiner Zusammensetzung unterscheidet. Die Hauptrolle spielen dabei sechs bis sieben verschiedene Inhaltsstoffe: Cineol, Linalool, Citral, Thymol, Methylchavicol (Estragol) und Methylcinnamat, in einigen Sorten auch Kampfer.

Aufgrund der unterschiedlichen Zusammensetzungen des ätherischen Öls bei den verschiedenen Arten und Sorten kann der Duft von Basilikum an Anis, Zimt oder Minze bzw. an Zitronenschalen, Piment oder Nelken erinnern. Sein Geschmack ist leicht süß und gleichzeitig pikant.

ANMERKUNG: Die Zusammensetzung des ätherischen Öls hängt neben der genetischen Veranlagung auch vom Standort, dem Klima, der Anbauweise und von der Art der Trocknung und Aufbewahrung ab.

Neben dem ätherischen Öl enthält Basilikum auch eine Vielzahl von Mineralstoffen, die im Körper basisch wirken (Kalium, Kalzium, Magnesium, Eisen), sowie Spurenelemente (Zink, Phosphor). Es handelt sich um sehr wertvolle Mineralstoffe, an denen es heute oft mangelt, was ein Grund mehr ist, das Basilikum auch als hervorragende Ergänzung zum Gemüse in Betracht zu ziehen.

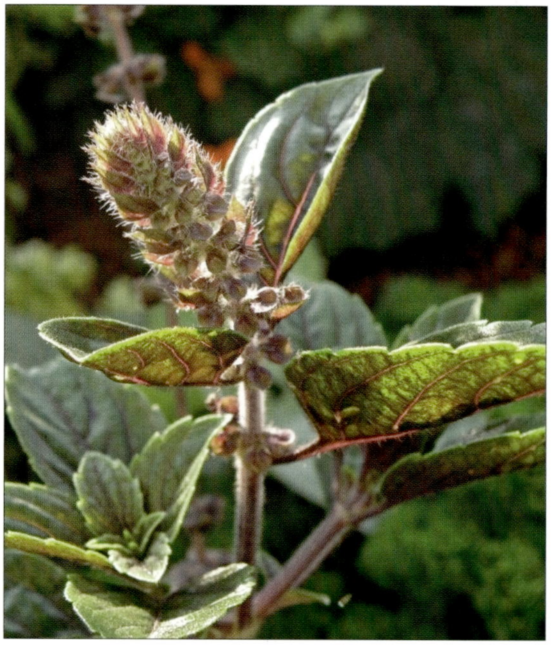

Die Wirkung von Basilikum …

Vielleicht konnten die Menschen in der Vergangenheit, als sie noch nicht in der Lage waren die Bestandteile einer Pflanze zu isolieren, in Zahlen zu erfassen und zu wiegen, die ganzheitliche Wirkung der Pflanzen besser verstehen. Basilikum ist in der Tat eines der Gewürze, über die es umfangreiche Dossiers mit Beschreibungen seiner holistischen Kraft gibt. So beschrieb sie der griechische Arzt Dioscurides, der im 1. Jahrhundert das wichtigste pharmazeutische Werk der Antike verfasste, als Pflanze, die „reinigend auf den Kopf wirkt".

Die besondere Komposition der Duftstoffe des Basilikums belebt den Körper, fördert die Konzentration und hilft bei geistigen Belastungen sowie Erschöpfung. Im Mittelalter galt es als Mittel gegen Melancholie und Depressionen, aber gleichzeitig auch als Schutz vor bösen Geistern. Diese beiden Indikationen sind keinesfalls als verschiedene Krankheitsbilder anzusehen, denn auch heute ist bekannt, dass man ohne Energie und mit depressivem Gemüt weit vom eigenen Bewusstsein entfernt ist und dadurch eine leichte Beute für „böse Geister" wird. Heute werden Menschen, die es sich erlauben, nicht in Hochform durchs Leben zu gehen, nicht von mythologischen Wesen aus der Vergangenheit, sondern von modernen Fernsehserien, Boulevardzeitungen, nachbarschaftlicher Missgunst oder politischen Machenschaften – oder wie auch immer die bösen Geister heute genannt werden - verfolgt. Genau deshalb ist Basilikum heute nicht nur für den Körper, sondern auch für den Geist eine große Hilfe.

Die Liste der Beschwerden, bei denen Basilikum helfen kann, ist ungewöhnlich lang und vielfältig. Beim ersten Lesen kann es Ihnen so vorkommen, als ob es zu viele verschiedene Indikationen wären, um sie wirklich ernst zu nehmen. Bevor Sie aber das Gelesene von sich weisen, fragen Sie sich, wo all die beschriebenen Beschwerden ihre Ursache haben, und Sie werden erkennen, dass unsere Vorfahren das Wesen der Krankheiten offensichtlich besser kannten als wir es heute tun und aus diesem Grund dem Basilikum eine solche Hochachtung entgegenbrachten.

... bei Entzündungen

Dass wir es beim Basilikum mit überaus heilenden Wirkstoffen zu tun haben, steht schon in den Schriften der heiligen Hildegard von Bingen, die diese Pflanze bei starken Fieberzuständen wie Malaria und schweren Formen der Lungenentzündung (z. B. kruppöse Pneumonie), bei Wundrose (Erysipel), Milzbrand und Trichinose sowie vielen anderen Infektionskrankheiten empfahl. Zu diesem Zweck wird Basilikum in Wein gekocht, mit Honig gesüßt und abgegossen und dann mehrmals am Tag getrunken.

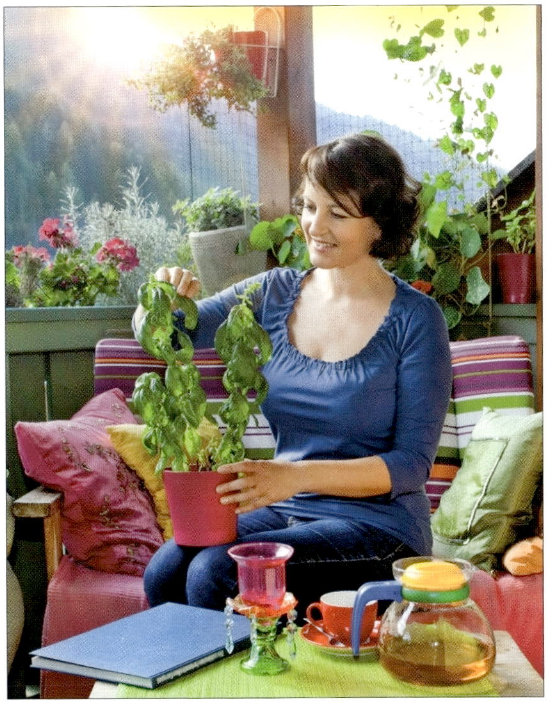

Mittelohrentzündungen können unterstützend mit einigen Tropfen Basilikumsaft, der in das Ohr geträufelt wird, behandelt werden. Seine positive Wirkung ist auch bei Nieren- und Blasenentzündungen, brennendem Urin oder schmerzhaftem Wasserlassen bekannt. Die äußerliche Anwendung als Umschlag, Tinktur oder Salbe hilft bei Eiterungen und Prellungen und beugt einer Blutvergiftung vor.

Entzündungshemmend wirkt Basilikum bei der Behandlung von Zahnkrankheiten wie Parodontose oder bei Zahnfleischproblemen. Dazu wird die Mundhöhle mit Basilikumtee ausgespült.

Das Gurgeln mit Basilikumtee hilft bei Halsschmerzen und Heiserkeit. Der gleiche Tee kann bei einer Entzündung der Atemwege auch inhaliert oder bei schlecht heilenden Wunden als Umschlag angewandt werden.

Die Folgen von Insektenstichen werden gemildert, indem man die Einstichstelle mit frischen Basilikumblättern einreibt.

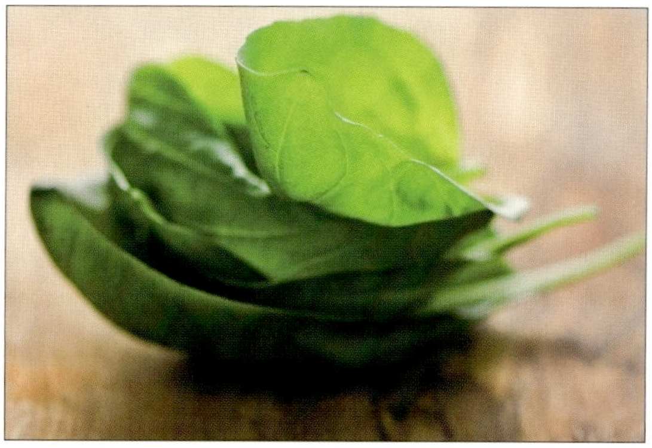

... auf die Verdauung

Basilikum verhindert Blähungen, unterstützt die Magentätigkeit, erleichtert die Fettverdauung und fördert die Ausscheidung der Verdauungssäfte. Da es auch entzündungshemmend wirkt, ist es bei Entzündungen der Magenschleimhaut, bei Darmentzündungen, Vergiftungen im Magen-Darm-Trakt, Erbrechen, Magenkrämpfen, Blähungen und Verstopfung ein willkommenes Hilfsmittel.

... auf das Nervensystem

Es wird für die Behandlung von Nervosität, Schlafstörungen, Schwindel, Koliken, Husten und Angina sowie Migräne, die durch Nervosität und Gastritis verursacht wird, eingesetzt.

... auf das Stillen

Basilikum fördert die Bildung von Muttermilch und vermindert Koliken bei Stillkindern.

... auf die Sehkraft

In einer Zeit, in der UV-Strahlung, optische Lesegeräte und Computer unsere Sehkraft immer stärker beeinträchtigen, wirkt Basilikum wie eine innere „Sonnenbrille". Es enthält die Carotinoide Lutein und Zeaxanthin, welche die Pigmentschicht der Netzhaut bilden und so die Sehzellen vor UV-Strahlen schützen. In der TCM wird es für die Behandlung blutunterlaufener und stark tränender Augen, getrübter Hornhaut sowie anderer Augenkrankheiten verwendet.

... auf das Blut

Da Basilikum eine hervorragende pflanzliche Eisenquelle ist und gleichzeitig auch andere Mineralstoffe enthält, die synergetisch eine leichtere Eisenresorption ermöglichen, kann es als Unterstützung zur Verbesserung des Blutbilds angewandt werden.

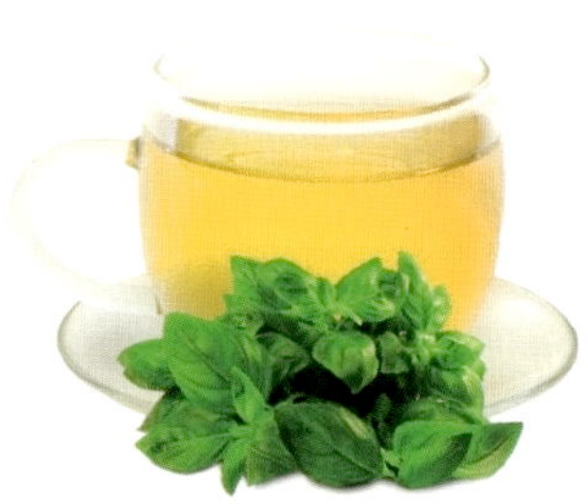

Basilikumtee ist eine wirksame Hilfe zur Blutverdünnung.

... auf Blutdruck und Blutzucker

In einigen Quellen wird angeführt, dass Basilikum den Blutdruck und auch den Blutzucker reguliert.

Energetische Wirkung

In der Ayurveda-Medizin sind die wichtigsten Eigenschaften des Basilikums „leicht, trocken und scharf". Es stärkt *Pitta* und mindert *Vata* und *Kapha*.

In der TCM wird es dem Herzen, der Lunge und dem Magen zugeschrieben. Es soll das Yang dieser Organe stärken und eine wärmende Wirkung ausstrahlen.

Seinen Platz fand das Basilikum auch in der afro-indischen Küche.

In einem älteren Buch fanden wir eine kleine, interessante Anmerkung. Sie besagt, dass für Schwangere kurz vor der Geburt Basilikumtee gekocht wurde. Diese Aussage wurde von einem modernen Autor kommentiert, der erklärte, man habe heute bessere krampflindernde Kräuter als das Basilikum. Aber wer sagt denn, dass man mit diesem Getränk Krämpfe lindern wollte? Wenn wir uns noch einmal an das Wesen des Basilikums erinnern, könnte man eher glauben, dass man damit die göttliche Energie begrüßen und der Mutter ermöglichen wollte, sich mit dem Kind auf eine Weise zu verbinden, die heute vielen Gebärenden vorenthalten bleibt.

Was sagt die moderne Wissenschaft?

Wirkung bei Krebskrankheiten

In einer ganz aktuellen Vergleichsstudie indischer Wissenschaftler, die in Krankenhäusern und einem Forschungszentren für Krebskrankheiten durchgeführt wurde, fand man heraus, dass Basilikum (Tulsi, Süß-Basilikum, Afrikanisches Basilikum, Kampferbasilikum) bei gefährlichen Hautkrebsarten (Melanomen) helfen kann. Es wirkt auch radioprotektiv. Ein 50-prozentiger alkoholisch-wässriger Auszug bewirkte in peroraler Anwendung (200 mg/kg Körpergewicht) bei Versuchstieren eine wesentliche Verkleinerung des Tumorumfangs und steigerte die Überlebenschance der Tiere. Der Auszug zeigte auch einen positiven Einfluss bei geringfügigen Chromosomenschäden durch Gammastrahlung. Die Wissenschaftler betonten, dass Basilikum eine vielversprechende Basis für natürliche Heilmittel gegen Melanom-Metastasen sein könnte (*Pharmaceutical Biology. 2011; 49 (4): 428-436*).

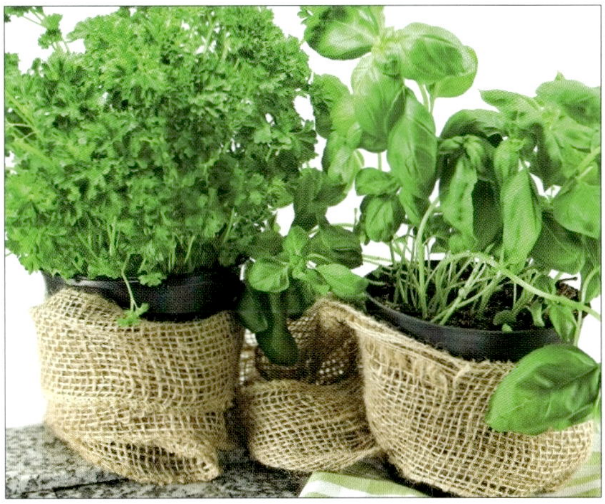

Wirkung auf die Verdauungsorgane

Neuere Untersuchungen bestätigten die entzündungshemmende und heilende Wirkung des Basilikums bei Parodontose und bei Magen- und Zwölffingerdarmgeschwüren. Bestätigt wurde auch die wohltuende Wirkung auf die Verdauungsorgane: Eugenol und Estragol vermindern das Völlegefühl und lindern leichte Krämpfe im Magen-Darm-Trakt.

Indische Wissenschaftler empfehlen das Basilikumöl als natürliches Heilmittel gegen peptische Geschwüre (Ulcus) am Magen und am Zwölffingerdarm (*Indian Journal of Experimental Biology. 1999; 37 (3): 253-257*).

Wirkung auf das Blut

Eugenol hemmt die Verklebung (Aggregation) der Thrombozyten. Dies bestätigt eine in-vivo-Studie chinesischer Wissenschaftler. Den erkrankten Laborratten wurden 15 bis 375 mg pro Kilogramm Körpergewicht wässriger Basilikumauszug (Tee) verabreicht. Man stellte fest, dass die größte

Wirkung nach sieben Einnahmetagen erreicht wird, wobei die Wirkung schon nach drei Tagen eintritt. Man verglich die Wirkung von Basilikum und Aspirin® (8,8 mg/kg), das für seine blutverdünnende (thrombolytische) und gerinnungshemmende (antikoagulative) Wirkung bekannt ist. Die Wirksamkeit von Aspirin® ist vergleichbar mit 75 mg/kg wässrigem Basilikumauszug. Höhere Dosen Basilikum sind sogar effektiver als Aspirin® und verhindern in sehr viel größerem Maße die Verklebung der Thrombozyten (*Thrombosis Research. 2006; 118 (6): 733-739*).

Antimikrobielle, fungizide und antivirale Wirkung

Einige Wirkstoffe des ätherischen Öls interagieren mit den Bestandteilen der Zellwände und Zellmembranen von Bakterien und verursachen dort Schäden und ein Absterben der Zellen. Auszüge aus Basilikum weisen nicht nur eine in vitro nachgewiesene antimikrobielle Wirkung auf (gegen *Salmonella, Escherichia coli, Staphylococcus aureus, Listeria monocytogenes* ...) sondern sind auch eine effektive Hilfe bei inneren Parasiten. Die antioxidativ wirksame Urolsäure und der Pflanzenfarbstoff Apigenin wirken nachweislich gegen Herpesviren und gleichzeitig bekämpft Apigenin auch Hepatitisviren. Das Linalool im Basilikum hilft im Kampf gegen Adenoviren, die oft Erkältungen und andere Atemwegsinfektionen verursachen.

Wirkung auf die Leber

Allgemein ist Basilikum ein gutes Antioxidans und hat eine die Leberzellen schützende (hepatoprotektive) Wirkung (*Indian Journal of Experimental Biology. 2009; 47 (7): 584-590*).

Wirkung bei Diabetes

Des Weiteren führt eine ganz aktuelle arabische Studie an, dass mit den Antioxidantien im Basilikum auch Diabetes behandelt werden kann. Die Wirkmechanismen sind noch nicht vollständig bekannt, aber man geht davon aus, dass einige Antioxidantien im wässrigen Auszug aus Basilikum (bis 20 mg/ml) das Enzym Alpha-Glucosidase hemmen und damit die Verdauung kohlenhydratreicher Nahrung im Magen verlangsamen und folglich auch der Anstieg von Glukose im Blutkreislauf verhindert wird. Die Studie beschreibt außerdem die Wirkung von Basilikum auf die Hemmung des Enzyms alpha-Amylase, das Stärke abbaut (*Toxicology and Industrial Health. 2011*).

Mögliche Gefahren bei der Anwendung

Bis heute sind keine Gefahren bekannt, daher ist Basilikum eines der Gewürze, das auch in großen Mengen angewendet werden kann. Besonders empfehlenswert ist es für Magen-, Diabetes- und Herzpatienten. In der Schwangerschaft sollte Basilikum nicht in allzu großen Mengen verzehrt werden, denn es hat eine menstruationsfördernde (emmenagoge) Wirkung und kann Gebärmutterkontraktionen verursachen. Es kann auch überfällige Monatsblutungen auslösen.

Verwendung in der Küche

Wenn Sie Basilikum bisher nur aus getrockneten, italienischen Gewürzmischungen oder als Pesto kannten, hoffen wir, dass sich dies nach dem Lesen dieses Buchs ändern wird.

Basilikum können Sie teils im Garten und teils an der Fensterbank anbauen, damit Sie es so lange wie möglich frisch ernten können. Das meiste Aroma befindet sich in den Blättern, die direkt vor der Anwendung abgezupft werden. Auf jeden Fall sollte Basilikum erst gegen Ende der Kochzeit zu den Speisen hinzugefügt werden, damit das Aroma nicht verloren geht, denn keine der Basilikumarten verträgt Hitze.

Im Salat

Zupfen Sie frische, junge Basilikumblätter von Hand ab (wenn sie mit dem Messer geschnitten werden, färben sie sich schnell schwarz) und mischen Sie sie unter den frischen Salat. Sie passen wunderbar zu Tomaten, Gurken, grünem Salat und geriebenen Karotten.

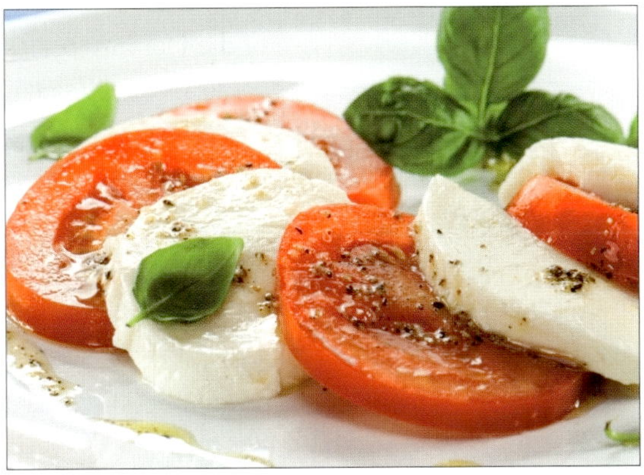

Mozzarella, Tomaten und Basilikum sind ein Traum-Trio.

Als Tee

Ein Aufguss aus einer kleinen Menge Basilikumblätter vertreibt schlechte Laune, regt die Verdauung an und lässt Blähungen verschwinden. Da es nachweislich viele Antioxidantien enthält, ist Basilikum ein wertvolles Nahrungsergänzungsmittel, das Sie anstelle verschiedener Antioxidantien-Präparate verwenden können.

Zu gekochtem Gemüse

Basilikum harmoniert besonders gut mit gekochten Kartoffeln, Erbsen, Spinat, Blumenkohl, allen Bohnenarten, Auberginen und Tomaten.

In Aufstrichen

Klein geschnittenes oder gemahlenes Basilikum ist zauberhaft in Verbindung mit Quark, Joghurt, Pilzen und Nudelgerichten.

Als erfrischendes Salatdressing

Mischen Sie einfach Basilikum, Kerbel, Petersilie, Melisse und Minze in ein Joghurtdressing.

Anstelle von Joghurt können Sie auch eine Mischung aus Essig und Öl verwenden.

In Obstsalaten

Versuchen Sie einmal Ananas bzw. Mango mit Basilikum zu kombinieren. Sie werden erstaunt sein, wie gut sie zusammenpassen. Und obendrein steigt der Blutzuckerspiegel nicht so schnell an, wie er sonst beim Genuss dieser süßen Früchte ansteigen würde.

In Risottos

Probieren Sie ein Risotto mit Basilikum, geriebener Zitronenschale, Knoblauch und *Ghee*-Butter (als Fett können Sie auch normale Butter, eine reife Avocado oder einen Löffel Erdnussbutter verwenden). Schmeckt sehr lecker.

Zu Fleisch und Fisch

Basilikum erleichtert die Verdauung von fetten Speisen und ist daher auch bei allen gebratenen Fleisch- und Fischgerichten unentbehrlich. Dazu kombinieren Sie Basilikum am besten mit Rosmarin und Salbei.

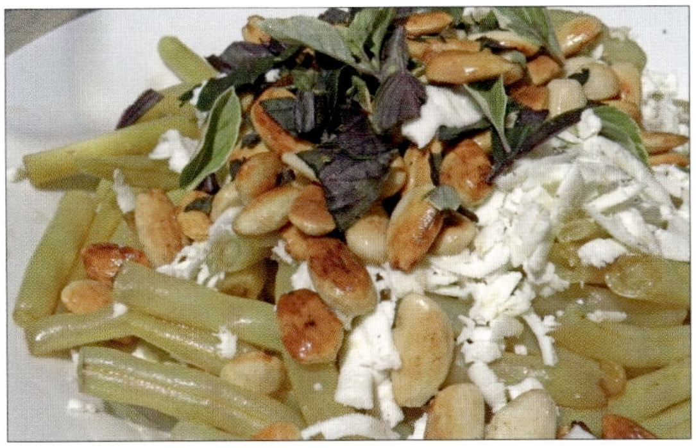

Sowohl geschmacklich als auch in Bezug auf die Wirkungsweise passt Basilikum hervorragend zu Gartenbohnen.

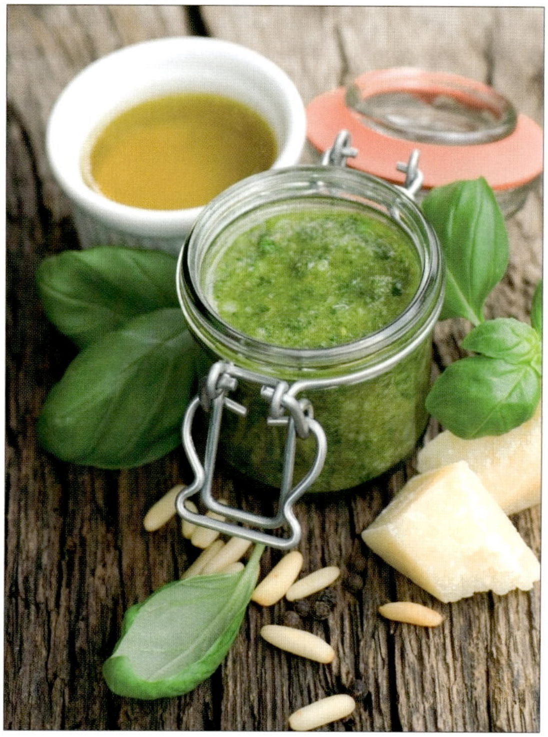

Basilikumöl

Sehr gut bewährt hat es sich auch, die frischen Blätter in Olivenöl einzulegen (Blätter unbedingt ganz mit Öl bedecken), eine oder zwei Wochen stehen zu lassen und dann das Öl abzugießen. Das Basilikumöl hat nicht nur ein herrliches Aroma, sondern enthält auch viele der zum großen Teil fettlöslichen Wirkstoffe des Basilikums.

Anbau

Basilikum ist eine einjährige Pflanze. Es gedeiht am besten an einer sonnigen Stelle, sollte aber nicht in der direkten Mittagssonne stehen. Es fühlt sich am wohlsten, wenn es von einer größeren Pflanze etwas geschützt wird. Da es sehr kälteempfindlich ist und Temperaturen unter 10 °C nicht verträgt, sollte es erst Ende Mai im Freien gepflanzt werden. Sehr gut gedeiht es auch auf der Fensterbank in feuchter, nicht gedüngter Erde.

Wenn Sie mehr Basilikumpflanzen haben, als Sie direkt verbrauchen, können Sie das Basilikum an Blütentagen (nach dem Saatkalender von Maria Thun) schneiden und schnell trocknen oder aber Sie vermischen die frischen, gehackten Blätter mit Salz und Öl.

Passt gut zu ...

... Kapern, Knoblauch, Koriander, Melisse, Minze, Oregano/Majoran (eines der beiden, nicht beide zusammen), Petersilie, Rosmarin, Schnittlauch und Thymian.

Einkauf

Für welche der 60 Basilikumsorten entscheiden Sie sich?

Mehr als von den Namen und wissenschaftlichen Analysen sollten Sie sich vom Aroma leiten lassen, das Ihnen in die Nase steigt, wenn Sie ein Blatt zwischen den Fingern reiben. Lassen Sie Ihre innere Weisheit entscheiden, welche Art oder welche Sorte Sie am meisten betört oder aufrüttelt. Die unterschiedlichen Aromen der verschiedenen

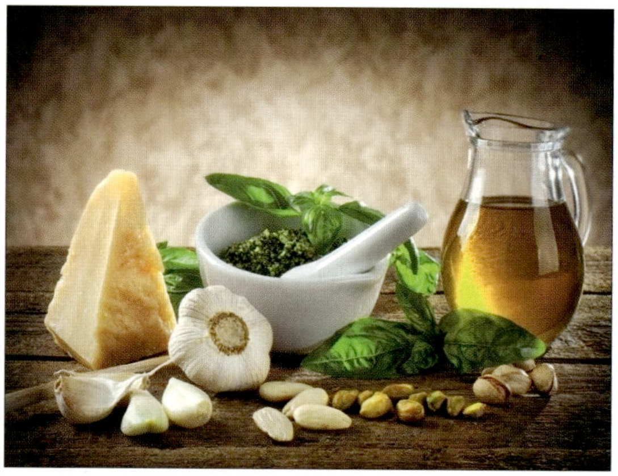

Wenn Sie erst einmal Ihr eigenes Pesto zubereitet haben, erkennen Sie die Magie, die darin steckt.

Gewürze sind wie Lieder und die Varianten eines einzelnen Krauts sind so verschieden wie die Variationen eines Liedes. Viele bekannte Sänger können dasselbe Lied vortragen, aber eine Interpretation berührt Sie mehr als die andere. Vertrauen Sie bei der Auswahl der Kräuter auf Ihr Gefühl und wählen Sie jenes, das am schönsten für Sie „singt".

Getrocknetes Basilikum ist nur halbes Basilikum und selbst hier gibt es große Unterschiede. Biologisch angebaute, zur richtigen Zeit geerntete und schnell getrocknete Kräuter enthalten noch einen Großteil ihres Aromas und haben eine schöne grüne Farbe. Andere sind nur grau-grün mit sehr wenig Geruch und Aroma und schmecken überwiegend scharf-bitter. Wenn Sie Ihr Basilikum nicht rechtzeitig aus dem Garten gerettet und in den Topf an der Fensterbank verpflanzt haben, können Sie sich mit dem Kauf neuer Setzlinge im Topf helfen. Da die meisten Pflanzen ihr Leben im Gewächshaus beginnen, ist ihr Aroma zwar harmonisch, aber eher mild. Wenn Sie die Pflanze jedoch im Frühling mehrmals an die Sonne stellen (und dabei aufpassen, dass sie nicht verbrennt), wird auch ihr Geruch kräftiger.

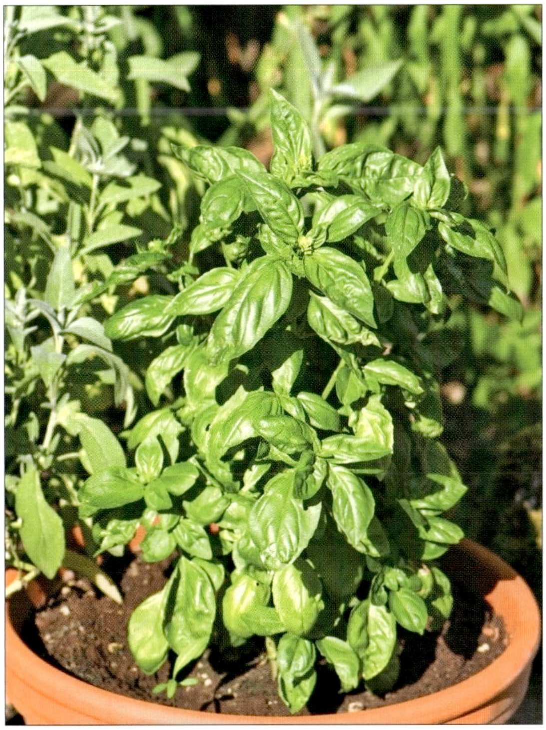

Frisches Basilikum im Topf.

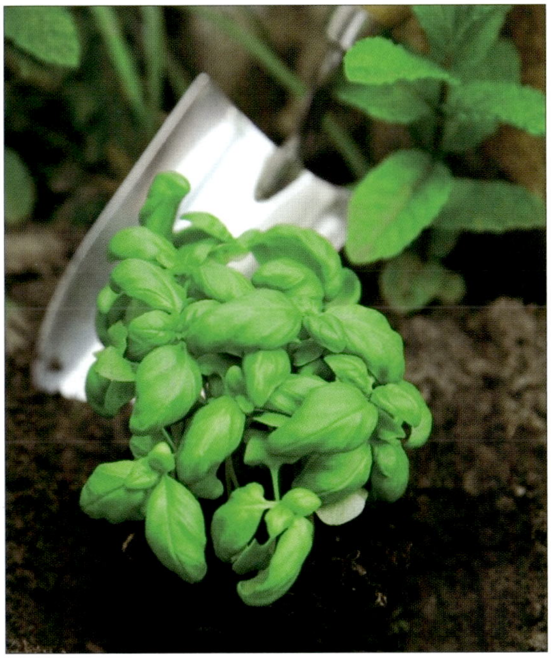

Basilikum verträgt Temperaturen unter 10 °C nicht. Gedulden Sie sich daher mit dem Umpflanzen.

Während der Erntesaison wird auf den Märkten frisch geschnittenes Basilikum ziemlich günstig angeboten. Aromatisieren Sie damit so schnell wie möglich Öl, bereiten Sie Pesto zu oder essen Sie es frisch im Salat.

BOHNENKRAUT

Satureja hortensis L.

Wer behauptet, dass in Ihrem Garten kein Pfeffer wächst? Wenn Sie Bohnenkraut probieren, das nicht wärmebehandelt wurde, wird Ihnen sofort klar, warum es auch Pfefferkraut genannt wird. Und in Anlehnung an seine luststeigernde Wirkung, könnte man ihm heute auch den Namen Viagrakraut geben

Die Geschichte der Verwendung des Bohnenkrauts

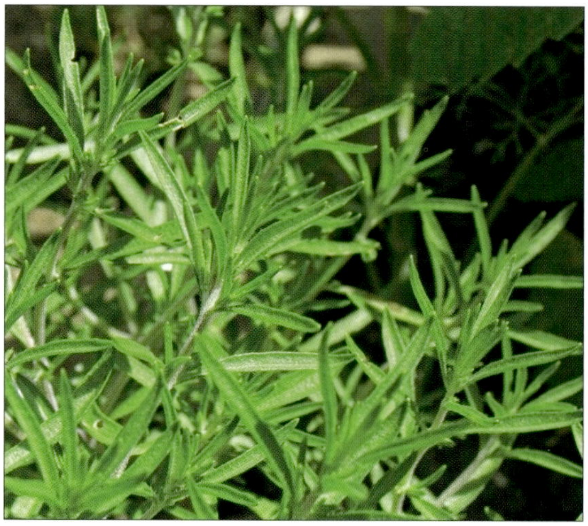

Es ist bekannt, dass Bohnenkraut schon vor etwa 2000 Jahren verwendet wurde. Damals war es weit verbreitet, denn es wurde anstelle von Pfeffer benutzt. Vielleicht ist auch das der Grund, warum dieses Kräutchen so schnell in Vergessenheit geriet und heute nur noch wenige Menschen wissen, dass man statt exotischer und teurer, pikanter Gewürze seinen eigenen Pfeffer ganz einfach in einem Topf auf der Fensterbank oder im Garten ziehen kann. Seine Geheimnisse wurden im Laufe der Jahrhunderte vor allem von den ärmeren Bevölkerungsschichten geschätzt, die sich keine exotischen, nur gegen Gold erwerblichen Gewürze leisten konnten. Sie sehen, die Natur bietet immer auch eine kostenlose Lösung, man muss sie nur kennen. Das wussten Sie nicht? Die Natur hat uns mit dem Bohnenkraut eine solche Lösung geschenkt, das erkennen Sie an seinem Geschmack. Probieren Sie frisches Bohnenkraut und Ihnen wird sofort klar, warum es bei den Franzosen *poivrette* und bei uns auch *Pfefferkraut* genannt wird.

Das Bohnenkraut galt immer auch als Aphrodisiakum. Es heißt, dass schon sein Name *satureja* aus dem Wort *Satyr* (ein Mischwesen, das halb Mensch und halb Ziege ist) entstanden ist. Den mythologischen Satyrn wurden in den Legenden besondere erotische Kräfte nachgesagt, die sie auf

Feldern schöpften, auf denen Bohnenkraut wuchs. Den Mönchen war damals der Verzehr von Bohnenkraut untersagt, auch wenn die Pflanze in den Klostergärten angebaut wurde, denn man befürchtete, dass es ihre Lust erregen würde.

Man nannte das Bohnenkraut auch „Pflanze des Glücks“ oder *Yerba Buena*, was so viel bedeutet wie „gutes Kraut“. Auch der bekannte französische Kräuterheilkundige Maurice Mességué empfiehlt das Bohnenkraut, um Paaren die Freude im Schlafzimmer zurückzubringen. Nach seinen Worten soll das Bohnenkraut anstelle von Ginseng verwendet werden. Ihr Interesse für das Bohnenkraut ist plötzlich geweckt? Dann lesen Sie weiter, denn es gibt noch eine Reihe anderer Gründe, warum Sie mit diesem äußerst nützlichen Heilkraut Freundschaft schließen sollten.

Was ist Bohnenkraut?

Bohnenkraut gehört zur Familie der Lippenblütler. Es stammt aus dem Mittelmeerraum und auch aus West- und Zentralasien, wo es noch heute angebaut wird. Das Bohnenkraut ist ein naher Verwandter des Thymians und natürlich auch mit Oregano und Majoran verwandt. Das erkennen Sie unter anderem am Aroma, das ihnen ein bisschen ähnelt. Was das Bohnenkraut von den beiden unterscheidet, ist der charakteristische Pfeffergeschmack. Es gibt mehr als 30 Arten des Bohnenkrauts und eine Vielzahl von Unterarten, die an unterschiedlichen Orten gedeihen.

Die bekannteste Art ist das Sommer-Bohnenkraut (*Satureja hortensis* L.), eine einjährige Pflanze mit violetten Blüten. Es schmeckt weniger scharf als das mehrjährige Winter-Bohnenkraut (*Satureja montana* L.), das weiß bis hellrosa blüht. Das Winter-Bohnenkraut ist aromatischer und hat die stärkeren heilenden Eigenschaften. Aus Slowenien stammt eine Variante des Winter-Bohnenkrauts mit Zitronenduft, dessen Geschmack an Thymian erinnert. Wirklich scharf und immer beliebter ist das afrikanische Zitronenkraut (*Satureja biflora* Briq.).

Was steckt im Bohnenkraut?

Das Bohnenkraut hat ein dem Thymian ähnliches ätherisches Öl (0,2-3 %). Der Hauptbestandteil des ätherischen Öls ist Carvacrol (70 %), das ihm sein typisches Aroma verleiht. Außerdem enthält das ätherische Öl noch p-Cymol, α-Pinen, Linalool und Borneol. Die Pflanze enthält auch Bitter- und Gerbstoffe. Bohnenkraut dient nicht nur als Gewürz, sondern ist auch ein Heilkraut, das bei vielen gesundheitlichen Beschwerden helfen kann.

Die Wirkung von Bohnenkraut …

… auf die Verdauung

In der Volksmedizin wird Bohnenkraut zur Stärkung der Verdauungsorgane, vor allem des Magens, verwendet. Es löst Magenkrämpfe und stärkt die Mundschleimhaut.

… als reinigendes Kraut

Das Bohnenkraut reinigt den Körper, vertreibt Würmer und fördert die Harnausscheidung. Daher ist es bei Gicht, Harnsteinen und Parasitenbefall (Bandwürmer, Fadenwürmer) ein unentbehrlicher Helfer.

… bei Diabetes

Bei Diabetikern vermindert das Bohnenkraut ein starkes Durstgefühl.

… auf die Atemwege

Bohnenkraut kann auch bei Erkältungen, Husten und Verschleimung angewandt werden. Es beruhigt Asthmaanfälle. Diese Wirkung ist auf seine Verwandtschaft mit Thymian und Basilikum zurückzuführen, mit denen es auch in der Zusammensetzung viel gemeinsam hat. Es wirkt antioxidantisch, antibakteriell und antimykotisch.

... auf die Liebeslust

Bohnenkraut ist bekannt als Aphrodisiakum. Besonders wird seine wertvolle Hilfe bei der Verhinderung eines frühzeitigen Samenergusses geschätzt.

Was sagt die moderne Wissenschaft?

Wirkung auf Mikroben sowie bei Schmerzen und Entzündungen

Carvacrol ist eine der wichtigsten Komponenten der ätherischen Öle in vielen Gewürzpflanzen, auch im Bohnenkraut. Die höchsten Carvacrol-Konzentrationen findet man in Majoran und Oregano, etwas weniger davon auch im Thymian. Studienergebnisse zeigen, dass sich diese Phenol-Verbindung bei allen vier Kräutern als gutes Antiseptikum, Antimykotikum und Antinozizeptikum (reduziert das Schmerzempfinden) erweist. Es wirkt antibakteriell und entzündungshemmend. In einer iranischen Studie bestätigten Wissenschaftler die berechtigte Anwendung von Sommer-Bohnenkraut in der traditionellen Medizin als Analgetikum gegen Schmerzen in Muskeln und Knochen *(Journal of Ethnopharmacology. 2002; 82(2-3): 83-87).*

In der traditionellen türkischen Medizin wird das Sommer-Bohnenkraut oft bei verschiedenen Infektionskrankheiten und -störungen angewandt. Darüber berichten türkische Wissenschaftler und sie zeigen gleichzeitig die Wirksamkeit eines wässrigen Auszugs aus Sommer-Bohnenkraut (250 mg/kg) bei der Behandlung von Rhinosinusitis auf *(Journal of Ethnopharmacology. 2003; 88 (2-3): 225-228).*

Die türkischen Forscher führten eine weitere Studie durch, die sehr interessante Ergebnisse lieferte. Es zeigte sich, dass ein alkoholischer Auszug aus Sommer-Bohnenkraut eine ausgezeichnete antimikrobielle Wirkung gegen alle 23 getesteten Bakterien (wie *Bacillus subtilis, Enterococcus fecalis, Pseudomonas aeruginosa, Salmonella enteritidis, Streptococcus pyogenes* ...) sowie 15 Pilze und Hefen aufweist. Die wichtigste Rolle bei der Wirkungsweise spielten folgende Komponenten des Bohnenkrauts: Thymol, Carvacrol, γ-Terpinen und p-Cymol (*Journal of Agricultural and Food Chemistry*. *2003,* 51 *(14): 3958-3965*).

Wirkung auf die Verdauungsorgane

In der traditionellen iranischen Medizin wird das Sommer-Bohnenkraut auch oft bei Magen- und Darmbeschwerden eingesetzt. Es wirkt nachweislich krampflösend (spasmolytisch) und hilft bei Beschwerden wie Diarrhöe und Koliken. In einem Versuch mit Laborratten hatte das ätherische Öl des Sommer-Bohnenkrauts eine lindernde Wirkung auf die Überfunktion der Bewegungen des letzten, gekrümmten Teils des Dünndarms (Ileum). Dieselbe Studie berichtet, dass das ätherische Öl aus Bohnenkraut (0,1 ml/100 g) Durchfall stoppt *(Journal of Ethnopharmacology. 2000; 71 (1-2): 187-192).*

Wirkung bei Parodontose

In Bezug auf Parodontalerkrankungen gibt es nur sehr wenige Studien über die antimikrobielle und entzündungshemmende Wirkung von Heilkräutern. Aus diesem Grund führten finnische Forscher eine ganz besondere Studie durch. Sie testeten fünf ätherische Öle (aus Bohnenkraut, Salbei, Lavendel, Myrte und Wacholder) und wiesen nach, dass das ätherische Öl des Sommer-Bohnenkrauts das Wachstum der parodontalen

Bakterien *Prevotella nigrescens* am effektivsten unterbindet. Es wurde eine Konzentration verwendet, die den hornbildenden Hautzellen (Keratinozyten) nicht schadet, weshalb der Einfluss des Bohnenkrauts auf die Funktion des Biofilms der Bakterien eingeschränkt war. Der bakterielle Biofilm ist oft die Ursache für chronische Krankheiten des Menschen, da diese Wachstumsform der Bakterien gegen Antibiotika resistenter ist als freilebende Bakterien (*Anaerobe. 2009; 15(4): 164-167*).

Wirkung auf Viren

Die Forschungsergebnisse über Sommer-Bohnenkraut sind im Vergleich zu einigen anderen Kräutern eher bescheiden. In den wissenschaftlichen Archiven sind allgemein sehr wenige Daten über diese einjährige Pflanze zu finden. Einige interessante Untersuchungen wurden aber mit anderen Bohnenkraut-Arten durchgeführt, zum Beispiel über die Wirkung von Winter-Bohnenkraut gegen das HIV-Virus. In einer japanischen Studie zeigten von 51 ausgewählten Pflanzen aus der Familie der Lippenblütengewächse 46 Arten eine hemmende Wirkung gegen das HIV-Virus. Zu den sechs wirksamsten Kräutern zählt auch das mehrjährige Winter-Bohnenkraut, während das Sommer-Bohnenkraut nur eine durchschnittliche Wirkung auf das HIV-Virus ausübte. Die fünf anderen Pflanzen sind Melisse, Krause Minze, Zimt-Basilikum, Perilla sowie Braunellen. Zusätzliche Studien wären notwendig, um die Wirkungsweise und den Reaktionsprozess der unmittelbaren Anwendung von Bohnenkraut im Blut festzustellen (*Biological & Pharmaceutical Bulletin. 1998; 21(8): 829-833*).

Wirkung bei Männerbeschwerden

Das Winter-Bohnenkraut zeigte auch bei der Behandlung verschiedener sexueller Beschwerden bei Männern beachtenswerte Ergebnisse. Eine Studie, die von italienischen Wissenschaftlern an Laborratten durchgeführt wurde, ergab, dass das Winter-Bohnenkraut als Naturheilmittel ohne negative Nebenwirkungen für die Behandlung eines frühzeitigen Samenergusses eingesetzt werden kann. Der erhöhte Testosteronwert bei Ratten, die mit Winter-Bohnenkraut-Extrakt behandelt wurden, zeigt auch einen positiven Einfluss auf eine erhöhte sexuelle Aktivität (*Journal of Ethnopharmacology. 2011; 133 (2): 629-633*).

Wirkung als Konservierungsmittel

In den Studienarchiven finden sich noch weitere Ergebnisse über die Anwendung von Bohnenkraut als antibakterieller und antimikrobieller Schutz bei industriell verarbeiteten Nahrungsmitteln. Es wurde nachgewiesen, dass Bohnenkraut einige gefährliche Bakterien, die in industriell verarbeiteten und konservierten Lebensmitteln vorkommen können, effektiv bekämpft. Festgestellt wurde, dass es zwar ganz ohne chemische Konservierungsstoffe wie Natriumnitrit nicht geht, doch könnten diese Stoffe auf ein Minimum reduziert werden.

Wirkung auf Aflatoxine

Bohnenkraut kann auch als biologisches, umweltfreundliches Fungizid verwendet werden. Eine Studie zeigte eine sehr starke Wirkung gegen den Schimmelpilz *Aspergillus flavus*, der auf Getreide und Erdnüssen vorkommt und für den Menschen aufgrund seiner giftigen Aflatoxine schädlich ist. Diese schädigen die Leber und können eine Aspergillose der Lungen und der oberen Atemwege verursachen. Dieser Pilz vermehrt sich vor allem in Lagerräumen. Türkische Wissenschaftler wiesen jedoch darauf hin, dass das ätherische Öl des Sommer-Bohnenkrauts in diesem Fall präventiv angewendet werden muss, denn nur auf diese Weise ist der Schutz umfassend (*International Journal of Food Microbiology. 2008; 124 (2): 179-182*).

Mögliche Gefahren bei der Anwendung

Wie auch bei vielen anderen Kräutern, die die Durchblutung der Gebärmutter fördern, ist vom Genuss größerer Mengen Bohnenkraut in der Schwangerschaft abzuraten. Das ätherische Öl des Bohnenkrauts ist ein Hautgift und kann die Haut stark reizen. Die Anwendung des Krauts ist aber schon mehr als ausreichend wirksam.

Verwendung in der Küche

Bohnenkraut passt perfekt zu allen Bohnenspeisen. Im östlichen Mittelmeerraum sowie in der asiatischen, arabischen und persischen Küche wird es seit Jahrtausenden auch in zahlreichen anderen Speisen verwendet. Da es einige Zeit dauert, bis das Bohnenkraut seine volle Wirkung entfaltet und es vor allem als wässriger Auszug wirkt, muss es noch während des Kochens zugegeben werden. Am besten werden Hülsenfrüchte in Wasser gekocht, dem schon beim Aufsetzen Lorbeerblätter hinzugefügt wurden. Fünf Minuten vor dem Ende der Kochzeit wird dann das Bohnenkraut hinzu gegeben. Wenn Sie das robustere, mehrjährige Winter-Bohnenkraut verwenden, geben Sie ihm etwas mehr Zeit, damit es seinen Geschmack entfaltet. Wenn Sie aber junge Zweige aus dem eigenen Garten nehmen, reicht es, wenn Sie es ein paar Minuten vor dem Ende der Kochzeit zugeben. Als Geschmackszutat kann ein Teil des Bohnenkrauts auch kurz vor dem Servieren, zugegeben werden. Es ist nicht so wichtig, ob Sie frisches oder getrocknetes Bohnenkraut verwenden. Auch das getrocknete Gewürz enthält noch das gesamte ätherische Öl und das volle Aroma. Frisch geerntetes Bohnenkraut kann in einem Glas Wasser oder in einem feuchten Tuch bis zu einer Woche lang im Kühlschrank aufbewahrt werden.

Ihre Lieben werden sich sicher über die starke Kombination von Bohnenkraut und Bohnen freuen, denn es beugt Blähungen vor. Bohnenkraut passt aber auch sehr gut zu anderen Hülsenfrüchten. Da man im Bohnenkraut einen Hauch von Thymian, Minze und Majoran schmeckt, harmoniert Bohnenkraut auch mit Kartoffeln, Kraut und Wurzelgemüse. Und schon haben wir fast die ganze Palette der typischen Hausmannskost abgedeckt, nicht wahr? In der Küche wird das Bohnenkraut nicht nur dank seines vollen Aromas verwendet, sondern vor allem auch, weil es die Verdauung fördert. Dennoch gehört es im Allgemeinen eher zu den weniger häufig verwendeten Kräutern. Sie brauchen noch weitere Tipps, wozu Sie Bohnenkraut verwenden können? Versuchen Sie es mit Zucchini oder verschiedenen Eintöpfen und Suppen. Auch zu Fleischspeisen passt es sehr gut. Es harmoniert auch hervorragend mit der Schärfe des Pfeffers. Außerdem benötigen Sie weniger Salz, wenn Sie die Speisen zusätzlich mit Bohnenkraut würzen.

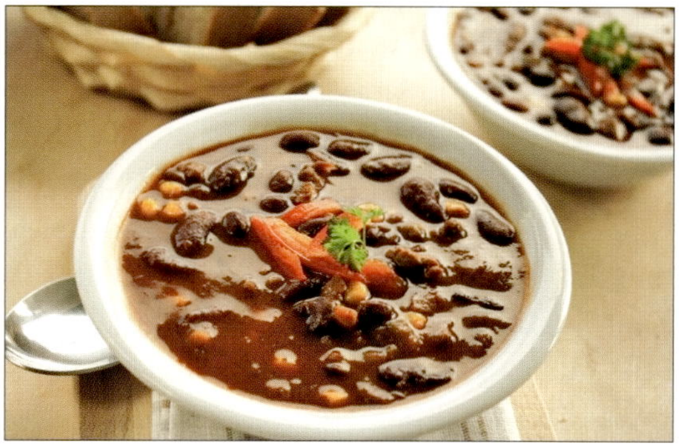

In Gerichten mit Hülsenfrüchten darf Bohnenkraut nicht fehlen.

Ausgezeichnet ist auch die Verbindung mit Ysop, insbesondere wenn sie zusammen in Kartoffelspeisen und mit Hülsenfrüchten verwendet werden. Sein Geschmack ist äußerst interessant und hat auch als Zutat in Pilzgerichten eine wohltuende Wirkung.

Passt gut zu ...

... Basilikum, Kreuzkümmel, Lavendel, Lorbeer, Majoran, Minze, Oregano, Petersilie, Pfeffer, Rosmarin und Thymian.

Sie werden vielleicht überrascht sein, wie viel Schärfe frisch gehacktes Bohnenkraut Ihren Speisen verleiht. Dies ist die perfekte Lösung für alle, die aufgrund empfindlicher Schleimhäute weder Pfeffer noch Chili verwenden dürfen, aber ungern auf scharfe Speise verzichten. Wird das Bohnenkraut gekocht, verliert es schnell an Schärfe. Haben Sie daher keine Angst, dass Ihr Essen zu scharf wird.

Wie schon erwähnt, ist die Verwendung des Bohnenkrauts bei uns ziemlich in Vergessenheit geraten. In Bulgarien aber ist es eines der meistverwendeten Gewürze. Dort wird es *Tschubritza* genannt und ist in fast allen Gewürzmischungen zu finden. Darin liegt auch das Geheimnis der bulgarischen Kohlrouladen, Mousakas, Eintöpfe und ähnlicher Speisen. Auf diese Weise wird es auch in Griechenland verwendet, wo es eines der wichtigsten Gewürze ist. Wenn Sie sich aufgebläht fühlen, können Sie etwas Bohnenkraut zu Ihrem Lieblingstee hinzufügen, oder aber Sie stellen sich eine eigene Teemischung aus Basilikum, Majoran, Bohnenkraut und Kümmel her. Diese Mischung hat sich außerdem hervorragend zur Aromatisierung von Essig bewährt. Probieren Sie es einfach aus!

Anbau

Es gibt mehrere bekannte Bohnenkrautarten. Das Sommer-Bohnenkraut ist eine einjährige Pflanze, die anderen Arten gedeihen mehrere Jahre lang. Die strauchartige Pflanze mit zahlreichen Zweigen blüht von Juli bis zum ersten Frost.

Das Bohnenkraut wird im Mai an einer sonnigen Stelle ausgesät, vorzugsweise neben Bohnen, denn es vertreibt Läuse. Es gedeiht am besten in Boden mit mittlerem Nährstoffgehalt und einem pH-Wert von etwa 6,8. Das Bohnenkraut braucht Sonne und ausreichend Feuchtigkeit. Eine Verpflanzung verträgt es gut, so dass es von der Stelle, an dem es sich selbst versamt hat, einfach an den gewünschten Ort verpflanzt werden kann.

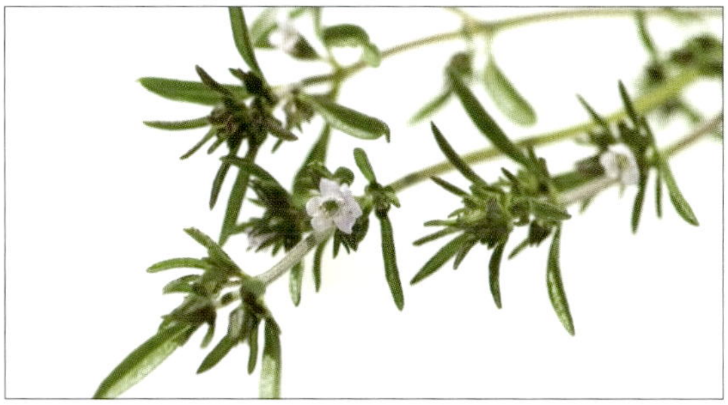

Bohnenkraut trocknet man am besten, indem man es zu kleinen Sträußen bindet und an einer schattigen Stelle aufhängt.

Schneiden Sie das Bohnenkraut vor der Blüte über den Wurzeln ab und hängen Sie den ganzen Strauch an einem schattigen Platz auf. Wird es an einem Blütentag, möglichst bei zunehmendem Mond, geschnitten, ist das Aroma am besten und die Farbe hält länger.

Einkauf

In den Gewürzregalen der Kaufhäuser findet man das Bohnenkraut nur selten. Vielleicht ist es auch daher den Menschen, die es nicht selbst im Garten anbauen, weniger bekannt.

Gärtnereien bieten immer öfter Bohnenkrautsetzlinge an. Wenn Sie die Pflanze einmal zu Hause haben, kann sie sich selbst versamen und wo auch immer die Samen hinfallen, leisten sie gute Dienste. Trocknen Sie Ihre Ernte und verschenken Sie das Bohnenkaut als nützlichen Helfer an alle, die das Geheimnis dieses Krauts noch nicht kennen.

CHILI (CAYENNEPFEFFER)

Capsicum frutescens L.

Wie schon der Name sagt, war der Cayennepfeffer anfangs ein Ersatz für den Pfeffer, der für die meisten Menschen unerschwinglich war. Deshalb hat er noch heute den Ruf eines minderwertigen Gewürzes. Lesen Sie hier, welchen Wert er in der Küche und auch für die menschliche Gesundheit darstellt und Sie werden sehen, dass er viel mehr als nur ein Pfefferersatz ist.

Die Geschichte der Verwendung von Chili

Wenn Sie das einführende Kapitel gelesen haben, wissen Sie, dass Pfeffer zeitweise sogar mehr wert war als Gold. Kolumbus' Expedition nach Indien wurde vor allem aufgrund der Erwartungen finanziert, dass er mit einer reichen Pfefferladung zurückkehren würde. Als Kolumbus nach Amerika kam und davon überzeugt war, die Küste Indiens erreicht zu haben, suchte er mit vollem Einsatz nach Pfeffer. Damals wussten die Europäer gar nicht, wie die Pfefferpflanze überhaupt aussieht und sie untersuchten alles, was dort wuchs, in der Hoffnung, in das „pikante Gold“ zu beißen.

Leider gab es an der amerikanischen Küste keinen Pfeffer und das, was ihm am nächsten kam und Kolumbus dann mit nach Hause brachte, war Chili, den er als Cayennepfeffer anpries. Der Name stammt wahrscheinlich aus der Sprache der Tupi-Indianer, die die Chilifrüchte *kyinha* nannten.

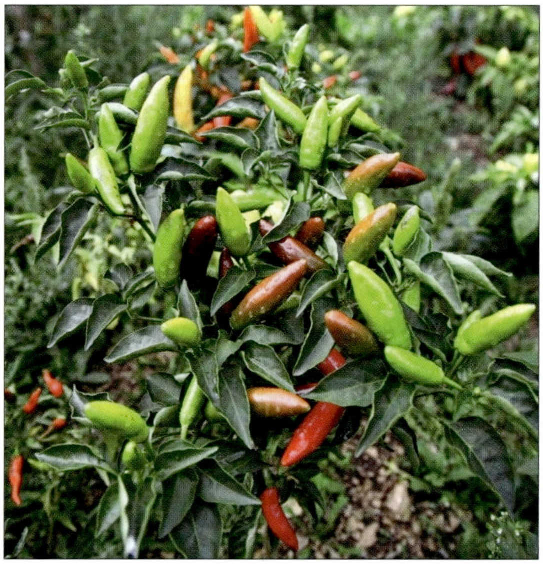

Kolumbus versuchte seine Geldgeber davon zu überzeugen, dass der Chili eine Pfefferart ist, weshalb er auch lange Kolumbuspfeffer, brasilianischer Pfeffer, spanischer Pfeffer oder Indianerpfeffer genannt wurde.

Obwohl er in gemahlener Form scharf und mit Pfeffer vergleichbar ist, erreichte Chili nie den

Ruhm und den Preis des Pfeffers; unter anderem deshalb, weil man mit ihm kein Monopol aufbauen und dadurch die Preise hochhalten konnte. Der Cayennepfeffer hat den „Makel", auf sehr unterschiedlichen Böden zu gedeihen und blieb daher auch für die breite Bevölkerung erschwinglich. Die Spanier und Portugiesen kultivierten ihn in fast allen Kolonien, die sich zu jener Zeit von Afrika und Amerika bis Indien ersteckten.

Auch in einigen anderen Ländern, z. B. in Lettland, Griechenland und Portugal wird Chili oft Cayennepfeffer genannt.

Was ist der Unterschied zwischen Chili, Cayennepfeffer und Cayenne-Paprika?

Bei diesem Gewürz herrscht eine ziemliche terminologische Verwirrung. Chili ist eine Paprikaart und gehört zur Familie der Nachtschattengewächse. In Bezug auf seine heilenden Wirkstoffe vermag der Chili mehr als Paprika und Pfeffer zusammen, daher ist er diesen beiden Gewürzen vorzuziehen.

Bei Chili handelt es sich um die Früchte (frisch, getrocknet oder zu Pulver gemahlen) einer ganz bestimmten Chiliart. Cayennepfeffer ist eine Mischung mehrerer Arten getrockneter roter Chilis, die zu einem Pulver vermahlen werden. Es sind also sehr ähnliche Gewürze und nur die besten Kenner können sie voneinander unterscheiden.

Bis vor einigen Jahren war der Cayennepfeffer (der Ausdruck Cayenne-Paprika wird meist als Synonym verwendet) die einzige bei uns als Pulver erhältliche Chiliart. Heute kann man auch viele andere Varianten des Chilipulvers kaufen. Abhängig vom Hersteller und der verwendeten Chiliart hat dieses Gewürz verschiedene Schärfegrade. Auch die Nuancen der orange-roten Färbung hängen von der verwendeten Art der Chilis ab.

Chilipulver gewinnt man aus gesäuberten, gemahlenen Chilischoten und es enthält alle Wirkstoffe, auch die Capsaicine. Gutes Chilipulver erkennt man an der kräftigen Farbe, dem aromatischen Geruch und der Vielfalt verschiedener Geschmacksnuancen, die man darin wahrnehmen kann.

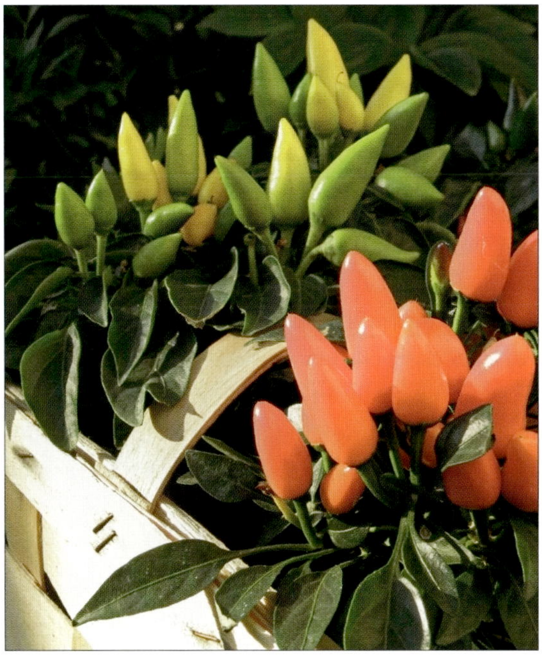

Es gibt viele Chiliarten. Einige sind bis zu 50-mal stärker als die Chilis, aus denen Tabasco® hergestellt wird.

Was steckt im Chili?

Der Stoff, der die Chilis scharf macht, ist das schon erwähnte Capsaicin. Sehr scharfe Chiliarten enthalten 2 bis 3 % dieser chemischen Verbindung, wobei die Samen schärfer sind als das Fruchtfleisch. Chilis werden je nach Kraft und Schärfe in fünf Gruppen eingeteilt.

Die mildesten Chilis sind *Capsicum annuum,* es folgen *Capsicum frutescens* (aus denen die berühmte Tabasco®-Sauce hergestellt wird),

Capsicum baccatum, *Capsicum pubescens* und *Capsicum chinense*, zu denen die schärfsten Chilis der Welt gehören (darunter auch die Habaneros und die Scotch Bonnets, die so scharf sind, dass sie zum Foltern von Gefangenen eingesetzt wurden).

Die Schärfe der einzelnen Sorten wird in der Maßeinheit Scoville gemessen. Früher wurde die Schärfe mit subjektiven Methoden gemessen, also durch Probieren. Heute erfolgt die Analyse per Flüssigchromatographie mit hoher Auflösung. Die pikantesten Chilis enthalten 200 000 bis 300 000 Scoville. Finden Sie die Tabasco®-Sauce oder italienische Peperoni sehr scharf? Diese beiden enthalten „nur" 5000 Scoville.

Wer schon die Gelegenheit hatte, Chili in frischer Form zu probieren, stimmt mir sicher zu, dass diese Pflanze neben der Schärfe auch ein breites Spektrum an weiteren interessanten Geschmacksnuancen bietet, über die das Gewürzpulver nicht verfügt. In Lateinamerika und in der Karibik, wo dieses Gewürz zu Hause ist, achten die Einheimischen genau darauf, welche Chiliart für welche Speisen verwendet wird. Anderenorts wird er allein durch seine Schärfe und Farbe klassifiziert.

Die Wirkung von Chili ...

Die Volksmedizin sagt, dass Chili den Körper anregt und kräftigt. So wie die Chilischoten enthält auch das Chilipulver Capsaicin und Spurenelemente (Zink, Kupfer und Mangan). Er ist ein natürliches Antibiotikum und Antiseptikum. Aus diesem Grund ist seine Anwendung als Heilmittel vielseitig:

... auf Bakterien und bei Entzündungen

Chili stärkt das Immunsystem, fördert die Durchblutung, senkt Fieber und wirkt antibakteriell und entzündungshemmend.

... auf die Verdauung

Capsaicin unterstützt die Funktion der Verdauungsorgane und trägt zu einer besseren Verdaulichkeit fetthaltiger Nahrungsmittel bei. Studien bestätigen, dass Capsaicin das Hungergefühl steuert und somit das Sättigungsgefühl schneller eintritt. In den Verdauungsorganen wirkt er gleichzeitig als effektives Antiseptikum, das auch im Fall von Verletzungen der Magenschleimhaut oder des Zwölffingerdarms Linderung verschafft.

... auf den Kreislauf

Chili weitet die Blutgefäße, fördert die Durchblutung und verhilft zu einer Senkung des LDL-Cholesterinwerts.

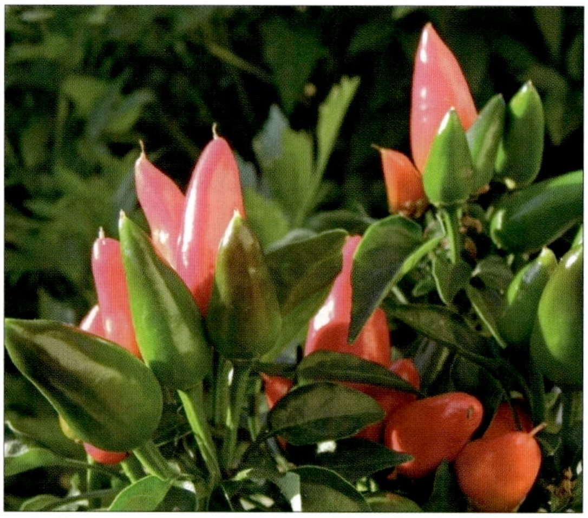

... auf die Atemwege

Da er viel schärfer ist als Pfeffer und Paprika, ist auch seine schleimlösende Wirkung stärker. Beim Verzehr von Chili, genauso wie bei Meerrettich, stellt sich schnell ein wärmendes Gefühl ein, man schwitzt und die Nase öffnet sich.

... im Allgemeinen

Chili ist eine gute Vitamin- und Mineralstoffquelle. Er enthält viel Vitamin C, alpha-Tocopherol (Vitamin E) und Beta-Carotin (Provitamin A), aber auch Vitamin A. Außerdem nimmt man mit dem Chili eine ganze Vitamin-B-Palette, einschließlich Folsäure, auf und er ist reich an Zink.

Energetische Wirkung

Sowohl die TCM als auch die Ayurveda-Medizin schreiben ihm eine erhitzende Wirkung zu, aber beide warnen auch vor einer übertriebenen Anwendung, denn sonst kann es zu Trockenheit (der Haut und der inneren Organe), Hyperaktivität sowie einem Mangel an *Yin* und einem Überschuss von *Yang* kommen. Chili ist schon seit jeher eine wichtige Zutat für Aphrodisiaka.

Manche können ihm trotz seiner „durchschlagenden" Wirkung kaum widerstehen, denn Chili setzt im Gehirn Endorphine frei, die das Wohlgefühl steigern und zur Aktivität anregen. Bei regelmäßiger Einnahme von Chili entwickelt der Körper langsam eine Toleranz für die Schärfe und dann ist es oft nicht mehr weit zum übermäßigen Verzehr und sogar zur Abhängigkeit.

Was sagt die moderne Wissenschaft?

Studien zeigen, dass die biologische Wirkung von Chili unterschiedlich sein kann und die Wissenschaftler sind sich bezüglich seiner Wirkungsweise nicht ganz einig. Obwohl Chili immer öfter verwendet wird, sind wir uns nicht bewusst, was für ein starkes und mächtiges Gewürz diese Heilpflanze tatsächlich ist.

Wirkung auf die Verdauungsorgane

In mäßigen Mengen ist Chili eines der wenigen scharfen Gewürze, die bei Magen- und Zwölffingerdarmgeschwüren helfen und vor Schädigungen durch Alkohol, Aspirin® und zu viel Magensäure schützen (*Digestive Diseases Sciences. 1995;*

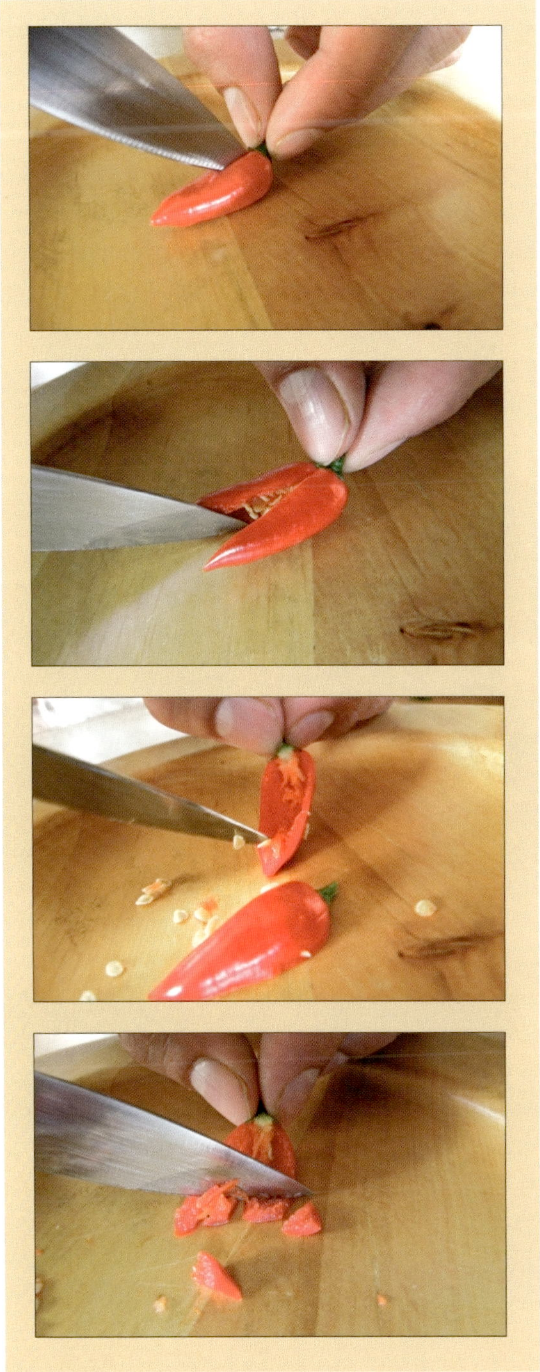

Damit der Chili Ihre Finger nicht verbrennt, berühren Sie ihn beim Schneiden am besten so wenig wie möglich.

40 (3): 580-583). Chili kann allerdings beim Verzehr größerer Mengen die Verdauungsorgane schädigen und die Nährstoffaufnahme des Bluts hemmen.

Beim Chili ist die Wirkung unmittelbar mit der Verzehrmenge verbunden. 6 mg pro Tag beschleunigen nachweislich die Fettverbrennung und helfen bei der Gewichtsabnahme. Bei 30 mg pro Tag ist diese Wirkung aber nicht mehr vorhanden.

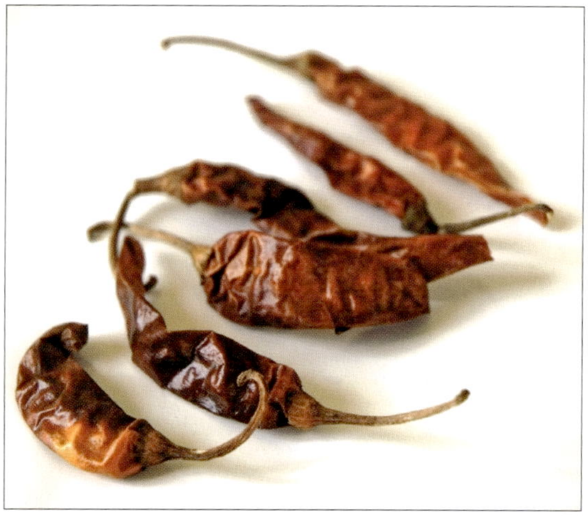

Die PubMed-Datenbank ist voller interessanter Fälle aus unterschiedlichen Studien, die abhängig von der Verzehrmenge sehr unterschiedliche Resultate zeigten. Das gilt auch im Hinblick auf den Magen. In einer Studie, bei der 11 freiwillige Teilnehmer drei Wochen lang einen Capsaicinauszug aus Chili in einer Dosis von 1,4-4,2 mg/Tag zu sich nahmen, wiesen schwedische Wissenschaftler nach, dass dieser Stoff die Verdauung beeinflusst. Die niedrigen Capsaicin-Dosen fördern nämlich die Ausscheidung von Gastrin, einem Verdauungshormon, das die Ausscheidung von Verdauungsenzymen aus den Magenzellen reguliert. Hohe Capsaicin-Mengen hingegen bewirken genau das Gegenteil und hemmen die Gastrin-Ausscheidung *(Digestive Diseases Sciences. 2009; 54 (3): 491-498)*.

Die meisten Studien wurden mit etwa 2,4-3 mg Chili pro Tag durchgeführt. In solchen Mengen kann er bei Verdauungsstörungen helfen (60 % Verbesserung nach fünf Wochen). Eine Gruppe italienischer Wissenschaftler wies in einer randomisierten doppelblinden Crossover-Studie nach, dass Chili (bis 3 mg täglich) keinen Einfluss auf die Entstehung von Hämorrhoiden hat und dass er auch nach Hämorrhoiden-Operationen sicher angewandt werden kann *(Diseases of the Colon and Rectum. 2006; 49 (7): 1018-1023)*. Er verursacht aber dennoch ein brennendes Gefühl und Schmerzen beim Stuhlgang *(Arquivos de Gastroenterologia. 2008; 45 (2): 124-127)*.

Wirkung auf den Blutkreislauf und das Nervensystem

Chili stimuliert den Blutkreislauf und ist bei der Behandlung von Krampfadern äußerst nützlich. Er bewahrt die Elastizität der Blutgefäße und da er die Verklumpung der Thrombozyten im Blut verhindert, reduziert er auch das Risiko für Herz- und Kreislauferkrankungen. Dazu tragen die Salicylate im Chili bei, vor allem Salicylsäure und Acetylsalicylsäure (Aspirin®). Gleichzeitig wirken die Salicylate, die auch in Lorbeer, Kardamom, Kümmel, Zimt, Knoblauch, Ingwer, Muskatnuss, Estragon und Kurkuma zu finden sind, entzündungshemmend. Neueste Untersuchungen zeigen auch, dass die Salicylate vor der Alzheimer-Krankheit schützen, denn sie hemmen die oxidativen Prozesse im Gehirn *(Experimental and Toxicologic Pathology. 2010; 62 (3): 227–233)*.

Wirkung bei Krebskrankheiten

Da die Salicylate Antioxidantien sind, haben sie auch tumorhemmende Eigenschaften. Zusammen mit anderen Antioxidantien im Chili, wie Capsaicin, Kaffee-, Chlorogen-, Cumar- und Ferulasäure sowie anderen Stoffen schützen sie vor der Entstehung von Krebskrankheiten, wie z. B. nachweislich vor Leberkrebs. Sie lösen den programmierten Zelltod von leberkrebsgeschädigten Zellen, aber auch von Zellen mit beschädigter DNS aus (Apoptose).

Wirkung bei Schmerzen

Zahlreiche klinische Studien untersuchten außerdem die Anwendung von Capsaicin als natürliches Schmerzmittel (Analgetikum). Interessant sind auch zwei Studien koreanischer Wissenschaftler, in denen Pflaster mit Capsaicin auf die entsprechenden Akupunkturpunkte geklebt wurden. Dadurch wurden postoperative Schmerzen nach Zwerchfellbruchoperationen bei Babys und Kindern (4 Monate bis 9 Jahre) beziehungsweise Schmerzen nach Kiefer- und Gesichtsoperationen effektiv gelindert *(Paediatric Anaesthesia. 2006; 16 (10): 1036-1041; Anesthesia and Analgesia. 2009; 108 (3): 992-996)*.

Chili wird außerdem für die Behandlung von schmerzenden Muskelkrämpfen, bei neuralgischen Erkrankungen und entzündeten Gelenken, wie rheumatoider Arthritis, eingesetzt. Capsaicin fördert die Bildung von Endorphinen im Körper, die auf natürliche Weise Schmerzen lindern. In einer klinischen Studie wurde Chili mit einem homöopathischen Gel und einem Placebo verglichen. Man stellte fest, dass Kreuzschmerzen im Vergleich zum Placebo wesentlich besser gelindert wurden und er genauso wirksam war wie das homöopathische Gel *(Spine (Philadelphia, Pa. 1976). 2007; 32 (1): 82-92)*.

Wirkung bei Migräne

Aktuelle Untersuchungen zeigen, dass Capsaicin auch Migräne positiv beeinflusst. Interessant ist, dass wiederum die Prostaglandine nachahmenden Eigenschaften von Capsaicin die sensorischen Nervenenden weniger schmerzempfindlich machen. Aus diesem Grund wird er auch zur lokalen Schmerzstillung (Analgetikum) verwendet.

Wirkung auf Pilze

Eine weitere Untersuchung erklärt die Funktion der Saponine im Chili. Diese wirken pilztötend, weshalb ihn amerikanische Wissenschaftler als mögliches natürliches Mittel zur Behandlung von Dermatomykose vorschlagen. Es handelt sich dabei um die häufigsten Pilzinfektionen von Haut und Nägeln, die vor allem bei Menschen mit geschwächtem Immunsystem auftreten. Chili bekämpft nachweislich *Candida albicans* und die gefährlichen Schimmelpilze der Gattung *Aspergillus*, die in Nahrungsmitteln vorkommen und häufig Atemwegsbeschwerden verursachen. *(Medical Mycology. 2008; 46 (8): 805-810)*.

Mögliche Gefahren bei der Anwendung

Wenn Sie Chili mit bloßen Händen berühren, können Sie sich ziemlich verbrennen. Machen Sie sich also mit Handschuhen ans Werk. Für echte Köche ist diese Methode allerdings wie „Sex mit Kondom“ und sie lösen dieses Problem, indem sie die Hände mit Öl einreiben, bevor sie mit dem Schneiden beginnen.

Wenn Sie mit Chili arbeiten, sollten Sie besonders darauf achten, mit den Händen nicht die Augen zu berühren. Wenn er aber doch einmal in

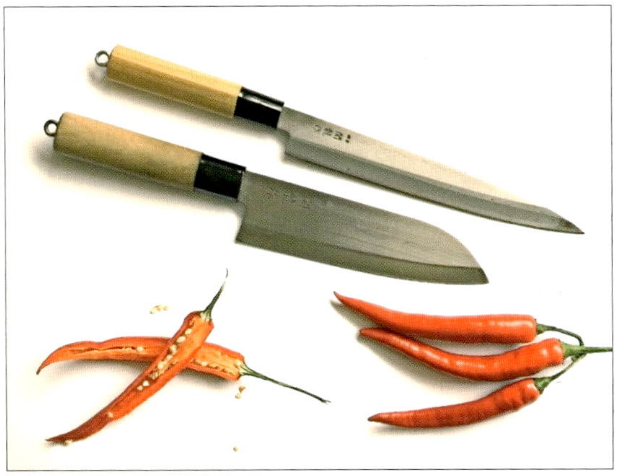

Kontakt mit Lippen, Zunge oder Rachen kommt, löschen Sie den „Brand" mit Milch, Joghurt, Sahne usw., aber keinesfalls mit Wasser. Das Capsaicin im Chili ist nämlich fettlöslich, nicht aber wasserlöslich.

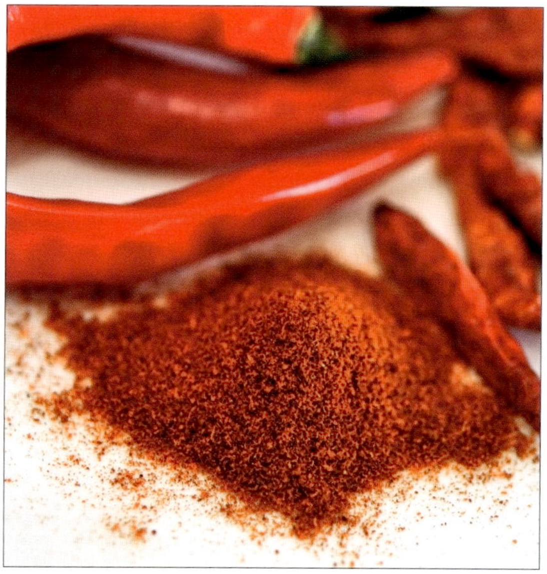

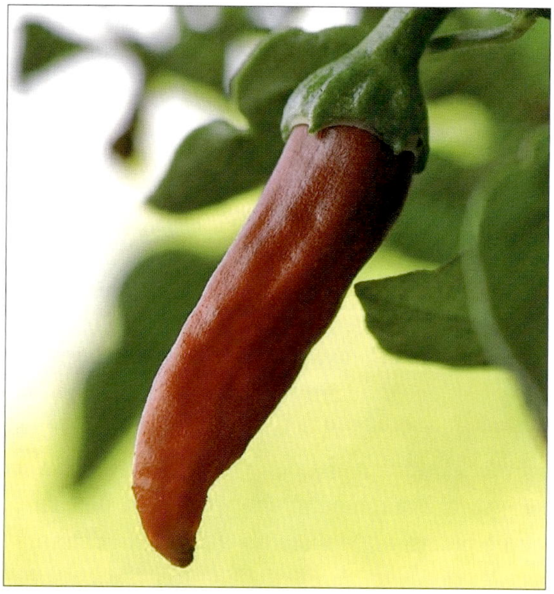

Beim Chili ist es sehr wichtig, nicht damit zu übertreiben. Seine nützlichen Eigenschaften können nämlich bei übermäßigem Gebrauch schnell ins Gegenteil umschlagen. Eine längere Anwendung an der gleichen Stelle, das Auftragen auf verletzte Haut und auch zu große Verzehrmengen können eine lokale Schädigung der Nerven, Nesselsucht (Urtikaria) sowie Entzündungen mit Schmerzen und Blasen auslösen.

Verwendung in der Küche

Während in der Küche der südlichen Länder die Speisen mit ganzen Chilischoten gewürzt werden, sind wir in Mittel- und Nordeuropa eher vorsichtig mit seiner Anwendung. Wir bevorzugen Chilipulver oder schon zubereitete Produkte, wie Tabasco®, Curry oder die italienische Peperoncino-Sauce, die viel einfacher zu dosieren sind. Beim Würzen der Speisen verhält sich Chili ähnlich wie Ingwer und Meerrettich. Je länger er gekocht wird, umso schärfer wird das Gericht. Wer empfindlich auf Scharfes reagiert, sollte ihn daher direkt vor dem Servieren hinzufügen oder auf das schon angerichtete Essen geben.

Aufgrund seiner vielen Vorteile im Vergleich zu scharfer Paprika und Pfeffer sollte er in der Küche so oft wie möglich den Pfeffer ersetzen, allerdings in einer fünfmal kleineren Menge.

Seine Wirkung ist besonders wohltuend bei schwer verdaulichen Speisen, weshalb er bei Fleischgerichten und auch bei Seitan (Weizenfleisch), das aus schwer verdaulichen Eiweißen besteht, nicht fehlen darf. Aus demselben verdauungserleichternden Grund passt Chili auch zu Käse, Quark, Pasteten oder Eiern.

Passt gut zu ...

... allen Gewürzen, Kokosmilch, Limetten und Zitronen.

Sein ausgeprägter scharfer Geschmack harmoniert auch sehr gut mit „stumpfen" Speisen wie Erbsen- oder Kartoffelsuppe, Reis, Blumenkohl und Ähnlichem.

In kleineren Mengen kann er mit gekochtem oder gedämpftem Gemüse (insbesondere Linsen, Erbsen und Bohnen) kombiniert werden.

Anbau

Chili können Sie im Gewächshaus anbauen, er gedeiht jedoch auch als Topfpflanze. Natürlich können Sie bei den deutschen Klimabedingun-

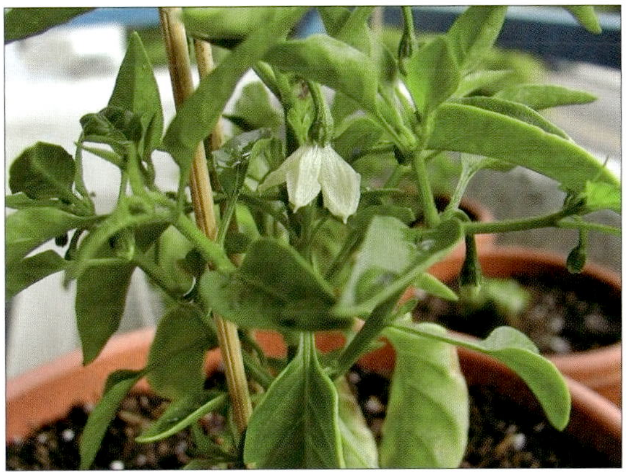

gen nicht erwarten, dass die Pflanze ihr gesamtes Geschmacksspektrum und dieselbe Kraft entfaltet wie in ihrer Heimat, aber es gibt kaum eine andere Möglichkeit, den einzigartigen Geschmack der verschiedenen Sorten sowie die Vielfalt der Aromen kennenzulernen, die nur die frischen Schoten in sich tragen.

Einkauf

Frischer Chili in guter Qualität ist fest und glänzend. Auch getrocknete Chilis sind sehr scharf und verlieren ihr Aroma nicht. Wenn Sie sie gut verschlossen aufbewahren, sind sie fast unbegrenzt haltbar.

Im Geschäft können Sie verschiedene Mischungen in Form von Saucen kaufen, wie zum Beispiel Tabasco®, die afrikanische Piri-Piri-Sauce oder die mexikanische Cholula®. Außerdem gibt es diverse Trockenmischungen, die unter dem Namen Cayennepfeffer bzw. Cayenne-Paprika angeboten werden.

Wenn Sie guten, biologisch angebauten Chili kaufen (frisch oder getrocknet), ihn leicht zerdrücken und in Olivenöl einlegen, haben Sie in einigen Wochen ein sehr hochwertiges, pikantes Würzöl.

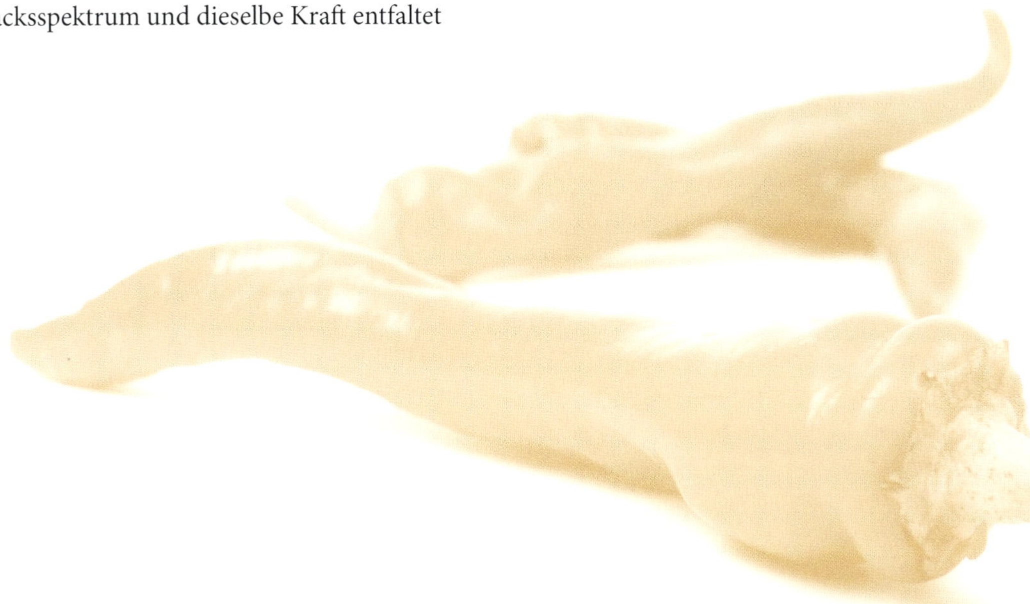

DILL

Anethum graveolens L.

Dill war in der Geschichte der Gewürze nicht gerade der große Star. Viele würden ihn sogar eher als Unkraut bezeichnen. Er brachte niemanden zu materiellem Reichtum, weshalb er auch von den Händlern nicht sehr geschätzt wurde. Die Vermögenden konnten sich mit ihm keine Achtung in der Gesellschaft erkaufen und die Hofköche hatten keine Sehnsucht nach ihm. Wer ihn aber verwendete, wurde reich beschenkt – mit Gesundheit.

Die Geschichte der Verwendung von Dill

Dill war in der Geschichte der Gewürze nicht gerade der große Star. Da er überall dort, wo man ihn braucht, gut gedeiht, brachte er niemandem

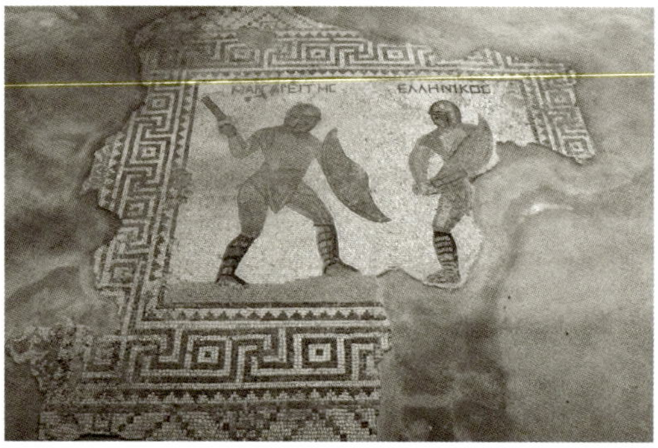

Den Gladiatoren war die Kraft des Dills besser bekannt als uns. Sie stärkten sich damit vor dem Kampf und salbten den Körper mit Dillöl ein, um Muskelkrämpfen vorzubeugen.

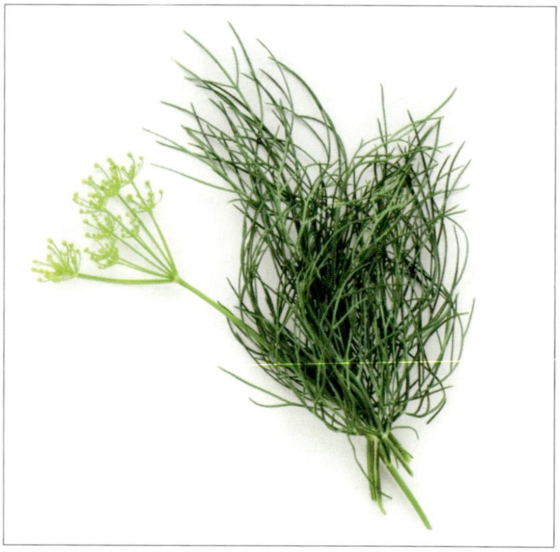

viel Geld. Aus diesem Grund gibt es viel weniger Aufzeichnungen über den Dill als über die meisten anderen Gewürze. Dennoch wird er schon in den alten ägyptischen Schriften und in der Bibel erwähnt. Die Römer schätzten ihn vor allem als Gewürz für die Gladiatoren, die damit vor ihren Auftritten im Kolosseum gestärkt wurden. In alten

Schriften ist zu lesen, dass man ihre Körper mit Dillöl einmassierte, um Muskelkrämpfen vorzubeugen (dabei ist allerdings nicht bekannt, ob es sich um ein Mazerat oder um das ätherische Öl des Dills handelte).

Unsere Vorfahren glaubten an die Wunderkraft des Dills. Man sagte, er verleihe den Frauen die Macht, Männer zum Schweigen zu bringen. Es wird jedoch nicht genau beschreiben, ob ihn die Frauen zu diesem Zweck selbst aßen oder den Männern unter die Mahlzeit mischten.

Man glaubte auch, dass Dill eines der Gewürze ist, die Dämonen vertreiben. Die Tatsache, dass einer der Hauptbestandteile des ätherischen Dillöls Limonen ist, bestätigt diese Behauptung. Limonen findet man in den meisten Zitrusölen und auch in Kiefern, Wacholder, Salbei und Muskatnüssen. Heute weiß man, dass Limonen eine ganze Reihe pathogener Organismen bekämpft und das Wohlbefinden steigert. So kann man tatsächlich sagen, dass er verschiedene „Dämonen" vertreibt.

Was ist Dill?

Bei der Bezeichnung dieser Art herrscht ein ziemliches Chaos. Einige nennen den Dill auch Gurkenkraut oder süßen Fenchel.

Dill ist eine einjährige Pflanze aus der Familie der Doldenblütler, die bis zu 1,2 m hoch wird. Dill gedeiht überall im gemäßigten Klimagürtel. Über seine Herkunft gibt es unterschiedliche Meinungen, denn sowohl Zentralasien als auch Indien und Südeuropa wollen ihn für sich beanspruchen. Für uns ist aber am Wichtigsten, dass er auch in unserem Garten wachsen kann.

Von Juli bis September schmücken große gelbe Blüten die Pflanze. Wenn man die zarten, fein gefiederten Blätter zwischen den Fingern reibt, entfaltet sich ein angenehmer Geruch, der an eine Mischung aus Petersilie und Kümmel erinnert. Seine Ähnlichkeit mit Anis, Fenchel und Kümmel ist kein Zufall, denn alle drei Kräuter gehören zur Familie der Doldenblütler.

Was steckt im Dill?

Dill enthält viele heilende Wirkstoffe, vor allem aber einen beachtenswerten Anteil an Mineralstoffen (ca. 7 %). Dazu gehören insbesondere Kalium, Kalzium und Schwefel. Er enthält auch viele sekundäre Pflanzenstoffe, wie etwa Carotinoide und Vitamin C, die den Körper vor freien Radikalen schützen.

Der wichtigste Bestandteil des Dills ist sein ätherisches Öl, das mit 3-4 % vor allem in den Samen zu finden ist Den größten Anteil im ätherischen Öl haben Limonen und Carvon. Carvon verleiht dem Dill einen Kümmelgeschmack (beide Pflanzen haben tatsächlich einen ähnlich hohen Carvongehalt; Dill 40-60 % und Kümmel 50-70 % der Inhaltsstoffe des ätherischen Öls). Dem Limonen (bis 20 %) ist es zu verdanken, dass Dill ein milderes, leichteres und lieblicheres Gewürz ist. Es dämpft mit seinem fröhlichen, zitronigen Beigeschmack den Geschmack des Carvons. Da sich Limonen schneller verflüchtigt, geht genau dieser Teil des Aromas beim Trocknen verloren. Dill enthält des Weiteren eine ganze Menge Anethol, das man auch in Anis findet und das beiden Gewürzen einen süßen Geschmack verleiht. Die Polyphenole befinden sich in den Blättern und Blüten.

Die Wirkung von Dill ...

... auf die Verdauung

In der Volksmedizin wird Dill vor allem gegen Blähungen und Aufgedunsenheit eingesetzt. Tee aus Dillsamen löst Krämpfe in den Verdauungsorganen und fördert die Bildung von Magensäften. Ein solcher Tee beruhigt auch den Verdauungstrakt bei Säuglingen.

Selbst Paracelsus schätzte den Dill, insbesondere zur Behandlung von Flatulenz. Schon damals wusste man, dass Dill, Kümmel und Kardamom mit ihren keimhemmenden Eigenschaften den Fäulnisprozessen und damit auch den Darmwinden entgegenwirken. Aus dem gleichen Grund verhindert das Kauen von Dillblättern schlechten Atem. Weiterhin hat Dill einen positiven Einfluss auf Zähne und Knochen, denn er enthält viel Kalzium. Er ist auch eine gute Ballaststoffquelle und enthält Magnesium, Eisen und Mangan. In der Kombination mit Wacholder und Kamille setzte ihn Paracelsus als Einlauf bei Kolikbeschwerden und zur Stärkung des Magens ein.

Da er einen turbulenten Magen wieder beruhigt, hat er sich auch bei Schluckauf, Reflux und Erbrechen bewährt.

... bei Frauenleiden

Tee aus Dillsamen hilft bei leichten Menstruationskrämpfen und reguliert den Monatszyklus.

... auf das Stillen

Traditionell ist bekannt, dass Dill die Milchbildung unterstützt. Über die Muttermilch hilft er auch Babys, die zu Koliken neigen.

Mischen Sie dazu Anis- und Dillsamen sowie Majoran zu gleichen Teilen. Übergießen Sie einen Teelöffel dieser Mischung mit 300 ml kochendem Wasser, lassen Sie den Tee 10 Minuten ziehen und gießen Sie ihn vor dem Trinken ab. Dieser Tee sollte 2-3 Mal pro Tag getrunken werden.

... auf den Schlaf

Da Dill reich an Flavonoiden und Vitamin-B-Komplexen ist, geht man davon aus, dass genau diese Eigenschaft die Ausschüttung einiger Hormone und Enzyme auslöst, die beruhigend auf den Menschen wirken. Aus diesem Grund empfahlen die Kräuterkundigen Dill schon in der Vergangenheit als Mittel gegen Schlaflosigkeit. Sollten Sie einmal Gefühle oder auch Nahrung schlecht verdauen können, ist eine Tasse Dilltee in den Abendstunden ein gutes Hilfsmittel für einen tiefen Schlaf.

... auf die Blase

Die Einnahme von Dillsamen (am besten in Form von Tee) lindert ein brennendes und schmerzendes Gefühl beim Harnlassen und hilft ganz allgemein bei Erkrankungen der Harnwege und der Geschlechtsorgane.

... in anderen Bereichen

Die Heilkraft des Dills wird mit seinem Nutzen bei Herzkrankheiten und seiner schmerzlindernden Wirkung in Verbindung gebracht.

Weniger verbreitet ist seine Anwendung bei Erkältungen und Husten. Dazu sollte er am besten mit Fenchel und Schwarzer Minze kombiniert werden. Er wird auch bei Asthma und zur Senkung von Fieber verwendet.

In größeren Mengen, als man ihn bei der Zubereitung von Speisen benötigt, empfahl ihn Hildegard von Bingen allerdings nicht, außer in gekochter Form bei Gicht.

In der traditionellen Medizin vieler Länder ist auch seine Wirkung auf das Nervensystem bekannt. Viele Experten sind der Meinung, dass die Kräuterkundigen diese Eigenschaft schon an der Form seiner Blätter ablesen konnten, da sie tatsächlich verzweigt sind, wie die Nerven in unserem Körper. Man spricht hier von der Signaturenlehre. Aber dabei stellt sich mir die Frage, wie die Kräuterkundigen vor Tausenden von Jahren schon wissen konnten, dass die Nerven im Körper überhaut verzweigt sind. Heute können wir das nur mit Hilfe modernster diagnostischer Geräte sehen. Damals, zumindest Bildern und Figuren nach zu urteilen, wusste man nicht einmal, wo sich unsere Gelenke und Knochen befinden. Es erscheint mir daher eher wahrscheinlich, dass ihr Wissen aus einer anderen Art der Erkenntnis über die Eigenschaften der Pflanzen stammte.

Energetische Wirkung

Als Hildegard von Bingen schrieb, dass Dill eine „trockene, warme und mäßige Natur" hat, beschrieb sie ihn als Person. Und genau das ist auch jede Pflanze. Wenn wir versuchen ihre Persönlichkeit kennenzulernen, spüren wir sehr genau, wie sie uns helfen kann. In der heutigen Welt, in der wir alles, was der kühle Verstand nicht versteht, weit von uns gedrängt haben, ist dies nur sehr schwer nachzuempfinden. Aber der Mensch ist nicht nur Verstand. Deshalb bedeutet das Studieren der Weisheit unserer Vorfahren viel mehr als nur das Lesen ihrer Rezepte für verschiedene Beschwerden. Wenn wir uns in ihr Sehen und ihre Wahrnehmung der Schöpfung vertiefen, enthüllen sich uns einst bekannte, aber heute schon in Vergessenheit geratene Wege zu diesem Wissen, die sich nicht aus dem Verstand, sondern aus dem Bewusstsein erschließen.

So wie bei Hildegard von Bingen steht auch in der Ayurveda-Medizin beim Dill die Energie im Vordergrund. Im Ayurveda sind die wichtigsten Eigenschaften des Dills „leicht, trocken und scharf". Er soll das *Pitta* steigern und *Vata* und *Kapha* senken.

In der TCM liegt seine Wirksamkeit allein in den Samen, wobei man ihm die Organe Magen und Nieren zuordnet. Die Dillsamen werden zur Senkung des *Qi* des Magens und zur Stärkung des *Yang* der Nieren empfohlen.

Was sagt die moderne Wissenschaft?

Zahlreiche Untersuchungen in den medizinischen Wissenschaftsarchiven bestätigen die antioxidative Wirkung von Dill. Studien zeigten auch, dass Dill sowohl Krebszellen als auch Mikroben bekämpft. Die erste Wirkung ist eine Folge des hohen Monoterpengehalts, die zweite des hohen Flavonoidgehalts. Die Polyacethylene, von denen Dill eine große Menge enthält, wirken fungizid und antibakteriell.

Antimikrobielle Wirkung

Indische Wissenschaftler belegten, dass es ein wässriger Auszug aus Dillsamen schon bei einer minimalen Konzentration (20-80 mg/ml) mit synthetischen Antibiotika aufnehmen kann. Am wirkungsvollsten ist die flüssige Extraktion bei einer Temperatur von maximal 40 °C. (Ein solches Präparat können Sie zu Hause leicht selbst als lauwarmen Tee zubereiten!) Er hemmt die meisten Bakterien, die den menschlichen Körper systematisch angreifen: Staphylokokken, Enterokokken, Salmonellen, *Escherichia coli* und andere. Allein die Bakterien *Klebsiella pneumoniae* (die Krankenhausinfektionen, Lungenentzündungen und Ozaena verursachen) und *Pseudomonas aeruginosa* (Auslöser von Gewebeentzündungen, z.B. an den Verdauungsorganen oder am Harntrakt, sowie Systeminfektionen) konnte dieses Präparat nicht hemmen (*BMC Complementary and Alternative Medicine. 2009; 9: 30*).

Eine andere Studie ergab, dass Dill sehr viel wirksamer ist als gewöhnliche Bakterizide (*Journal of Food Science. 2005; 70 (4): M208–M215*) und auch *K. pneumoniae* und *P. aeruginosa* bekämpft, was in der oben angeführten Studie nicht nachgewiesen wurde. Woher kommen die unterschiedlichen Ergebnisse? In der ersten Studie untersuchte man den Auszug auf Wasserbasis, in der zweiten jedoch das ätherische Öl des Dills. Es ist von großer Bedeutung, welche Art von Auszug verwendet wird, denn offensichtlich ist das ätherische Öl in diesem Fall sehr viel effektiver als der wässrige Auszug. In der gleichen Studie aus dem Jahr 2005 wurde nachgewiesen, dass das ätherische Öl auch bei Lebensmittelvergiftungen hochwirksam ist. Im Versuch zeigte es eine gute Wirkung gegen die Bakterien *Bacillus cereus* und die Schimmelpilze *Penicillium citrinum* und *Aspergillus niger*, die oft Auslöser von Lebensmittelvergiftungen sind. Das ätherische Öl konnte auch den Pilz *Fusarium graminearum*, der Pilzinfektionen bei Getreide verursacht, vollkommen inhibieren. Das ist eine gute Nachricht für biologische Landwirte, die vor der Wahl des richtigen Schutzmittels stehen.

Die Wissenschaftler erkennen immer mehr, dass ein einzelner, isolierter Stoff einer Pflanze nicht die gleiche Wirkung hat, wie die komplette Pflanze bzw. der Auszug oder das ätherische Öl aus ihr. Eine türkische Studie zeigte, dass das ätherische Öl der gesamten Pflanze eine durchschnittlich 80-prozentige Wirksamkeit gegen Mikroben erzielt, während die einzelnen, isolierten Pflanzenkomponenten deutlich weniger effektiv sind (*Zeitschrift für Naturforschung Section C-A, Journal of Biosciences. 2008; 63 (7-8): 547–553*). Das ist ein weiterer Beweis für die Synergie, die in den Pflanzen herrscht und die von der Wissenschaft wahrscheinlich noch lange nicht erklärt werden kann, jedenfalls nicht auf diese Weise und mit dieser Art von Untersuchungen. Dabei sind sich auch die Wissenschaftler immer mehr des Problems der zunehmenden Widerstandsfähigkeit gegen synthetische Antibiotika bewusst. Aufgrund der positiven Resultate über die antibakterielle Wirkung von Pflanzen werden neue Studien im Bereich der Ergänzung synthetischer Antibiotika mit einzelnen antimikrobiellen Pflanzenstoffen angeregt. Wenn man sich dazu die Statistik aus dem PubMed-Archiv ansieht, stellt man eine weitere interessante Tatsache fest, und zwar dass die meisten dieser Studien immer noch aus dem Orient stammen.

Wirkung auf die Verdauungsorgane

Dill ist, ähnlich wie Anis, aufgrund seines Anetholgehalts sehr aromatisch. Anethol regt die Verdauung an, verbessert die Muskeltätigkeit (Peristaltik) des Darms, löst Krämpfe und vertreibt Übelkeit. Geklärt ist auch sein Wirkmechanismus bei der Linderung von Verdauungsbeschwerden. In der Leber wird Carvon zu Carvol reduziert und wirkt gegen Verdauungsbeschwerden, indem es die Funktion der Bakterien hemmt, die eine falsche Zersetzung der Nährstoffe und die Entstehung verschiedener Gifte im Darm verursachen. Eine iranische Gruppe von Wissenschaftlern untersuchte die Wirkung von wässrigen und alkoholischen Auszügen aus Dillsamen bei Magen- und Zwölffingerdarmgeschwüren (Ulkus). Die Studie bestätigte, dass sich Dill ausgesprochen schützend auf die Schleimhäute der Verdauungsorgane auswirkt (Terpene) und die Sekretion der Magenschleimhaut reduziert, was weniger Säure im Magen zur Folge hat (*BMC Pharmacology. 2002; 2: 21*).

Wirkung auf Fette

Die traditionelle Medizin des Orients verwendet Dill zur Senkung des Cholesterins (Fett) im Blut. Dieser Einfluss wurde auch von iranischen Wissenschaftlern untersucht. In einem Versuch mit einer Kontrollgruppe wurden Ratten, die zwei Wochen zuvor mit stark fetthaltiger Nahrung gefüttert wurden, mit verschiedenen Dillauszügen behandelt (50 mg/kg, drei Wochen lang). Der Dill steigerte die Konzentration der antioxidativen Enzyme SOD, CAT und GSH in der Leber und erhöhte den guten Cholesterinwert HDL. Dill bewirkte einen umfassenden Schutz der Leber vor oxidativen Prozessen bei einer Ernährung mit hohem Fettgehalt (*American Journal of Chinese Medicine. 2009; 37 (4): 685–699*).

Wirkung bei Wunden und Schmerzen

Dill beschleunigt die Heilung von Wunden und anderen Verletzungen. Er beugt Entzündungen vor und lindert Schmerzen. Ganz allgemein ist er bei Hautbeschwerden sehr nützlich. Die traditionelle Medizin des Ostens verwendet Dill als Heilpflanze bei Arthritis und Paralyse.

Mögliche Gefahren bei der Anwendung

Die Daten über unerwünschte Nebenwirkungen des Dills sind ziemlich spärlich. Als häufigster unerwünschter Nebeneffekt wird Dermatitis angeführt, die aber nur in sehr seltenen Fällen auftritt, normalerweise nur bei einem physischen Kontakt mit der Dillpflanze unter dem Einfluss ultravioletter Sonnenstrahlen. Eine der Studien berichtet auch, dass ein wässriger Auszug aus Dill im Vergleich zum alkoholischen Auszug toxischer wirkt. Gemäß der Standardklassifikation ist der wässrige Auszug relativ toxisch, wohingegen der alkoholische Auszug als leicht toxisch eingestuft wird. Dieser Faktor muss also bei hohen therapeutischen Dosen berücksichtigt werden. (*BMC Pharmacology. 2002; 2: 21*). Da Dill einen geringeren Anteil an Myristicin und Disapiol (das auch in Petersilie vorkommt) enthält, die beide ähnlich wie Safrol im Safran wirken, sind einige Wissenschaftler der Meinung, dass Dill als eventuell krebserregende Pflanze gekennzeichnet werden müsste. Im Gegenzug dazu hat die deutsche Kommission E dem Dill den Status „neutral" zugeteilt, denn es sind keine Risiken im Zusammenhang mit dieser Pflanze dokumentiert worden.

Verwendung in der Küche

Dill kann frisch oder getrocknet verwendet werden und sowohl die Blätter als auch die Samen sind genießbar. Die getrockneten Blätter sind weniger aromatisch als die frischen, nehmen Sie daher von den getrockneten etwas mehr.

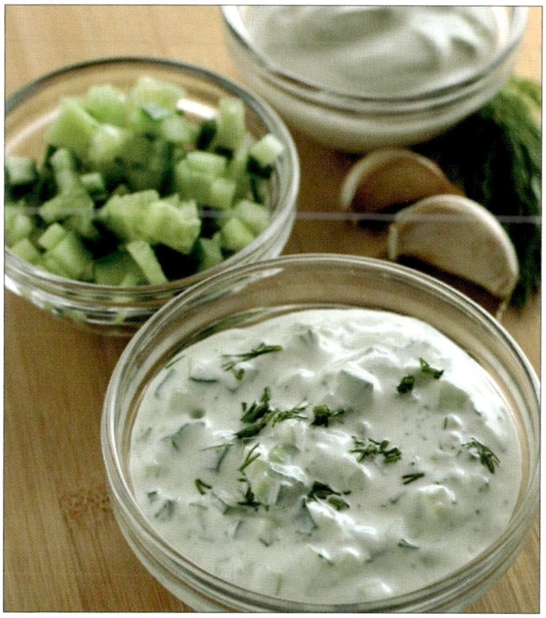

Dill ist nicht ohne Grund ein Freund der Gurken. Ohne ihn wären sie sehr viel schwerer verdaulich.

Der erfrischende Duft, der für das frische Gewürz charakteristisch ist, ist im getrockneten Gewürz nicht mehr vorhanden.

Dill sollte gegen Ende der Kochzeit zu den Speisen hinzugegeben werden. Frischer Dill welkt schnell, pflücken Sie ihn daher immer nach Bedarf.

Er eignet sich sogar zum Einfrieren, was man in einer Studie der Universität für Agronomie in Krakau feststellte. Man testete, wie sich Dill beim Einfrieren verhält, und es zeigte sich, dass bei einer Temperatur von -20 °C die meisten seiner Wirkstoffe bis zu drei Monate lang erhalten bleiben. Wenn Sie Dill für längere Zeit einfrieren möchten, verlängert sich die Haltbarkeit, wenn man ihn erst blanchiert und dann bei -30 °C lagert. Berücksichtigt man die energetischen Eigenschaften des Dills, sollte Dill aber besser gehackt und in Öl eingelegt werden. Die Blätter müssen dabei vollständig mit Öl bedeckt sein. Das Glas mit den auf diese Weise eingelegten Blättern sollte dann im Kühlschrank aufbewahrt werden.

In einigen Teilen der Welt wird er in der Küche so oft eingesetzt, dass man Menschen, die sich in alles einmischen, nachsagt, sie seien „wie Dill, weil sie in jeder Speise dabei sein wollen".

Dank seiner Wirkungsweise ist Dill auch bei Speisen, welche die Verdauung erschweren könnten, sehr willkommen. Es ist daher kein Zufall, dass er oft in Fischgerichten, zu Eiern oder in Mayonnaise verwendet wird. Bevor ein Fisch auf den Teller kommt, muss er einen ziemlich langen Weg zurücklegen. Vom Fang bis zum leckeren Schmaus vergeht oft zu viel Zeit. Daher sind stark antimikrobielle Gewürze, wie z. B. Knoblauch, Oregano, Thymian oder Dill ganz besonders wichtig. Dessen war man sich zu einer Zeit, in der es noch keine Kühlschränke und Tiefkühlprodukte gab, ausgesprochen bewusst. Einen verdorbenen Fisch zu essen bedeutete damals (und auch noch heute) Lebensgefahr.

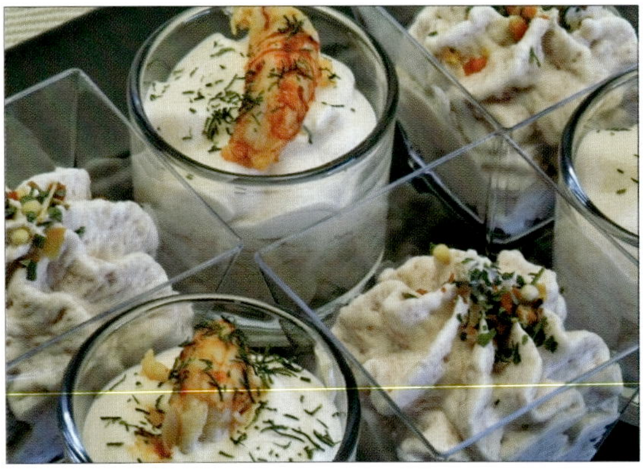

Dill ist unverzichtbar in Fischgerichten, Mayonnaise und Sahnecremes.

Beschwerden, die man heute in der Notaufnahme behandelt, wurden einst mit Gewürzen bekämpft. Unsere Vorfahren wussten genau, wie nützlich Gewürze bei der Verlängerung der Haltbarkeit empfindlicher Nahrungsmittel sind. Dill ist daher ein sehr häufiger Begleiter verschiedener Fischgerichte. In der nordischen Küche gehört zu Lachs, Jakobsmuscheln oder Garnelen unbedingt eine Dillsauce.

Passt gut zu ...

Dill sollte aufgrund seines intensiven Aromas nicht mit anderen Gewürzen gemischt werden. Er ist ein typischer Solist, der im Orchester alle anderen übertönt. (Vielleicht kommt daher auch die Vorstellung, dass Frauen mit seiner Hilfe die Männer zum Schweigen bringen.)

Wenn er mit anderen Gewürzen kombiniert wird, darf man ihn nur sehr sparsam verwenden. In diesem Fall verträgt er sich gut mit Basilikum, Knoblauch, Meerrettich, Paprika, Petersilie und Senfkörnern.

Aus ähnlichen Gründen ist er ein sehr zuverlässiger „Wachposten" in Speisen mit rohen Eiern. Natürlich werden Sie ihn nicht ins Tiramisu geben, aber in Mayonnaise darf er wirklich nicht fehlen. Er harmoniert auch mit Milchprodukten wir Joghurt, Sauerrahm, Quark und Frischkäse.

Da er Blähungen vorbeugt, passt er ausgezeichnet zu Wurzelgemüse, Bohnen, Kartoffeln, Tomaten und Roter Bete. Im Norden Indiens und im Iran werden sowohl die Samen als auch das Kraut zum Würzen verwendet. Besonders edel ist eine persische Speise aus Spinat, Schalotten und Dill. Auch ein indisches Gericht aus Linsen, Spinat und Dill ist eine wahre Köstlichkeit. Eine schwere Aufgabe für die Verdauungsorgane ist der Stoffwechsel von Gurken. Der Dill macht ihnen diese Arbeit um einiges leichter.

Die Dillsamen werden beim Einlegen von Gemüse in Essig verwendet. Sogar die Blütenstände sind sehr schön und außerdem nützlich, wenn sie in Essig eingelegt werden.

Anbau

Dill ist eine einjährige Pflanze, die bis zu 1,2 m hoch wird. Die Samen werden ab Ende März an einer sonnigen Stelle ausgesät. Er verträgt auch etwas Schatten. Am besten gedeiht er in sandigem, leicht saurem oder neutralem Boden. Dill verträgt kein Stauwasser und benötigt einen gut ablaufenden Standort. Im Gegensatz zu vielen anderen Gewürzen, die auch Trockenperioden gut überstehen, braucht er immer ausreichend Feuchtigkeit. Deshalb ist er am leichtesten im Gemüsebeet zu ziehen, wo er genügend Aufmerksamkeit, Nährstoffe und Feuchtigkeit bekommt. Ab Juli blühen die großen gelben Blüten, die noch aromatischer sind als die Blätter. Am Ende der Saison werden dann die Samen geerntet. Versuche tschechischer Wissenschaftler zeigten, dass die Pflanze in den ersten Wachstumsphasen den höchsten Gehalt an wertvollem ätherischem Öl und Nährstoffen aufweist. Durch die Reifung konzentrieren sich diese Stoffe, die erst in den Blättern waren, in den Samen.

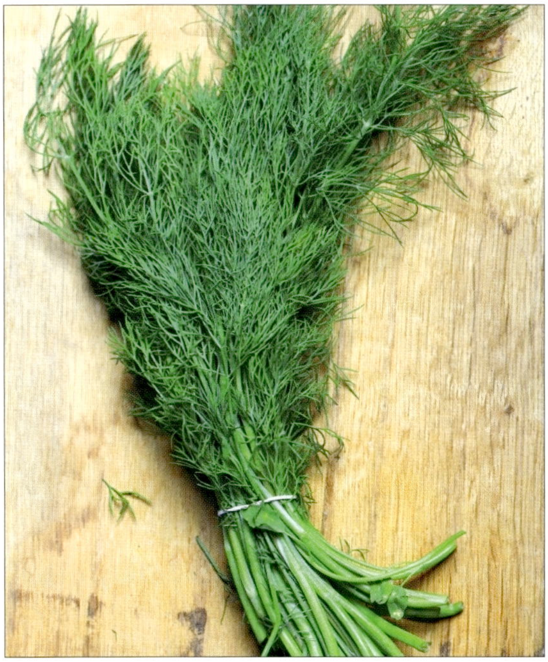

Verwenden Sie daher bei den jungen Pflanzen die Blätter und kurz vor der Blüte die Samen. Wenn Sie die Blätter, Blüten und Samen immer in der optimalen Qualität haben möchten, säen Sie den Dill einfach jeden Monat neu aus.

Zur Aufbewahrung und Lagerung sollte der Dill laut dem Saatkalender von Maria Thun an einem Blütentag geerntet werden, denn dann ist der Gehalt an ätherischem Öl am höchsten.

Rezept

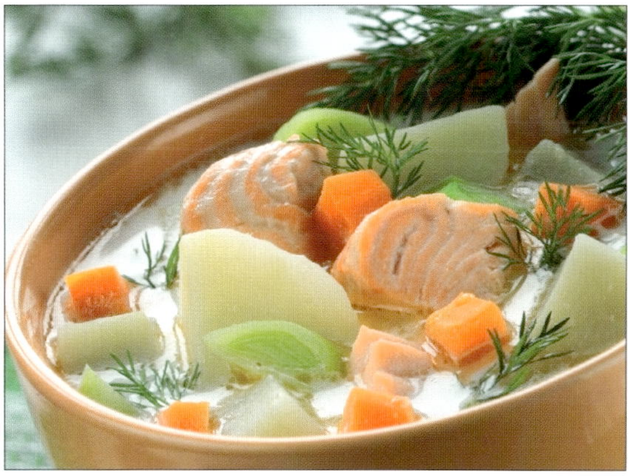

Dillsauce

- 1 Esslöffel Mehl oder Speisestärke
- 25 g Butter oder Margarine
- 150 ml Sahne (oder Hafer- bzw. Sojasahne)
- 300 ml Gemüsebrühe
- 3 Esslöffel gehackter Dill
- 1 Teelöffel Senf
- 1 Messerspitze Salz
- 1 Messerspitze schwarzer Pfeffer

Das Mehl kurz in Butter anschwitzen, mit Sahne und Gemüsebrühe übergießen und unter ständigem Rühren fünf Minuten köcheln lassen. Dann Dill, Senf, Salz und Pfeffer hinzugeben. Die Sauce passt sehr gut zu Semmelknödeln und Polenta, aber auch zu Fisch und Gemüse.

ESTRAGON

Artemisia dracunculus L.

Glauben Sie, den Geschmack von Estragon zu kennen, weil Sie schon einmal Estragonsenf oder Estragonsauce probiert haben? Dann machen Sie sich auf eine Überraschung gefasst und entdecken Sie auch die pikante und heilende Seite dieses kleinen „Drachen" der Gewürze.

Die Geschichte der Verwendung von Estragon

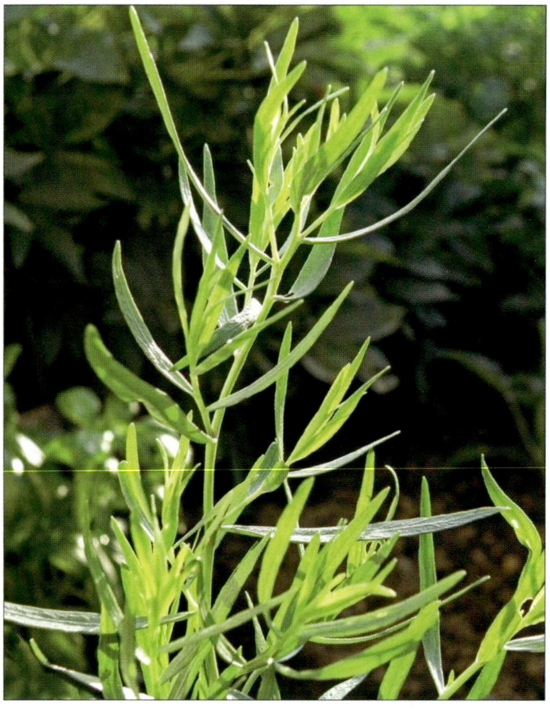

Die Geschichtswissenschaftler sind sich noch immer nicht einig, wo die Heimat des Estragons liegt. Manche von ihnen sind der Meinung, dass er aus Süd- und Zentralasien stammt. Dort soll er auch seinen Name bekommen haben, denn man schützte sich mit dieser Pflanze vor Drachen. Andere meinen, dass der Name von seinem überraschend feurigen Geschmack herrührt, wieder andere führen ihn auf seine schlangenartig gewundenen Wurzeln zurück. Einige Experten gehen davon aus, dass Estragon in Europa zu Hause ist, wieder andere hingegen meinen, dass er aus Russland bzw. Sibirien stammt.

Die Geschichte des Estragons kann 3000 Jahre zurückverfolgt werden, da er schon von den Chinesen schriftlich erwähnt wurde. Von dort soll er in die arabische Welt und dann in der Zeit der Kreuzzüge bis nach Europa gekommen sein.

Unabhängig davon, wo sich der Großteil seiner Geschichte abspielte, sind es zweifellos die Franzosen, die von diesem Gewürz den meisten Gebrauch machen. In Frankreich ist er nämlich schon seit dem späten Mittelalter sehr beliebt. Ein paar der einflussreichsten französischen Meisterköche glauben sogar, dass Estragon so aromatisch ist, dass er Salz und Pfeffer ersetzen kann.

Was ist Estragon?

Estragon ist mit Beifuß verwandt und gehört zur Familie der Korbblütler (Asteraceae). Sein warmes, leicht süßliches Aroma erinnert an Anis, Bergamotte und Zimt. Insbesondere hochwertige, getrocknete Blätter mit kräftiger grüner Farbe ähneln geschmacklich dem Zimt.

Es gibt zwei Arten von Estragon: der Russische ist eher robust und widerstandsfähig, der Französische empfindlicher und aromatischer.

Was steckt im Estragon?

Der Französische Estragon enthält bis zu 3 % ätherisches Öl, das zu 80 % aus Estragol besteht. Den Rest bilden Eugenol, Zimtsäure, Camphen und Limonen. Der Russische Estragon enthält kein Estragol, weshalb er auch kein ausgeprägtes Aroma hat.

Im Estragon findet man auch Cumarin und Bitterstoffe. Interessant ist, dass er auch viel Jod, Mineralstoffe und die Vitamine A und C enthält.

Die Wirkung von Estragon ...

Estragon ist ein frisches, bitter-süßes, wärmendes und aromatisches Kraut.

... auf die Verdauung

Estragon regt vor allem den Appetit an und wirkt sich positiv auf den Magen aus. Sehr geschwächten Menschen macht er wieder Appetit. Außerdem hilft er bei einer schlechten Verdauung, bei Blähungen, einem Überschuss an Magensäure, Schluckauf und Gärungsprozessen im Darm.

... auf die Blutreinigung

Da er die Harnausscheidung unterstützt, ist er bei Gicht, Rheuma, Harnstau sowie bei einer eingeschränkten Funktion von Nieren und Harnblase äußerst nützlich. Hervorzuheben ist auch seine Wirkung gegen Darmparasiten, insbesondere bei Würmern.

... in anderen Bereichen

In mittelalterlichen Kräuterbüchern steht geschrieben, dass er bei Stoffwechselstörungen hilft, die Menstruation auslöst und die Schweißbildung anregt. Traditionell wird ihm auch eine schmerzlindernde Wirkung zugeschrieben, vor allem bei Zahnschmerzen (hier hat sich besonders das Kauen der Estragonwurzeln bzw. ein Estragonauszug bewährt).

Er wird auch als leichtes Beruhigungsmittel eingesetzt.

Was sagt die moderne Wissenschaft?

Estragon ist ein Gewürz, das bemerkenswerte Heilkräfte in sich birgt. Diese heben sich etwas von den meisten anderen Gewürzen ab, da Estragon eine große Menge Antioxidantien und entzündungshemmender Stoffe, aber auch Salizylsäure und einige weitere Wirkstoffe enthält, die Herz und Kreislauf schützen und den Körper vor krebsartigen Veränderungen sowie anderen chronischen Krankheiten, wie Diabetes, bewahren.

Wirkung bei Diabetes

Es gibt zahlreiche Studien über die pflanzlichen Wirkstoffe der Gattung *Artemisia* (Beifuß, Wermut, Estragon, Edelraute usw.) bei der Behandlung von Diabetes. Dennoch ist den Forschern der genaue Wirkmechanismus noch nicht vollständig bekannt. Beim Russischen Estragon konnten die Forscher nachweisen, dass die polyphenolen Verbindungen den Glucosegehalt im Blut senken *(American Journal of Physiology Endocrinology and Metabolism. 2007; 293 (6): E1503-E1510).*

Es gibt einen alkoholischen Estragon-Auszug in Form eines Präparats zur pharmazeutischen Anwendung (unter dem Markennamen Tarralin®). Amerikanische Forscher führten eine Studie durch, in der sie die Wirksamkeit dieses Auszugs mit bekannten Diabetes-Medikamenten wie Metformin® und Troglitazon® verglichen. 500 mg des Estragon-Auszugs pro Kilogramm Körpergewicht, der in einem 7-tägigen Versuch Laborratten verabreicht wurde, senkten einen erhöhten Blutzucker um 24 % und die Insulinkonzentration im Blut war um 33 % niedriger als im Vergleich zur Kontrollgruppe. Bei der Anwendung von synthetischen Arzneimitteln sank der Blutzucker um 28-41 % und das Insulin um 48-52 % im Vergleich zur Kontrollgruppe. Erstaunlicherweise ruft Estragon bei gesunden Mäusen keine Veränderungen des Blutzuckergehalts hervor, was ein weiterer Beweis für die Intelligenz der Natur ist. Estragon bekämpft Hyperglykämie und gilt als potentielles Diabetes-Medikament *(Phytomedicine. 2006; 13 (8): 550-557)*. Toxikologisch ist er unbedenklich, was auch die Wissenschaftler bestätigten. Bei einem längerfristigen, täglichen Verzehr des alkoholischen Estragon-Auszugs sind 1000 mg pro Kilogramm Körpergewicht eine sichere Dosis. Auch bei einer einmaligen höheren Dosis von 5000 mg/kg konnte keine Giftigkeit festgestellt werden.

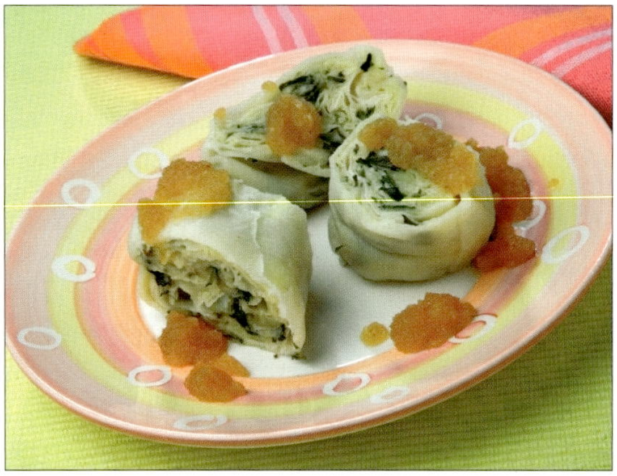

Estragon erleichtert nicht nur die Verdauung, er reduziert auch die Zuckermenge im Blut, was vor allem bei stärkehaltigen Gerichten und Süßspeisen praktisch ist. Er schmeckt hervorragend in Estragonsenf und Estragonsauce.

Eine weitere Studie über die Wirkung des Russischen Estragons bei Diabetes Typ I wurde vom Botanischen Forschungszentrum des amerikanischen Bundesstaats Louisiana durchgeführt. Man stellte fest, dass der alkoholische Estragon-Auszug mit dem Kennzeichen PMI-5011 die Funktion von Insulin *in vivo* verstärkt und negative Veränderungen im peripheren Nervensystem (Neuropathie) in der frühen Phase von Diabetes hemmt. Es wurde auch eine randomisierte, mit einem Placebo kontrollierte Pilot-Blindstudie mit PMI-5011 an Menschen durchgeführt. (Kapseln mit 4500 mg) *(Mediators of Inflammation. 2010; 2010: 268-547; The Journal of Nutritional Biochemistry. 2011; 22 (1): 7-78)*.

Wirkung bei Kindern

Iranische Wissenschaftler zeigten die Wirksamkeit des Estragons bei der Behandlung von Fieberkrämpfen (febrile Konvulsion), die gewöhnlich bei kleinen Kindern im Alter von 3 Monaten bis 6 Jahren auftreten. Es handelt sich dabei um epileptische Anfälle im Gehirn, die bei einer erhöhten Körpertemperatur von über 38,5 °C vorkommen. Es wurde nachgewiesen, dass Estragon ein natürliches Arzneimittel gegen epileptische Krampfanfälle (Antikonvulsivum) ist und gleichzeitig wurde die Wirksamkeit von Estragon bei Epilepsie in der traditionellen iranischen Medizin bestätigt. Die Inhaltsstoffe des ätherischen Estragonöls beeinflussen die Gehirnfunktion. Diese Wirkung könnte im Zusammenhang mit den Monoterpenen stehen, stellten die Forscher fest. Die wichtigsten Komponenten sind trans-Anethol, alpha-trans-Ocimen, Limonen, Methyleugenol und andere Stoffe (*Journal of Ethnopharmacology. 2004; 94 (23): 283–287*).

Wirkung auf Blut und Kreislauf

Eine weitere iranische Studie des Instituts für Biochemie und Biophysik berichtet über die Wirkung von Estragon als Gerinnungshemmer (Antikoagulans). Eine übermäßige Aktivität der Blutplättchen (Thrombozyten) ist einer der Faktoren, die für das Auftreten von Thrombose und Arteriosklerose verantwortlich sind. Man wies nach, dass Estragon die Verklebung der Thrombozyten an den Blutgefäßwänden (Aggregation und Adhäsion) erschwert *(Journal of Ethnopharmacology. 2007; 114 (2): 194-198)*.

In einer ihrer anderen Studien wurde die Wirkung eines alkoholischen Auszugs aus Estragon mit Sommer-Bohnenkraut und Majoran verglichen. Alle drei Gewürze werden in der traditionellen iranischen Medizin als Gerinnungshemmer eingesetzt. Tatsächlich konnte Wirksamkeit nachgewiesen werden, denn der alkoholische Estragonauszug stoppte die Adhäsion der Thrombozyten zu 51 %, das Bohnenkraut zu 48 % und Majoran zu 40 %. Estragon kann nachgewiesenermaßen als erste Wahl bei Herz-Kreislaufkrankheiten eingesetzt werden *(Vascular Pharmacology. 2008; 48 (1): 32-37)*.

Antibakterielle Wirkung

Untersuchungen über die antimikrobielle Aktivität des Estragons gibt es nur wenige. Estragonauszüge, die man mit verschiedenen Extraktionslösungsmitteln gewann, wurden von türkischen Forschern auf ihre Wirkung gegen die häufigsten neun Bakterien und vier Hefen getestet. Sie fanden heraus, dass der methanolische Auszug am effektivsten ist und das Wachstum der Bakterien *Pseudomonas aeruginosa, Escherichia coli, Shigella spp* und *Listeria monocytogenes* hemmt *(Cell Biochemistry and Function. 2006; 26 (6): 681-686)*.

Mögliche Gefahren bei der Anwendung

Während der Schwangerschaft sollte man auf Estragon verzichten, bei allen anderen Personen ist er herzlich willkommen.

Verwendung in der Küche

Vom Estragon werden sowohl die frischen als auch die getrockneten Blätter verwendet.

Er passt hervorragend zu Saucen mit Weißwein sowie zu Fisch- und Eierspeisen.

Mit den frischen Blättern würzt man Salate, Spargel, Erbsen, Blumenkohl, Tomaten ... kurz alle Speisen, die man normalerweise mit Pfeffer oder

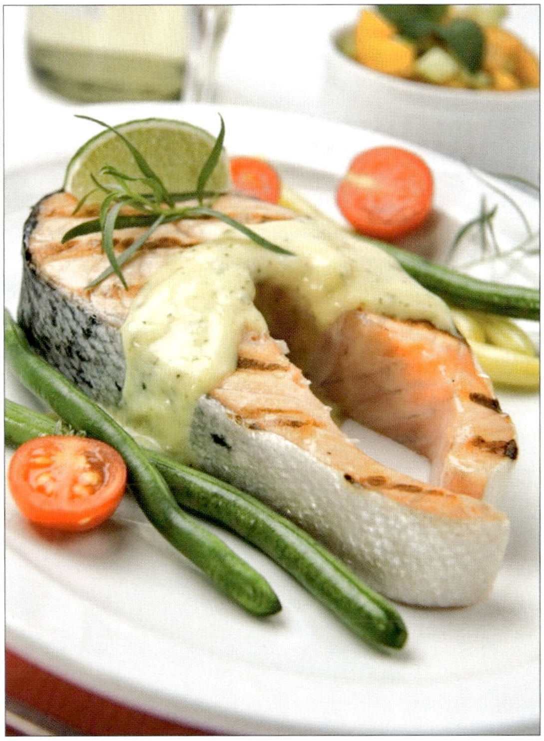

Estragon darf in Gerichten mit Milcheiweißen nicht fehlen. Geben Sie ihn daher zu Käse, Quark, Sahnesaucen usw.

Paprika würzt. Ausgezeichnet passt er auch zu Pilzen und Kräuterbutter. Man kann ihn außerdem in unterschiedlichen Salatdressings verwenden. Da die frischen Blätter ein starkes Aroma haben und überraschend scharf sind, sollten Sie bei der Dosierung vorsichtig sein.

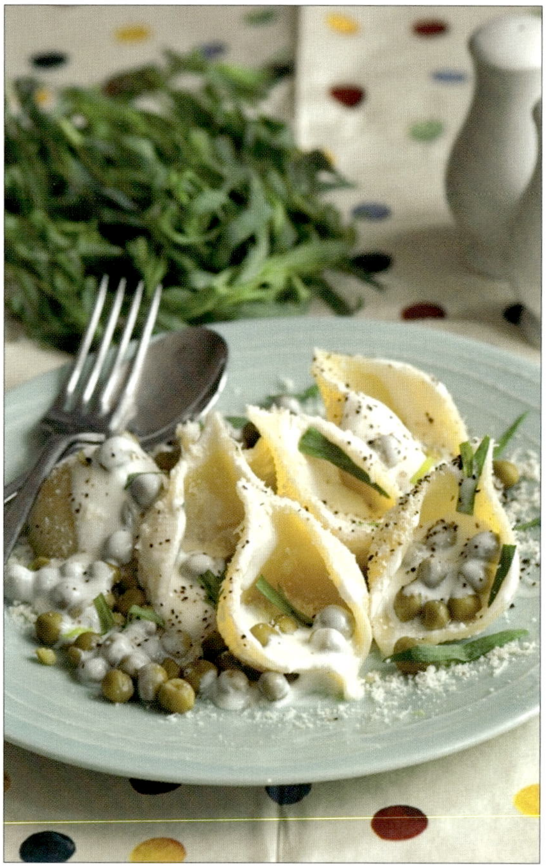

Pasta mit Sahne- oder Tofusauce ist leichter verdaulich, wenn man etwas Estragon zugibt.

Traditionell ist er bei uns vor allem in wärmebehandelter Form bekannt, die allerdings einen vollkommen anderen Geschmack hat. Estragon verliert beim Kochen und Backen seine Schärfe und wird leicht süß. Auch sein Aroma verändert sich. Die meisten kennen diesen Geschmack aus Estragonsenf oder Sahnesauce mit Estragon.

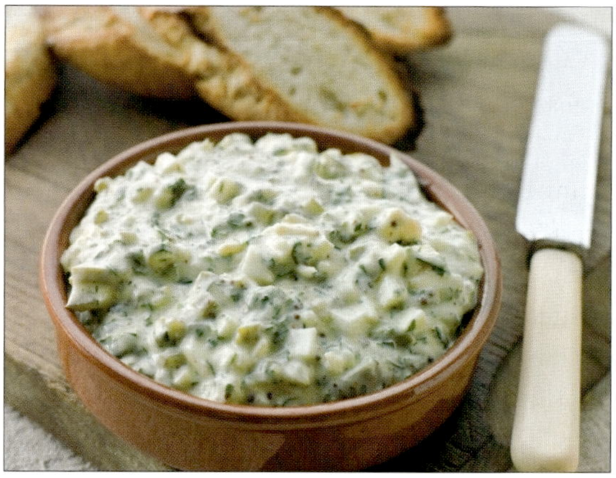

Estragon darf in der französischen Sauce gribiche nicht fehlen.

Da Estragon nachweislich die Eiweißverdauung erleichtert, kann man ihn auch zu Quark oder Tofu-Gerichten geben. Aus demselben Grund findet man ihn in allen fetten und eiweißreichen Saucen wie *Sauce tartare, Sauce béarnaise* oder *Sauce hollandaise* sowie verschiedenen Mayonnaise-Variationen.

Dort, wo man sich an ihn gewöhnt hat, ist er in Eierspeisen, Fischgerichten und bei Meeresfrüchten ein unverzichtbares Gewürz.

Man gibt ihn auch zu Lebensmitteln, die in Essig konserviert werden (z. B. Gurken). Er eignet sich ausgezeichnet zum Aromatisieren von Essig.

Passt gut zu...

... Anis, Fenchel und Knoblauch, denn diese Gewürze nehmen dem Estragon etwas von seiner Schärfe.

Die bekannte Kräutermischung *Fines herbes* ist eine Kombination aus Estragon, Kerbel, Petersilie und Schnittlauch.

Anbau

Estragon ist eine mehrjährige Pflanze, die 0,6 bis 1,2 Meter hoch wird. Sie hat lange, lanzettenförmige Blätter, die an den verzweigten Stängeln der Pflanze wachsen. Estragon gedeiht an einer sehr sonnigen Stelle mit feuchtem Boden ohne Staunässe. Die Pflanze kann das ganze Jahr über

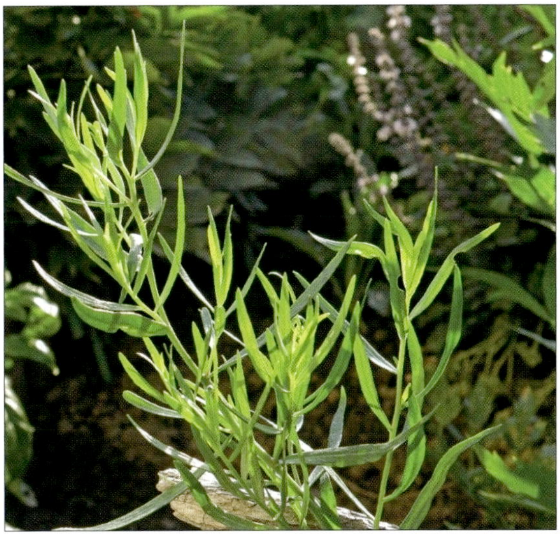

auch im Topf gezogen werden, wenn sie an einen ausreichend warmen und hellen Platz gestellt wird. Sie hat gerne etwas Windschutz.

Der Französische Estragon ist etwas empfindlicher, hat aber einen raffinierteren Geschmack. Jedes dritte Jahr sollte er im Frühling umgepflanzt und geteilt werden, damit er nicht zu sehr wuchert. In Gegenden mit starkem Frost muss er im Winter mit Zweigen und Blättern geschützt werden. Seine Blätter sind während der gesamten Vegetationszeit aromatisch.

Der Russische Estragon ist robuster, weshalb er sowohl Kälte als auch Trockenheit besser verträgt. Diese Sorte ist leichter anzubauen, denn sie muss nicht umgepflanzt werden und mit den Jahren verbessert sich ihr Geschmack. Am besten probieren Sie erst beide Sorten und entscheiden dann, welche Sie anbauen wollen.

Die Blätter werden geerntet, bevor die Blüte beginnt, denn danach verlieren sie einen Großteil ihres Geschmacks.

Werden die Blätter in der Wachstumsphase geerntet, pflückt man sie am besten von Hand. Beim Schneiden der Zweige sollte nicht mehr als ein Drittel abgeschnitten werden, damit die Pflanze danach weiterwachsen kann. Am Ende der Saison wird die Pflanze bis zum Boden zurückgeschnitten.

Einkauf

Beim Estragon gibt es nicht sehr viel Auswahl. Man bekommt ihn vor allem getrocknet und in Form von Fertigsaucen.

FENCHEL

Foeniculum vulgare Mill.

Fenchel ist eine der beliebtesten Heilpflanzen der heiligen Hildegard von Bingen. Sie empfahl ihn als Universalheilmittel bei allen Verdauungsbeschwerden. Über seine Kraft wussten auch die antiken Ärzte Bescheid, die ihn gegen Schlangengift und andere Giftstoffe einsetzten. Mit dem Fenchel schenkt uns die Schöpfung noch eine weitere, starke Hilfe gegen die Krankheiten der heutigen Zeit.

Die Geschichte der Verwendung von Fenchel

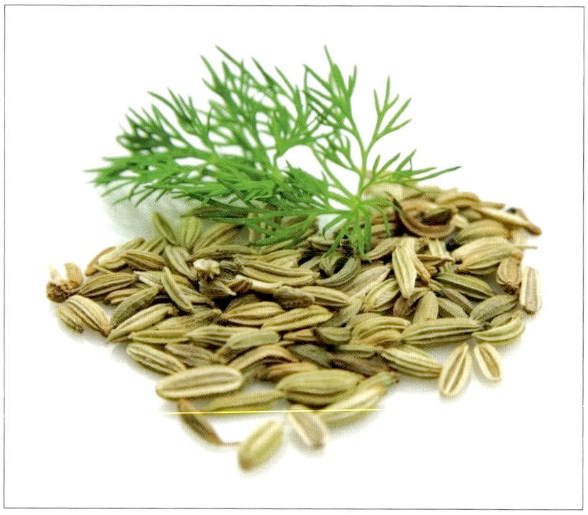

Der Fenchel ist im zentralen Mittelmeerraum zu Hause. Im gesamten Gebiet des Orients wurde er schon Jahrtausende vor Christus verwendet. Die Ägypter benutzten ihn, ähnlich wie Pfeffer und Koriander, als unentbehrliches Gewürz in der Küche.

Die Griechen wussten genau, was gut für einen kräftigen Körper und einen gesunden Geist ist. Fenchel wurde als sehr wertvolles Lebens- und Stärkungsmittel hoch geschätzt. Die antiken Sportler verwendeten ihn sogar als Fitmacher vor anstrengenden Wettkämpfen (diese Methode übernahmen später auch die römischen Gladiatoren). Es ist interessant, dass ihn die Griechen „Marathon" nannten; im Griechischen leitet sich dieses Wort vom Verb *marathon* (abnehmen) ab, da er gleichzeitig auch als Diätmittel beliebt war.

Aber die Griechen verwendeten dieses Wundermittel auch zu anderen Zwecken. Aus den Blättern, Stängeln und Samen bereiten sie ein Augenwasser zu, das für einen scharfen Blick sorgen sollte. Alle berühmten Ärzte der Antike wie Plinius der Ältere, Hippokrates und Dioscurides verwendeten ihn als Mittel gegen Schlangengift und andere Giftstoffe. Der gleichen Meinung waren offensichtlich auch die chinesischen und indischen Mediziner, denn sie setzten ihn bei Schlangenbissen und Skorpionstichen ein. Wahrscheinlich wurde er genau aus diesem Grund im Mittelalter zur Abwehr böser Zauberei benutzt.

Das Kauen von Fenchelsamen lindert das Hungergefühl, weshalb man ihn beim Abnehmen und in Hungerzeiten gerne verwendete. Er war ein sehr kostbarer Helfer bei der Vermeidung von Hunger in der Fastenzeit und auf Kriegsmärschen.

Großes Ansehen genoss er auch unter den Heilkundigen im angelsächsischen Raum.

Karl der Große erklärte den Fenchel im Jahr 812 zur wichtigsten Pflanze in allen königlichen Gärten.

Heute ist Fenchel auf der ganzen Welt bekannt. Er ist in zahlreichen Ländern ein unentbehrliches Gewürz und auch als Heilpflanze unverzichtbar.

Bei uns ist er eher als Zutat in Hustenbonbons oder als Tee bei Magenbeschwerden bekannt. Nur sehr wenige Menschen wissen, was für einen reichen Geschmack seine Samen tatsächlich haben.

Was ist Fenchel?

Fenchel gehört wie seine Verwandten Kümmel, Dill und Anis zur Familie der Doldenblütler. Dill und Fenchel sind auch dem Aussehen nach ziemlich ähnlich und für eine zusätzliche Verwirrung sorgen die Namen, unter denen der Fenchel bekannt ist (Gemeiner Fenchel, Gemüse- und Knollenfenchel, Fenkel, Finocchio, Süßer Fenchel, Kapern usw.)

Der Wilde Fenchel hat einen bitteren Geschmack, der kultivierte hingegen ist viel milder und geschmacklich eher dem Anis ähnlich.

Manchmal wird er als einjährige Pflanze angebaut (wegen der Blätter und Knollen), tatsächlich ist er aber eine zweijährige oder mehrjährige Pflanze. Beim Fenchel ist die gesamte Pflanze genießbar, von den Wurzeln über die Stängel und die Blätter bis hin zu den Blüten und den besonders wertvollen Samen.

Experten versuchen, die Verwirrung bezüglich der Namen durch die Einteilung in Unterarten zu ordnen.

Am bekanntesten sind folgende drei Fenchel-Unterarten:

1. Garten- und Gemüsefenchel *(bekannt auch als Zwiebelfenchel, Knollenfenchel, Italienischer Fenchel, Florentiner Fenchel und Finocchio), der als Gemüse Verwendung findet;*

2. Süßer Fenchel *(bekannt auch als Gewürzfenchel, Französischer Fenchel, Ölfenchel, Kretischer Fenchel, Römischer Fenchel und Mazedonischer Anis), der als Gewürz und Geschmackszutat verwendet wird und keine Knollen bildet;*

3. Gewöhnlicher Fenchel *(Bitterfenchel, Wilder Fenchel, Deutscher Fenchel, Dunkler Fenchel) ist eine mehrjährige, wild wachsende Pflanze, die mehr ätherisches Öl als der Süße Fenchel enthält.*

Süßer Fenchel und Gewöhnlicher Fenchel sind im Europäischen Arzneibuch als Anis und der Gemüsefenchel bzw. Gartenfenchel als Fenchel aufgelistet.

Eine weniger bekannte Unterart ist der ***4. Pfefferfenchel.*** *[Agrotezaver, Biotechnische Fakultät in Ljubljana in Plant Cell, Tissue and Organ Culture. 2011; 104 (3): 407–413).] Außerdem gibt es noch mindestens 13 weitere Varianten des Fenchels (Indian Journal of Horticulture. 2010; 67 (4): 500–504).*

Was steckt im Fenchel?

Fenchel enthält 6 % ätherisches Öl. Der Hauptbestandteil des ätherischen Öls ist mit einem Anteil von bis zu 80 % Anethol, das für den charakteristischen Geschmack und die Ähnlichkeit mit Anis verantwortlich ist. Des Weiteren enthält es Fenchon (bis 18 %), Estragol (oder Methylchavicol, 5-20 %), Limonen, Pinen, Phellandren und Camphen. Fenchel enthält auch Flavonoide, Schleimstoffe, Vitamin A und Vitamine der Gruppe B. Diese Mischung bringt ein sehr interessantes Aroma hervor (wenn Sie an Fenchelbonbons denken, wissen Sie, wovon ich spreche).

Zur Unterscheidung von Fenchel und Anis können Sie sich merken, dass Fenchelsamen viel süßer sind als Anis. Geschmacklich sind Fenchelsamen auch facettenreicher als Kümmelsamen, denn Fenchelsamen entfalten ein Aroma von Honig, Liebstöckel und Pfeffer.

Die Wirkung von Fenchel …

Da Fenchel die Ausscheidung von Schleim beschleunigt und Krämpfe löst, ist er sowohl für die Verdauungsorgane als auch für die Atemwege wohltuend.

… auf die Verdauung

Fenchel ist das wichtigste Heilkraut bei Bauchschmerzen aller Art, bei Verdauungsbeschwerden, Blähungen, Sodbrennen sowie Schmerzen und Krämpfen im Magen. Dank seines hohen Anetholgehalts wirkt er sehr schnell. In der Volksmedizin wird er vor allem Säuglingen empfohlen, denn er hat eine äußerst positive Auswirkung auf den Magen-Darm-Trakt.

Fenchel war eine der beliebtesten Heilpflanzen von Hildegard von Bingen. Sie empfahl ihn als Universalheilmittel bei Magen-Darm-Beschwerden, die oft die Ursache für üblen Mundgeruch sind. Wenn die verdaute Nahrung zu lange im Magen-Darm-Trakt verbleibt, beginnt sie zu faulen und es entstehen Gase, die über das Blut in die Lungen gelangen, von wo sie dann ausgeatmet werden. Fenchel verhindert diese Fäulnis im Darm. Die Wirksamkeit des Fenchels wird noch verstärkt, wenn er mit Galgant kombiniert wird. In Indien ist es üblich, nach den Mahlzeiten Fenchelsamen zu kauen, denn auf diese Weise werden die Bildung von Verdauungssäften und die richtige Absorption der Nährstoffe angeregt.

Hildegard von Bingen verschrieb den Fenchel auch Menschen, die nach dem Verzehr von gebratenen Speisen wie Fleisch oder Fisch Beschwerden hatten. Wenn man direkt nach so einem Mahl etwas Fenchel oder Fenchelsamen zu sich nimmt, kann man die Probleme stark abmildern.

… auf Geburt und Stillzeit

Die Fenchelsamen beschleunigen die Milchbildung bei stillenden Müttern. In Kombination mit Gundermann empfiehlt ihn Hildegard von Bingen auch bei einer schwierigen Geburt. In diesem Fall trägt man die in Wasser abgekochten Kräuter auf die Schenkel und den Rücken auf und wickelt sie straff ein. Dazu sollten möglichst frische und zarte Pflanzen verwendet werden.

… auf die Atemwege

Fenchel ist bei Husten sehr wirksam. Geben Sie dazu einen Tropfen ätherisches Fenchelöl in Wasser und gurgeln Sie mit dieser Mischung. Auf diese Weise werden Schleimhautentzündungen, Halsschmerzen und Heiserkeit gelindert. Das Kauen roher Samen ist ein wirkungsvolles, natürliches Mittel zur Vorbeugung von Grippe.

Hildegard von Bingens Rezept bei Husten: Die gleiche Menge Fenchel, Dill und Schwarze Minze in Wasser aufkochen, durch ein Tuch abgießen und trinken. Bei heiserer Stimme und Schmerzen im Brustkorb hilft es, Fenchel und Großblütige Königskerze in der gleichen Menge in Wein zu kochen. Die Flüssigkeit abgießen und trinken.

... auf die Muskeln

Ätherisches Fenchelöl stärkt die Muskeln. (Den griechischen Sportlern und römischen Gladiatoren war das offensichtlich bekannt.) Äußerlich angewandt hilft es bei rheumatischen Erkrankungen und verschiedenen Hautkrankheiten.

Zur damaligen Zeit war die Destillation von ätherischem Öl noch nicht bekannt und so benutzte man Ölmazerate oder aus den Fenchelsamen gepresstes Öl. Wenn Sie selbst ein Massageöl (für Erwachsene) herstellen, sollte die Konzentration des ätherischen Öls im Basisöl nicht mehr als 1,8 % betragen.

... auf die Blase

Fencheltee ist ein Diuretikum und hat sich daher bei Harnwegssteinen und bei Beschwerden mit dem Wasserlassen bewährt.

... auf die Augen

Schon die Römer legten Fenchel auf die Augen, um ein brennendes Gefühl oder Schmerzen zu lindern. Auch Hildegard von Bingen empfahl ihn gegen müde Augen und zum Heben der Stimmung. Blauäugigen Menschen, die schlecht sehen oder Schmerzen in den Augen haben, riet sie zu einem Umschlag mit dem Saft von geriebenem Fenchel oder Fenchelsamen, gemischt mit Morgentau und etwas Weizenmehl. Dieser Teig wurde über Nacht auf die Augen aufgetragen und eingewickelt. Auch in zahlreichen Kräuterbüchern ist zu lesen, dass lauwarmer Fencheltee Augenentzündungen heilt.

... auf das Herz

Bei Schmerzen am Herzen verschrieb Hildegard

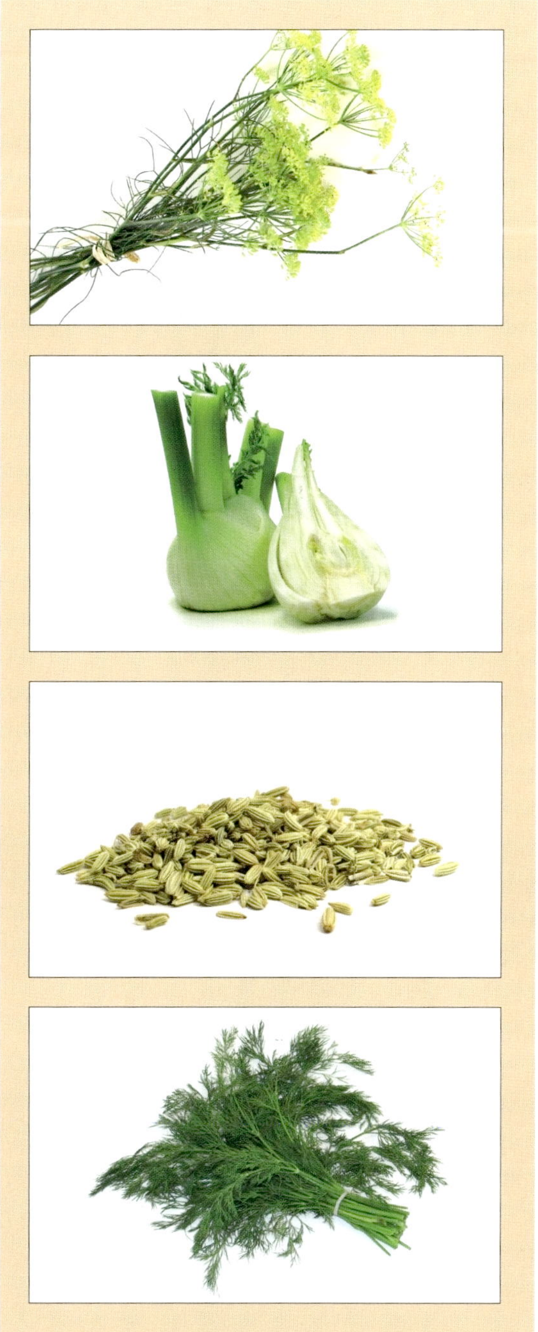

Im Unterschied zum Koriander haben beim Fenchel die Blüten, die Knolle, die Samen und auch die Blätter einen ziemlich ähnlichen Geschmack.

von Bingen folgendes Getränk: Süßholz, fünfmal so viel Fenchel, Zucker in der gleichen Menge wie Süßholz, etwas Honig und Wasser aufkochen und vor den Mahlzeiten trinken. Wer gleichzeitig Herzmedikamente einnimmt, sollte das Getränk immer nach der Einnahme der Arzneimittel zu sich nehmen. Hildegard von Bingen war der Meinung, dass dieses Getränk Schmerzen vertreibt, die Krankheit selbst jedoch nicht heilt. Diese Wirkung habe nur Bockshornklee, wenn man ihn lange genug einnehme und wenn es Gottes Wille sei.

... auf die Blutreinigung

Die Fenchelwurzel ist eine der vier Heilwurzeln, die das Blut reinigen (Petersilie, Sellerie, Spargel und Fenchel).

... in anderen Bereichen

In der Volksmedizin ist die Liste seiner Anwendungsmöglichkeiten unendlich lang. Unter anderem umfasst sie die Regulierung einer zu starken Menstruation, die Verbesserung des Erinnerungsvermögens, die Erleichterung von Wechseljahrbeschwerden und außerdem wird er als Aphrodisiakum verwendet.

Das ätherische Öl des Fenchels wird auch in Parfummischungen, Mundwasser sowie Zahn- und anderen Cremes eingesetzt.

Da das Anethol im Fenchel Ungeziefer vertreibt, hat er sich auch als Insektizid bewährt.

Das ätherische Fenchelöl wird zum Schutz von Obst und Gemüse vor Fäulnis und Pilzen benutzt. Es hilft nicht nur präventiv gegen Fäulnis und Pilze, sondern kann auch dann Abhilfe schaffen, wenn sie schon überhandgenommen haben.

Energetische Wirkung

In der Ayurveda-Medizin hat Fenchel eine wärmende Wirkung und vermindert überschüssiges *Vata* und *Kapha*.

In der TCM wird Fenchel zur Stärkung des *Yang* der Nieren und gegen eine Stagnation des *Qi* der Leber verwendet.

Was sagt die moderne Wissenschaft?

Fenchel ist in vielen Ländern offiziell als Heilpflanze anerkannt. Seine Auswirkung auf die Verdauung ist unumstritten.

Wirkung auf die weiblichen Hormone

Die phytoöstrogene Wirkung des Fenchels wurde wissenschaftlich bestätigt, womit der Einfluss auf die weiblichen Hormone erklärt wird. Er bringt sie nämlich wieder in ihr richtiges Gleichgewicht im Körper. Überdies ist er eine bewährte Hilfe bei der Regulierung des Menstruationszyklus: Die pflanzlichen Östrogene im Fenchel erhöhen die Durchblutung des Beckens und damit der Gebärmutter, was die Menstruation erleichtern oder aber beschleunigen kann. Aus dem gleichen Grund dürfen ihn Schwangere nur in Maßen verzehren, das heißt nicht über einen längeren Zeitraum oder in größeren Mengen.

Eine langfristige Anwendung ist auch bei kleinen Kindern nicht zu empfehlen. Kindern gibt man Fenchel meist gegen Blähungen und zur Regulierung der Darmfunktion. Da die Pflanze aber das pflanzliche Hormon Östrogen enthält, darf der Fenchel nur in Maßen eingesetzt werden. In einer Studie wurde nachgewiesen, dass es bei Kindern unter zwei Jahren bei der Einnahme über einen längeren Zeitraum zu einer verfrühten Entwicklung der Brust ohne andere Pubertätsanzeichen kommen kann (*Journal of Pediatric Surgery. 2008; 43 (11): 2109–2111*).

Wirkung bei Blutarmut

Fenchel spielt bei der Behandlung von Anämie eine wichtige Rolle. Er enthält Eisen und die

Aminosäure Histidin, welche die Bildung von Hämoglobin und anderen Blutkomponenten anregt.

Wirkung auf die Verdauungsorgane und als reinigendes Mittel

Histidin ist der Stoff im Fenchel, der Durchfall lindert. Fenchel löst Krämpfe in den Verdauungsorganen, der Gallenblase und im Harntrakt. Man verwendet ihn bei Sodbrennen und Reflux sowie zur Reduzierung überschüssiger Magensäure. Die Blätter des Fenchels wirken reinigend und diuretisch und helfen damit dem Körper, Giftstoffe auszuscheiden.

In einer randomisierten klinischen Studie untersuchte eine Gruppe brasilianischer Wissenschaftler die Wirksamkeit von Fenchel als Abführmittel. An der Studie nahmen 20 Patienten mit chronischer Verstopfung teil. Der einen Hälfte der Patienten wurde eine pflanzliche Teezubereitung aus Fenchelsamen verabreicht, die Kontrollgruppe hingegen erhielt ein Placebo. Die Teemischung enthielt neben Fenchelsamen auch Blüten des Schwarzen Holunders und der Sennapflanze. 15 g der Mischung wurden mit 1,5 Liter kochendem Wasser aufgebrüht und 5 Minuten ziehen gelassen. Die Patienten tranken an fünf aufeinander folgenden Tagen dreimal täglich 150 ml des Tees. Die Anzahl der Stuhlgänge pro Tag erhöhte sich in dieser Zeit stark, war aber am zweiten Tag des Versuchs am höchsten (*BMC Complementary and Alternative Medicine. 2010; 10: 17*). Im Vergleich zu teuren Medikamenten ist das eine sehr günstige und einfache Methode, Verstopfung loszuwerden. Sie können es auch nur mit einem Teil der angegebenen Pflanzen aus der Teemischung versuchen.

Wirkung auf die Atemwege

Fenchel wird bei bakteriellen und viralen Infektionen der Atemwege verwendet, die von einem produktiven Husten begleitet werden. Er steigert die Ausscheidung von bronchialem Schleim, verdünnt zähen Auswurf und erleichtert dadurch das Abhusten. Er hilft auch bei Asthma. Weiterhin senkt er Fieber und beeinflusst das Schwitzen.

Antimikrobielle und entzündungshemmende Wirkung

Die drei Hauptbestandteile des ätherischen Fenchelöls, Anethol, Fenchon und Methylchavicol, erwiesen sich in verschiedenen Studien, die in der Datenbank des PubMed Central und im Web of Science einsehbar sind, als sehr gute Antimykotika. Diese Inhaltsstoffe haben nachweislich auch antibakterielle und antioxidative Eigenschaften und wirken entzündungshemmend und schmerzlindernd. Eine der Studien bestätigte ferner ihre positive Wirkung bei der Linderung von Schmerzen während der Menstruation aufgrund von Gebärmutterkrämpfen (Dysmenorrhoe). Diese Substanzen schützen außerdem vor Leberschäden, sind eine wirksame Hilfe bei Gicht und senken sogar den Blutdruck.

Da eine große Anzahl von Studien die fungizide und antibakterielle Wirkung des Fenchels nachweist, sollte man sich dabei die Frage stellen, wie wirksam der Fenchel in dieser Hinsicht tatsächlich ist und bei welchen Pilzen und Bakterien er seine Wirkung zeigt. Das erklärt anschaulich eine Studie im *Indian Journal of Dental Research (2010; 21 (3): 334–336)*, bei der eine Gruppe indischer Wissenschaftler davon ausgeht, dass der Erfolg einer guten Mundhygiene und der Behandlung von Mundkrankheiten wie Karies, Parodontose, Mundschleimhautentzündungen usw. mit der gleichzeitigen Wirkung auf die Hefen (Candida) und die Bakterien im Mund zusammenhängt. Die beste Wirkung wird erzielt, wenn eine Pflanze beides in sich vereint, also ein Bakterizid und ein Antimykotikum ist, was bei Fenchel sicherlich der Fall ist.

Die pilztötende (antimykotische) Wirkung des Fenchels *in vitro* wurde bei *Candida albicans* untersucht. In einer Vergleichsstudie wurden gleichzeitig auch Granatapfel, Kümmel und die Nil-Akazie, die besser als Gummiarabikum-Baum (Babul) bekannt ist, untersucht. In der Studie zeigte Fenchel nach 48 Stunden eine mäßige pilztötende Aktivität gegen *C. albicans*, die aber in den ersten 24 Stunden noch nicht nachgewiesen werden konnte. Die Studie zeigte, dass Fenchel zwar tatsächlich Candida bekämpft, aber die anderen drei Pflanzen waren schon nach 24 Stunden wesentlich wirksamer. Am wirksamsten bei Candida war der Granatapfelauszug, der in 48 Stunden eine neunmal größere antimykotische Wirkung zeigte als der Fenchelsamenauszug und eine viermal größere Wirkung als Kümmel, wobei der Gummiarabikum-Baum den Kümmel noch etwas übertraf.

Der wässrige Auszug aus Fenchelsamen erwies sich als ausgezeichnetes Mittel gegen die meisten klinisch bedeutsamen Bakterien (Staphylokokken, Enterokokken, Pneumokokken, Salmonellen, *E. coli* und Bakterien, die Durchfall verursachen). Seine beste Wirkung zeigte der Auszug bei 40 °C, etwas schlechter hingegen wirkte er bei Zimmertemperatur und um den Siedepunkt. Dieselbe Studie verglich auch die Wirksamkeit von Fenchel mit synthetischen Antibiotika. Man fand heraus, dass Fenchel (60 mg/ml) gegen Pneumokokken und Bakterien, die Verdauungsstörungen und Durchfall verursachen, sogar besser hilft als klassische antibiotische Medikamente *(BMC Complementary and Alternative Medicine. 2009; 9: 30)*. In der Ernährung ist Fenchel ein guter Lieferant der Stoffe, die das Entstehen der häufigsten Bakterien in Lebensmitteln hemmen. Iranische Wissenschaftlicher wiesen nach, dass er in seiner Wirkung gegen Streptokokken und *E. coli* im Vergleich zu Thymian zwar etwas schlechter abschneidet, jedoch ähnlich effektiv wirkt wie Kümmel (*Pakistan Journal of Biological Sciences. 2007; 10 (20): 3693–3697)*.

Wirkung auf das Nervensystem und die Erinnerung

Interessant ist auch eine Studie, die belegt, dass Fenchel das Erinnerungsvermögen unterstützt; selbst bei so komplexen Krankheitsbildern mit kognitiven und neurologischen Störungen wie beispielsweise beim Aufmerksamkeitsdefizitsyndrom (ADHS), Dyslexie, Demenz und der Alzheimer-Krankheit. Indische Wissenschaftler untersuchten die nootropischen (die Gehirndurchblutung steigernden und die Neurotransmitter beeinflussenden) und anticholinesterasischen Eigenschaften von Fenchel an Mäusen mit altersbedingtem Gedächtnisschwund. An acht aufeinander folgenden Tagen verabreichte man ihnen einen alkoholischen Auszug aus der ganzen Fenchelpflanze. Man konnte nachweisen, dass der sekundäre Pflanzenmetabolit Scopolamin (0,4 mg/kg Körpergewicht) die Erinnerungsfähigkeit verbessert und das Verhalten verändert. In derselben Studie wies man nach, dass der alkoholische Fenchelauszug das Enzym Acetylcholinesterase hemmt. Dadurch kann sich die Konzentration von Acetylcholin (das die Impulse zwischen den Nervenzellen und dem Gehirn überträgt), die bei solchen Krankheiten aufgrund der abgestorbenen Nervenzellen niedriger ist, erneut erhöhen, wodurch sich die Wahrnehmungsfähigkeit verbessert *(Journal of Medicinal Food. 2006; 9 (3): 413–417)*.

Fenchel wird in der traditionellen Medizin des Ostens auch bei der Behandlung von Depressions- und Angstzuständen sowie zur Steigerung des sexuellen Verlangens eingesetzt. In der traditionellen indischen Medizin wird er Krebspatienten nach der Chemotherapie verschrieben, um bei der Regeneration des Verdauungssystems zu helfen.

Mögliche Gefahren bei der Anwendung

Die bisherigen Untersuchungen zeigen, dass Fenchel unbedenklich ist und auch über einen längeren Zeitraum bei einer mäßigen Anwendung keine schädlichen Nebenwirkungen hat. Man muss aber auf die Dosierung achten. Das Estragol im Fenchel ist in Mengen von mehr als 0,05 mg/kg genotoxisch und krebserregend. Die Europäische Arzneimittel-Agentur gab einen Vorsichtshinweis bezüglich der Dosierung von Fenchel heraus.

Seine teratogenen Eigenschaften (die zu angeborenen Fehlbildungen beim Embryo führen, wenn die Mutter bestimmten Stoffen ausgesetzt ist) wird mit dem Anethol in Verbindung gebracht. Die empfohlene Tagesdosis beträgt 2 mg Anethol/kg Körpergewicht. In einem Versuch erwies sich Fenchel bei stark erhöhten Tagesdosen (175 mg Anethol/kg Körpergewicht) als teratogen.

Die Folgen eines übermäßigen Fenchelverzehrs sind Atemschwierigkeiten, bewusste Wahrnehmung des eigenen Herzschlags (Palpitation) und neurotische Beschwerden.

Der Saft oder das ätherische Öl können bei äußerlicher Anwendung Photoempfindlichkeit und Dermatitis auslösen. Das ätherische Öl ist giftig für die Leber und reizt die Nieren. Eine Überdosis verursacht Erbrechen, epileptische Anfälle und sogar Lungenödeme. Schon 5-20 Tropfen des ätherischen Öls rufen Krämpfe und Halluzinationen hervor.

Besondere Vorsicht bei der Anwendung von Fenchel ist vor allem Schwangeren geboten, die ihn nicht in therapeutischen Mengen zu sich nehmen dürfen (Fenchelauszug), denn er regt die Gebärmutter an. Dennoch ist auch für Schwangere eine mäßige Anwendung in der Küche unbedenklich.

Auf Fenchel sollten auch alle Krebspatienten verzichten, die empfindlich auf die Wirkung von Östrogen reagieren.

Bei pathologischen Veränderungen des Dickdarms wie Colitis ulcerosa, Magen- und Zwölffingerdarmgeschwüren, Divertikulitis, Divertikulose und Reflux (GERD) muss Fenchel ebenfalls sehr umsichtig eingesetzt werden.

Verwendung in der Küche

Die Samen veredeln den Geschmack zahlreicher orientalischer und asiatischer Gewürzmischungen, wie zum Beispiel Panch Phoron (Bangladesch/Indien) oder Garam masala (Indien). Er wird auch als Brotgewürz verwendet; ein knuspriges Brot aus dem Steinofen wird dadurch leichter verdaulich. Aber obwohl Fenchel noch sehr viel mehr kann, hat er in unserer Küche keinen sehr hohen Stellenwert und wird nur selten verwendet. Wenn er mit (fettem) Fisch, z.B. mit Lachs, Makrele oder Hering, und frischem Zitronen- oder Limettensaft kombiniert wird, entführt sein Geschmack jeden Gourmet zumindest für einen Moment an einen Tisch in der Toskana. Fenchel ist das perfekte Gewürz für fette Speisen, denn sein ätherisches Öl hilft bei der Verdauung von Fetten.

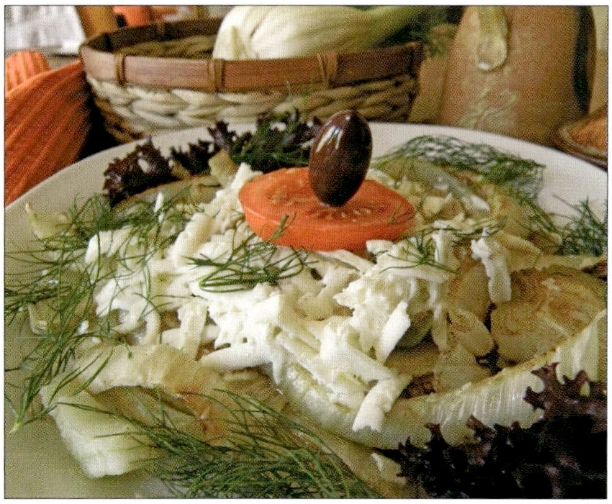

Fenchelsalat mit gerösteten Mandeln und Ziegenkäse.

Er enthält Stoffe, welche die Bildung der Magensäfte anregen. Man sollte die Samen allerdings vor der Anwendung zerstoßen, damit diese Stoffe freigesetzt werden. Mit den zerkleinerten Samen können im Sommer leckere Salatdressings zubereitet werden und im Winter passen sie ausgezeichnet zu warmen Lammfleischgerichten. Fenchelsamen findet man auch in verschiedenen Curry-Mischungen. Sie können die Samen keimen lassen und grünen Salaten mit den Sprossen eine besondere Note verleihen.

Fenchelsamen sollten vor der Anwendung in einer geeigneten Pfanne ohne Fett angeröstet und dann im Mörser zerrieben werden. So entfaltet sich sein mildes, leicht süßliches Aroma am besten.

Die jungen Blätter verwendet man genauso wie Dill, frisch gehackt in Suppen, Salatdressings und Saucen.

Beide Pflanzen harmonieren erstklassig mit gelben Kürbissen. Eine Suppe aus Hokkaidokürbissen, die mit gemahlenen Anis- und/oder Fenchelsamen gekocht wird und der am Ende noch kleingehackte Dill- und/oder Fenchelblätter zugegeben werden, ist ein Volltreffer.

Passt gut zu ...

... Chili, Kardamom, Kümmel, Lavendel, Muskatnuss, Oregano, Petersilie, Salbei, Thymian und Zitronenschale.

Im süßen, grün-braunen Fenchel kann man die Geschmacksnuancen des Anis wahrnehmen. Als Tee löscht er den Durst und wärmt von innen. Kalter Fencheltee schmeckt ebenfalls sehr gut, besonders wenn man etwas Zitronensaft zugibt. Der Tee kann nach Wunsch auch leicht gesüßt werden, jedoch ist dies dank seiner natürlichen Süße eigentlich nicht notwendig. Aus Fenchel, Korianderfrüchten, Anis und Kümmel kann ein herrlicher und wirksamer Kräutertee zubereitet werden, der schnell Bauchschmerzen lindert und die Schleimhäute der Verdauungsorgane beruhigt.

Anbau

Die Heimat des Fenchels ist der Mittelmeerraum, aber inzwischen wächst er fast auf der ganzen Welt. Im Mittelmeerraum wird Fenchel als Gemüse kultiviert.

Werden die Blätter und die dickeren Stängel verwendet, kann er als einjährige Pflanze angebaut werden. Wünscht man eher die Blüten und die Früchte, muss man bis zum nächsten Jahr warten.

Da er nur mäßig winterhart ist, können die Samen nur in Gebieten mit milderen Wintern angebaut werden.

Die Pflanze wird etwa zwei Meter hoch und benötigt viel Platz. Lassen Sie beim Pflanzen daher genügend Abstand. Die einzelnen Setzlinge sollten mindestens 40-50 cm voneinander entfernt sein.

Anfang April werden die Samen in einer Reihe ausgesät. Haben sie ausreichend Feuchtigkeit,

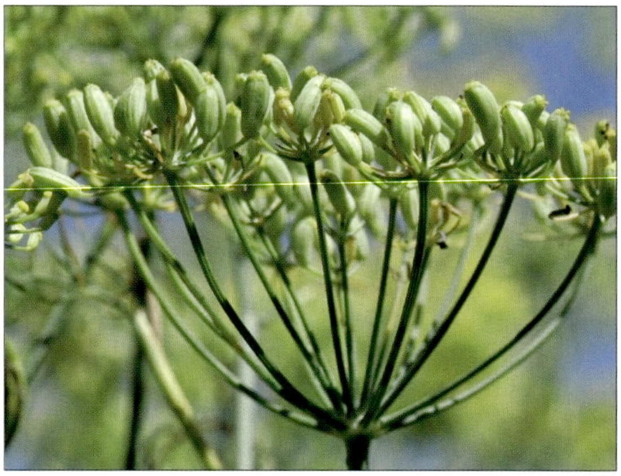

Jetzt ist die richtige Zeit, die Blüten abzuschneiden, kopfüber an einer schattigen Stelle aufzuhängen und abzuwarten, bis die Samen reifen und auf das Papier fallen, das unter den aufgehängten Sträußen ausgelegt wurde.

keimen die Samen 20 Tage lang. Die Pflanze wird nur selten von Schädlingen oder Krankheiten befallen.

Sie keimt im Dunkeln, weshalb die Samen ganz mit Erde bedeckt sein müssen. Am besten gedeiht Fenchel an einer sonnigen Stelle mit durchlässigem, humusreichem Boden.

Fenchel sollte nicht in der Nähe von Dill wachsen, denn die Pflanzen bestäuben sich gegenseitig. Vermeiden Sie auch die Nähe zu Koriander, denn dieser verhindert das Wachstum der Fenchelsamen.

Fenchel hat gefiederte, grüne Blätter und kleine, eingerollte, grüne Samen. Das Trocknen der Blätter hat sich nicht bewährt, bewahren Sie sie daher am besten in Olivenöl an einer kühlen Stelle auf.

Fenchel blüht gelb von Juli bis September. Da die Samen oft herausfallen, bevor man sie erntet, sollten die Dolden abgeschnitten werden, wenn sie eine gelb-grüne Farbe haben. Die Sträuße werden in einem luftigen Raum für knapp eine Woche aufgehängt, bis sie ausgereift sind und die Samen sich öffnen.

Einkauf

Wenn Sie Fenchel kaufen, sollten Sie vor allem auf die Farbe der Samen achten. Je grüner die Farbe, umso besser die Qualität und umso intensiver der Geschmack. Die Blätter kann man nicht kaufen; nur wer Fenchel zu Hause hat, kann sie pflücken und frisch genießen.

Es wird behauptet, dass Fenchel weibliche und männliche Knollen bildet. Die Beschreibungen der weiblichen und männlichen Formen sind aber ziemlich widersprüchlich. Die Fenchelknollen sehen sich nämlich sehr ähnlich. Die männliche Knolle soll eher stämmig und rund sein und

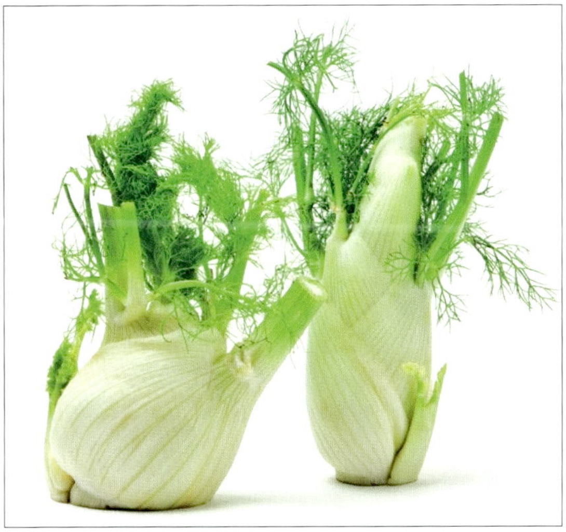

Erraten Sie, welche der beiden die männliche Knolle ist?

einen intensiveren Duft und Geschmack haben. Die weibliche Knolle hingegen soll eher länglich, abgeflacht und weniger aromatisch sein.

Die Wahrheit sieht aber ganz anders aus, obwohl vor allem die Italiener eine lange Tradition in der Unterscheidung der männlichen und weiblichen *Finocchi* haben. Was steckt dahinter? Da der Fenchel zweimal pro Jahr Knollen bildet (nach den Ruhezeiten, was im mediterranen Klima Winter und Sommer sind), unterscheiden sich diese natürlich, auch wenn sie von ein und derselben Pflanze stammen. Es sind also saisonale Unterschiede beim Wachstum der Knollen, was eben umgangssprachlich als „männliche" und „weibliche" Form bezeichnet wird. Unabhängig davon gilt beim Einkauf folgende Regel: Wählen Sie feste, gesunde und duftende Knollen. Der Fenchel sollte noch einige grüne Blätter haben, an denen man sieht, wie frisch die gekaufte Knolle ist.

INGWER

Zingiber officinale Roscoe

Ingwer ist weltweit eines der wichtigsten Heilkräuter. In der chinesischen Medizin wird er ganz besonders geschätzt und gilt als Wunderheilmittel.

Die Geschichte der Verwendung von Ingwer

Die Wissenschaft war sich lange nicht darüber einig, woher der Ingwer eigentlich kommt. Heute geht man davon aus, dass Ingwer aus dem Gebiet zwischen Südost-China und Nordindien stammt. Die Geschichte der Verwendung von Ingwer reicht mindestens 6000 Jahre in die Vergangenheit zurück. Die meisten Quellen geben an, dass er im Mittelmeerraum seit 3000 Jahren bekannt ist, jedoch beweisen griechische Rezepte für Ingwerbrot aus dem Jahr 2400 v. Chr., dass er schon 1400 Jahre zuvor verwendet wurde.

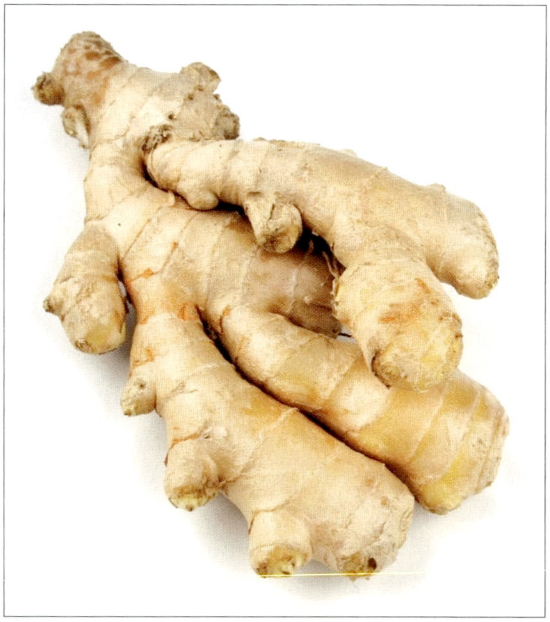

Auf seine lange Reise begab sich der Ingwer nicht als Handelsware, sondern als Nahrungsergänzungsmittel für die Seemänner auf den Schiffen. Schon vor vier Jahrtausenden wussten die Seefahrer, dass Ingwerpflanzen wertvolle Mineralstoffe und Vitamine enthalten, die der Seekrankheit entgegenwirken. Aus diesem Grund waren Töpfe mit Ingwerpflanzen eine unentbehrliche Fracht auf den Schiffen, die damals zwischen Indien und Afrika unterwegs waren. Vielleicht fragen Sie sich, wie diese Reisen mit der Technik der damaligen Zeit überhaupt möglich waren, so ganz ohne Kompass und Navigationsgerät. Alte Schriften zeugen davon, dass man damals im Einklang mit dem Rhythmus des Monsuns fuhr und sich bei der Navigation an der Wassertemperatur, an der Form der Wellen und an der Sternen- und Sonnenkonstellation orientierte. Und bei wolkenbedecktem Himmel richtete man sich nach dem Licht aus den Tiefen des Meers. Diese letztere Technik bleibt bis heute ein Rätsel und noch einige andere der oben aufgezählten Disziplinen wären für einen durchschnittlichen modernen Matrosen eine Zumutung.

Im antiken Rom wurde Ingwer in großen Mengen verzehrt. Noch vor den Römern zeigten auch die Sumerer und Griechen dieselbe Begeisterung für diese Pflanze. Dass er von den Römern wirklich besonders geschätzt wurde, beweist auch die Tatsache, dass sie auf ihn sogar eine Steuer für Luxusgüter erhoben. In der Zeit von Marco Polo konnte man im Osten für eine Ziege 8 bis 10 Kilogramm Ingwer bekommen. Natürlich wurde er immer teurer, je weiter die Reise nach Westen ging.

Im Mittelalter war er eines der meistgesuchten Gewürze, aber sein Preis erreichte nie das Niveau von Pfeffer, weshalb er auch für die ärmeren Schichten erschwinglich war. Vielleicht förderte sein Ruf als Aphrodisiakum den Wunsch nach Ingwer, vielleicht waren aber auch seine Heilkräfte überzeugender, die schon damals weithin bekannt waren. Damit Sie ein Gefühl für die Menge bekommen, verraten wir Ihnen, dass im Jahr 1547 allein aus der Karibik etwa tausend Tonnen Ingwer nach Europa importiert wurden.

Was ist Ingwer?

Ingwer gehört zur Familie der Ingwergewächse und ist mit Kurkuma und Galgant verwandt. Heute wird er fast rund um den Globus angebaut: in Nordafrika, im tropischen Teil von Südchina, in Südostasien, in Jamaika und auch in Australien. Man erntet die zwei bis drei Monate alten, frischen Wurzeln, die in der Botanik Rhizome genannt werden. Frisch geschält duften sie nach Limettenschalen. Manche halten den Ingwer aus Jamaika für den besten, Hildegard von Bingen schwor jedoch auf den bengalischen Ingwer, der laut ihrer Worte ein feines, fruchtiges Aroma hat. Daraus kann man schließen, dass im Mittelalter (mindestens 500 Jahre vor Kolumbus und Vasco da Gama) mehrere Ingwerarten bekannt waren und in einem so guten Zustand nach Europa gelangten, dass auch die empfindlichsten ätherischen Öle immer noch enthalten waren (denn genau diese sorgen für die fruchtige Note). Hildegard besaß also entweder frischen oder sehr guten getrockneten Ingwer (dieser wird noch heute nur von einigen wenigen der besten Anbieter weltweit gehandelt und selbst er verdankt seine Frische der hermetischen Verpackung).

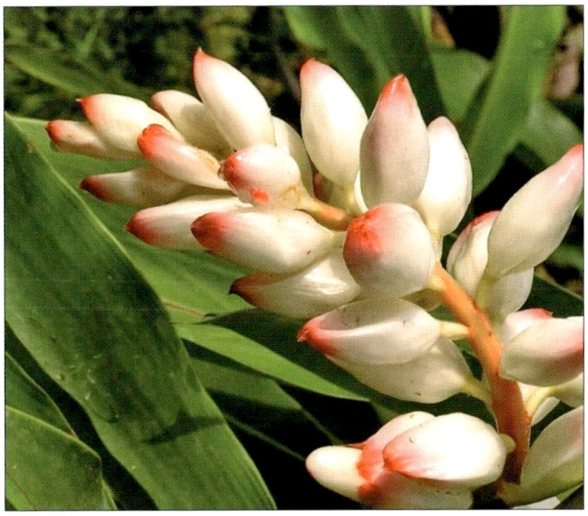

Ingwer gehört zur Familie der Ingwergewächse. Leider kommt man bei uns nicht in den Genuss der Schönheit seiner Blüten und der essbaren Triebe.

Wenn die Händler dabei nur den Landweg benutzt und mit den Karawanen im wahrsten Sinne des Wortes die Ware zu Fuß von einem Ende der Welt zum anderen getragen hätten, wäre so ein aromaerhaltender Transport ziemlich schwer durchführbar gewesen. Vielleicht verbirgt sich dahinter aber ein Geheimnis, von dem man heute nichts mehr weiß?

Was steckt im Ingwer?

Die Schärfe von Ingwer hängt davon ab, wie lange die Wurzel in der Erde war und ob man frischen oder getrockneten Ingwer verwendet. Beim Trocknen verstärkt sich die Schärfe nämlich beachtlich.

Auch in diesem Gewürz sind die im ätherischen Öl der Pflanze versteckten Wirkstoffe die kostbarsten. Dass Hildegard von Bingen recht hatte und der bengalische Ingwer wirklich der beste ist, bestätigen die Ergebnisse moderner Untersuchungen, die aufzeigten, dass genau diese Ingwersorte am meisten ätherisches Öl (2 bis 3 %) enthält. In weniger aromatischen Sorten findet man hingegen nur etwa 1 %.

Das ätherische Ingweröl ist eine Mischung aus Sesquiterpenen und Monoterpenen. Neben der breiten Palette an Inhaltsstoffen des ätherischen Öls (wovon die wichtigsten Zingiberol, Zingiberen, Bisabolen, Limonen, Cineol, Citral, Neral, Borneol, beta-Phellandren, Pinen, Curcumin sowie die Scharfstoffe Gingerol, Zingeron und Shogaol sind) enthält Ingwer auch Stärke, Enzyme und Fettsäuren. Auch die 9 % Eiweiße sind nicht zu vernachlässigen. Obendrein ist dieses Rhizom auch eine Schatzkammer an Mineralstoffen, die man in konventionellem Gemüse heute nur schwer findet (Kalium, Kalzium, Phosphor, Magnesium und Eisen), und es ist ein Vitamin A- und Niacin-Lieferant.

Für die Schärfe ist ein Harz namens Gingerol verantwortlich, das bei längerer Aufbewahrung austrocknet und dabei in das mildere Shogaol umgewandelt wird. Auf die gleiche Weise funktioniert auch der Umkehrprozess. Wenn Ingwer in Wasser gekocht wird, kommt das Gingerol in Kontakt mit Feuchtigkeit und wird dadurch wieder schärfer.

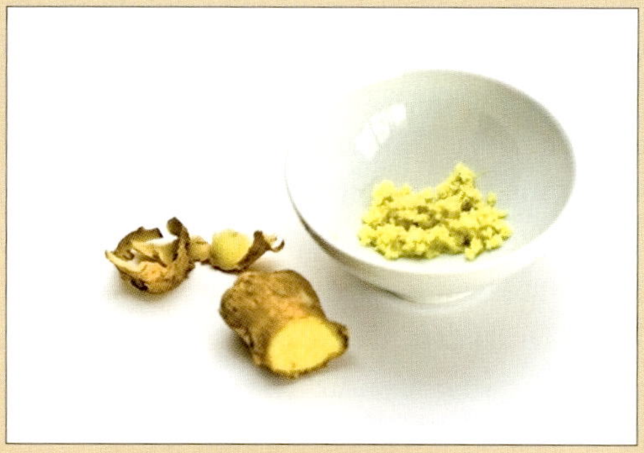

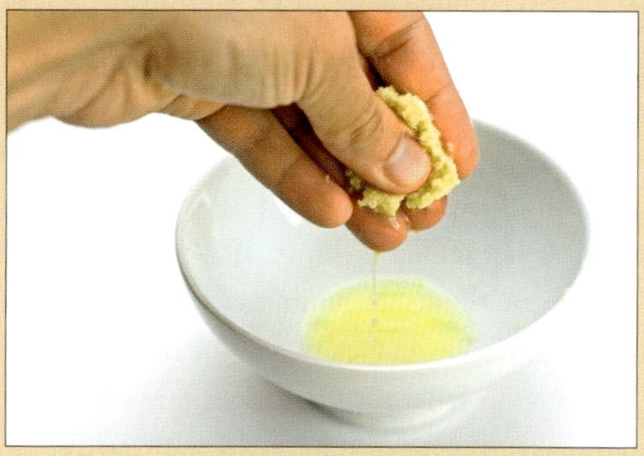

Wenn Sie die Schärfe des Ingwers nicht noch verstärken möchten, geben Sie nur den Saft des geriebenen Rhizoms zu Speisen oder Getränken. Wenn man auch das Mark hinzufügt, wird der scharfe Geschmack mit der Zeit immer stärker. Mischen Sie den Ingwersaft für Kinder mit kalten oder lauwarmen Flüssigkeiten. Wenn sie ihn sofort trinken, ist er nicht scharf.

Die Wirkung von Ingwer …

Ingwer ist weltweit eine der wichtigsten Heilpflanzen und wird in der Medizin besonders in China geschätzt, wo er als Wunderheilmittel gilt.

Seine Wirkungsweisen sind vielfältig, weshalb es nicht verwunderlich ist, dass er in der traditionellen Medizin weltweit einen sehr guten Ruf hat. In einigen Ländern wird Ingwer auch offiziell als Medikament anerkannt. (Da unsere Gesetzgebung in Bezug auf Arzneimittel so ist, wie sie ist, können wir froh sein, dass Ingwer bei uns „nur" ein Gewürz und daher im freien Handel erhältlich ist.)

… auf die Atemwege

Die Scharfstoffe im Ingwer sind schleimlösend. Bei Erkältungen helfen zusätzlich auch die antiseptische und wärmende Wirkung des Ingwers. Er stärkt das Immunsystem und ist daher wohltuend bei Husten, pfeifender Atmung und Verschleimung.

... auf den Blutkreislauf

Wer an den Füßen oder Fingern friert, wird schnell feststellen, wie wirkungsvoll Ingwer bei der Beschleunigung der peripheren Blutzirkulation und der Erwärmung des Körpers ist. Ingwer fördert dabei die Funktion des Herzmuskels und senkt erhöhten Blutdruck.

... auf die Verdauung

Eine der interessantesten Eigenschaften des Ingwers ist die Regulation der Magenbewegungen. Wenn der Magen unruhig ist, verlangsamt Ingwer seine Bewegungen und umgekehrt bringt er ihn auf Trab, wenn er müde ist. Da heute viele Menschen eine verlangsamte Verdauung und Probleme mit Verstopfung haben, fällt dem Ingwer vor allem die Rolle eines Verdauungsbeschleunigers zu. Er wirkt bei Darmkeimen aller Art antimikrobiell und steigert die Ausscheidung von Verdauungssäften. Aus diesem Grund ist er eines der wenigen scharfen Gewürze, die auch Personen mit Magen- und Zwölffingerdarmgeschwüren verwenden können. Es sollte Sie also nicht überraschen, wenn sich Ihr Darm bei einer größeren Menge Ingwer „zu Wort meldet". Das ist nur der Beweis, dass der Ingwer trotz des Protests der Mikroben für Ordnung sorgt.

Nach einem üppigen Mahl hat sich eine Tasse Ingwertee bewährt, die Magen und Darm in Gang bringt.

... bei Entzündungen

Ingwer ist ein Antiseptikum und ein natürliches Antibiotikum. Wird er gegurgelt, kann er auch bei Halsentzündungen helfen. Er ist besonders hilfreich, wenn sich Eiter im Hals angesammelt hat.

... auf Krebserkrankungen

Eine krebsbekämpfende Wirkung wird dem Ingwer vor allem aufgrund seiner antioxidativen Eigenschaften zugeschrieben. Die besten Resultate erreicht man mit Ingwer bei verschiedenen krebsartigen Veränderungen im Vorstadium.

... bei Übelkeit

Wenn Ihnen im Auto oder auf dem Schiff oft schlecht wird, sollten Sie ein Päckchen kandierten Ingwer oder eine Thermosflasche Ingwertee bei sich tragen.

Ingwer kann Schwangerschaftsübelkeit lindern und teilweise auch Übelkeit, die im Zuge der Genesung nach einer Operation in Vollnarkose auftritt.

... bei Diabetes

Ingwer senkt den Blutzuckerspiegel.

... bei Arthritis

Der Verzehr von Ingwer lindert Gelenkschmerzen. Mehr über seine Wirkung können Sie auch im Kapitel über die Heilkraft der Gewürze bei Arthritis nachlesen.

... zur Stärkung des Körpers

Hildegard von Bingen empfahl Ingwerpulver sogar noch ihren Patienten auf dem Sterbebett.

Er fördert den Appetit und kann allen helfen, die kraftlos sind und aus verschiedenen Gründen ein zu geringes Körpergewicht haben.

... auf die Lebens- und Liebeskraft

In der indischen Heilkunde wird Ingwer gegen Depressionen eingesetzt. Außerdem wird er auch oft als Aphrodisiakum verwendet. Paracelsus verschrieb den Ingwer als Heilmittel gegen Schwitzen. Er empfahl ihn allen, die an fehlender Lebenswärme litten. Damit meinte Paracelsus nicht nur ständiges Zittern und Kranksein, sondern auch eine schlechte Verdauung und mangelnde Liebeskraft. Wer also seine Bauch- und Beckenorgane stärken und seinen Geist wecken möchte, sollte viel Ingwer zu sich nehmen. Achten Sie aber bitte darauf, die Speisen nicht zu stark zu würzen, insbesondere, wenn Sie an Magenproblemen leiden.

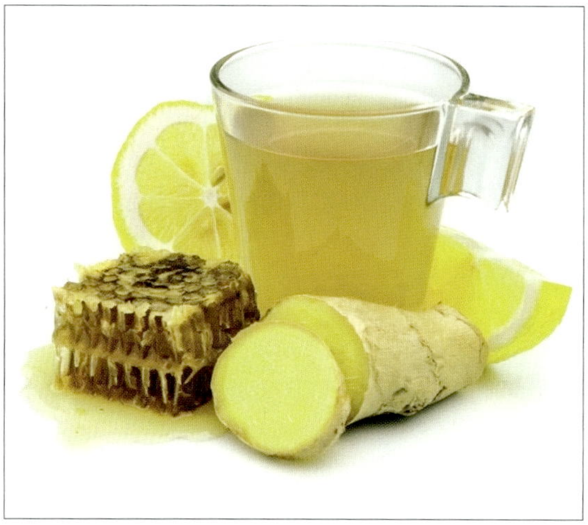

Ingwertee mit Zitrone und Honig ist eine hervorragende Stärkung für den Körper.

Die Aufzeichnungen der Hildegard von Bingen zeugen davon, dass in Europa schon vor einem Jahrtausend die Bedeutung des Gleichgewichts der Körpersäfte bekannt war. Hildegard von Bingen legte den Kranken und Erschöpften Ingwer sehr ans Herz, warnte jedoch vor einer übertriebenen Anwendung dieses Gewürzes bei gesunden und kräftigen Menschen. Sie war der Meinung, dass Ingwer ein höchst psychotroper Stoff ist, der in die menschliche Psyche eingreift. „Der Verzehr von Ingwer schadet dem gesunden und dem beleibten Menschen, denn er verursacht eine schlechte Konzentration, Vergesslichkeit, Schwerfälligkeit und Unzüchtigkeit." Ingwer weckt ihrer Überzeugung nach das Tier im Menschen und zerstört das Denkvermögen. Sie verschrieb ihn nur sehr abgemagerten Menschen, die etwas „Tierisches" benötigten. Diese Patienten sollten ihn auf nüchternen Magen als Suppe oder zum Brot essen, jedoch nur, bis sie sich besser fühlten.

Energetische Wirkung

Die TCM ordnet ihm das Element Metall und die Organe Lunge und Dickdarm zu. Er stärkt die Atemkraft und unterstützt die Zunahme der Lebenskraft *Qi*. Er wirkt sich auch positiv auf alle Verdauungsorgane aus (Magen, Milz und Leber). Die TCM unterscheidet die Wirkungsweisen von frischem und getrocknetem Ingwer: frischer Ingwer wirkt warm, getrockneter sogar heiß.

Auch in der Ayurveda-Medizin wird die Wirkung von frischem und getrocknetem Ingwer getrennt betrachtet. Frischem Ingwer werden die Eigenschaften „schwer, trocken und scharf" zugeschrieben, dem trockenen hingegen „leicht und ölig". Im energetischen Sinne wirkt er in beiden Fällen heiß.

Was sagt die moderne Wissenschaft?

Die Wissenschaftler beschäftigten sich vor allem mit der Wirkung des Ingwers gegen Übelkeit, zur Blutverdünnung und Schmerzlinderung. In allen Fällen bestätigten die Untersuchungen, dass Ingwer eine wertvolle Hilfe ist, die bei gleicher Indikation mit synthetischen Medikamenten in vielerlei Hinsicht vollkommen vergleichbar ist.

Wirkung bei Schmerzen in den Gelenken

In klinischen Studien, in denen Wissenschaftler die konventionelle Behandlung bei Gelenkentzündungen (Arthritis) mit dem schmerzstillenden Medikament Diclofenac (100 mg Kapseln täglich) mit einem speziellen Ingwerauszug (2 Kapseln à

170 mg täglich) verglichen, war die schmerzlindernde Wirkung bei einer 28-tägigen Behandlung bei beiden Gruppen ähnlich, wobei die Anwendung von Ingwer viel sicherer ist (*Journal of Alternative and Complementary Medicine. 2012; 18 (6): 583–588; Osteoarthritis and Cartilage. 2000; 8: 9–12*).

In einer anderen klinischen Studie verglichen thailändische Wissenschaftler ein 1-prozentiges Diclofenac-Gel (zum Beispiel unter dem Markennamen Voltaren® bekannt) mit 4-prozentigem Ingwer-Gel. Während der sechswöchigen Behandlung von Knieschmerzen aufgrund von Verschleiß (Arthrose) war das Ingwer-Gel absolut gleich wirksam wie das Diclofenac-Gel. Beide verbesserten gleichermaßen die Lebensqualität und die Stabilität beim Gehen, jedoch mit dem Unterschied, dass sich Ingwer als die viel gesündere Alternative erwies, weil er keine Nebenwirkung hat (*Journal of Medicinal Association of Thailand. 2012; 95 (19): 113–119*).

Israelische Wissenschaftler kamen bei klinischen Tests mit einem besonderen Ingwerauszug (Kapseln mit 250 mg Ingwer, viermal täglich) zu der wichtigen Feststellung, dass Ingwer über einen

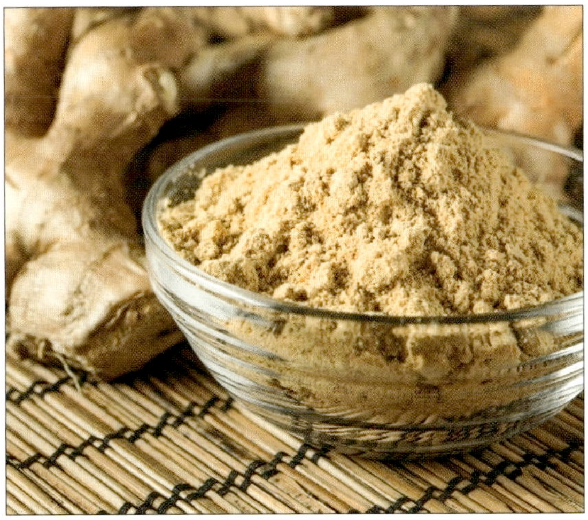

ausreichend langen Zeitraum eingenommen werden muss, nämlich 3 Monate, bevor der Heilungsprozess bei Arthritis vollständig einsetzt, wobei der Ingwer seine charakteristische Kraft erst nach 6 Monaten erreicht (*Osteoarthritis and Cartilage. 2003; 11 (11): 783–789*).

Eine dänische Studie berichtet, dass Ingwer auch bei Schmerzen durch rheumatoide Arthritis hilft (*Medicinal Hypotheses. 1989; 29(1): 25–28*).

Wirkung bei Übelkeit und Schwindel

Mehrere unterschiedliche Untersuchungen berichten, dass Ingwer bei morgendlicher Übelkeit in der Schwangerschaft wirksam ist. 1 g Ingwerpulver ist nachweislich wirksamer als ein Placebo und vergleichbar mit der Wirkung von Vitamin B6, das bei diesen Beschwerden auch eingesetzt wird. Die Wirkung von Ingwer ist sogar mit dem synthetischen Medikament Dimenhydrinat (zum Beispiel Vomex A®, Reisetabletten 1A®, Superpep® usw., die auch bei Erbrechen und Reiseübelkeit verwendet werden) zu vergleichen. Der einzige Unterschied zwischen den konventionellen Präparaten und Ingwer ist, dass Ingwer sanft auf den Körper wirkt (was in der Schwangerschaft erwünscht ist) und daher für den gleichen Effekt wie das synthetische Medikament 3 Tage benötigt. Ingwer verursacht auch nachweislich keine Fehlbildungen bei Ungeborenen. (*Cochrane Database of Systematic Review. 2010; 8 (9): CD000145; American Journal of Obstetrics and Gynecology. 2003; 189 (5): 1374–1377; Journal of Medical Association of Thailand. 2007; 90 (9): 1703–1709*)

Klinische Untersuchungen zeigen, dass Ingwer Übelkeit und Erbrechen nach operativen Eingriffen vermindern oder sogar vollkommen verhindern kann. Verschiedene Gruppen englischer Wissenschaftler berichten, dass dafür schon 1 g

Ingwer eine Stunde vor der Operation ausreicht. Die Wirkung ist dabei gleich wie beim synthetischen Medikament Metoclopramid (zum Beispiel Paspertin®, Reglan®) (*American Journal of Obstetrics and Gynecology. 2006; 194 (1): 95–99; British Journal of Anaesthesia. 2000; 84 (3): 367–371; Anaesthesia. 1993; 48 (8): 715–717*).

Dänische Wissenschaftler haben in einer klinischen Doppelblindstudie festgestellt, dass 1 g Ingwer auch Schwindel wesentlich reduziert (*ORL: Journal for Otorhinolaryngology and its Related Specialties. 1985; 48 (5): 282–286*).

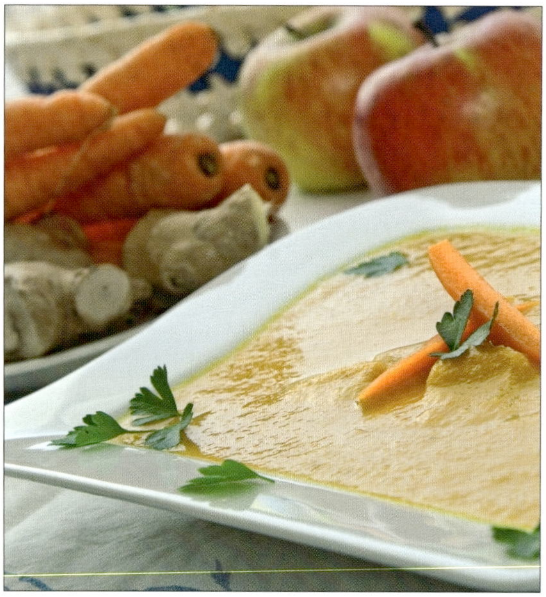

Wirkung bei Frauenbeschwerden

Zahlreiche klinische Studien zeigen, dass Ingwer Schmerzen während der Menstruation lindern kann. In einer klinischen Studie, in der ein spezieller Ingwerauszug verwendet wurde (250 mg viermal täglich an den ersten drei Tagen der Menstruation), waren 36 % der Frauen vollkommen schmerzfrei und 62 % spürten eine wesentliche Verbesserung. Ingwer war in diesem Fall gleich wirksam wie konventionelle synthetische Schmerzmittel, wie zum Beispiel Ibuprofen (400 mg) und Mefenaminsäure (250 mg) (*Journal of Alternative and Complementary Medicine. 2009; 15 (2): 129–132*).

Wirkung in anderen Bereichen

Auch bei der Erforschung der Wirkung von Ingwer auf die Potenz bestätigen Untersuchungen, dass er tatsächlich die Anzahl und Beweglichkeit der Spermien erhöht.

In letzter Zeit gibt es auch immer mehr Studien in Bezug auf seine antibiotische und tumorhemmende Wirkung.

Noch mehr über die Wirkung des Ingwers bei diesen Beschwerden finden Sie im dritten Kapitel.

Mögliche Gefahren bei der Anwendung

Die normale Tagesdosis beträgt 3 bis 10 g frischer bzw. 2 bis 4 g getrockneter Ingwer.

Bei Reiseübelkeit reicht es schon aus, eine Stunde vor der Reise einmalig 1 bis 2 g oder viermal pro Tag 0,5 g frischen oder getrockneten Ingwer einzunehmen.

Bei morgendlicher Übelkeit in der Schwangerschaft helfen 250 mg getrockneter Ingwer viermal täglich oder 500 mg zweimal täglich.

Wenn Sie von Migräne geplagt werden, können Sie versuchen, die Kopfschmerzen mit 500 mg getrocknetem Ingwer alle vier Stunden, jedoch höchstens 2 g pro Tag, an 3–4 aufeinanderfolgenden Tagen zu lindern.

Bei akuten Beschwerden (was eine zeitlich begrenzte Anwendung bedeutet) können Sie auch zwei Teelöffel des geriebenen Rhizoms oder einen Teelöffel getrockneten Ingwer mit etwas Wasser einnehmen.

Wenn Sie dieses Gewürz stark überdosieren, kann Ingwer Herzrhythmusstörungen verursachen und die Funktion des zentralen Nervensystems verlangsamen. Daher vertreten die Ärzte heute den Standpunkt, dass man sich unbedingt an die oben angegebenen Mengen halten sollte, die sich in der langen traditionellen Anwendung als unschädlich herausgestellt haben.

Da Ingwer auch eine blutverdünnende Wirkung hat, sollte man an den Tagen vor chirurgischen Eingriffen auf ihn verzichten. Aus dem gleichen Grund wird Personen, die blutverdünnende Medikamente einnehmen, der Verzehr von bis zu 1 g getrocknetem Ingwer pro Tag empfohlen.

Insbesondere Schwangere sollten sich an die Mengenbegrenzung halten. Eine Überdosis kann die Blutzirkulation zu stark beleben und damit eine Fehlgeburt auslösen. Ingwer hemmt die Blutgerinnung. Daher ist von einer übermäßigen Anwendung auch kurz vor dem Geburtstermin abzuraten, da er Blutungen nach der Geburt verursachen kann.

Verwendung in der Küche

Das warme Aroma des Ingwers mit seiner erfrischenden Holznote und einem Hauch von Zitrone passt sehr gut zu zahlreichen asiatischen, lateinamerikanischen, karibischen und afrikanischen Spezialitäten. Schon seit einigen Jahren gibt es dieses Gewürz auch in Europa im Überfluss.

Während der frische Ingwer einige Zeit gekocht werden kann, gibt man den getrockneten besser erst am Ende der Kochzeit zu den Speisen. Je länger er gekocht wird, umso schärfer wird das Essen. Übertreiben Sie damit aber nicht, denn eine längere Kochzeit zerstört die anderen wertvollen Inhaltsstoffe des Ingwers.

Wenn Sie seine Schärfe nicht mögen, dünsten Sie ihn kurz in Fett an und der Effekt ist ganz ähnlich wie bei Bärlauch und Knoblauch. Der größte Teil der Schärfe verwandelt sich in einen süßen Geschmack und das Aroma verstärkt sich sogar

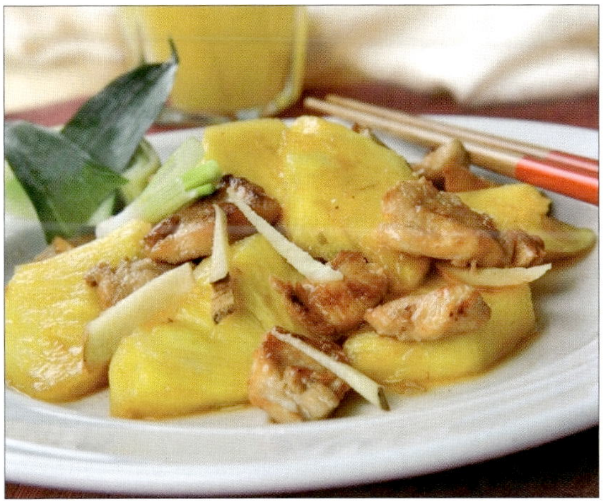

Ingwer und Ananas sind ein perfektes Paar, weshalb er in pikanten Speisen mit Ananas, in einem Ananassorbett oder zu Cremes und Eis aus Ananas verwendet wird. Man kann ihn auch auspressen und zu Ananassaft geben.

noch. In der Ingwerschale stecken viele wertvolle Stoffe; schälen Sie das Rhizom also nur, wenn Sie es kleinhaken. Wenn Sie aber eine ganze Scheibe in einer Speise kochen, lassen Sie die Schale lieber dran. (Das gilt natürlich nur unter der Voraussetzung, dass es sich um biologisch angebauten Ingwer handelt.)

Zucchini- und Karottensuppen harmonieren hervorragend mit dem Ingweraroma. Das gleiche gilt auch für andere Gerichte, in denen diese beiden Gemüsesorten als Hauptzutat verwendet werden.

Süße Verführung (ohne schlechtes Gewissen)

Ingwer wird als Gewürz auch gern in Süßspeisen verwendet. Nicht nur, weil sie dadurch leichter verdaulich sind, auch der Blutzuckerspiegel steigt dank dem Ingwer langsamer an. Einen sehr gesunden Aufstrich kann man sich aus einem Teelöffel Ingwer und zwei bis drei Esslöffeln Honig zubereiten.

Passt gut zu ...

Trotz seiner Schärfe ist Ingwer eigentlich ein „Teamspieler", denn er unterstützt die Qualität anderer Aromen in den Speisen und man muss sie weniger salzen. Ganz besonders gut harmoniert er mit Basilikum, Chili, Limetten und Zitronen, Zitronengras, den Blättern der Kaffernlimette und grünen Korianderblättern. Ebenso passt er auch zu Galgant, Kurkuma, Pfefferminze, Sojasauce und Tamarinden. Ingwer und Knoblauch sind ein Traumpaar, denn Knoblauch wird mit Hilfe des Ingwers leichter verdaulich und ist weniger scharf. Und was noch wichtiger ist, in dieser Kombination werden die positiven Einflüsse auf unsere Gesundheit sogar noch verstärkt.

Ingwer kann als eigenständiges Gewürz in Ingwer-Mandel-Kekse gegeben werden; die Kombination mit dem verwandten Kardamom hat sich aber auch ausgezeichnet bewährt. Ingwer ist unverzichtbar bei der klassischen Gewürzmischung für Apfelstrudel. Man kann ihn auch zu Marmeladen, Birnenkompott und Apfelmus geben. Wenn Sie einmal etwas außergewöhnlich Leckeres probieren möchten, pürieren Sie Ananas und Ingwer im Mixer. Geben Sie zu dieser Mischung noch ein wenig Sahne (aus Soja oder Hafer) und schon haben Sie eine herrliche Creme oder ein leckeres Eis.

Ingwer ist auch in kandierter Form oder mit dunkler Schokolade überzogen erhältlich. Was für ein Genuss!

Teegenuss für die Sinne

Neben den unzähligen Verwendungsmöglichkeiten in der Küche ist Ingwer auch als Tee äußerst beliebt. Während er uns im Winter wärmt, tut uns im Sommer seine erfrischende Schärfe gut.

Der würzig-holzige, leicht zitronige Geschmack des frisch aufgebrühten Ingwertees ist nicht jedermanns Sache. Wenn er Ihnen aber schmeckt, wollen Sie ihn schon bald nicht mehr missen. Der gelbe Ingwertee ist sehr vielseitig, er kann eigenständig oder in Teemischungen sowohl warm als auch kalt getrunken werden. Teemischungen mit Ingwer, Pfefferminze und Zitrone könnten den besten Eistee ausstechen, während die Kombination aus Ingwer und Vanille ein Kandidat für den beliebtesten Wintertee wäre. Der Tee kann aus frischem Ingwer oder getrocknetem Ingwerpulver zubereitet werden. Für eine Tasse reicht eine Messerspitze völlig aus (etwa 1/5 eines Teelöffels). Wer aber keinen Tee mag, dem möchten wir verraten, dass man in Jamaika aus Ingwer auch Bier braut.

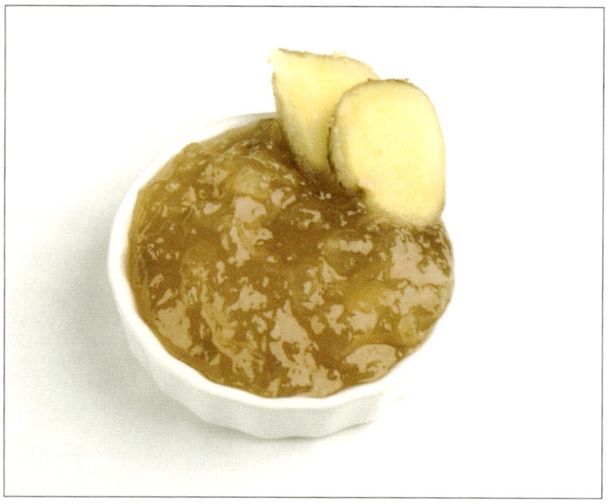

Ingwer trägt zur Gesundheit bei und verfeinert den Geschmack von Marmelade. Er schmeckt ausgezeichnet in Erdbeer-, Aprikosen- und Birnenmarmelade und natürlich auch in Apfelmus.

Anbau

Die Pflanze benötigt zum Gedeihen einen fruchtbaren Boden und sehr viel Regen. Sie wird einen Meter bis eineinhalb Meter hoch und hat 20 cm lange Blätter sowie Blüten in rot-gelben Farbtönen. Ingwer ist nicht winterfest, man kann aber eigene Rhizome ziehen, wenn man ihn im Winter drinnen und im Sommer im Freien anbaut.

Bei der Anwendung von Ingwer als frisches Gewürz muss er noch während der Wachstumsphase ausgegraben werden. Zum Trocknen wir er erst geerntet, wenn die Blätter schon verwelkt sind.

Einkauf

Frischer Ingwer hat eine glatte, seidig glänzende Schale, die je nach Sorte hellbraun, gelb oder elfenbeinfarben sein kann.

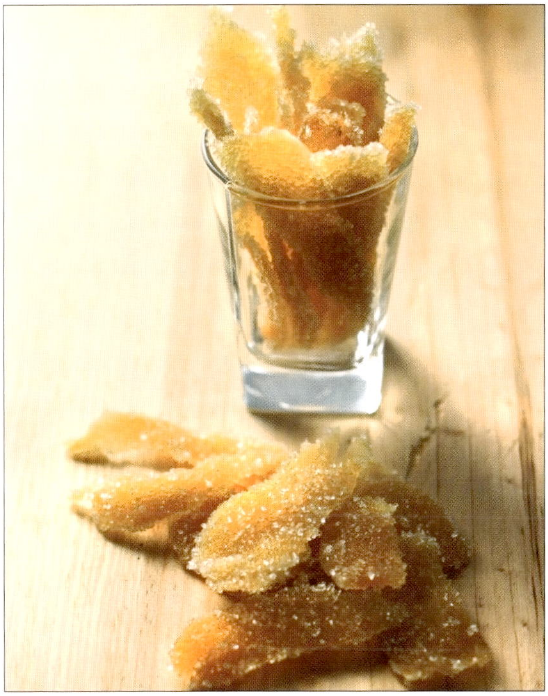

In Deutschland findet man in den Regalen meist getrockneten Ingwer von minderer Qualität. Wenn Sie einmal Ingwer probiert haben, der im wahrsten Sinne des Wortes auf der Zunge zergeht und keine Fasern hinterlässt, wissen Sie, worüber wir sprechen.

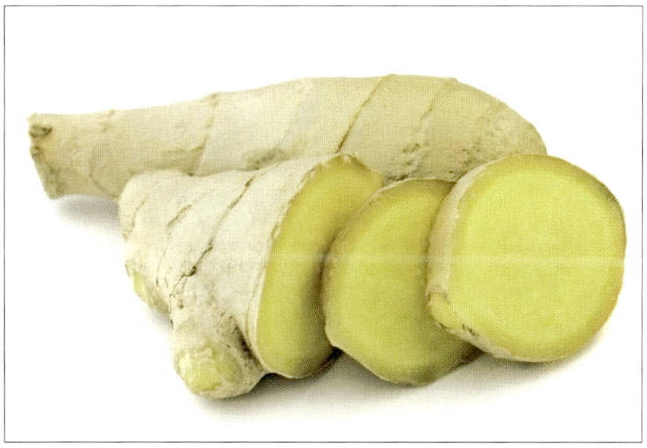

Hochwertiger Ingwer ist innen gelb, saftig und knusprig. Schlechtere Qualität erkennt man an der grau-grünen Farbe und dem weniger ausgeprägten Duft.

Bevor er auf die Schiffe verladen wird, wäscht und trocknet man ihn. Das Fruchtfleisch des frischen Ingwerrhizoms ist von zartgelber Farbe, saftig und knusprig und auf keinen Fall faserig.

Achten Sie beim Einkauf von frischen Ingwerrhizomen darauf, dass sie glatt, ohne Falten und fleischig sind. Wickeln Sie den Rest nach der Verwendung in ein feuchtes Tuch und bewahren Sie ihn im Kühlschrank auf. Auch hochwertiger getrockneter Ingwer kann das charakteristische frische Zitronenaroma haben, aber nur wenn er biologisch angebaut und schnell getrocknet wurde. Wenn Sie die Verpackung öffnen, verfliegt diese Geschmacksnote schnell, deshalb haben Sie vom Ingwer am meisten, wenn Sie die frischen Knollen verwenden.

Wenn Sie kandierten Ingwer kaufen, müssen Sie wissen, dass er im Handel in acht verschiedenen Qualitätsklassen angeboten wird. Die beste wird *peeled* genannt und Sie erkennen diesen Ingwer an der schönen gelben Farbe und den relativ großen Stücken, in denen keine Fasern zu fühlen sind. Schlechter Ingwer ist kleiner, die Farbe ist eher gräulich-grün und oft ist er faserig.

KARDAMOM

Elettaria cardamomum (L.) Maton

Die Wikinger wussten, warum sie sich auf den Weg ins weit entfernte Indien machten. Im Kardamom sind Schönheit, Genuss und Gesundheit vereint. Viele Gewürze sind gesund, haben aber weder einen verführerischen Duft noch schmecken sie gut. Andere hingegen sind lecker und riechen gut, verfügen aber nicht über heilende Kräfte. Im Kardamom kommen alle diese Eigenschaften zusammen. Aber natürlich nur, wenn er von guter Qualität ist.

Die Geschichte der Verwendung von Kardamom

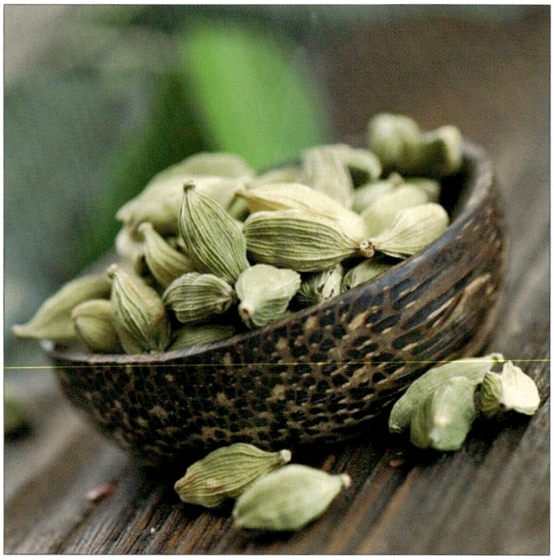

Auf dem „Zimtweg" war nicht nur Zimt unterwegs. Das Basisrepertoire an Gewürzen, die von Osten nach Westen transportiert wurden, enthielt von Anfang an auch Kardamom. Wenn man weiß, dass er neben Vanille und Safran noch heute eines der teuersten Gewürze ist, kann man den Eifer der Händler gut nachvollziehen.

Probiert man ihn, versteht man auch die Käufer, die bereit waren, ein kleines Vermögen für ihn zu zahlen.

Kardamom ist Schönheit, Genuss und Gesundheit in einem. Viele Gewürze sind gesund, haben aber weder einen verführerischen Duft noch schmecken sie gut. Andere sind lecker, verfügen aber nicht über heilende Kräfte. Im Kardamom sind alle diese Eigenschaften vereint. Er hat einen verlockenden Geschmack, wirkt belebend, unterstützt eine ganze Reihe von Organen im Körper und hat keine Nebenwirkungen. Schon das alleine sollte ein ausreichender Grund sein, ihn in den Speiseplan aufzunehmen.

Es überrascht nicht, dass Aufzeichnungen über dieses Gewürz schon in den vedischen Schriften der Hindus zu finden sind. Kardamom wird selbst von den größten Ärzten des Altertums gepriesen; von Hippokrates und Dioscurides. Auch im mittelalterlichen Europa war dieses Gewürz wohlbekannt.

Interessant ist die Tatsache, dass dieses Gewürz heute in Skandinavien am meisten gekauft wird und von den Wikingern dorthin gebracht wurde. Das ist ein weiteres aufschlussreiches Puzzleteil unserer würzigen Geschichte. Denn die Wikinger, die zwischen dem 8. und dem 11. Jahrhundert über die Meere reisten, waren Vasco da Gama und den anderen großen Seefahrern, die im 15. Jahrhundert den Seeweg nach Indien entdeckt haben sollen, mindestens ein halbes Jahrtausend voraus.

Heute wird der meiste Kardamom in Nepal und Guatemala angebaut. Im Jahr 2007 belief sich der Gesamtumsatz beim Handel mit diesem Gewürz auf 137 Millionen Dollar.

Was ist Kardamom?

Kardamom gehört wie Ingwer, Kurkuma und Galgant zur Gruppe der Ingwergewächse. Die meisten Heil- und Würzkräfte stecken im Unterschied zu den übrigen Ingwergewächsen, die vor allem für ihre Rhizome bekannt sind, bei diesem Gewürz in den Samen.

Das, was wir als Kardamomgewürz kennen, sind die gemahlenen Samen, die geerntet werden, kurz bevor die grünen Früchte vollständig ausgereift sind.

Bei uns wird am häufigsten der grüne Ceylon-Kardamom (*Elettaria ensal* (Gaertn.) Abeyw.) verwendet.

Im Himalayagebirge, in Südchina, Südostasien und in Afrika gedeihen auch die schwarzen Sorten wie der Bengalische Kardamom (*Amomum aromaticum* Roxb.). Schwarzer Kardamom ist kein Ersatz für den Grünen, es handelt sich dabei um eine ganz eigenständige Gewürzart. Diese Art von Kardamom wird über dem offenen Feuer

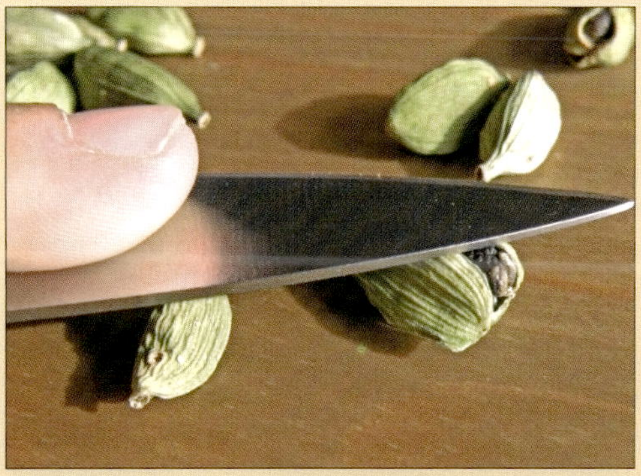

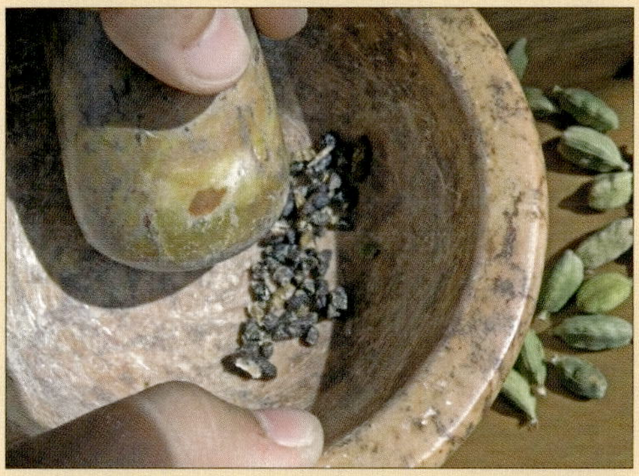

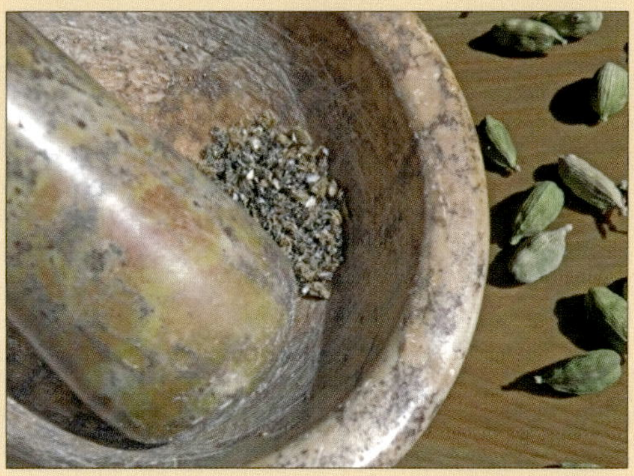

Für Speisen, in denen die harten Kardamomfrüchte stören würden, verwendet man die im Mörser zerstoßenen Samen. In dieser Form passt er sehr gut zu Frikadellen, Aufstrichen und Süßspeisen. In Eintöpfe und Saucen kann man ganze, aber leicht geöffnete Früchte geben, die dann später wie Lorbeerblätter wieder herausgenommen werden.

getrocknet, weshalb er ein volleres Aroma mit Rauchnote hat. Der Schwarze Kardamom wird vor allem in der indischen Küche verwendet.

Aber erst einmal bitte langsam. Wenn Sie auf diesen Seiten zum ersten Mal überhaupt von der Existenz dieses Gewürzes gelesen haben, reicht es vollkommen aus, ihn in seiner Grundform kennenzulernen. Der Luxus der verschiedenen Sorten kommt dann mit der Zeit.

Was steckt im Kardamom?

Kardamom enthält 3 bis 9 % ätherisches Öl. Der Hauptteil des ätherischen Öls befindet sich in den Samen. Seine wichtigsten Inhaltsstoffe sind Limonen, Cineol, Menthon, Myrcen, Sabinen, Linalool, Nerol, Geraniol, Methyleugenol usw. In Kontakt mit Luft verflüchtigt sich das ätherische Öl sehr schnell, weshalb es besonders wichtig ist, die Früchte mit den Samen erst direkt vor der Verwendung zu zerstoßen.

Sein Geschmack ist schwer zu beschreiben. Er ist ein sehr viel milderes Gewürz als Ingwer, weniger bitter als Kurkuma und hat einen frischen Duft nach Rosen, was für den Kardamom besonders charakteristisch ist. Wenn Sie ihn erst einmal kennen, können Sie ihn sehr schnell von den anderen Gewürzen unterscheiden.

Die Wirkung von Kardamom …

In der Volksmedizin und in der TCM gilt Kardamom als verdauungsförderndes Mittel, das Körper und Geist stärkt. Bekannt ist er für seine wärmende Wirkung. Er löst Krämpfe, regt die Bildung der Magen- und Gallensäfte an und schützt die Magenschleimhaut. Interessant ist auch, dass er in der Ayurveda-Medizin als Gewürz für die Regulierung der Doshas verwendet wird, d. h. er ist für alle Personentypen heilsam (Menschen mit *Pitta*-Konstitution sollten ihn allerdings in geringeren Mengen verzehren).

… als Muntermacher

Kardamom unterstützt den Gehirnstoffwechsel und fördert (ähnlich wie Koffein) die Konzentration, wobei er allerdings eine etwas andere Wirkweise als das Koffein hat. Wie man weiß, kann Kaffee Herzrasen verursachen, Kardamom hingegen bewirkt genau das Gegenteil. Versuchen Sie daher, Ihren Kaffee oder schwarzen Tee mehrmals täglich durch ein Getränk aus 40 % Kardamom, 30 % Kümmel und 30 % Anis zu ersetzen. Zerstoßen Sie die Samen, übergießen Sie sie mit kochendem Wasser und lassen Sie das Getränk 10 Minuten ziehen. Man trinkt diesen Tee am besten lauwarm zu den Mahlzeiten oder direkt nach dem Essen.

Die Araber und Inder geben Kardamom direkt in den Kaffee. Pro Tasse verwendet man den Inhalt einer Frucht oder eine Messerspitze Kardamompulver. Dieser Kaffee hat ein viel besseres Aroma und ist gesünder. Auch vom Magen wird er vollkommen anders aufgenommen.

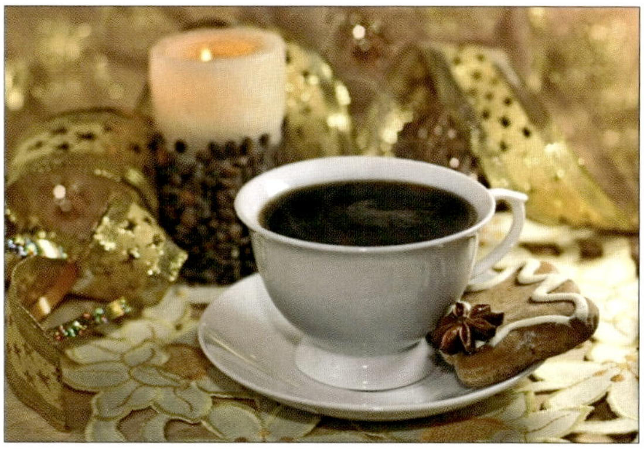

Kaffee ist keine Belastung für den Körper, wenn Sie die richtigen Gewürze hinzugeben. Erhitzen Sie für einen Spice coffee 2 Teelöffel Kaffee, 1/4 Teelöffel zerstoßenen Kardamom, 1/4 Teelöffel Ingwer und 1/4 Teelöffel Zimt oder Nelken in einem Topf. Wenn Ihnen der Duft der Gewürze in die Nase steigt, brühen Sie das Getränk mit kochendem Wasser auf und lassen es einige Minuten ziehen.

... bei Husten

In der Ayurveda-Medizin wird er auch für die Behandlung von Atemwegserkrankungen angewandt. Seine „Spezialität" ist trockener Husten. Wenn man ihn als Tee zubereitet (2 Teelöffel zerstoßene Samen mit kochendem Wasser aufbrühen, nach 10 Minuten abgießen), fördert er die Schleimabsonderung und das Zusammenziehen der Bronchien für ein einfacheres Abhusten. Gleichzeitig hat er eine leicht antimikrobielle Wirkung.

... auf die Gesundheit des Zahnfleischs und frischen Atem

Das Kauen von Kardamomsamen hilft gegen schlechten Mundgeruch und genau aus diesem Grund wird er in Indien als Kaugummi verwendet. Dabei kann Kardamom viel mehr als nur Knoblauchgeschmack oder Mundgeruch überdecken. Sein ätherisches Öl stärkt das Zahnfleisch und neutralisiert Bakterien, die Parodontose und Zahnfleischentzündungen hervorrufen.

Was sagt die moderne Wissenschaft?

Kardamom gilt in der traditionellen Medizin vieler Länder als offizielles Heilmittel. Einen sehr hohen Stellenwert hat er in China, Indien, Pakistan, Korea, in Vietnam und in Japan.

Man schätzt ihn vor allem für seine entzündungshemmende Wirkung in der Mundhöhle und er wird auch bei Lungenkrankheiten, Bronchitis und sogar Tuberkulose eingesetzt. Sehr oft wird er bei Verdauungsbeschwerden, Verstopfung und Ruhr (Dysenterie) verwendet. Er gehört zu den Heilpflanzen, die sich bei Nieren- und Gallensteinen bewährt haben.

Antibakterielle Wirkung

Marokkanische Forscher untersuchten die antimikrobielle Wirkung des Kardamoms und stellten fest, dass er grampositive und gramnegative Bakterien bekämpft. Versuche an Mäusen zeigten, dass extrem hohe Kardamomdosen eine toxische Belastung und einen oxidativen Stress auslösen können. Dabei handelt es sich jedoch um eine Menge von 0,3 mg pro Gramm Körpergewicht, was bei einem Menschen mit 60 kg Körpergewicht dem Verzehr von 200 g Kardamom entsprechen würde.

Wirkung auf die Verdauungsorgane

Sehr interessant ist eine Studie von Professor Alhaider und seinem Team an einer Universität in Saudi Arabien (*Arab Journal of Pharmaceutical Sciences, 2005; 3 (1), 47-58*), in der man untersuchte, welche Menge Kardamom die Verdauungsorgane vor Schäden schützt, die durch einige Medikamente und Chemikalien (das nichtsteroidale Schmerzmittel Indometacin und andere, ähnlich reizende Stoffe) verursacht werden. Kardamom erwies sich als sehr nützlich bei der Vorbeugung von Verletzungen an den Schleimhäuten und hatte dabei keine unerwünschten Nebenwirkungen, obwohl Lösungen mit einer Konzentration von 250 und 500 mg pro Kilogramm Körpergewicht verwendet wurden. Auf ein Körpergewicht von 60 Kilogramm umgerechnet wäre dies eine Verzehrmenge von 15-30 g pro Tag.

Offensichtlich ist Kardamom in letzter Zeit ein interessantes Forschungsthema. Das *Journal of Ethnopharmacology* (*Volume 115, Ausgabe 3, 12. Februar 2008, S. 463-472*) veröffentlichte eine Studie, in der die Auswirkung von Kardamom auf die Magenbewegungen, die Senkung des Blutdrucks und die Lösung von Krämpfen untersucht wurde. Die Arbeit zeigt, dass Kardamom die Bewegung der Verdauungsorgane durch cholinerge Rezeptoren moduliert und die Mechanismen mit Ca++ hemmt. Auf ähnliche Weise funktioniert auch die Senkung des Blutdrucks. Die diuretische und beruhigende Wirkung verstärkte diesen Effekt sogar noch.

Wirkung auf den Blutdruck

In den Schriften der traditionellen Medizin findet man Angaben über die blutdrucksenkende Wirkung von Kardamom – genau das überprüften die Autoren einer Studie, die 2009 im *Indian Journal of Biochemistry and Biophysics* veröffentlicht wurde. Zwanzig Patienten mit erhöhtem Blutdruck im Anfangsstadium erhielten 3 g Kardamom pro Tag (aufgeteilt in zwei Gaben) über 12 Wochen. Man kontrollierte den Blutdruck sowie den oxidativen Stress und führte jeden Monat eine Blutanalyse durch. Die Messungen ergaben eine deutliche Senkung des Blutdrucks und eine Verbesserung des Blutbilds. Das antioxidative Potential verbesserte sich um 90 % und keine der Testpersonen konnte Nebenwirkungen feststellen.

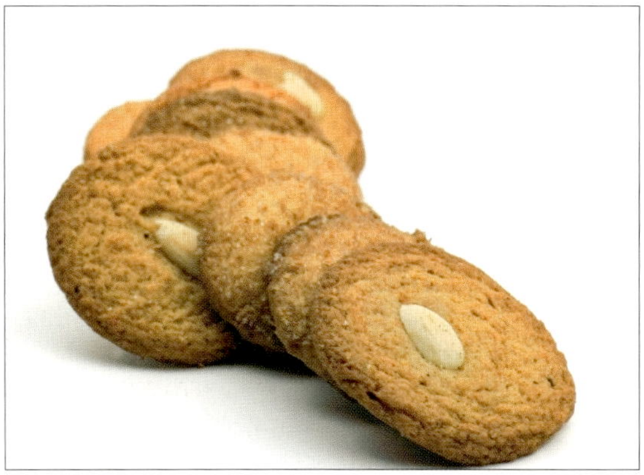

Wenn Sie süßes Gebäck zubereiten, geben Sie einen gestrichenen Esslöffel Kardamom auf ein halbes Kilogramm Dinkelmehl. Ihr Gaumen wird sich freuen und die Verdauung wird es Ihnen danken.

Antioxidative Wirkung

Zu einem ähnlichen Schluss kamen auch iranische Wissenschaftler, die untersuchten, welche Auswirkungen der Verzehr von 3 g Kardamom pro Tag in Form von Tee hat. Die Kontrolle der Veränderungen im Blut während eines Zeitraums von zwei Wochen bestätigte die antioxidative Wirkung des Kardamoms (*Journal of Arak University of Medical Sciences (Rahavard-E Danesh) Winter 2009; 11(4 (45)):1-7.)*.

Mögliche Gefahren bei der Anwendung

Beim Kardamom sind keine Nebenwirkungen bekannt. Die Erhöhung von oxidativem Stress wurde nur beim Verzehr extrem hoher Dosen (0,3 mg pro Gramm Körpergewicht) festgestellt. An diese Mengen kommt man bei einer normalen Ernährung jedoch niemals heran.

Verwendung in der Küche

Beim balsamischen, warmen Duft der Kardamomfrüchte denkt man gleich an heißen Kaffee und dunkle Schokolade. Werden die Samen gekaut, stellt man sehr schnell fest, weshalb Kardamom zur Familie der Ingwergewächse gehört. Ähnlich wie Ingwer trägt auch Kardamom eine fruchtig-erfrischende Schärfe in sich, die an Kampfer und Eukalyptus erinnert. In Indien wird damit der Masala-Tee gewürzt. In Europa hingegen ist er in Lebkuchen, englischem Ingwerbrot und schwedischen Weihnachtsplätzchen unverzichtbar.

Der Grund ist nicht nur in seinem Duft zu suchen, sondern auch in seiner Eigenschaft, die Verdauung von Fett und Stärke (die beiden Hauptzutaten von Plätzchen) zu erleichtern. Fangen Sie also so bald wie möglich an, Gebäck und Brot damit zu verfeinern. Am Anfang in kleinen Mengen und mit der Zeit, wenn Sie sich an seinen Geschmack gewöhnt haben, mit etwas mehr Mut.

Weil Kardamom Fette leichter verdaulich macht, wird er auch in Wurst und Pasteten verwendet.

Er ist mit seinem rauchigen, blütensüßen Aroma eine wichtige Zutat in Gewürzmischungen der indischen und arabischen Küche. Man kennt ihn

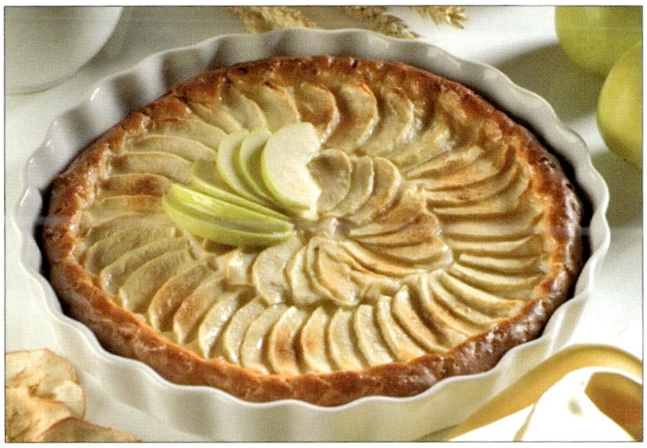

Kardamom kann in allen Süßspeisen mit Äpfeln ausgezeichnet mit Ingwer, Nelken und Zimt kombiniert werden. Da eine größere Menge dieses Gewürzes das Obst bitter macht, mischt man es anstatt zu den Äpfeln besser ins Mehl.

als Bestandteil des Currypulvers und der berühmten indischen Gewürzmischung Garam masala.

Mit den Früchten kann man hervorragend Tees und Kaffee verfeinern. Ein bis zwei Früchte pro Tasse zaubern die Kraft und den Duft des Orients herbei.

Das Gewürz schmeckt auch in Obstsalaten, Kompott und Bratäpfeln einfach herrlich. Beim Kochen sollte man darauf achten, dass man nicht zu viel verwendet, denn der Geschmack wird sonst schnell zu intensiv und erinnert an Kampfer. Wenn Sie nur einen leichten Hauch des Kardamomaromas wünschen, geben Sie eine ganze Frucht für einen Moment in die Speise und entfernen Sie sie rechtzeitig wieder. Kardamom kann auch in der Gewürzmühle gemahlen werden.

Passt gut zu …

… Anis, Chili, Fenchel, Ingwer, Joghurt, Kaffee, Koriander, Kümmel, Kreuzkümmel, Nelken, Paprika, Pfeffer, Safran, Sternanis, Vanille, Zimt und Zitronenschale.

Damit das wertvolle ätherische Öl nicht verloren geht, sollte Kardamom erst zum Ende der Kochzeit zu den Gerichten gegeben werden.

Anbau

Kardamom kann in unserer Klimazone leider nicht angebaut werden.

Einkauf

Kardamom von guter Qualität erkennt man an den geschlossenen Früchten, die man zwischen den Fingern öffnen kann. In den Früchten befinden sich bis zu 20 dunkelbraune Körner, die manchmal etwas klebrig sind. Werden diese zerdrückt, sind sie auf der Innenseite weiß. Beim Kauen sind sie leicht knusprig.

Der beste Schutz vor Aromaverlust ist die natürliche Verpackung, d. h. man belässt den Kardamom, bis man ihn braucht, am besten in den Kapselfrüchten, welche die Natur dafür geschaffen hat. Man kann ihn im Geschäft auch als gemahlenes Gewürz kaufen. Solange er noch duftet, ist er von sehr guter Qualität, aber denken Sie daran, dass Kardamom als Pulver schon acht Wochen nach dem Öffnen mindestens die Hälfte seines Aromas verliert. Wenn er in Form der Früchte aufbewahrt wird, verliert er in sechs Monaten lediglich 20 % des Aromas.

Sobald Sie einmal das volle Aroma der frisch zerstoßenen Samen kennengelernt haben, wird Ihnen der gemahlene Kardamom wie eine schlechte Imitation vorkommen. Sollten Sie dennoch den schon gemahlenen Kardamom kaufen, brauchen Sie ihn am besten schnell auf. Das wird Ihnen aber gar nicht schwerfallen, da Sie nun wissen, wie nützlich er ist.

KNOBLAUCH

Allium sativum L.

Knoblauch könnte dank seiner bioaktiven Stoffe zu Recht auch „Hausapotheke" genannt werden. Er wirkt antiseptisch, antibiotisch und antimykotisch und ist gleichzeitig eines der seltenen natürlichen Antibiotika, die auch bei Bakterien helfen, die schon eine Antibiotika-Resistenz entwickelt haben.

Die Geschichte der Verwendung von Knoblauch

Knoblauch ist, ähnlich wie Salz, fast überall auf der Welt ein Universalgewürz. In seiner Jahrtausende langen Geschichte erlebte er viele Höhen und Tiefen. Eine Zeit lang war er für die Menschen ein Geschenk Gottes, dann wurde er wegen seines Geruchs verschmäht, später wieder als Heilpflanze für allerlei Krankheiten verehrt und sogar zur Vertreibung von Vampiren verwendet. Heute können wir uns eine gute Küche nur schwerlich ohne Knoblauch vorstellen. Nicht allein, weil er ein außerordentliches Gewürz ist, sondern auch, weil er eine starke Heilkraft besitzt.

Der ursprüngliche Knoblauch stammt aus Zentralasien. Von dort verbreitete er sich in den Orient, nach Indien und nach China, wo er schon im Altertum eine kultische Bedeutung hatte. Während es in China und Indien aufgrund seines intensiven Aromas verboten war, den Göttern damit zu huldigen, wurde er im alten Ägypten durchaus geschätzt und sogar zur Dekoration der Nasenhöhlen toter Pharaonen, z. B. von Tutanchamun,

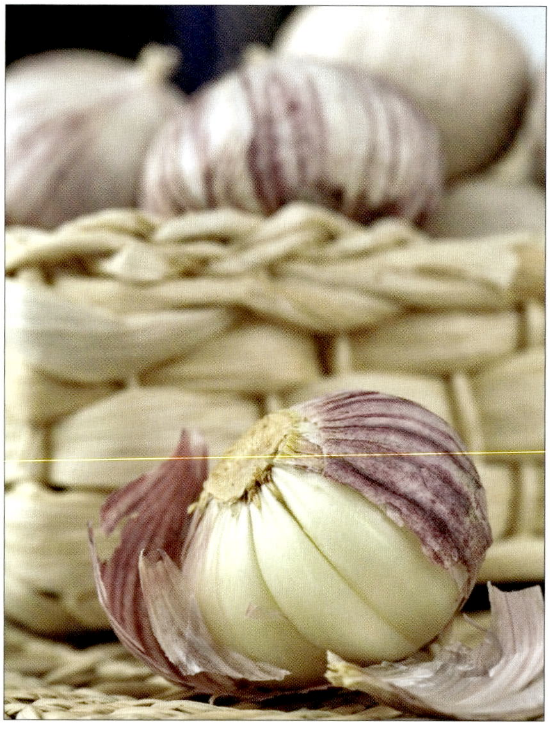

benutzt.

Die Arbeiter bekamen während des Baus der Pyramiden rohe Zwiebeln und Knoblauch zu essen. Einige Historiker glauben, dass sie die Arbeiter vor Krankheiten schützen und ihnen

Kraft geben sollten, andere sehen den Zweck vor allem in der Abwehr böser Geister. In Babylonien wurden Rezepte für Gemüsesuppen mit Knoblauch in Tonplatten geritzt. Bei den Senatoren im antiken Rom war er nicht beliebt, umso mehr aber beim Volk, vor allem aufgrund seiner antibakteriellen Wirkung. Wegen seines starken Geruchs ranken sich viele Mythen um den Knoblauch, unter anderem ist er auch dafür bekannt, vor Vampiren zu schützen.

Bevor Sie aber abwinken und die Geschichten über den böse Geister und Vampire vertreibenden Knoblauch als wissenschaftlich unbegründet von sich weisen, denken Sie doch noch ein bisschen darüber nach, wie diese Geschichten überhaupt entstanden sind. Der Knoblauchgeruch hat ganz sicher eine besondere Schwingung, die viele pathogene Organismen aus der Bahn wirft. Sogar solche, die gegen alle bekannten Antibiotika eine Resistenz entwickelt haben. Die chinesische Medizin beschreibt die Energie des Knoblauchs als warm, er vertreibt Feuchtigkeit und stärkt die Vitalenergie. Knoblauch trägt also die Essenz des Warmen, Sonnigen und Trockenen in sich. Aus diesem Grund „flieht" alles vor ihm, was Feuchtigkeit, Muffigkeit und Dunkelheit liebt.

Auch wenn keine echten Vampire mit spitzen Eckzähnen unter uns leben, gibt es viele immaterielle Erscheinungen, die im Raum hängen geblieben sind und unsere Energie rauben können, was man symbolisch als „Blutsaugen" ausdrücken könnte. Diese „bösen Geister" tragen wir auch in uns selbst, wenn wir Zweifel haben oder von Angst, Sorgen, Wut, Gier oder Trauer erfüllt sind. All das schwächt unsere Vitalenergie. Außerdem ist in der chinesischen Medizin bekannt, dass unser Blut ein Ausdruck der Lebensenergie ist und wenn diese Energie sinkt, sind die Folgen auch in einem schlechteren Blutbild zu erkennen. Waren unsere Vorfahren wirklich ungebildet, abergläubisch usw. oder wussten sie mehr als wir in der heutigen Zeit? Sahen sie im Knoblauch etwas, was die moderne Wissenschaft nicht mehr zu entdecken vermag?

In den letzten Jahrzehnten wurde Knoblauch auch in unseren Breiten angebaut. Mit der Globalisierung und den Problemen, die viele beim Anbau von Knoblauch bei uns hatten, verstärkte sich jedoch erneut der chinesische Einfluss im weltweiten Knoblauchhandel. So haben die Chinesen heute fast 80 % der Weltproduktion von Knoblauch in ihren Händen und der Preis auf dem Weltmarkt stieg in den letzten Jahren schneller als der Goldpreis. Leider ist dieser Knoblauch von fragwürdiger Qualität. Knoblauch ist nämlich eine der Pflanzen, die radioaktiver Strahlung ausgesetzt werden, um Pilze, Schimmel und Keimung zu verhindern. Und die Ware, die nicht bestrahlt wird, „imprägniert" man stattdessen in chemischen Bädern, um den gleichen Effekt zu erzielen.

Was ist Knoblauch?

Knoblauch, Zwiebeln, Schalotten, Lauch, Schnittlauch und Bärlauch gehören zur Familie der Lauchgewächse (lat. Alliaceae).

Bei uns sind mehrere Knoblaucharten bekannt, vom jungen Frühlingsknoblauch mit kleinen, weißen, milchigen Zehen bis hin zu reiferen Sorten, die eine entweder weiße, rosa oder leicht violette Schale haben.

Untersuchungen zeigten, dass der reife Knoblauch mehr heilende Kräfte besitzt als der junge, denn die Konzentration der Wirkstoffe ist im reiferen Knoblauch höher.

Was steckt im Knoblauch?

Obwohl die gesamte Pflanze Wirkstoffe enthält, sind sie in der Zwiebel am konzentriertesten.

Für das charakteristische Knoblaucharoma sorgen verschiedene schwefelhaltige Verbindungen, von denen Alliin die wichtigste ist, denn es ist eine Vorstufe von Allicin, das sich bildet, wenn die Knoblauchzellen beschädigt werden und das Alliin in Kontakt mit der Luft kommt. Aus diesem Grund duftet der Knoblauch erst, wenn man ihn zerdrückt oder schneidet. Da diese Reaktion, bei der aus dem passiven Alliin eine ganze Reihe von Wirkstoffen entsteht, einige Zeit dauert, empfehlen die Experten, den geschnittenen Knoblauch ein paar Minuten an der Luft stehen zu lassen, bevor er zu warmen Speisen, in kochendes Wasser oder zu Öl hinzugegeben wird, denn die Wärme hemmt diese Enzymreaktionen und vermindert damit die Heilkraft des Knoblauchs.

Nur wenige Menschen wissen, dass beim Knoblauch auch noch ein anderer Teil der Aktivierung wichtig ist, den jedoch unsere Darmflora vornehmen muss. Erst wenn das Alliin auf Milchsäuren trifft, wird es zu einem natürlichen Antibiotikum. Knoblauch ist daher vor allem Menschen mit einer gesunden Darmflora eine wertvolle Hilfe. Wenn Sie aber im Teufelskreis sich wiederholender Antibiotikabehandlungen gefangen sind, die Ihre Darmflora angreifen, wird seine Wirkung in Ihrem Körper zu sehr erschwert.

Knoblauch enthält auch viele Mineralstoffe, wie z. B. Eisen, Kalzium, Selen und Phosphor sowie zahlreiche Vitamine, unter anderem die Vitamine A, E und C.

Eine Besonderheit des Knoblauchs sind die sehr starken Flavonoide, die in alle Zellen unseres Körpers eindringen und sie durchtränken. Das können Sie selbst ausprobieren. Streichen Sie sich Ihre Fußsohlen mit Knoblauch ein und lesen Sie dann ein Buch oder entspannen Sie sich auf andere Weise. Nach einigen Stunden werden Sie den Knoblauchgeschmack auf Ihrer Zunge wahrnehmen. Genau wegen dieser Eigenschaft halten sich manche Menschen von ihm fern, da sie nicht nach Knoblauch riechen wollen. Der unangenehme Geruch kann durch das Kauen von Petersilie oder Kerbel, durch den Verzehr eines geriebenen, mit reichlich Honig vermischten Apfels oder das Kauen von Kaffeebohnen überdeckt werden.

Die Wirkung von Knoblauch ...

Knoblauch könnte dank seiner bioaktiven Stoffe zu Recht auch „Hausapotheke" genannt werden. Er wirkt antiseptisch, antibiotisch und antimykotisch und ist gleichzeitig eines der seltenen natürlichen Antibiotika, welche auch bei Bakterien helfen, die schon eine Antibiotika-Resistenz entwickelt haben. In der Volksmedizin spielt er in mehreren Bereichen eine wichtige Rolle.

... auf den Kreislauf

Er soll den Blutdruck und den Cholesterinspiegel senken, degenerative Veränderungen des Kreislaufs verhindern und die Blutgerinnung hemmen. Der Knoblauch unterstützt die Arbeit der roten Blutkörperchen.

... auf die Verdauung

Knoblauch regt die Magen- und Darmfunktion sowie die Bildung von Galle an. Dabei reguliert er auch die Darmflora, denn er hemmt die schnelle Vermehrung unerwünschter Bakterien. Er vermindert Fäulnis und giftige Stoffe im Darm und wirkt desinfizierend. Knoblauch hilft auch bei zahlreichen Pilzinfektionen.

... auf den Zuckerstoffwechsel

Es heißt, Knoblauch senkt den Blutzuckerspiegel, daher wird er auch Diabetikern empfohlen.

... bei Entzündungen

Frischer Knoblauchsaft hilft bei Bronchitis und sogar bei Tuberkulose. Er bekämpft Bakterien und Viren und ist aus diesem Grund ein effektives Hilfsmittel bei Erkältungen. Dazu ist Knoblauchsaft oder Knoblauchtinktur am besten geeignet.

Diese beiden helfen auch bei Akne und Entzündungen der Haut, solange die Haut nicht beschädigt ist. Tragen Sie Knoblauch aber niemals auf offene Wunden auf.

… in anderen Bereichen

Traditionell wird er auch als Aphrodisiakum verwendet.

Die bioaktiven Stoffe des Knoblauchs haben eine hervorragende Wirkung, jedoch erst nach einiger Zeit. Wenn Sie Knoblauch mindestens fünf Wochen lang zu sich nehmen, wird der Erfolg nicht ausbleiben.

Energetische Wirkung

In der Ayurveda-Medizin sind die grundlegenden Eigenschaften des Knoblauchs „ölig, scharf, schleimig und schwer". Er mindert *Vata* und *Kapha* und stärkt das *Pitta*.

In der TCM werden ihm das Element Metall sowie die Organe Magen, Milz, Leber, Herz und Dickdarm zugeschrieben. Seine thermische Funktion in der TCM ist heiß.

Was sagt die moderne Wissenschaft?

Die Autorin Holly Phaneuf schrieb in ihrem Buch *Herbs Demystified*, dass es mindestens 2000 Studien gibt, die sich mit der Heilkraft des Knoblauchs befassen. Diese Anzahl übertrifft sicherlich die aller anderen Gewürze.

Wirkung bei Krebskrankheiten

Viele Studien zeigten seine unterstützende Wirkung bei der Hemmung von Tumorzellen, vor allem bei Leberkrebs, Mundhöhlen- und Rachenkrebs, Brustkrebs und bei Magen- und Darmkrebs. Die Wissenschaftler sind der Meinung, dass dies eine Folge der starken antioxidativen Wirksamkeit des Knoblauchs ist. Hier ist der Hinweis angebracht, dass diese Schlussfolgerung sich nur darauf stützt, dass in einer Gruppe von regelmäßig Knoblauch verzehrenden Menschen weniger Menschen erkrankten. Wenn die Krankheit einmal in größerem Umfang ausbricht, können Sie aber nicht erwarten, sie mit Knoblauch zu heilen.

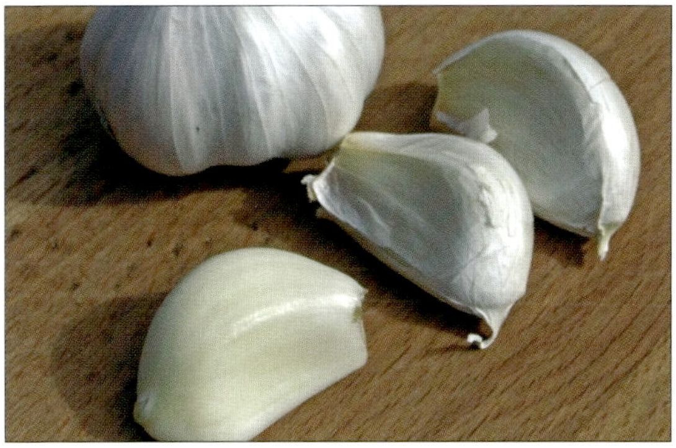

Wirkung auf den Blutkreislauf

Die meisten Untersuchungen wurden über die blutverdünnende Wirkung des Knoblauchs durchgeführt. Laut den Feststellungen von M. Alij wirkt Knoblauch ähnlich wie Aspirin® und zwar indem das Enzym COX die Bildung von Thromboxan verhindert. Studien bestätigten dabei auch, dass diese Wirkungsweise nicht bei allen Knoblauchpräparaten gleich effektiv ist. Am besten bewährte sich der Verzehr einer ganzen, frischen Knoblauchzehe.

S. K. Banerjee und S. K. Maulik erforschten die blutdrucksenkende Wirkung des Knoblauchs *(Nutr. J., 2002, Nov. 19; 1(1):4)*. Sie stellten fest, dass Knoblauch die Blutadern weitet und damit den Blutdruck senkt.

Die Weitung der Blutgefäße und die Veränderung der Blutviskosität haben noch eine weitere Folge, die sich in der Vorbeugung von Gefäßverletzungen zeigt, weshalb sich das Cholesterin nicht an den Gefäßwänden absetzt. Dabei helfen auch die knoblauchtypischen Schwefelmoleküle S-Allyl-Cystein und S-Propyl-Cystein, welche die Ansammlung und Synthese von Fetten in der Leber verlangsamen. Genauere Untersuchungen zeigten noch viele weitere Stoffe auf, die im Knoblauch synergetisch auf die gleiche Weise wirken.

Interessant ist auch die Feststellung von Y. Y. Yeh und L. Liu (*J. Nutr., 2001: 131:989S-993S*), dass isolierte Stoffe nicht so gut wirken wie die Mischung des breiten Wirkstoffspektrums, das man in natürlichem Knoblauch findet.

Antimikrobielle Wirkung

Die Wissenschaft ist sich einig, dass Knoblauch gegen Mikroben und Pilze eingesetzt werden kann, aber wiederum nur präventiv. Sie können damit keine Infektion in ihrer akuten Phase stoppen.

Mögliche Gefahren bei der Anwendung

Knoblauch als Gewürz ist sicher und unschädlich. Vorsicht erfordert er nur bei Personen, die einen sehr niedrigen Blutdruck haben, weil Knoblauch diesen noch zusätzlich senken kann. Ähnliches gilt, wenn Sie Medikamente gegen Blutgerinnung einnehmen, denn Knoblauch hat die gleiche Wirkung. Deshalb sollten Sie einige Tage vor chirurgischen Eingriffen auf ihn verzichten.

Das Geheimnis alles Guten liegt in der richtigen Menge. Bei Magen- oder Darmbeschwerden kann eine zu große Menge Knoblauch die Schwierigkeiten sogar noch verschlimmern. Mäßigkeit bringt die besten Resultate.

Verwendung in der Küche

Es gibt nur wenige Pflanzen, von denen man sagen kann, dass sie zu fast allen andern Kräutern passen. Knoblauch gehört mit Sicherheit dazu. Das Resultat ist aber davon abhängig, welche Eigenschaft des Knoblauchs Sie in Ihren Speisen wünschen.

In der chinesischen Küche wird Knoblauch kurz in Öl angedünstet, damit es sein Aroma annimmt. Man nennt diesen Vorgang „Imprägnierung des Öls“. Danach nimmt man die Knoblauchzehen aus der Pfanne und bereitet die Speise weiter zu.

Die meisten Wirkstoffe und das stärkste Aroma genießt man beim Verzehr der frisch zerdrückten Knoblauchzehen. Sie sind scharf und haben einen intensiven Geruch, aber so wirkt er am besten. Roher Knoblauch sollte im Mörser zerstoßen werden, denn beim gewöhnlichen Zerdrücken bekommt er oft einen scharfen oder metallischen Geschmack. Ein gutes Knoblaucharoma erhält man auch, indem man ihn erst mit Salz bestreut und dann mit dem Messerrücken zerdrückt. Knoblauch wird beim Erhitzen sehr schnell bitter, erwärmen Sie ihn deshalb nur kurz bei geringer Temperatur.

Wenn Sie Geruch, Geschmack und Aroma des Knoblauchs abschwächen möchten, geben Sie ihn erst am Ende der Zubereitung zu den Speisen. So ist er viel milder und ein Großteil der Schärfe wandelt sich in einen süßen Geschmack um. Wenn der Knoblauch zu früh hinzugefügt wird, riskiert man einen bitteren Geschmack der Gerichte. Bitter wird das Essen auch, wenn der Knoblauch schon grüne Triebe hat oder wenn die Zwiebel weich ist.

Passt gut zu ...

... fast allen Kräutern und Gewürzen. Ingwer mildert seinen starken Geruch ab. Die positiven Eigenschaften beider Gewürze werden in dieser Kombination sogar noch verstärkt.

Anbau

Knoblauch ist eine zweijährige Pflanze. Im ersten Jahr wächst aus den Samen eine kleine Zwiebel. Im folgenden Jahr wird aus der Zwiebel dann die Pflanze mit den Knoblauchzehen. Wenn Sie die Zwiebeln zeitig im Frühling setzen, können Sie ihn im Herbst ernten. Bei entsprechenden Wetterbedingungen kann er auch im August gepflanzt werden. In diesem Fall können Sie sich im folgenden Frühling an frischem Knoblauch erfreuen. Die Pflanze gedeiht am besten an einer sonnigen oder halbschattigen Stelle in Boden mit hohem Humusgehalt, aber nicht in frisch gedüngter Erde.

Weil heute viele Hobbygärtner und Landwirte über immer größere Schwierigkeiten mit Pilzen und anderen Krankheiten berichten, lohnt es sich, gutes und vitales Saatgut zu suchen. Schauen Sie dazu nach alten autochthonen Sorten. Wer sich dafür entscheidet, seine eigenen Zwiebeln zu ziehen, erhält als Belohnung einen sehr viel gesünderen Knoblauch. Denken Sie nur rechtzeitig daran, im Garten etwas Platz für ihn freizuhalten.

Einkauf

Knoblauch ist das ganze Jahr über erhältlich. Wählen Sie pralle, harte und weiße Knollen. Lesen Sie dabei das Kleingedruckte und achten Sie auf das Anbauland. Der chinesische Knoblauch ist schön, hart und einwandfrei, aber er verdankt seine Schönheit meist den chemischen Bädern, die gar nichts mit dem gemeinsam haben, was wir von dieser Pflanze erwarten. Wenn Sie Knoblauch zu Heilzwecken essen wollen, zahlt es sich aus, biologisch angebaute Erzeugnisse zu suchen, oder zumindest Knoblauch aus integrierter Produktion.

Manche behaupten, dass auch Knoblauchgranulat oder Pulver eine gute Wahl ist, was vielleicht sogar stimmt, aber nur solange er noch duftet. Knoblauch ohne Knoblauchgeruch, der in Form verschiedener Nahrungsergänzungsmittel angeboten wird, können wir Ihnen allerdings nicht empfehlen. Darüber sind sich auch die Wissenschaftler einig, welche die Wirkung verschiedener Präparate verglichen haben und zu dem Schluss kamen, dass die meisten dieser Zubereitungen zu wenig Alliin enthalten, aus dem das duftende und wohltuende Allicin entsteht. Soll der Knoblauch also effektiv wirken, muss man ihn riechen können!

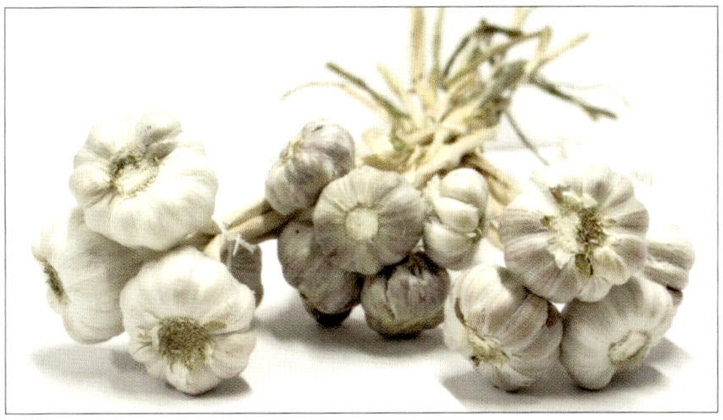

Bewahren Sie ihn kühl und trocken auf. Wenn Sie mehr Knoblauch haben, als Sie verbrauchen können, schützen Sie ihn am besten vor Fäulnis, indem Sie ihn hacken, einige Minuten stehen lassen, damit seine heilenden Wirkstoffe aktiviert werden, und ihn dann mit Olivenöl begießen. So hält er sich im Kühlschrank sehr lange und Sie haben immer die volle Kraft des Knoblauchs zur Verfügung.

Die Aufbewahrung ganzer Zwiebeln im Kühlschrank bewährt sich jedoch nicht, weil die Luft dort nicht zirkuliert und für den Knoblauch zu feucht ist. Aus diesem Grund beginnt er trotz Kälte und Dunkelheit zu keimen.

Die beste Lagerungsmethode kannten schon unsere Vorfahren. Sie flochten den Knoblauch zu Zöpfen, um das Keimen zu verhindern, und hängten sie in der Speisekammer auf. Wenn Sie keinen gebundenen Knoblauch finden, können Sie die gekauften Knollen in ein Netz geben und in einem luftigen, dunklen und kalten Raum aufhängen.

KORIANDER

Coriandrum sativum L.

Man muss nicht immer nach Gewürzen aus dem fernen Orient wie Muskatnuss und Pfeffer greifen. Wenn man genau hinsieht, findet man schnell eine Pflanze, die es auch bei uns gibt, die in unseren Gärten wächst und mindestens fünf Gewürze in sich vereint, darunter auch die beiden oben genannten. Es ist an der Zeit, dass Sie den Koriander kennenlernen!

Die Geschichte der Verwendung von Koriander

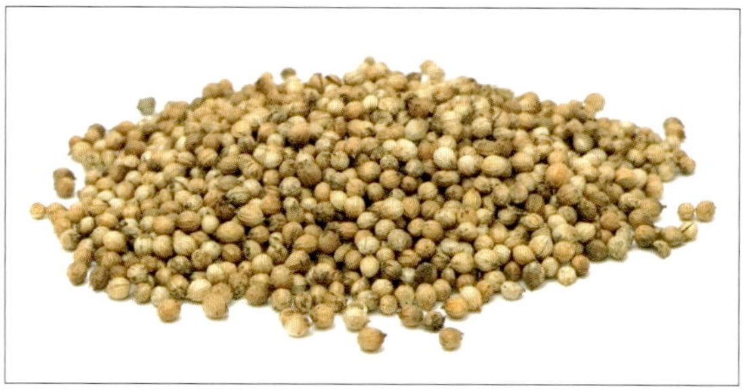

Vor 10000 bis 15000 Jahren waren die Menschen noch Jäger und Sammler und lebten in Stammesgemeinschaften zusammen.

In Internet-Enzyklopädien kann man lesen, dass die Menschen damals Früchte, Beeren und Wurzeln sammelten und wilde Tiere jagten. Nach dem Aussterben der Megafauna in Europa, Australien, Asien und Nordamerika vor etwa 9000 bis 15000 Jahren mussten die Menschen ihre Ernährungsgewohnheiten ändern, woraus dann wahrscheinlich der Ackerbau entstanden ist. So wurden in der Jungsteinzeit die ersten Menschen sesshaft, man begann mit einfacher Landwirtschaft und zähmte einige Tiere.

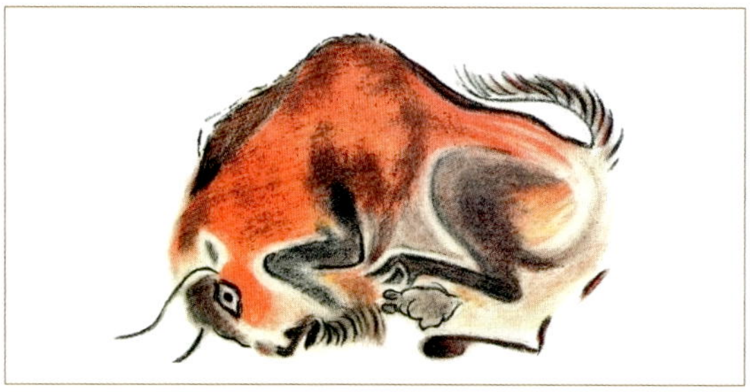

Welche Gedanken hatte der Höhlenmensch in Altamira? Vielleicht dachte er: „Wird mir meine Liebste einen Braten mit Koriander zubereiten, wenn ich heute einen Bison erlege?“

In dieser Zeit sollen zahlreiche Höhlenmalereien entstanden sein, unter anderem in einer Höhle in Altamira in Spanien, wo 10000 bis 12000 Jahre alte Gemälde die Höhlenwände schmücken. Dazu gehört auch der Höhlenkomplex Lascaux in Frankreich, der vor 10000 bis 15000 Jahren bemalt wurde.

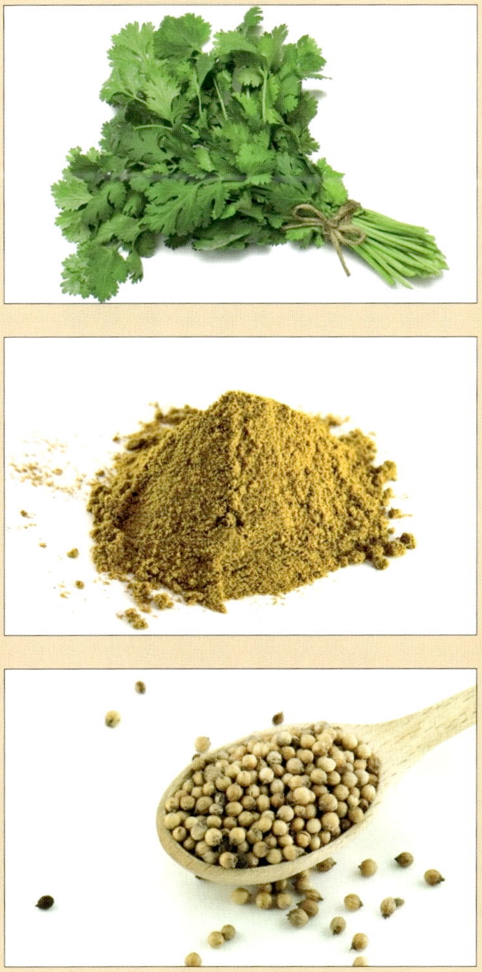

Es ist wirklich unglaublich, wie sehr sich das Aroma der Blätter, der frisch zerstoßenen Korianderfrüchte und des gemahlenen und nicht mehr duftenden Gewürzes unterscheidet.

Versuchen Sie sich jetzt vor diesem Hintergrund vorzustellen, dass schon vor 11 000 Jahren Koriander angebaut und als Gewürz verwendet wurde.

Das ergibt gleich ein ganz anderes Bild des Steinzeitmenschen. Wenn sie dieses Gewürz anbauten, kann man davon ausgehen, dass es nicht das einzige war. Und sie hätten die Gewürze kaum angebaut, wenn sie sie nicht auch verwendet hätten. Wozu sollten primitive Stämme, die noch nicht einmal kochen, Brot backen, Bier brauen und Wintervorräte anlegen konnten, Koriander verwenden? Vielleicht zur Herstellung von Farben für die Höhlengemälde? Die Geschichtswissenschaftler stehen ohne Antwort vor diesen Fragen. Diese und ähnliche Details, die nicht mit ihrem Bild der menschlichen Vergangenheit übereinstimmen, vergessen sie daher lieber. Aber das kleine Korianderkorn treibt beharrlich einen Keil in das Mühlwerk der offiziellen Geschichte.

Wahrscheinlich wäre auch diese Spur verwischt worden, wenn sie nicht in so vielen unterschiedlichen Quellen derart ausgiebig dokumentiert worden wäre; denn schon in den Sanskrit-Schriften wurde Koriander erwähnt. Man fand die Körner in den Grabkammern der großen Pharaonen, erhalten ist auch eine sumerische Keilschriftplatte mit einem Rezept für eine Suppe mit Koriander. Dieses Gewürz wurde außerdem auf den ägyptischen Papyrusrollen und im Alten Testament erwähnt. Selbst die Babylonier kultivierten ihn in ihren hängenden Gärten und die Griechen und Römer bereiteten mit Koriander ihre Liebestränke zu.

Im Unterschied zu vielen anderen Gewürzen, die aus dem Osten zu uns kamen, ist die ursprüngliche Heimat des Korianders der östliche Mittelmeerraum. Aus diesem Gebiet stammen alle archäologischen Korianderfunde aus der Stein-, Bronze- und Eisenzeit bis hin zur Antike.

Die Historiker sagen, dass dies kein Zufall ist. Sumerer, Babylonier, Ägypter, Perser, Griechen und Römer versprachen sich sehr viel vom Koriander und bauten ihn als Heil- und Gewürzpflanze an. Marcus Gavius Apicius, der bekannteste Kochbuchautor der Antike, empfahl Koriander zu mehr als 70 Speisen. Auch heute kann man sich gut vorstellen, warum Koriander ein so geschätztes Gewürz in der Küche war. Wenn die

Früchte im Mörser zerstoßen werden, nimmt man eine herrliche Mischung von Düften wahr, die an Blütenhonig, Zedernholz, Pfeffer und noch mehr erinnert. Röstet man die Früchte vor dem Mahlen leicht an, duften sie nach Nüssen und ihr Geruch erinnert an die Rinde frisch gebackenen, noch warmen, knusprigen Brotes.

Dass dieses Gewürz seinen Platz auch in unserer Region fand, ist wiederum den Römern zu verdanken, die ihn auf ihren Eroberungszügen bei sich trugen. Nach dem Ende des römischen Imperiums blieb der Koriander vor allem in den Klostergärten erhalten. Er wurde damals weniger als Küchengewürz, sondern mehr als Heilmittel geschätzt, vor allem die Apotheker und Mediziner empfahlen ihn bei Husten und starkem Aufstoßen.

Heute wird der meiste Koriander aus Russland, Ungarn, der Slowakei, den Niederlanden, England, Rumänien, Montenegro, Frankreich und Indien importiert. Wie Sie sehen, gefällt es ihm überall.

Was ist Koriander?

Koriander ist eine einjährige Pflanze aus der Familie der Doldenblütler. Die Pflanze hat gefiederte Blätter, die sehr stark duften. Ab Juli blüht er in weißen bis violetten Farbtönen und aus den Blüten formen sich später die runden, ockerfarbenen Früchte. Er gedeiht gut auf durchlässigen Böden ohne Staunässe in sonniger Lage. In heißen und trockenen Sommern nach kühlen und feuchten Frühjahren hat die Pflanze ein besonders üppiges Wachstum. Wenn Sie nur die Blätter ernten möchten, sähen Sie die Pflanze an einen halbschattigen Ort. Das frische Kraut wurde einst auch „chinesische Petersilie" genannt, denn beide Pflanzen haben ähnliche Blätter, nur dass die Korianderblätter viel zarter und weicher sind als die der Petersilie. Diese Zartheit soll Sie aber nicht irreführen; der Geschmack der Blätter ist so ausgeprägt, dass schon wenige Blätter einem Gericht das ganz typische Korianderaroma verleihen. Das Wesentliche dieses Gewürzes ist das, was ihm seine Bekanntheit verschaffte: vor allem seine aromatischen, runden Früchte, die eine gelbbraune Farbe haben und kleiner und glatter sind als Pfefferkörner.

Was steckt im Koriander?

Die Zusammensetzung der Früchte und Blätter unterscheidet sich voneinander und die Angaben in der Literatur beziehen sich meist nur auf die Früchte, die reich an ätherischem Öl und anderen heilenden Wirkstoffen sind.

Etwa die Hälfte des ätherischen Öls im Koriander besteht aus Linalool, das z. B. auch in Basilikum vorkommt. Der übrige Teil besteht vor allem aus Limonen, Camphen, Myrcen und Cymen. Genau diese bunte chemische Zusammensetzung macht den Reichtum des Korianderaromas aus; er duftet, als ob man mindestens fünf unterschiedliche Gewürze vor sich hat.

Die Wirkung von Koriander …

… auf die Verdauung

Koriander regt den Appetit an und fördert die Verdauung sowie die Bildung von Magensäften. Schon im alten Ägypten verwendete man ihn zur Behandlung von Darm- und Leberkrankheiten. Damit stimmen auch die Aufzeichnungen von Paracelsus überein, der dem Korianderkraut die Kraft zuschrieb, Schwermetalle aus dem Körper auszuschwemmen. In der Volksmedizin wird er sehr als blähungslinderndes und antiseptisches Gewürz geschätzt. Man empfiehlt ihn daher allen, die eine geschwächte Verdauung haben und denen die Nahrung oft im Magen stecken bleibt. Die reifen Früchte stoppen Blutungen und lösen Schleim.

... bei Verstopfung

In Indien wird Koriander als Hilfsmittel gegen Verstopfung verwendet. In der Volksmedizin gibt es zahlreiche Ratschläge, wie man sich mit Koriander auch bei Hämorrhoiden, Windpocken, Ruhr, Masern (Beschleunigung der Zellheilung), Verstopfung und Analprolaps helfen kann.

... bei Schmerzen

Koriander wird in verschiedenen Kulturen auch bei Zahnschmerzen angewandt. Man benutzte Koriandersud zum Ausspülen der Mundhöhle.

... auf Fruchtbarkeit und Geburt

Frauen nutzten den Koriander häufig für eine gesteigerte Fruchtbarkeit und Schwangere tranken Koriandertee vor der Geburt.

... bei Rheuma

Äußerlich benutzt man dieses Gewürz bei Rheuma und Gelenkschmerzen.

... auf die körperliche und geistige Kraft

Koriander ist ein Gewürz, das den gesamten Körper stärkt. Auch der berühmte Arzt Galen schrieb ihm eine tonisierende Wirkung auf den ganzen Körper zu. Deshalb wurde er auch als Aphrodisiakum und zur Steigerung des Erinnerungsvermögens angewandt.

Energetische Wirkung

In der Ayurveda-Medizin reguliert er alle drei Doshas, seine energetische Wirkung ist warm und seine wichtigsten Eigenschaften sind „leicht und ölig“. In der TCM wird ihm das Element Metall zugeordnet und die Wirkung der Früchte wird als warm beschrieben.

Aus energetischer Sicht ist die Wirkung des Gewürzes heute nur schwer zu erklären, aber in den alten Kulturen brachte man dem Koriander große Ehrfurcht entgegen. In zahlreichen Ritualen war er unersetzlich. Die Chinesen glaubten, dass er Unsterblichkeit bringt. Auch die Römer opferten ihn den Göttern. Es heißt, dass ein Mensch nicht lügen kann, wenn sich der Duft des ätherischen Korianderöls im Raum ausbreitet. Es wäre sicher interessant, diese These im Parlament auszuprobieren ...

Was sagt die moderne Wissenschaft?

Wirkung auf die Verdauungsorgane

Aktuelle Studien zeigen, dass Koriander das Wachstum von Tumoren am Dickdarm verhindert. Nachgewiesen wurde auch seine starke antioxidative Wirkung.

Bei der immer häufiger vorkommenden Morbus-Crohn-Krankheit ist Koriander eine sehr große Hilfe. Da er ein Anschwellen der Schleimhäute hervorruft und die Ausscheidung von schützendem Schleim erhöht, erleichtert er die Heilung von Verletzungen und Entzündungen an den Verdauungsorganen.

Antimikrobielle Wirkung

Das ätherische Öl des Korianders ist schon seit jeher als bakterienhemmendes Mittel bekannt. Außerdem hat es eine pilztötende (antimykotische) Wirkung.

Wirkung auf Blutzucker und Blutfette

Den durchgeführten Studien zufolge regt Koriander die Bildung von Verdauungsenzymen an, unterstützt die Bauchspeicheldrüse bei der Insulinproduktion und senkt den Blutzuckerspiegel. Des Weiteren geht man davon aus, dass er zur Senkung des LDL-Cholesterinspiegels beiträgt.

Entzündungshemmende Wirkung

Auch die entzündungshemmende Wirkung bei Rheuma, Arthrose und Hautbeschwerden ist heute bestätigt, man sollte jedoch zu diesem Zweck Salben verwenden, denen ätherisches Korianderöl zugefügt wurde.

Entgiftende Wirkung

In vielen modernen Therapien wird heute zur Ausschwemmung von Schwermetallen aus dem Körper eine Kombination aus drei verschiedenen Präparaten verwendet (erst die Alge Chlorella, dann eine Tinktur aus Knoblauch und zuletzt eine Koriandertinktur). Koriander hilft bei der letzten Stufe der Reinigung, denn er hat die besondere Eigenschaft, aus schwer zugänglichem Gewebe auch die letzten Schwermetallreste zu lösen und sie in den Blutkreislauf zurückzuführen, von wo sie dann mithilfe anderer Stoffe ausgeschieden werden. So überrascht es nicht, dass sich auch das Erinnerungsvermögen verbessert und der Körper mehr Energie hat. Unsere Vorfahren wussten also sehr gut, was sie taten und warum sie ihm all die oben genannten Heilwirkungen zuschrieben.

Wirkung bei Stress

Da Koriander die Funktion von Herz, Kreislauf-, Lymph- und Nervensystem harmonisiert, wird das ätherische Korianderöl heute auch in der Aromatherapie (im Verdampfer) als natürliches Adaptogen eingesetzt. Seine Inhaltsstoffe helfen dem Körper, sich an Stresssituationen anzupassen, was sich in Form von geringerer Erschöpfung, selteneren Kopfschmerzen, besserem Schlaf und einer gesteigerten Konzentration zeigt.

Wirkung auf die Hormone

Es wurde auch nachgewiesen, dass das ätherische Öl des Korianders die Sekretion der inneren Drüsen erhöht, weshalb er (in Form spezieller Präparate) auch zur Kontrolle des Menstruationszyklus und bei Problemen in der Menopause empfohlen wird.

Wirkung der Korianderfrüchte und des ätherischen Öls

Um ein Gefühl für die Kraft des ätherischen Öls im Verhältnis zu den Früchten zu bekommen, sollten Sie wissen, dass man für die Herstellung eines Liters ätherischen Öls etwa 100 Kilogramm Samen benötigt. Aufgrund dieser Konzentration ist das Öl nicht zum Verzehr geeignet und sollte vor allem als Unterstützung in der Aromatherapie und in kosmetischen Präparaten angewandt werden. Messbare Auswirkungen auf die Gesundheit erreicht man auch durch den Verzehr zerstoßener oder gemahlener Früchte, wenn man sie zu Tees oder Speisen hinzugibt.

Mögliche Gefahren bei der Anwendung

Achtung! Das ätherische Korianderöl kann giftig sein! Ähnlich wie bei einer Überdosis Alkohol kann beim Verzehr dieses Öls ein Zustand eintreten, der Betrunkenheit oder Tiefschlaf entspricht.

Während der Schwangerschaft dürfen keine Aromatherapien mit ätherischem Korianderöl sowie Therapien, bei denen größere Mengen Korianderfrüchte verzehrt werden, durchgeführt werden. Koriander ist aber eine wertvolle Hilfe bei der Geburtseinleitung. Die Anwendung der Früchte in rezeptüblichen Mengen hat jedoch keine unerwünschten Nebenwirkungen.

Verwendung in der Küche

In der Küche ist Koriander vielseitig einsetzbar, von den Wurzeln über die Blätter bis hin zu den Früchten. Aber der Geschmack der Früchte und der Blätter unterscheidet sich deutlich. Manche mögen zwar die Blätter nicht, aber die meisten können dem Geschmack der Früchte kaum widerstehen.

Passt gut zu …

… Chili, Fenchel, Ingwer, Knoblauch, Kreuzkümmel, Kümmel, Kurkuma, Muskatnuss, Nelken, Piment und Zimt.

Die Korianderfrüchte sind geschmacklich eine Mischung aus Pfeffer, Basilikum, Myrte oder Wacholder, Muskatnuss, Zitrone und noch einigen anderen edlen Geschmacksnoten. Das gilt für die frisch zerstoßenen Früchte. Kauft man Koriander in gemahlener Form, ist vom Luxus dieser Geschmacksnuancen nur noch eine vage Erinnerung übrig.

Wenn Sie in einem Rezept nur „Koriander" lesen, sind damit die Früchte gemeint.

Durch die Verbreitung der asiatischen Küche auf der ganzen Welt findet man Koriander in einer steigenden Anzahl von Gerichten.

In der arabischen Küche gibt es ausgezeichnete Kräutersaucen mit frischem Koriander, frischer Minze, Basilikum, Zitronen- oder Limettensaft, Chili und Petersilie. Die lateinamerikanische Küche verwendet ihn zum Würzen scharfer Salsas und Saucen.

In der indischen und asiatischen Küche hingegen schätzt man die gemahlenen Korianderfrüchte vor allem aufgrund ihrer harmonisierenden Wirkung. Obwohl der Koriander einen ganz eigenen Geschmack hat, ist er eine ausgezeichnete Hilfe, um zwischen anderen starken Aromen ein Gleichgewicht herstellen. Aus diesem Grund ist er in indischen Currys und arabischen und marokkanischen Gewürzmischungen unverzichtbar. Koriander und Kurkuma sind ein Traumpaar, das zusammen einen vollkommen anderen Geschmack bildet, als ihn jedes Gewürz alleine hätte.

In Europa mag man den Koriander insbesondere in Brot und Bier, denn er macht beides leichter verdaulich.

Man kann ihn zu Apfelkompott hinzugeben und oft werden auch Speisen mit Zwiebeln damit verfeinert. Er eignet sich gut zur Veredelung verschiedener Pasteten und er passt auch zu eingelegten Oliven. Besonders nützlich ist er bei der Verbesserung der Verdaulichkeit von Speisen, die oft Blähungen verursachen, wie zum Beispiel Kohl, Zwiebeln und Hülsenfrüchte.

Wenn Sie frische Korianderblätter verwenden, sollten diese so frisch wie möglich sein und dem Gericht erst am Ende der Kochzeit zugegeben werden, denn sie verlieren ihr Aroma sehr schnell.

Anbau

Mit dem Anbau von Koriander haben Sie im eigenen Garten eine gute Alternative für eine Handvoll exotischer Gewürze und ziehen sich dabei eine sehr wertvolle Hilfe bei vielen gesundheitlichen Problemen.

Koriander gedeiht auch in unseren Breiten, aber nur unter der Bedingung, dass der Boden leicht alkalisch ist. Gesät wird er im April in einen humusreichen Boden. Die Blätter werden während der gesamten Wachstumsphase gepflückt und die Früchte werden geerntet, wenn sie braun werden, d.h. der Erntezeitpunkt hängt vom Klima ab. Wenn man einige Früchte an der Pflanze belässt, vermehrt sich die Pflanze in der nächsten Saison allein.

Einkauf

Heute findet man in den Geschäften meist marokkanischen Koriander mit runden Früchten. Die Früchte der indischen Sorte haben eine ovale Form. Man kann ihn auch als frisches Kraut kaufen.

Koriander kauft man am besten in Form der Früchte, da diese ihr Aroma länger bewahren. Den besten Duft und Geschmack haben sie, wenn man sie vor der Anwendung leicht röstet und dann im Mörser zerkleinert.

KÜMMEL

Carum carvi L.

Die Geschichte des Kümmels ist so lang, dass sich eine ziemliche Verwirrung bei seiner Benennung eingeschlichen hat. Selbst die gelehrtesten Köpfe wissen oft nicht, welche Form des Kümmels, der über die Jahrtausende so geschätzt wurde, in den Aufzeichnungen gemeint ist. Zum Glück sind alle Arten sowohl genießbar als auch wohltuend und sein breites Aromaspektrum und die vielen Anwendungsmöglichkeiten sind gute Gründe, ihn besser kennenzulernen.

Die Geschichte der Verwendung von Kümmel

Kümmel ist Anwärter auf den Titel des ältesten bei uns verwendeten Gewürzes. Schon mehrere Jahrtausende ist er in Zentraleuropa zu Hause, ursprünglich kommt er aber aus Westasien und Nordafrika. Man fand ihn bei Ausgrabungen in den Pfahlbausiedlungen am Bodensee, die in die Frühsteinzeit zurückreichen. Bekannt war er auch in Ägypten und in allen großen Kulturen, die darauf folgten. Auf dem 4000 Jahre alten Papyrus Ebers ist seine heilende Wirkung bei Magen- und Darmbeschwerden beschrieben.

Auch die Römer kultivierten ihn. In der Antike verwendete man überwiegend den römischen Kümmel oder Kreuzkümmel (*Cuminium cyminum* L.). Karl der Große ließ beide Sorten in den Klostergärten anbauen.

Von der Heilkraft des Kümmels waren vor Jahrhunderten sowohl die Klostermedizin als auch die

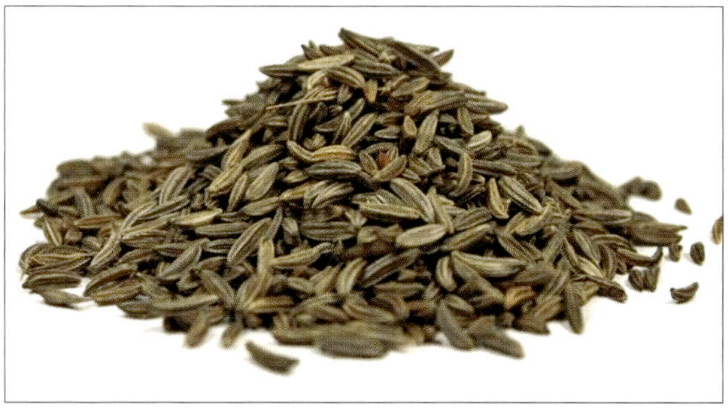

Volksmedizin überzeugt. Im Mittelalter servierte man in den Burgen zum Mittagessen gerne kandierten Kümmel.

Dem Kümmel sagte man neben seinen heilenden Eigenschaften auch Zauberkräfte nach. Man glaubte, dass er vor Hexen und Untreue schützt, weshalb er eine obligatorische Zutat bei Liebestränken war. Interessant ist auch, dass die Anwendung von Kümmel bis heute erhalten geblieben ist und wir von unseren Großmüttern und Müttern den Brauch übernahmen, ihn zu den Speisen zu geben, die ohne ihn nur schwer verdaulich wären. Heute wissen wir jedoch nicht mehr, warum gerade Kümmel zu Gebäck, Brokkoli, Roter Bete, Kohl und Wirsing gegeben wird. Wir verwenden ihn aus Gewohnheit und ganz automatisch. Sein Geheimnis ist schon vor langer Zeit in Vergessenheit geraten.

Was ist Kümmel?

Kümmel ist sehr eng mit Dill, Fenchel und Anis verwandt und gehört zur Familie der Doldenblütler. Heute sind 13 Unterarten des Kümmels bekannt *(Plant Diversity and Evolution. 2010; 128 (34): 409-421)*wie zum Beispiel Echter Kümmel (auch Wiesenkümmel, Gemeiner Kümmel, Krammkümmel), Knollenkümmel und Ajowan.

Im alltäglichen Gebrauch werden vom Echten Kümmel am häufigsten die Samen verwendet, denn es ist kaum bekannt, dass die gesamte Pflanze, einschließlich der Wurzel, die der von Roter Bete ähnelt, genießbar ist.

Während Sie darauf warten, dass der Kümmel im zweiten Jahr erblüht, können Sie schon die Blätter ernten und zu Salaten oder Suppen geben.

Kümmel darf aber nicht mit dem Kreuzkümmel (*Cuminum cyminum*) verwechselt werden! Kreuzkümmel ist auch unter folgenden Namen bekannt: Pfefferkümmel, Cumin, weißer Kümmel, römischer Kümmel. Kreuzkümmel hat einen stärkeren Geschmack und die Samen sind heller als die des Kümmels. Bekannt sind noch mindestens zwei Unterarten des Kreuzkümmels, wie der Schwarze Kreuzkümmel (*Cuminum nigrum* L.) und der Gewöhnliche Knollenkümmel (*Bunium persicum* Boiss Fedtsch, syn. *Carum bulbocastanum* Koch). Der Gewöhnliche Knollenkümmel hat im Vergleich zum Schwarzen Kreuzkümmel und zum Kreuzkümmel die besten antioxidativen Eigenschaften.

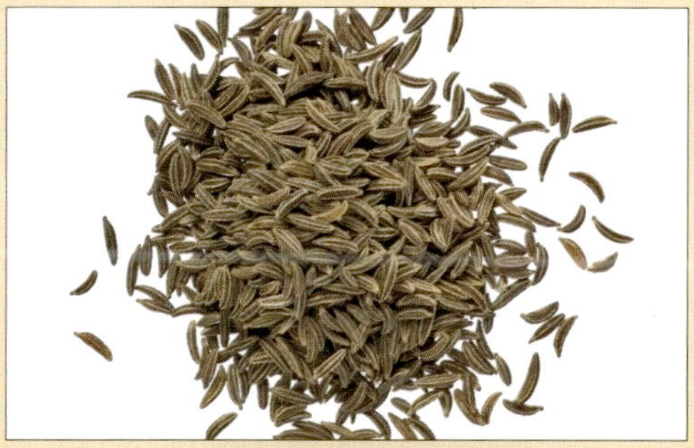

Echter Kümmel (Carum carvi L.)

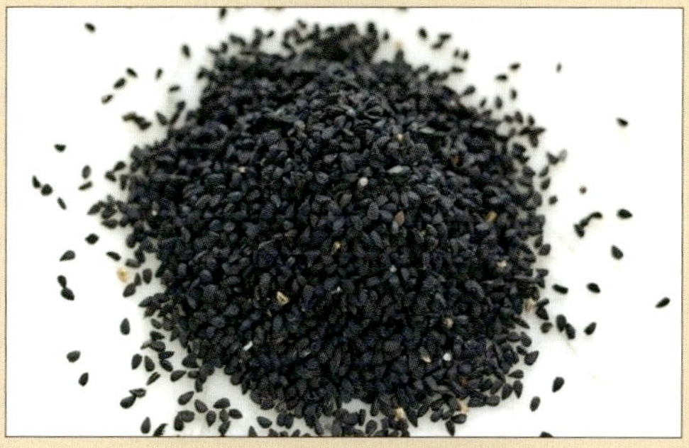

Schwarzkümmel (Nigella sativa L.)

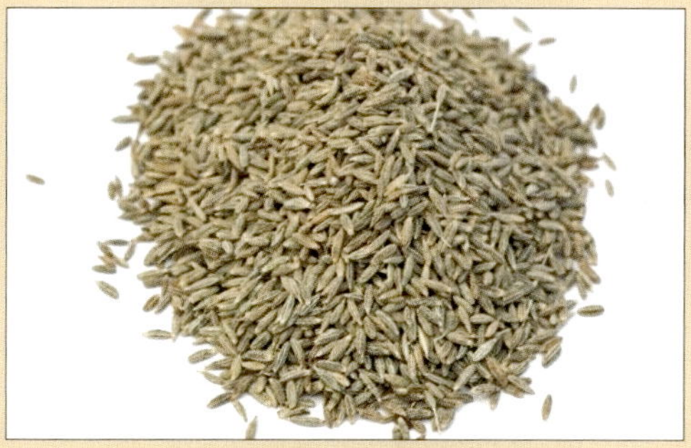

Kreuzkümmel (Cuminum cyminum L.)

Aufgrund der vielen verschiedenen Namen kann man heute nicht mehr feststellen, über welchen Kümmel die Heiler und Kräuterkundigen von einst schrieben. Den Namen Kümmel trägt auch der Schwarzkümmel, der aber nicht mit dem Echten Kümmel verwandt ist, sondern zur Familie der Hahnenfußgewächse gehört.

Eine detaillierte Beschreibung des Kreuzkümmels und seines sehr breiten Wirkungsspektrums können Sie im zweiten Band dieser Reihe „Eine Prise Weisheit" nachlesen. An dieser Stelle soll er nur erwähnt werden, da in den alten Schriften oft nicht eindeutig ist, über welchen Kümmel die Autoren schreiben.

Im Mittelalter und in der römischen Antike wurde Kümmel oft durch Kreuzkümmel ersetzt. In den damaligen Rezeptsammlungen werden die beiden Gewürze daher meist gleichwertig behandelt. Der Kreuzkümmel war den Römern in den nördlichen Provinzen schon sehr viel länger bekannt als der Echte Kümmel.

Was steckt im Kümmel?

Verantwortlich für das charakteristische Aroma des Kümmels, das nur schwer mit einem anderen Gewürz verwechselt werden kann, ist das Carvon, ein Bestand des ätherischen Öls, das 40 bis 63 % des gesamten Öls im Kümmel ausmacht. Die bis zu einem halben Zentimeter langen Samen in Form von Sicheln können bis zu 7 % Carvon enthalten. Auch Limonen trägt seinen Teil zum einzigartigen Kümmelaroma bei. Es sorgt für die Frische, die in den Samen erhalten bleibt und die man erst wahrnimmt, wenn sie zerstoßen werden. Diese angenehme Note ist im schon gemahlenen Kümmel nicht mehr wahrzunehmen, denn sie verflüchtigt sich schnell. Kümmel enthält auch bioaktive Stoffe, Gerbstoffe, Cumarin, Quercetin und Calciumoxalat.

Die ganzen Samen duften kaum, aber wenn man sie reibt, kaut oder erhitzt, entfaltet sich das frische Aroma, das dem Eukalyptus ähnlich ist und das eine leicht bittere Süße in sich trägt.

Die Wirkung von Kümmel …

Heutzutage wird dieser Doldenblütler trotz seiner Heilkraft und allgemeinen Verfügbarkeit viel zu wenig geachtet. Ihre Mutter oder Großmutter hat Ihnen womöglich noch erklärt, wie wohltuend Kümmel bei Blähungen oder Krämpfen ist und dass er stillenden Müttern bei der Milchbildung hilft. Aber hier endet die Geschichte noch lange nicht.

Kümmel ist ein heilsames Gewürz mit einem breiten Anwendungsspektrum und einer nicht zu unterschätzenden Kraft.

… auf die Verdauung

Kümmel ist heute eine der Grundzutaten verdauungsfördernder Wässerchen. Genau genommen findet man im nördlichen und zentraleuropäischen Raum kaum ein Land, das nicht mindestens ein Rezept für Kümmelbrand kennt.

Kümmel wirkt antibakteriell und entzündungshemmend. Er bekämpft unmittelbar Bakterien, die sich oft auf Kreuzblütlern, insbesondere auf Kohlpflanzen aufhalten. Wenn bei der Verdauung für diese Bakterien ungünstige Bedingungen entstehen, werden sie im wahrsten Sinne des Wortes wild und das äußert sich in Blähungen, Gasen und einer zusätzlichen Belastung der Leber. Kümmel erfüllt seine Aufgabe schon beim Kochen, weshalb die Bakterien anschließend verdaut werden können, ohne „einen Ton von sich zu geben". Damit erspart Kümmel der Leber viel unnötige Arbeit. Lange habe ich mich nicht getraut, Blumenkohl zu essen, weil ich davon immer Blähungen bekam. Seit ich ihn jedoch in Wasser koche und einen halben Teelöffel Kümmel hinzugebe, haben sich die Beschwerden in Luft aufgelöst. Er bekämpft nicht nur die Bakterien, sondern unterstützt zusätzlich die Entgiftungsprozesse in der Leber, was ihn in der heutigen Zeit besonders wertvoll macht. Weniger bekannt ist, dass sich der Kümmel auch im Kampf gegen Darmparasiten wie Würmer bewährt hat (vermizide Wirkung).

Man weiß, dass Kümmel Magen- und Darmkrämpfe löst und bei einem Völlegefühl sehr hilfreich ist. Er wärmt und stärkt den Magen, so dass man ihn auch als Aperitif bezeichnen könnte. Das Gewürz wird schon seit jeher als Hausmittel gegen Blähungen und üblen Mundgeruch eingesetzt.

... auf die Atemwege

Weniger bekannt ist die heilsame Wirkung von Kümmel bei Bronchitis; er erleichtet das Abhusten und reinigt eine verschleimte Lunge. Dazu wird Kümmelöl auf dem Brustkorb einmassiert. Auch Hildegard von Bingen kannte diese Wirkungsweise des Kümmels und empfahl ihn allen, die schwer oder zu flach atmeten. Kümmel ist ein natürliches Antihistaminikum.

... auf die Entschlackung

Kümmel regt die Ausscheidung von Harn und Schleim an. Daher hat sich Kümmeltee auch bei der Behandlung von Rheuma und Gicht bewährt. In der russischen Volksmedizin wird er bei Alkoholsucht eingesetzt; damit der Körper möglichst schnell entgiftet wird und die Leber sich regenerieren kann.

... bei Frauenleiden

Kümmeltee wird insbesondere Frauen empfohlen, denn er verstärkt die Monatsblutung und löst Gebärmutterkrämpfe. Außerdem entspannt er die glatten Muskeln und verhilft dadurch zu weniger schmerzhaften Wehen und einer leichteren Geburt. Während der Stillzeigt fördert er die Milchbildung.

... auf Parasiten

Das Öl wird auch als Hilfe bei Rachitis und Hautparasiten in die Haut einmassiert. In exotischen Ländern ist Kümmel ein wahrer Retter, wenn man sich die Krätze zugezogen hat. Mit Alkohol und Rizinusöl vermischt hat es sich bei dieser lästigen, juckenden Hautkrankheit, die durch Milben verursacht wird, bewährt.

... in anderen Bereichen

In kosmetischen Produkten wird Kümmel zum Überdecken unangenehmer Gerüche und in der Nahrungsmittelindustrie zur Neutralisierung eines unangenehmen Geschmacks eingesetzt. Er ist eine Duftkomponente in Zahncremes und Mundwässern und oft auch Bestandteil von Parfums.

Energetische Wirkung

Seine wichtigsten Eigenschaften in der Ayurveda-Medizin sind „leicht und trocken", sein Geschmack ist scharf. Er mindert *Vata* und *Kapha*.

Hildegard von Bingen war der Meinung, dass Kümmel eine Überhitzung des Körpers verhindert, für klare Gedanken sorgt und das Gleichgewicht reguliert. Vielleicht ist daran etwas Wahres, denn professionelle Taubenzüchter behaupten, dass sich die Vögel nie verirren, wenn man etwas Kümmel in ihr Futter mischt.

Wenn dieses Gewürz tatsächlich die innere Orientierung (das Bewusstsein) von Menschen und Vögeln fördert, sind sie auch immuner gegen negative Einflüsse, die sie vom Weg abbringen könnten.

Vielleicht sind die Legenden über den Kümmel kein Märchen, nur sehen wir heute nicht mehr die Zusammenhänge, die den Menschen der Vergangenheit klar vor Augen standen.

Was sagt die moderne Wissenschaft?

Pilztötende Wirkung

Wissenschaftler haben herausgefunden, dass Kümmel besser gegen Pilze wirkt als gewöhnliche

Mittel, die uns die Medizin anbietet (z. B. Antimykotika wie der Wirkstoff Nystatin).

Wirkung auf Blutzucker und Blutfette

Er senkt die Triglyceride und den Cholesterinspiegel im Blut, auch bei Diabetes *(Journal of Ethnopharmacology. 2006; 106(3): 321–326).*

Entzündungshemmende und reinigende Wirkung

Einer der Inhaltsstoffe von Kümmel ist das Cumarin, das die Durchlässigkeit der Kapillarwände und der Lymphgefäße vermindert, Absonderungen und Ödeme reduziert und eine entzündungshemmende Wirkung hat. Das Cumarin im Kümmel beschleunigt auch die glomeruläre Filtration in den Nieren, die bei der Reinigung des Blutes im Nierenkörperchen eine wichtige Rolle spielt. Aus diesem Grund ist Cumarin ein Diuretikum und unterstützt die Ausschwemmung von Medikamentenrückständen aus dem Körper. Dicumarol im Kümmel verhindert die Blutgerinnung. Dieser Effekt ist bei Herzpatienten erwünscht, damit es nicht zur Entstehung von Blutgerinnseln kommt, die ins Herz, die Lungen oder ins Gehirn gelangen und dort verheerende Schäden anrichten können. Man sollte jedoch bei der gleichzeitigen Einnahme von Kümmel und Medikamenten gegen Blutgerinnung Vorsicht walten lassen, denn auch Kümmel verdünnt das Blut. Das heißt, dass Sie sich von einem Arzt hinsichtlich der Blutverdünnung beraten lassen sollten.

Wirkung auf den Blutkreislauf

Italienische und tunesische Wissenschaftler geben an, dass Kümmel Blutgefäße und Gewebe zusammenzieht, weshalb er bei der Behandlung von Gefäßkrankheiten wie Venengeschwüren und Hämorrhoiden hilft *(Journal of Ethnobiology and Ethnomedicine. 2009; 5: 31).*

Wirkung auf das Stillen und Kinder

In der gleichen Studie, in der die traditionelle Anwendung von Pflanzen im Mittelmeerraum analysiert wurde, wird Kümmel auch als Antiseptikum für die Harnwege beschrieben und ist daher besonders bei Kindern willkommen, die von unerwünschtem Urinabgang geplagt werden. In der Studie stellte man auch fest, dass Kümmel bei stillenden Mütter die Milchbildung verbessert *(Journal of Ethnobiology and Ethnomedicine. 2009; 5: 31).*

Wirkung bei Diabetes

Eine Gruppe pakistanischer Wissenschaftler untersuchte den Einfluss des wässrigen Auszugs aus Kümmelsamen auf Schäden an den Nierenfiltern aufgrund von Diabetes (diabetische Nephropathie). Durch diese Schäden können die Filter das Eiweiß nicht halten und folglich schwellen Körper und Gesicht an, das Atmen ist erschwert und auch eine Dialyse kann notwendig sein. Kümmel in Form eines wässrigen Auszugs schützt die Nieren vor negativen Einflüssen durch Medikamente und Chemikalien, damit es nicht zu Schäden kommt. Die Flavonoide und das Carvon darin haben eine starke antioxidative Wirkung und sorgen für den Schutz der Leber vor den Folgen von Diabetes. Bei Versuchen mit Ratten wurde nachgewiesen, dass dazu die Dosis sehr hoch sein müsste, ganze 60 mg wässrigen Auszugs der Kümmelsamen pro Kilogramm Körpergewicht. In derselben Studie zeigten Bluttests bei einer Gruppe von Diabetespatienten, die den wässrigen Kümmelauszug einnahmen, schon nach zwei Monaten Veränderungen beim Glucosegehalt im Blut und der Eiweißmenge im Urin. Durch die verbesserte Funktion der Nieren verringerte sich bei den Diabetikern das Körpergewicht und die Menge des ausgeschiedenen Urins erhöhte sich *(Saudi Journal of Kidney Diseases and Transplantation. 2010; 21 (6): 1058–1065).*

Eine ähnliche hypoglykämische Wirkung des Kümmels wird auch in einigen anderen Studien

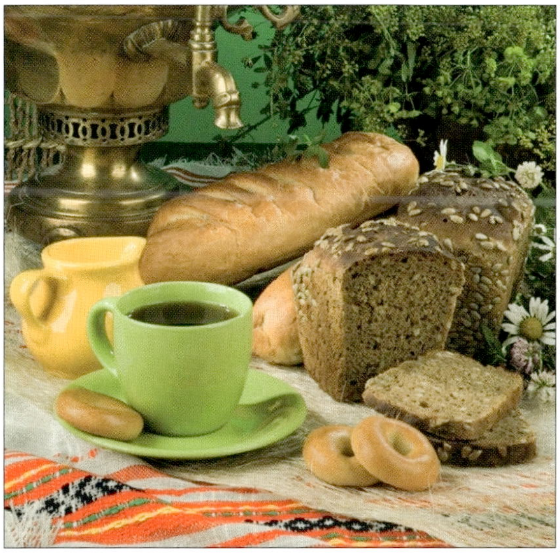

Wer Süßes ohne schlechtes Gewissen genießen möchte, sollte etwas Kümmel zu Süßspeisen oder Getränken hinzugeben.

beschrieben. Interessant ist außerdem eine Studie eines endokrinologischen Laboratoriums in Marokko *(Journal of Ethnopharmacology. 2004; 94 (1): 143–8)*, die einen weiteren Nachweis erbringt, wie die Pflanzen mit ihrer eigenen Intelligenz auf den Körper wirken. Sie heilen das, was notwendig ist, und wo nichts zu heilen ist, haben sie ganz einfach keine Arbeit. Dabei mischen sie sich nicht in die natürliche Wirkungsweise der Körperfunktionen ein. So wurde in einem Versuch mit Ratten nachgewiesen, dass schon eine Dosis von 20 mg des wässrigen Kümmelauszugs pro Kilogramm Körpergewicht nach 14 Tagen deutlich den Glukosegehalt im Blut von diabetischen Ratten verringert. Auf der anderen Seite bewirkt diese Dosierung bei gesunden Ratten keinen niedrigeren Glukosespiegel im Blut, selbst bei einer längeren Einnahme nicht. Interessant ist auch, dass bei keiner Gruppe der Ratten Veränderungen der Insulinkonzentration im Plasma beobachtet werden konnten. Das bedeutet, dass Kümmel keinen Einfluss auf die Ausschüttung von Insulin aus der Bauchspeicheldrüse hat, aber im Körper dennoch seine antihyperglykämische Wirkung zeigt.

Wirkung bei Krebserkrankungen

Indische Wissenschaftler führten eine Studie durch, die den Einfluss des Kümmels bei der Prävention von Dickdarmkrebs untersuchte. Die Studie an Ratten dauerte siebeneinhalb Monate. Man konnte belegen, dass eine Dosis von 60 mg Kümmel pro Kilogramm Körpergewicht in Form eines Nahrungsergänzungsmittels Schäden an den Darmzellenwänden durch den Verfall von Membranlipiden beim Oxidationsprozess verringert. Das ist gleichzeitig auch der Nachweis, dass Kümmel Gewebeschäden bei Darmkrebs verhindert. *(Journal of Pharmacy and Pharmacology. 2006; 58 (8): 1121–130).*

Wirkung auf den Magen

Wissenschaftler stellten weiterhin fest, dass Kümmel ähnlich wie schwarzer Pfeffer oder Koriander und Kardamom die Bildung von Magensäure erhöht (*Indian Journal of Gastroenterology. 2000; 19 (2): 53–56*).

Kümmel hat nicht nur eine positive Wirkung auf den Darm und die gesamte Verdauung, sondern zerstört darüber hinaus so hartnäckige und gefährliche Magenbakterien wie *Helicobacter pylori* (die chronische Magenschleimhautentzündungen, Magen- und Zwölffingerdarmgeschwüre und sogar Magenkrebs verursachen). Durch seine zunehmende Widerstandsfähigkeit gegen klassische Arzneimittel macht *Helicobacter pylori* immer größere Probleme. So versuchten die Wissenschaftler unter den traditionellen iranischen Pflanzen eine effektive Alternative zu finden *(Iranian Journal of Basic Medical Sciences. 2009; 12 (2): 105– 111)*. Kümmel erwies sich unter den 20 untersuchten Pflanzen als eine der drei wirksamsten gegen diese Bakterien; die anderen beiden Pflanzen waren eine Unterart der Gewöhnlichen

Spitzklette (*Xanthium brasilicum* Vell.) und das Gewürz Ajowan (*Trachyspermum ammi* (L.) Sprague ex Turrill).

Wirkung auf Insekten und Milben im Garten

Ökologische Gärtner und Obstbauern können sich über die Ergebnisse einer chinesischen Studie freuen, in der man feststellte, dass das ätherische Kümmelöl ein starkes flüchtiges, natürliches Insektizid (Fumigant) gegen verschiedene Insekten und Milben ist. Es schnitt bei der Behandlung von Schädlingen, die sich in Lagerräumen mit Hülsenfrüchten aufhalten, gut ab. Das ätherische Kümmelöl bekämpft auch die Obstbaumspinnmilbe (*Panonychus ulmi*), die auf Äpfeln und Birnen vorkommt, sowie die Gemeine Spinnmilbe *(Tetranychus urticae)* auf Zucchini, Gurken und Auberginen. Leider schadet das ätherische Kümmelöl aber auch den Feinden der Milben, den Raubmilben, welche die Pflanzen auf biologische Weise vor den schädlichen Milben schützen. In derselben Studie wurde nachgewiesen, dass die Behandlung von Obst und Gemüse mit ätherischem Kümmelöl fünfmal weniger giftig ist als der Einsatz von vergleichbaren kommerziellen, schädlingsbekämpfenden Gasen auf der Basis von Brommethan *(Molecules. 2010; 15: 9391–9402).*

Mögliche Gefahren bei der Anwendung

Kümmel ist bei einer mäßigen Anwendung unbedenklich. Nur das ätherische Kümmelöl kann in größeren Mengen die Haut reizen.

Es ist zu beachten, dass das ätherische Öl des Kümmels aufgrund seines hohen Limonengehalts zu einer schnelle Oxidation neigt und die Verwendung von oxidiertem ätherischem Öl ruft noch stärkere Reizungen hervor.

Verwendung in der Küche

Kümmel ist unersetzlich bei Wirsing, Kohl, Blumenkohl, Brokkoli und Chinakohl. Er macht Pilze viel leichter verdaulich, was auch für Kartoffeln, Knoblauch und Zwiebeln gilt.

Schon seit jeher ist er das perfekte Gewürz für fettes Fleisch und ballaststoffreiches Gemüse, wie zum Beispiel Braten, Gulasch, Kohl und Sauerkraut, Hülsenfrüchte aber auch schweres Roggenbrot. Er harmoniert vorzüglich mit Käse. Hildegard von Bingen war der Meinung, dass man zu Käse immer Kümmel essen sollte, da er ansonsten allergische Reaktionen auslösen kann. Aus ihren Aufzeichnungen ist leider nicht klar ersichtlich, welchen Käse sie damit genau meinte. Außerdem ist nicht ganz eindeutig, ob sie mit Kümmel den im europäischen Raum wachsenden Echten Kümmel oder aber den Kreuzkümmel bezeichnete.

Kümmel ist ein hervorragender Digestif. Queen Elizabeth I. wurde nach jeder Mahlzeit ein Dessert aus Äpfeln und Kümmel gereicht. Kümmel

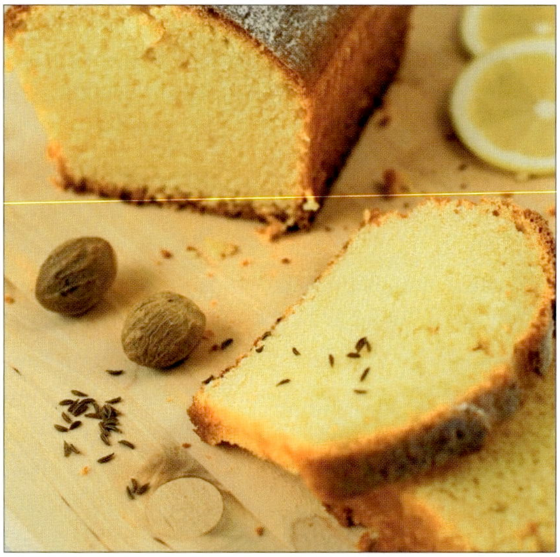

Mit etwas Kümmel und Zitronenschale verfeinertes Gebäck ist sehr aromatisch und gleichzeitig leichter verdaulich.

Über die einzelnen Gewürze

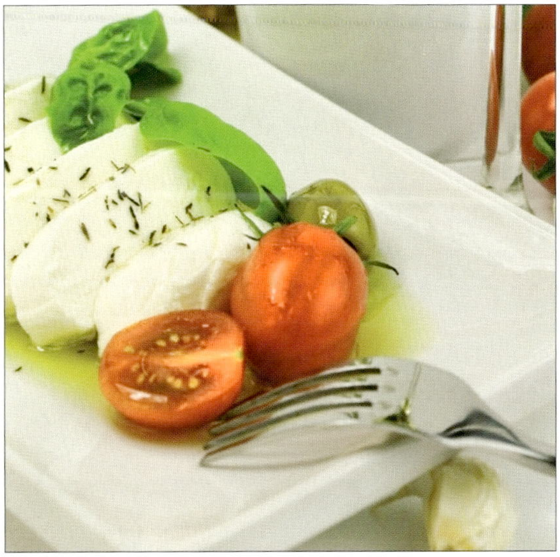

Hildegard von Bingen war der Meinung, dass man zu Käse immer auch Kümmel reichen sollte.

erfrischt den Atem und verhindert ein Völlegefühl.

Wenn Sie seinen Geschmack so gar nicht mögen, seine Wirkung aber trotzdem nutzen möchten, kombinieren Sie ihn mit etwas Zitronenschale und Petersilie, die seinen Geschmack neutralisieren. Eine ähnlich abmildernde Wirkung hat der Ingwer in Bezug auf den Knoblauchgeschmack. Beim Backen im Backofen verliert der Kümmel sein charakteristisches Aroma ebenfalls.

Passt gut zu ...

... Knoblauch, Koriander, Petersilie, Thymian und Wacholderbeeren.

Die Kümmelblätter können nach Bedarf gepflückt und zu Salaten und Suppen sowie Saucen gegeben werden. Auch die Wurzeln der Pflanze können verwendet werden, indem man sie als schmackhafte Gemüsebeilage zubereitet. Die Wurzeln werden erst am Ende der zweiten Wachstumssaison ausgegraben.

Anbau

Die Pflanze gedeiht in halbschattigen und sonnigen, jedoch klimatisch eher kühleren Lagen. Sie wächst wild, beispielsweise auf zahlreichen Alpenwiesen. Gerne hat sie nährstoffarme und kalkhaltige Böden. Sie können daher auf das Düngen verzichten. Gesät wird Kümmel von April bis September in leicht feuchte Erde. Da er Licht zum Keimen braucht, werden die Samen nicht komplett mit Erde bedeckt. Im zweiten Wachstumsjahr trägt die Pflanze Blüten und Früchte.

Abhängig von der Lage blüht sie im zweiten Jahr von Mai bis August und aus den weißen bis rosa Blüten entstehen die Kümmelfrüchte, die dann im September oder Oktober geerntet werden können.

Wenn sich die Blüten braun färben, werden sie abgeschnitten (an einem Blütentag nach dem Saatkalender von Maria Thun), zusammengebunden und im Schatten aufgehängt, damit sie ausreifen. Die Samen fallen dann von selbst auf ein Tuch oder Papier, das unter den Blüten ausgelegt wurde.

Cuminium cyminum, der Kreuzkümmel bzw. Cumin ist eine einjährige Pflanze, die nicht so hoch wird. Auch von dieser Pflanze verwendet man die Samen, nur sehen diese etwas stacheliger aus als beim Echten Kümmel. Der Geschmack des Gewürzes ist leicht anders als der des Kümmels, aber er wird zu Behandlung der gleichen Beschwerden eingesetzt.

Einkauf

Hochwertigen Kümmel erkennen Sie an seiner hellgrauen, seidigen Farbe und dem milden Duft, den die Samen verströmen.

Gemahlener Kümmel sollte nur in kleineren Mengen gekauft werden, denn sein Aroma verliert sich ziemlich schnell.

KURKUMA

Curcuma longa L.

Dieses Gewürz symbolisiert Glück und Sonne und ist einer der besten Freunde von Leber und Gallenblase.

Die Geschichte der Verwendung von Kurkuma

Von Kurkuma ist nicht bekannt, dass sie Göttern geweiht oder zur Vertreibung von Dämonen eingesetzt wurde. Sie ist nicht für den Himmel bestimmt. Im Gegenteil. Man kann vielmehr sagen, dass die Götter sie den Menschen schenkten, um tausend und eine Beschwerde zu lindern.

In Südasien wurde Kurkuma schon vor 4000 Jahren bei religiösen Ritualen, zum Färben von Kleidung, in kosmetischen Präparaten, zum Würzen von Speisen und natürlich als Heilmittel eingesetzt. Es ist ziemlich wahrscheinlich, dass ihre Tradition noch viel weiter in die Geschichte zurückreicht, denn sie wird schon in den Sanskrit-Texten beschrieben, von denen einige auf Grundlage noch älterer Schriften entstanden sind, deren Alter man heute nicht mehr bestimmen kann.

Vor allem in der hinduistischen Kultur gilt Kurkuma als Symbol für Sonne und Glück. Man färbt mit ihr Stoffe, Papier, Leder, Wände (verhindert die Entstehung von Schimmel) sowie verschiedene Speisen und Getränke. Unverzichtbar ist sie in der Ernährung, in Arzneimitteln und auch in der Kosmetik.

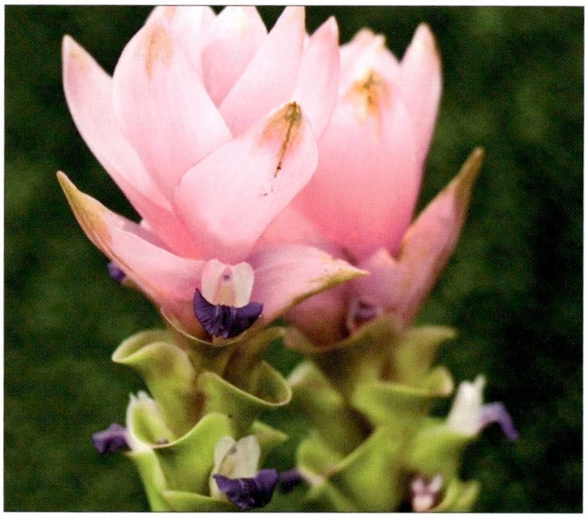

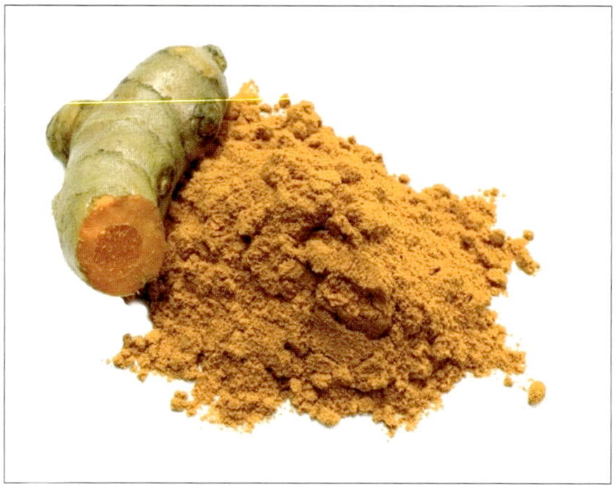

Viele kennen Kurkuma nur als Zierpflanze und wissen gar nicht, dass ihr größter Reichtum in den Rhizomen unter der Erde verborgen ist.

Bei den frühen Hochkulturen in Mesopotamien und China spielte dieses Gewürz eine wichtige Rolle. Die Griechen gingen bei den Indern in die Lehre und schätzten dieses Gewürz sehr.

Von dort kamen die Rezepte dann zu den Römern. Nach dem Verfall des Römischen Reichs machte sich der Geldmangel auch beim Handel mit Kurkuma bemerkbar. Da sie nicht zum vorgeschriebenen Repertoire für Könige und religiöse Zeremonien gehörte, geriet sie für einige Zeit fast in Vergessenheit. Mit der Entwicklung des Handels um das Jahr 1000 n. Chr. kehrte Kurkuma nach Europa zurück, vor allem als Bestandteil von Heilmitteln in der Klostermedizin. Vielleicht liegt der Grund für den geringen Handel auch darin, dass die Kräuterkundigen in Europa zu dieser Zeit die verwandte Zitwerwurzel (*Curcuma zedoaria* (Christm.) Roscoe) verwendeten, die ihr in Zusammensetzung, Geschmack und Wirkung sehr ähnlich ist. Einige der wenigen erhaltenen Aufzeichnungen zeugen davon, dass sie bis ins 16. Jahrhundert hinein häufig verwendet wurde. Es ist ziemlich wahrscheinlich, dass mit der Verfolgung der Kräuterkundigen und der Verbrennung der Bücher auch wertvolles Wissen und Erfahrungen über diese Pflanze verloren gingen.

Was ist Kurkuma?

Kurkuma, Ingwer, Kardamom und Galgant gehören zur Familie der Ingwergewächse (Zingiberaceae).

Von diesen vier Schwestern hat Kurkuma sicherlich die schönsten Blüten, die man manchmal auch in Blumenläden antrifft. In Küche und Heilkunde kennt man Kurkuma vor allem als orange-gelbes Rhizom, das ausgegraben wird, wenn die Blüten welken. Es wird kurz abgekocht und getrocknet und dann zu Pulver gemahlen, das als Gewürz verkauft wird.

Was steckt in der Kurkuma?

Kurkuma enthält 3-5 % ätherisches Öl (Curlon und Tumeron, Zingiberen, Curcumol sowie geringe Mengen Cineol, Borneol und Sabinen) und 4-6 % Curcuminkomplexe und ähnliche Stoffe. Diese Stoffe geben dem Rhizom seine charakteristische orange-gelbe Farbe. Kurkuma hat ähnliche Scharfstoffe wie Ingwer und Galgant, aber sie hat keinen scharfen Geschmack, zumindest nicht in Form des getrockneten Pulvers, das man bei uns kaufen kann. Ihr Geschmack ist weniger scharf und etwas bitterer als jener der übrigen Ingwergewächse. Interessant ist auch, dass schon ein Gramm Kurkuma mehr Mangan enthält, als der Mensch täglich benötigt.

Die Wirkung von Kurkuma ...

... auf die Gallenblase

Kurkuma regt das Verdauungssystem an, indem sie die Bildung und Ausscheidung von Galle erhöht. Deshalb ist sie nützlich für alle, die einen etwas müden Stoffwechsel haben oder deren Leber- und Gallenblasenfunktion aus anderen Gründen eingeschränkt ist. Da Galle eine abführende Wirkung hat, hilft Kurkuma indirekt auch gegen Verstopfung.

Kurkuma erhöht die Muskeltätigkeit der Gallenblase und verbessert damit ihre Entleerung, was zur Prävention von Gallensteinen sehr nützlich ist. Wichtig ist auch, dass man größere Mengen Kurkuma nur zu Speisen geben sollte, die ihre Hilfe auch wirklich benötigen. Im gegenteiligen Fall kann sie die Gallenblase zu sehr reizen und unnötigerweise ein Gefühl der Nervosität in den Verdauungsorganen hervorrufen. Aus dem gleichen Grund hat sich Kurkuma auch beim Fehlen der Gallenblase bewährt. Durch die erhöhte Ausscheidung von Galle aus der Leber ermöglicht sie einen besseren Fettstoffwechsel.

All das wusste man auch schon vor Hunderten von Jahren. Es steht geschrieben, dass Paracelsus auf Grundlage der Farbe auf die wohltuende Wirkung der Kurkuma für die Gallenblase schloss. Weil Kurkuma eine ähnliche Farbe wie Galle hat, ging er folgerichtig davon aus, dass sie die Funktion der Gallenblase fördert. Dazu muss ich die Tatsache kommentieren, dass die moderne Wissenschaft die so genannte Signaturenlehre sehr oberflächlich interpretiert. Es stimmt, dass sich die Farben von Galle und Kurkuma ähnlich sind, aber die Farben sagen auch viel über die Schwingung eines bestimmten Stoffes aus. Gerade deshalb sind die Schlussfolgerungen über die Funktion der Pflanzen auf Grundlage ihrer Farbe gar nicht so abwegig. Heute werden diese Erkenntnisse in der Farbtherapie angewandt. Seit Jahrtausenden sind sie auch in der Kristalltherapie bekannt. Da Paracelsus sich sehr gut in der Welt der Minerale auskannte, würde man vorschnell urteilen, wenn man davon ausginge, dass er seinen Patienten die Heilpflanzen nur auf Grundlage ihrer Farbe verschrieb.

... auf die Bauchspeicheldrüse

Kurkuma ist eine ausgezeichnete Hilfe für die Verdauungsorgane. So unterstützt sie auch die Bauchspeicheldrüse bei der Aufspaltung von Kohlenhydraten. Genau aus diesem Grund ist sie unentbehrlich in Speisen, die sehr viel Stärke enthalten und im Körper den Zuckerspiegel zu schnell ansteigen lassen (Reis, Nudeln, Kartoffeln).

... in anderen Bereichen

In verschiedenen traditionellen Medizinrichtungen wird Kurkuma auch bei Koliken und Blähungen empfohlen. Sie stärkt die Atemwege und hilft bei einer schmerzhaften Menstruation sowie Gebärmuttertumoren. Überdies lindert sie Schmerzen, hemmt Entzündungen und vermindert Ödeme. Auch bei Zahnschmerzen wendet man Kurkuma an. Mit Honig vermischtes Kurkumapulver sorgt traditionell bei Verstauchungen und Hämatomen für Abhilfe.

Bei Hautkrankheiten wird ein Aufguss, dem etwas Milch zugegeben wird, angewandt. Waschungen und Auflagen mit diesem Präparat beruhigen die Haut.

Kurkuma wird seit jeher auch dazu eingesetzt, Getreide, Reis und Mehl vor Würmern und Motten zu schützen.

Energetische Wirkung

In der TCM wird sie vor allem zur Behandlung von Schmerzen im Brustkorb, bei überfälligen Monatsblutungen, traumatischen Verletzungen, Schwellungen und Furunkeln sowie bei Blut im Urin eingesetzt, denn sie normalisiert den Energiefluss.

Allgemein gilt Kurkuma als wärmendes und reinigendes Heilmittel, das die Blutbildung anregt. Die TCM schreibt ihr eine wärmende Wirkung zu.

Interessant ist auch, dass das starke Kurkumapigment weder mit dem Stuhl oder dem Urin noch über die Haut ausgeschieden wird (wie dies z. B. beim Verzehr von Karotten oder Roter Bete der Fall ist). Die Heilkundigen gehen davon aus, dass der Körper Kurkuma komplett umsetzt.

Was sagt die moderne Wissenschaft?

Wirkung auf die Gallenblase

Auf der Insel Java, wo Kurkuma eine traditionelle Heilpflanze und obligatorischer Bestandteil des Speiseplans und des Arzneimittelschranks ist, zeigten epidemiologische Studien, dass die Einwohner viel weniger Schwierigkeiten mit der Galle haben als in anderen Teilen der Welt. Auch klinische Studien ergaben, dass der Verzehr von 3 g Kurkuma die Ausscheidung von Galle verdoppelt oder sogar verdreifacht. Interessant ist auch eine Studie, in der nachgewiesen wurde, dass Kurkuma gegen Bakterien wirkt, die eine Gallenentzündung verursachen können.

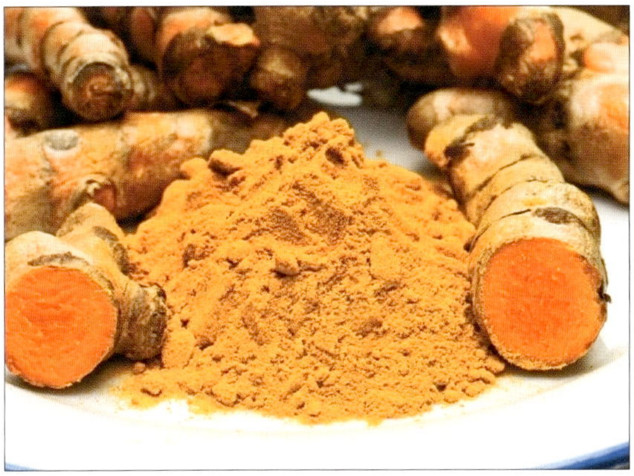

Krampflösende Wirkung auf die Verdauungsorgane

Nach den Worten von Holly Phaneuf, der Botanikerin und Autorin des Buchs *Herbs Demystified*, hat Kurkuma einen sehr interessanten Wirkmechanismus, der viel mit dem Kalzium in unseren Zellen zu tun hat. Da Kurkuma die Kalziumkonzentration in den Zellen verändert (indem es das Kalzium auf einem „Abstellgleis" parkt), beeinflusst sie Prozesse, bei denen Kalzium eine wichtige Rolle spielt. So wird auch ihre krampflösende (spasmolytische) Wirkung erklärt, denn ohne Kalzium können keine Muskelkontraktionen ausgelöst werden.

Wenn aber Kurkuma in hohen Dosen verabreicht wird, bewirkt sie genau das Gegenteil und löst eine Verkrampfung der Verdauungsorgane sowie ein Nervositätsgefühl in diesen Organen aus. Das sagen zumindest die Wissenschaftler.

Da Curcumin sehr schwer resorbiert wird, ist seine Wirkung laut der Meinung von Wissenschaftlern lokal auf den Verdauungstrakt, das Darmsystem und die damit verbundenen Organe beschränkt. Wenn es auf die Haut aufgetragen wird, hilft es an den betreffenden Stellen, mit denen es in Kontakt kommt.

Entzündungs- und tumorhemmende Wirkung

Wissenschaftler beschäftigen sich in letzter Zeit immer mehr mit der entzündungs- und tumorhemmenden Wirkung von Kurkuma. Kurkuma wirkt in dieser Hinsicht auf mehrere Arten. In erster Linie ist sie ein starkes Antioxidans und bindet freie Radikale, welche die Zellen beschädigen können. Gleichzeitig fördert Kurkuma die Ausschüttung von Glutathion, einem Stoff, der die Zellen vor Giften schützt.

Versuche zeigten, dass Kurkuma den programmierten Zelltod bei Krebszellen auslösen kann (mehr darüber können Sie im dritten Kapitel lesen). Natürlich ist diese Wirkungsweise bei Krebszellen des Verdauungssystems, mit denen Kurkuma in direkten Kontakt kommt, am deutlichsten ausgeprägt. Da sie nur in sehr geringem Maße resorbiert wird, ist nicht zu erwarten, dass sie auf die gleiche Weise auf Krebszellen in Gewebe wirkt, zu dem sie keinen Zutritt hat.

Kurkuma verhindert Entzündungen, indem sie unmittelbar in die Bildung des Enzyms COX-2 eingreift, das mit entzündungsauslösenden Stoffen wie den Prostaglandinen in Verbindung steht. Dieser Prozess bewirkt auch eine Linderung von Beschwerden durch Arthrose und Rheumakrankheiten. Versuche an Tieren zeigten, dass ein Auszug aus Ingwer und Kurkuma mit der Wirkung einiger synthetischer Medikamente vergleichbar ist. In den Tests wurde den Labortieren der Auszug jedoch mit Spritzen injiziert, weshalb die Resultate nicht unmittelbar auf die Wirkungsweise bei der oralen Einnahme von Kurkuma übertragbar sind.

Wirkung auf den Blutkreislauf

Man stellte fest, dass Kurkuma die Blutfettwerte senkt und die Funktion des Herz-Kreislauf-Systems stärkt. Besonders wirksam ist sie in Verbindung mit Ingwer. Versuche an Ratten ergaben, dass Kurkuma und Ingwer den Anstieg von Cholesterin auch bei cholesterinreicher Ernährung verlangsamen. Das wird so erklärt, dass die Inhaltstoffe doppelt wirken. Zuerst hemmen sie den Übergang von Cholesterin in den Blutkreislauf und beschleunigen gleichzeitig auch seine Ausscheidung.

Wirkung auf die Haut

Auch die Resultate über die Wirkung von Kurkuma bei Schuppenflechte (Psoriasis) sind ermutigend. In diesem Fall wird sie lokal, in Form kosmetischer Präparate angewandt.

Mögliche Gefahren bei der Anwendung

Den Verzehr von 1-3 g Kurkuma pro Tag, zu oder nach den Mahlzeiten, schätzen die Wissenschaftler als sicher und frei von Nebenwirkungen ein. In Indien wurden Versuche auch mit viel höheren Dosen ohne Nebenwirkungen durchgeführt (*J. Assoc. Physicians India, 2003 Nov, 51: 1055-60*).

Nur bei Menschen mit Gallensteinen ist Vorsicht geboten, denn eine aktivere Ausscheidung von Galle und die Kontraktion der Gallenblase lösen eine Bewegung der Steine aus. In diesen Fällen ist die maximal zu empfehlende Menge 1 g pro Tag (mehr über Gallenbeschwerden können Sie im dritten Kapitel nachlesen).

Geben Sie Acht, wenn Sie blutverdünnende Medikamente einnehmen oder kurz vor einem operativen Eingriff stehen. Kurkuma verdünnt nämlich das Blut, weshalb sie einige Tage vor der Operation nicht mehr eingenommen werden sollte.

Bei der gleichzeitigen Einnahme von blutverdünnenden Medikamenten sollten Sie sich von Ihrem Arzt beraten und das Blutbild kontrollieren lassen, um eine angemessene Dosierung sicherzustellen.

Verwendung in der Küche

Obwohl Kurkuma einen ziemlich intensiven Geschmack hat, ist sie bei richtiger Dosierung nicht allzu aufdringlich. Sie wird vor allem mit starken Gewürzen zusammen verwendet, die sie auch synergetisch in ihrer Wirkung unterstützt. Im Osten gibt es viele solcher Mischungen; am bekanntesten ist uns wohl die Curry-Mischung, in der Kurkuma die Hauptrolle spielt. In Europa kennt man sie auch als Bestandteil der Worcestersauce.

Kurkuma verleiht den Speisen eine attraktive gelbe Farbe und einen holzig-blumigen Duft. Aus diesen Gründen ist sie in Speisen mit vielen

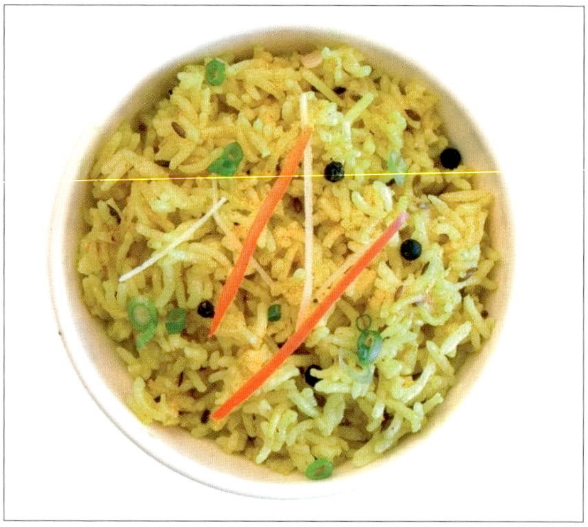

Mit Kurkuma gewürzte Kohlenhydrate machen der Bauchspeicheldrüse viel weniger Arbeit; geben Sie dieses Gewürz also zu Reis, Kartoffeln und Nudeln.

Passt gut zu …

… Basilikum, Chili, Ingwer, Knoblauch, Koriandersamen und Zimt.

Kohlenhydraten wie Reis, Kartoffeln, Nudeln, Hülsenfrüchten und Eintöpfen sehr willkommen, denn sie macht die Gerichte leichter verdaulich.

Dieses erdige Gewürz passt außerdem gut zu Auberginen, Spinat, Geflügel und Fisch. Obwohl es selbst pikant ist, mildert es die Schärfe von Paprika und Chili.

Mit Kurkuma können auch Blumenkohl und Salatdressings gefärbt werden oder man gibt sie zu Speisen, die ohne Eier zubereitet werden, aber aussehen sollen, als wären Eier enthalten.

Wenn Sie ein intensiveres Aroma wünschen, empfehlen wir Ihnen, Kurkuma vor der Zugabe zu den Speisen in Öl oder *Ghee* (gereinigte Butter) zu erhitzen.

Anbau

Kurkuma könnte theoretisch als Zimmerpflanze angebaut werden, aber man kann ihr nicht alle notwendigen Bedingungen bieten, weshalb auch nicht zu erwarten ist, dass sie Rhizome bildet, in denen man alle Inhaltsstoffe findet, über die wir auf diesen Seiten schreiben.

Interessant ist auch, dass in den Wäldern und Feuchtgebieten Mitteleuropas noch immer ihre Verwandte, die Zitwerwurzel (*Curcuma zedoaria*) wächst, die ihr in Zusammensetzung, Geschmack und Wirkung sehr ähnlich ist. Diese Pflanze ist auch in China und Japan bekannt und wird schon lange zu medizinischen Zwecken eingesetzt. Auch in Europa wurde sie bis zum 16. Jahrhundert angebaut und fand breite Verwendung. Vielleicht ist es an der Zeit, sie aufs Neue kennenzulernen.

Einkauf

Kurkuma wurde aufgrund ihrer intensiven Farbe oft anstelle des wesentlich teureren Safrans verwendet, weshalb sie den Namen „falsches Safran" oder „indisches Safran" erhielt. Außer der Eigenschaft, dass beide Gewürze die Speisen gelb färben, haben Kurkuma und Safran nichts gemeinsam, ihr Geschmack und ihre Wirkungsweisen sind vollkommen verschieden. Gerade deshalb ist es wichtig, dass Sie wissen, was Sie kaufen.

Hochwertiges Kurkumapulver hat einen aromatischen, erdigen Geschmack und erinnert leicht an frisches Heu mit einer warmen, holzigen Note. Die Qualität und das Aroma von Kurkuma unterscheiden sich von Anbieter zu Anbieter ziemlich stark. Am besten kaufen Sie Kurkuma aus biologischem Anbau, denn diese hat die meisten heilenden Wirkstoffe, eine schönere Farbe und auch ein edleres Aroma. Konventionell angebaute Kurkuma ist deutlich bitterer und erinnert farblich eher an Senf.

Da Curcumin lichtempfindlich ist, muss das Gewürz in einem gut verschlossenen Gefäß dunkel gelagert werden, um die heilenden Kräfte zu bewahren. Auch Wärme schadet Kurkuma, bewahren Sie sie daher bei normaler Zimmertemperatur auf. Bei sachgerechter Lagerung kann sich ihr Aroma bis zu einem Jahr lang halten.

Die Empfindlichkeit der Kurkumapigmente hat auch etwas Gutes, wenn Sie sich mit lästigen gelben Flecken an Töpfen oder Kleidern herumplagen. Stellen Sie sie ins Licht und die Sonne wird sie „auswaschen". Da die Farbe im Fett am besten löslich ist, können die Flecken auch mit Fett behandelt werden. Waschen Sie sie dann schnell mit Hilfe eines Waschmittels aus und legen Sie sie an die Sonne, die den Rest erledigt.

LAVENDEL

Lavandula angustifolia Mill.
(Synonyme: *Lavandula officinalis* Chaix, *Lavandula vera* DC.)

Sicher wissen Sie schon, dass Lavendel Motten vertreibt und Kleider herrlich duften lässt. Warum wir ihn aber unter die 30 wichtigsten Gewürze eingereiht haben, könnte Sie überraschen.

Die Geschichte der Verwendung von Lavendel

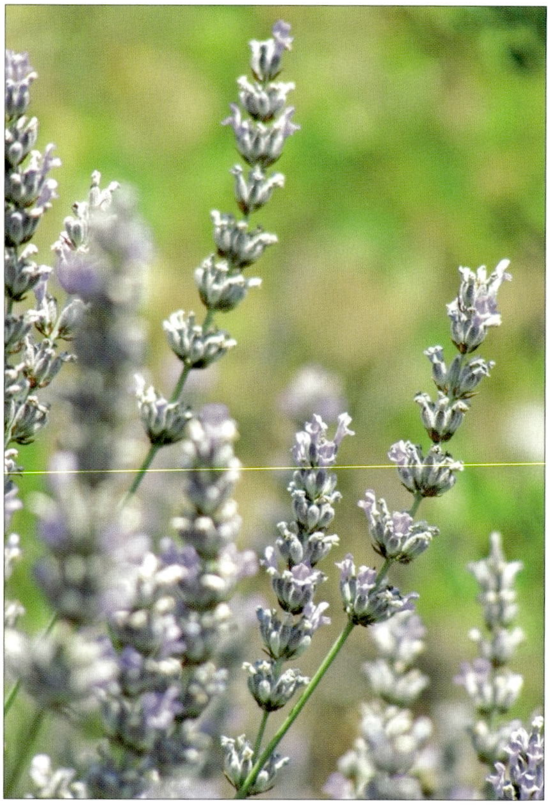

Lavendel stammt wahrscheinlich aus dem westlichen Mittelmeerraum. Sein Name kommt vom lateinischen *lavare*, was so viel bedeutet wie waschen. Das ist sicher kein Zufall, denn schon die antiken Römer verwendeten ihn als Badezusatz. Bei uns war er erst einige Jahrhunderte später, im Mittelalter bekannt. Sein Ruf als reinigende und schützende Pflanze entstand durch die Überzeugung, dass die Handschuhhersteller aus der französischen Stadt Grasse, die ihre Produkte mit Lavendelöl parfümierten, nicht an der Pest erkrankten. Das förderte die breite Anwendung des Lavendels, der als Schutz vor Krankheiten in Säckchen am Körper getragen wurde.

In unseren Breiten ist der Lavendel dank der mittelalterlichen Klostermedizin bekannt. Damals verwendete man ihn vor allem wegen seiner schmerzstillenden Eigenschaften und der beruhigenden Wirkung. In der Barockzeit war es in Frankreich Mode, mit diesem Gewürz Süßspeisen wie z.B. Eis, Biskuit oder heiße Schokolade zu aromatisieren. Aber das wahre kulinarische Talent des Lavendels wurde erst in den Küchen der Provence entdeckt.

In der Aromatherapie wird das ätherische Öl des Echten Lavendels „Mutter aller Öle“ genannt, denn es sorgt selbstlos für unsere Gesundheit und verlangt nichts für sich selbst. Die Geschichte der Aromatherapie begann mit diesem ätherischen Öl, als sich René-Maurice Gattefossé, der Begründer der modernen Aromatherapie, stark verbrannte. Da er nichts anderes hatte, versorgte er die Wunde mit ätherischem Lavendelöl. So entdeckte er die unglaubliche Heilkraft dieses Öls, die auch für seine weitere Arbeit richtungsweisend war.

Was ist Lavendel?

Lavendel ist eine Pflanze aus der Familie der Lippenblütler. Sie ist mehrjährig und kann bis zu 30 Jahre alt und bis zu 75 cm (ohne Blüten) hoch werden.

Die meisten Menschen unterscheiden nicht zwischen dem Lavendel und dem Lavandin. Alle Angaben in diesem Buch beziehen sich auf den Echten Lavendel, der mit verschiedenen botanischen Namen bezeichnet wird, wie Sie zu Beginn des Kapitels sehen können. Alle Begriffe sind Synonyme für die gleiche Pflanze.

Neben dem so genannten Echten Lavendel gibt es noch den **Breitblättrigen Lavendel** (auch Speik-Lavendel oder Großer Lavendel) (*Lavandula latifolia* Medik.). Aufgrund seines robusteren Wachstums wird er fälschlicherweise manchmal auch als „männlicher Lavendel“ bezeichnet. Seine Zusammensetzung ist der des Echten Lavendels ähnlich und er wird oft für die kostengünstigere Herstellung des nachgemachten „echten“ Lavendelöls verwendet. Auch dieser Lavendel ist nützlich; man verwendet ihn vor allem bei Viruserkrankungen der Atemwege (Inhalation und Anwendung auf der Haut), bei Pilzbeschwerden an den Füßen (dermal) und bei Verbrennungen (dermal). Er enthält eine ziemlich große Menge des Ketons Kampfer.

Lavandin ist ein Hybrid, der aus der Kreuzung von *Lavandula vera* und *Lavandula latifolia* entstand. Seine korrekte Bezeichnung lautet *Lavandula* x *intermedia* Emeric ex Loisel oder kurz *Lavandula hybrida*. Man findet ihn in Dalmatien und auf den dalmatinischen Inseln, insbesondere auf der Insel Hvar, wo er sehr häufig angebaut wird. Der Echte Lavendel hingegen wächst nur in einer Meereshöhe von mehr als 400 m.

Die Lavandine sind an sich nicht schlecht. Da diese Pflanzen in Dalmatien und auf den Inseln fast wild, ohne Bewässerung, Düngung und Spritzmittel wachsen und viel Sonne genießen, haben sie eine unvergleichlich bessere Qualität als der massenhaft kultivierte Lavandin in der Provence. Aber dennoch unterscheidet sich seine Zusammensetzung in einigen Stoffen vom Echten Lavendel. Es gibt mehrere Lavandin-Klone: ‚Abrial‘, ‚Super‘ und ‚Grosso‘. Der Klon ‚Super‘ kommt mit seinen Eigenschaften dem Echten Lavendel am nächsten.

Heute wird der Echte Lavendel in mehreren Mittelmeerländern angebaut, wobei die Provence (Frankreich) noch immer die Hauptrolle spielt.

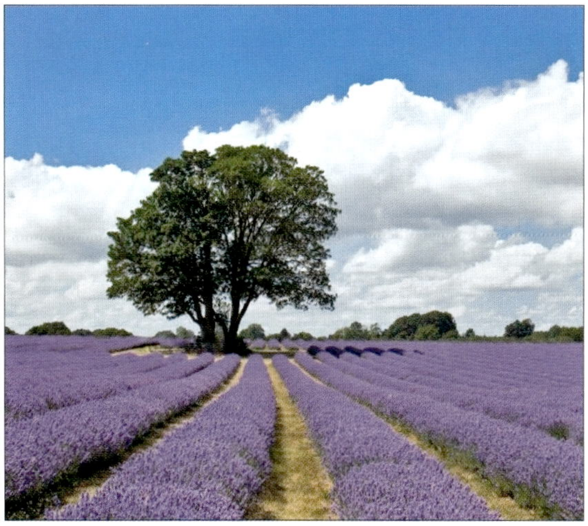

Der massenhaft kultivierte, gedüngte und gespritzte Lavendel ist in Bezug auf seine Wirkstoffe nicht mit dem wildwachsenden Lavendel zu vergleichen.

Was steckt im Lavendel?

Frischer Lavendel riecht nach Vanille, Rosmarin, Kampfer und Bergamotte.

Das ätherische Öl des Echten Lavendels hat eine komplexe Zusammensetzung. Es ist reich am monoterpenen Alkohol Linalool, der für die blumig frische Note sorgt (bis 40 %), an Ester (bis 55 % Linalylacetat, bis 5 % Lavandulylacetat) und Cumarin (bis 0,25 %). Cumarin sorgt für die beruhigende Wirkung des ätherischen Lavendelöls und für seine Gewinnung müssen die Hersteller eine verlängerte Destillation durchführen. Die meisten Anbieter, außer den Anbietern zertifizierter ätherischer Öle für die Aromatherapie, bieten kein ätherisches Öl in dieser Qualität an.

Da das ätherische Öl des Echten Lavendels Ester enthält, ist es süßer und weicher als das ätherische Lavandinöl.

Im Handel gibt es Unmengen von Öl-Imitationen mit synthetischen Inhaltsstoffen. Außer dem ähnlichen Duft sind sie nicht mit den Eigenschaften des Echten Lavendels vergleichbar und es wäre gefährlich, sie zu therapeutischen oder kulinarischen Zwecken einzusetzen.

Im Echten Lavendel kommt das Keton Kampfer nur in Spuren vor, der Lavandin der Insel Hvar hingegen enthält viel mehr von diesem Stoff. Das typische ätherische Öl des Lavandins enthält den monoterpenen Alkohol Linalool, das Epoxid 1,8-Cineol, bis zu 25 % des Esters Linalylacetat sowie das Keton Kampfer.

Diese Zusammensetzung ist besonders für Massagen, zur Raumerfrischung und zur Vertreibung von Ungeziefer geeignet. Dieses ätherische Öl kann das Jucken nach Stechmückenstichen wirksam gelindert werden, aber es darf nicht verzehrt werden.

Bei Anbietern von ätherischem Öl in Dalmatien kommt es oft zu Verwechslungen (vor allem aus Unwissenheit der Hersteller), denn sie deklarieren ihr Lavandin als Echten Lavendel (Lavendel von Hvar). Oft findet man Empfehlungen zur oralen Einnahme dieses ätherischen Öls, aber diese Art der Anwendung kann sehr gefährlich sein. Das ätherische Lavandinöl darf keinesfalls verzehrt werden. Das ätherische Öl des Echten Lavendels hingegen kann gelegentlich zur Aromatisierung von Gebäck, Essig oder Sirup verwendet werden. Die gleiche Wirkung wird auch durch die Verwendung der Lavendelblüten erzielt.

Wenn die Blüten verwendet werden, sind die Konzentrationen viel geringer, daher sind Tees oder das Gewürz unproblematisch, unabhängig von der Art. Lavandin hat einen etwas belebenderen Effekt, der Echte Lavendel wirkt aber aufgrund des Cumarins eher beruhigend.

Die höchste Konzentration des ätherischen Öls findet man in den Blütenknospen des Lavendels kurz vor der Blüte. Werden Lavendelblüten (oder Lavandinblüten) getrocknet und längere Zeit aufbewahrt, geht dabei ein Teil des Kampfer- und Zitrusaromas verloren. Der Verlust kann begrenzt werden, indem die getrockneten Blätter sofort in Gläser verschlossen und an einer dunklen Stelle aufbewahrt werden.

Die Wirkung von Lavendel …

… zur Entspannung und Belebung

Der Echte Lavendel ist für seine (körperlich und psychisch) entspannende Wirkung bekannt. Interessant ist auch, dass der Lavendel entweder beruhigt oder belebt, je nach Bedarf des Körpers. Medizinisch nachgewiesen ist auch der beruhigende und stabilisierende Effekt des Lavendelöls bei geistiger und körperlicher Überbelastung und Erschöpfung.

… bei Depressionen

Die violetten Blüten haben antidepressive und antiseptische Eigenschaften. Der Lavendel ist ein wirkungsvolles Mittel bei Schlafstörungen, Migräne und Kopfschmerzen.

Lavandin hat hingegen einen eher belebenden Charakter.

... auf den Blutdruck

Es ist bekannt, dass Lavendelblüten den Blutdruck regulieren.

... auf die Verdauung

Man geht davon aus, dass einige Wirkstoffe des Lavendels, vor allem der Gerbstoff Rosmarinsäure, die Ausscheidung von Galle fördert. Er ist auch ein bewährtes Mittel zur Anregung des Blutkreislaufs, er sorgt für eine gute Durchblutung und regt den Appetit an. Außerdem hilft er bei einem gereizten Magen-Darm-Trakt.

... auf die Atemwege

Hildegard von Bingen benutzte den Lavendel bei Beschwerden mit der Leber und der Lunge. Dazu empfahl sie das Trinken von Lavendelwein, den man aus einem Liter Wein und drei Esslöffeln Lavendel zubereitet. Dosierung: dreimal täglich ein Schnapsglas voll, mindestens zwei Monate lang. In vielen Überlieferungen der Kräuterkunde finden sich Empfehlungen, in denen Lavendel als ergänzendes Heilmittel bei einigen Formen von Asthma verwendet wird. Dazu können alle Lavendel- und Lavandinarten verwendet werden.

... bei Schmerzen

Mit einem Basisöl vermischtes ätherisches Lavendelöl hilft bei Schmerzen in den Muskeln, Gelenken und der Wirbelsäule. Hierbei hat sich vor allem der Lavendel aus Dalmatien bzw. der Lavandin bewährt, der mehr Kampfer enthält.

... bei Insektenstichen

Wird das ätherische Öl direkt auf die betreffende Stelle aufgetragen, lindert es sofort Schmerzen und Juckreiz nach Stichen von Spinnen, Bienen, Stechmücken usw. Maurice Mességué schrieb, dass Jäger in Frankreich ihre Hunde mit Lavendelblüten einrieben, wenn sie von einer Schlange gebissen wurden. Vielleicht ist diese Maßnahme nicht ganz gerechtfertigt, aber Lavendel ist nachgewiesenermaßen ein Analgetikum, das Schmerzen lindert und gleichzeitig entzündungshemmend wirkt.

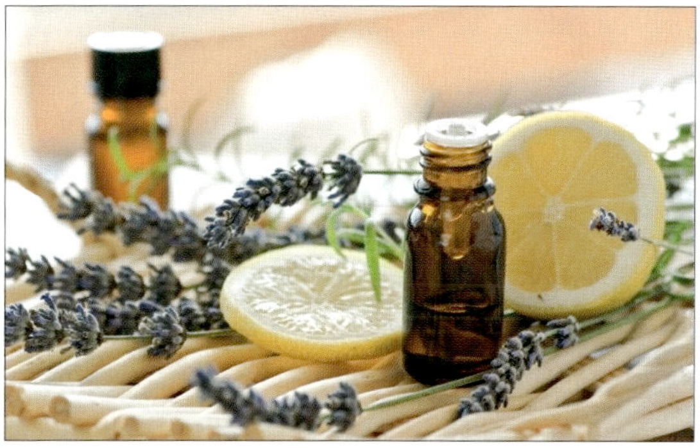

... als Reinigungsmittel und Duftstoff

Die getrockneten Stängel sind ein guter Weihrauchersatz bei der energetischen Reinigung von Räumen und der Vertreibung von Ungeziefer.

Schon lange bevor Lavendel seinen Weg in die Küche fand, spielte er eine wichtige Rolle in Duftprodukten und in der Schönheitspflege.

Viele Menschen kennen den Lavendel als duftenden Helfer im Kleiderschrank. Der rosig-süße Wohlgeruch der violetten Blüten eignet sich ausgezeichnet zum Parfümieren von Wäsche. Duftkissen mit Lavendel werden noch heute sehr oft verwendet.

Aber Lavendel kann noch viel mehr...

Energetische Wirkung

In der TCM gehört Lavendel zu den Kräutern, die kühlen, Blockaden des *Qi* lösen und Schmerzen lindern. Er wird den Organen Leber, Magen und Herz zugeschrieben.

In der Ayurveda-Medizin hat er eine heiße Wirkung und mindert *Vata* und *Kapha*.

Was sagt die moderne Wissenschaft?

Beim Studium der wissenschaftlichen Quellen wird schnell klar, dass diese wunderbare Pflanze eine vielseitige medizinische Hilfe ist, die in der Hausapotheke oder im Gewürzschrank nicht fehlen darf.

Die Wissenschaft bestätigte die krampflösende (spasmolytische), entzündungshemmende (antiseptische), schmerzlindernde (analgetische), leicht beruhigende (sedierende) und blutdruckregulierende (hypotensive) Wirkung des Lavendels. Er beschleunigt außerdem die Wundheilung (Ephitelisierung) der Haut.

Wirkung auf die Psyche

In traditionellen Medizinrichtungen wird Lavendel als Hilfe bei der Bekämpfung von Kopfschmerzen, insbesondere als Folge von Stress, verwendet. Lavendel hat sich bei der Behandlung depressiver Zustände bewährt. Als besonders wirksam erwies sich eine Kombination von 60 Tropfen Lavendeltinktur mit Medikamenten wie dem trizyklischen Antidepressivum Imipramin® *(Progress in Neuro-Psychopharmacology & Biological Psychiatry. 2003; 27 (1): 123-27)*. Lavendel unterstützt den natürlichen Schlaf, weshalb er bei Schlaflosigkeit, Nervosität und geistiger Unruhe eingesetzt wird. Achtung: Lavandin bewirkt genau das Gegenteil. Die beiden sollten also nicht versehentlich vertauscht verwenden, denn Lavandin verursacht Schlaflosigkeit.

Entzündungshemmende Wirkung

Die traditionelle Medizin empfiehlt Lavendel bei stechenden, scharfen Schmerzen entlang verschiedener Nervenbahnen (neuralgische Erkrankungen). Er wird zur Lösung von Muskelkrämpfen und bei Gelenkentzündungen wie rheumatoider Arthritis verwendet. Das ätherische Lavendelöl wirkt schon bei der Inhalation von 0,3 ml des Öls allgemein entzündungshemmend *(Biological and Pharmaceutical Bulletin. 1994; 17: 359-360)*. Jedoch die Verwendung von Massageölmischungen noch empfehlenswerter.

Wirkung bei Krebserkrankungen

Oft untersucht wurde auch das Monoterpen Perillylalkohol, das aus Lavendel destilliert wird (es ist auch in der Minze und in Selleriesamen enthalten) und präventiv und kurativ gegen Krebs hilft. Die Wissenschaftler erforschten mehrere Mechanismen, welche die chemotherapeutische Wirkung des Perillylalkohols erklären sollen. So geht beispielsweise eine der Theorien davon aus, dass Perillylalkohol den programmierten Zelltod im Falle einer stark beschädigten DNS (Apoptose) initiiert. Bei einer Krebserkrankung haben die Zellen diese selbstzerstörende Fähigkeit nicht mehr, weshalb es zu einem anormalen Wachstum der Zellen kommt *(Herbs for Health. 1998; Jan/Feb): 17)*. Mehrere Studien an Tieren zeigten sehr vielversprechende Ergebnisse über den Perillylalkohol bei der Hemmung von Krebs an Speicheldrüse, Leber und Lunge. In der Zeit, in der dieses Buch entstand, waren klinische Untersuchungen an Menschen mit Prostatakrebs sowie Eierstock- oder Brustkrebs im Gange. Man hofft jedoch, dass Lavendel auch andere Krebsarten heilen kann. Die Studie wird unter der Schirmherrschaft des amerikanischen Nationalinstituts für Krebskrankheiten und der Universität in Wisconsin-Madison durchgeführt.

Wirkung auf das Gehirn

Da sich die Wissenschaftler immer mehr für die Heilkraft des Lavendels interessieren, werden derzeit in verschiedenen Teilen der Welt Studien und Versuche an Menschen durchgeführt. So begann man in Australien im Jahr 2010 mit einer randomisierten einfach blinden und mit einem Placebo kontrollierten Crossover-Studie mit ätherischem Lavendelöl, welche die in vorherigen Studien beobachtete beruhigende Wirkung des Lavendelöls und seinen Einfluss auf Verhaltensmuster bei Demenz (Orientierungslosigkeit, Aggression, lautes Rufen) belegen soll.

Im Jahr 2011 wurde im Iran eine *in-vivo*-Studie gestartet, in der Wissenschaftler die Auswirkung des wässrigen Lavendelauszugs (Lavendeltee) auf neurodegenerative Störungen wie die Alzheimer-Krankheit untersuchten. Bei Laborratten beobachtete man in diesem Zusammenhang das räumliche Orientierungsvermögen und Demenzanzeichen sowie die Lern- und Gedächtnisfähigkeit. Die Resultate dieser Studie wurden noch nicht veröffentlicht *(Neuroscience bulletin. 2011; 27 (2): 99-106)*.

Wirkung auf Parasiten und Mikroben

Das ätherische Lavendelöl wirkt antimikrobiell. Es hemmt die Vermehrung des Schimmelpilzes *Aspergillus*, der bei Menschen mit geschwächtem Immunsystem Krankheiten hervorruft *(Mycoses. 1998; 41 (9-10): 403-410)*. Das ätherischeLavendelöl bekämpft für den Menschen parasitäre Mikroorganismen wie die Protozoen *Giardia duodenalis* und *Trichomonas vaginalis*, welche die sexuell übertragbare Erkrankung Trichomoniasis auslösen. Eine australische Studie zeigte, dass schon eine niedrige Konzentration des ätherischen Lavendelöls (≤ 1 %) *in vitro* beide parasitären Mikroorganismen vollkommen beseitigt *(Parasitology Research. 2006; 99 (6): 722-728)*.

Wirkung auf die Verdauungsorgane

Lavendel erleichtert die Ausscheidung von Darmgasen und lindert Blähungen. Diese Angaben findet man in einer Monographie der deutschen Kommission E, in der auch steht, dass er bei funktionellen Störungen im oberen Bauchbereich, wie bei Reizmagen und Darmstörungen nervlichen Ursprungs hilft. Amerikanische Wissenschaftler veröffentlichten die Ergebnisse einer *in-vitro*-Untersuchung, bei der Lavendelblüten die Vermehrung der gefährlichen Magenbakterien *Helicobacter pylori*, die mit peptischen Geschwüren (Ulcus) in Verbindung gebracht werden, hemmen konnten *(Phytomedicine. 2000; 7 (II): 79)*. Lavendel kann auch dann verwendet werden, wenn die Verdauung von fetten Speisen Probleme bereitet, denn er regt die Ausscheidung von Galle in den Darm an *(Journal of cellular biochemistry – Supplement. 1996; 26: 1-28)*.

Wirkung bei Problemen nach der Geburt

Ein Bericht des englischen Krankenhauses Hinchingbrooke beschreibt die analgetische und antiseptische Wirkung des ätherischen Lavendelöls. Man gab es zu Bädern hinzu, um Dammschmerzen nach einer Geburt zu lindern. An der einfach blinden, randomisieren klinischen Studie nahmen 635 Frauen teil. Im Vergleich zum Placebo und dem synthetischen Öl zeigte das ätherische Lavendelöl nach drei bis fünf Anwendungstagen eine Linderung der Schmerzen im perinealen Bereich. Keine der teilnehmenden Frauen konnte negative Nebenwirkungen feststellen *(Journal of Advanced Nursing. 1994; 19 (1): 89-96)*.

Wirkung auf Insekten und Parasiten

So wie das ätherische Lavendelöl sind auch die beiden Inhaltsstoffe des Lavendels Linalool und Linalylacetat natürliche Repellents für Insekten wie Zecken und Stechmücken. Auf dieselbe Weise wirken alle drei gegen Parasitenläuse und Flöhe. Gleichzeitig sind sie sehr wirksam gegen Milben (biologisches Akarizid) *(Experimental Parasitology. 2010; 126 (2): 184-186).*

Genau aus diesem Grund sind sie eine willkommene Hilfe bei der Haushalts- und Haustierhygiene und in der ökologischen und biodynamischen Landwirtschaft.

Mögliche Gefahren bei der Anwendung

Im Allgemeinen gilt sowohl die innerliche als auch äußerliche Anwendung von Lavendelblüten und ätherischem Lavendelöl als sehr sicher. Das ätherische Lavendelöl ist eines der wenigen ätherischen Öle, die unmittelbar auf die Haut aufgetragen werden können. Lavendel ist nicht giftig. Nur Personen, die überempfindlich auf Lavendel oder einen der Inhaltstoffe des ätherischen Öls reagieren, müssen vorsichtig sein, denn es kann eine Kontaktdermatitis hervorrufen. Das ist zwar nicht gefährlich, aber Sie sollten dennoch die Anwendung beenden oder ein mit Basisöl verdünntes ätherisches Öl verwenden, wenn Sie eine solche Hautreaktion feststellen. Das ätherische Lavendelöl kann auch bei Kindern angewandt werden, allerdings immer in angemessener Dosierung und Verdünnung.

Es gibt keine aktuellen Informationen hinsichtlich der Sicherheit und der Wirkung während der Schwangerschaft und in der Stillzeit. Die Tatsache, dass das ätherische Lavendelöl und die Lavendelblüten traditionell als menstruationsfördernde und abortive Mittel verwendet werden, lässt darauf schließen, dass Lavendel während der Schwangerschaft nicht eingenommen werden darf.

Verwendung in der Küche

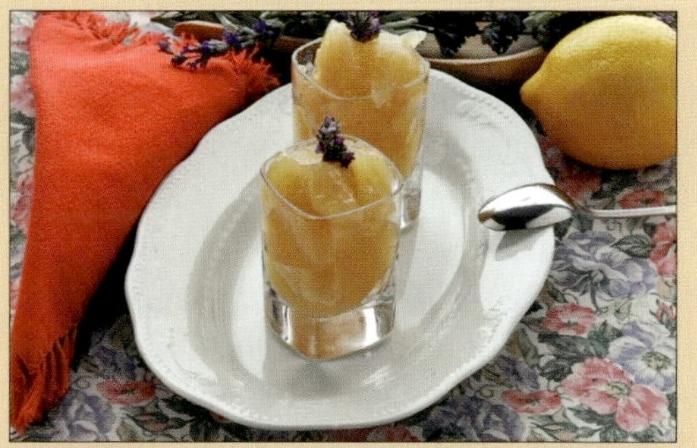

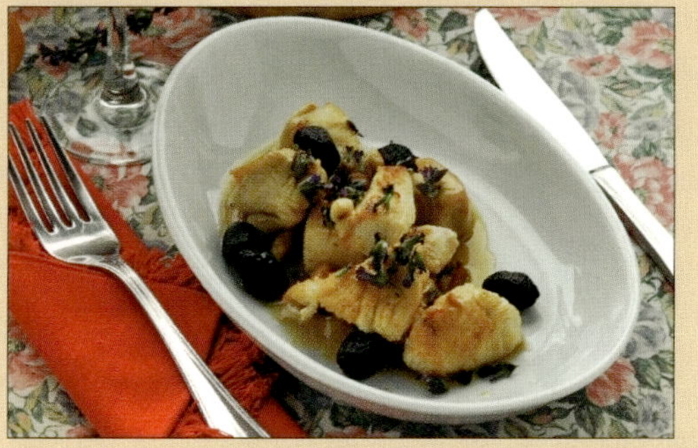

In der mediterranen Küche ist Lavendel ein Bestandteil der Gewürzmischung „Kräuter der Provence", die in praktisch allen Gerichten verwendet werden kann. Auch in Süßspeisen ist Lavendel interessant in Kombination mit Apfelmus, Schokolade oder echtem Tee.

In Südfrankreich wird Lavendel zum Würzen von Fleisch, Gemüse und Käse verwendet. Lammfleisch wird in Olivenöl mit Lavendelblüten mariniert, klein gehackte Lavendelblätter gibt man in Salatdressings, man bereitet gebratene Pfirsiche mit Lavendelblüten und Lavendelhonig zu und noch vieles mehr. Lavendel passt gut zu cremigen, fetten Zutaten wie Butter, Milch, Sahne oder schaumigem Eigelb mit Zucker. Ausgezeichnet schmeckt er in Kombination mit Fenchelsamen und geriebener Orangenschale; diese Mischung eignet sich bestens zum Würzen von Fisch. Man muss nur darauf achten, nicht zu viel davon zu verwenden. Mit etwas Phantasie können Sie ihn auch zur Dekoration von Süßspeisen verwenden.

Passt gut zu ...

... Basilikum, Bohnenkraut, Estragon, Knoblauch, Oregano, Pfeffer, Rosmarin, Salbei und Thymian.

Probieren Sie den folgenden Trick: Tauchen Sie Lavendelblüten in leicht geschlagenes Eiweiß und dann in feinen Kristallzucker. Trocknen Sie die Blüten dann drei Stunden lang bei 50 °C.

Seine unaufdringliche bittere Note harmoniert perfekt mit Fisch und Fleisch vom Grill.

Sinnlicher Teegenuss

Lavendeltee duftet aromatisch süß und erinnert an Zitronen und Minze. Er hat einen blumigen, süßen und leicht bitteren Geschmack mit einem Hauch von Rosmarin. Die schöne gelb-violette Farbe des Tees ist eine wahre Augenweide, daher kann der frische Tee in großen Tassen serviert werden.

Eine Tasse Lavendeltee nach einem anstrengenden Tag wirkt Wunder. Für eine vollkommene Entspannung können Sie sich auch ein Lavendelbad bereiten: Geben Sie die Blüten für einige Sekunden in kochendes Wasser, lassen Sie das Ganze 15 Minuten ziehen und gießen Sie die Blüten dann ab. Geben Sie die so gewonnene Flüssigkeit zum Badewasser. Tauchen Sie im abgedunkelten Badezimmer bei Kerzenschein in das heiße Lavendelbad ein und Sie werden eine echte Entspannung erfahren.

Anbau

Wie Sie in der Einleitung schon gesehen haben, gibt es bei der Benennung des Lavendels eine ziemliche Verwirrung. Prüfen Sie daher, welche Pflanzen Sie daheim haben bzw. welche Sie kaufen.

Der Unterschied des Echten Lavendels gegenüber den unterschiedlichen Hybriden ist leicht erkennbar, wenn man die Pflanze genau betrachtet. Der Echte Lavendel hat nur eine Blüte pro Zweig und keine Seitenzweige. Er wächst weniger üppig und er gedeiht lieber in höheren Lagen. Der beste Echte Lavendel wächst auf einer Meereshöhe von über 500 Metern, natürlich unter der Bedingung, dass er vor starkem Frost geschützt ist. Er ist auch die einzige Art, die sich mit Samen vermehren kann. Alle übrigen Hybride werden ausschließlich durch Teilung und Ableger vermehrt.

Die Hybridarten des Lavendels sind weit verbreitet und werden massenhaft kultiviert. In der Provence unterliegen sie den gleichen Produktionsverfahren wie auch Mais und Weizen. Die Pflanzen werden maschinell bearbeitet, gedüngt, mit Pestiziden behandelt und maschinell geerntet. Die ätherischen Öle und getrocknete Blüten aus diesem Anbau sind zwar viel billiger als die der wildwachsenden Pflanze, aber außer der scheinbaren Ähnlichkeit haben sie nicht viel gemeinsam. Wenn Sie eine gute Nase haben, können Sie das ätherische Öl des Echten Lavendels und das der kultivierten Hybride unterscheiden.

Die Unterschiede zwischen dem kultivierten und dem wildwachsenden Lavendel untersuchte auch Alfred Vogel. Er stellte fest, dass die massenhaft angebaute Pflanze in der Provence nur 40-60 heilende Wirkstoffe aufweist, während der wilde Lavendel 160 davon hat! Es ist also nicht verwunderlich, dass die armselige Variante ihren Platz vor allem in der Seifen- und Weichspülerherstellung findet.

Wenn Sie weiter oben gelesen haben, was der Lavendel alles vermag, haben Sie sich sicherlich gemerkt, dass das nur für Lavendel gilt, dem es nicht an Dreiviertel der Inhaltsstoffe mangelt. Wie es nicht möglich ist auf einem Klavier zu spielen, dem Dreiviertel der Tasten fehlen, kann auch der Körper die „Heilmusik des Lavendels“ nicht hören, wenn er nicht alle notwendigen Wirkstoffe besitzt. Deshalb ist das wichtigste Kriterium bei der Auswahl die Anbauweise. Erst danach sollte man schauen, ob es sich um einen Hybrid oder den Echten Lavendel handelt. Aus diesem Grund ist es sinnvoll, eigenen Lavendel anzubauen und zu verwenden.

Der Echte Lavendel kann in den meisten Regionen Deutschlands angebaut werden. Am besten gedeiht er in sonnigen Lagen in gut abfließenden, kalkhaltigen Böden. Er verträgt Trockenheit gut, aber nasse Wurzeln sind sein Tod. Am besten sollte er daher unter dem Dach auf der Sonnenseite des Hauses gepflanzt werden. Im Winter werden die Wurzeln mit Blättern oder Mulch bedeckt.

Aus Erfahrung kann ich schreiben, dass es sich bewährt hat, eine schon abgehärtete Pflanze in den Garten zu setzen, die in einem ähnlichen Klima wie bei Ihnen zu Hause gewachsen ist. Schnell aufgezogene Pflanzen, die in Gewächshäusern noch nie einen echten Winter erlebten, haben in den ersten Jahren große Probleme.

Am besten verwenden Sie Lavendel aus dem eigenen Garten, denn er kann zur richtigen Zeit geerntet werden, solange er noch Blütenknospen hat und die meisten Wirkstoffe enthält. Wird er für Tee und als Gewürz verwendet, sollte er an einem Blütentag nach dem Saatkalender von Maria Thun kurz vor der vollständigen Blüte geerntet werden. Man pflückt die Blüten, bevor sie sich ganz öffnen. Auch die Blätter sind essbar.

Die violetten Blütenblätter werden an den Zweigen an einer schattigen Stelle getrocknet. Man kann sie auch zu kleinen Sträußen binden und kopfüber zum Trocknen aufhängen.

Lavendel gedeiht auch gut im Blumentopf, aber dann kann man leider nicht die ganze Palette der Inhaltsstoffe erwarten, welche die Pflanze haben würde, wenn sie über die Jahre ihre Wurzeln selbst wachsen lässt, wie sie es braucht.

Wenn der Lavendel verblüht ist, schneidet man die Stängel auf 1/3 der Länge, die in diesem Jahr gewachsen ist, zurück. Werden die schon verholzten Zweige abgeschnitten, erneuert er sich auch aus den unteren Pflanzenteilen, aber das dauert natürlich länger.

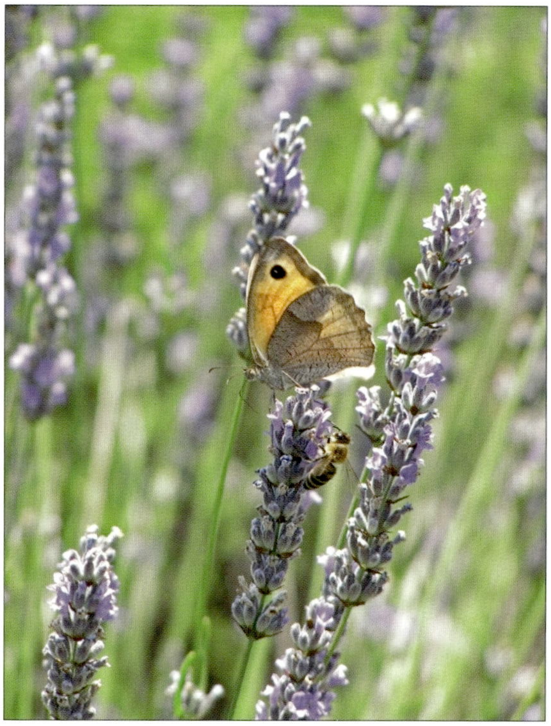

Soll der Lavendel vermehrt werden, ist die Absenker-Methode am einfachsten. Dazu werden die bodennahen Zweige etwas eingeschnitten, damit sie leichter nach unten gebogen werden können. Dann werden sie im Boden befestigt, bis die Absenker eigene Wurzeln bilden. Am Ende des Sommers können sie dann umgepflanzt werden, damit sie noch ausreichend Zeit haben, sich für den Winter abzuhärten.

Einkauf

Wenn die Blüten abgestreift und getrocknet sind, gleicht die Feststellung der Lavendelart einer „mission impossible". Dann können Sie sich nur noch auf Augen und Nase verlassen.

Achten Sie beim Kauf daher auf ein gutes Aroma und eine schöne violette Farbe der Blüten. Sie dürfen auf keinen Fall nach Seife riechen. Kaufen Sie Lavendelgewürz niemals in einer Parfümerie, in der duftende Kräuter in Tütchen verkauft werden, sondern in der Gewürzabteilung, bei einem Kräuterkundigen oder in Kräuterapotheken. Wenn die Blüten bleich und von grauer Farbe sind, ist der Lavendel schon alt. Getrockneter Lavendel entfaltet sein Aroma am besten, wenn er erwärmt wird.

Leider wird der Großteil des Lavendels vor allem zum Parfümieren von Räumen verkauft. Aufgrund der Aufbewahrungsart, der Verpackung und auch der Trocknungs- und Konservierungsweise ist dieser Lavendel nicht für die orale Anwendung geeignet. Die Säckchen, die zur Vertreibung von Motten angeboten werden, sollten daher nicht geöffnet und der Inhalt als Gewürz oder Tee verwendet werden, wenn Sie nicht genau wissen, wessen und welcher Lavendel sich darin befindet.

Am sichersten kauft man Lavendel bei Menschen, die ihn selbst anbauen oder man macht sich während der Blütezeit auf in die Natur, am besten in den Mittelmeerraum, um die wildwachsenden Pflanzen zu sammeln.

Beim Kauf des ätherischen Öls sollten Sie auf die Zertifizierung und den biologischen Anbau sowie die klar gekennzeichnete Gattung und Art der Pflanze auf der Verpackung achten.

Rezepte

Lavendeltinktur

100 g Lavendel einige Tage lang in einem Liter 90-prozentigen Alkohol einlegen. Nach dem Abgießen ist er auf diese Weise immer als Antiseptikum bei entzündeten Wunden, Ekzemen, Verbrennungen und Akne zur Hand.

Lavendel-Eau-de-Toilette

Dazu benötigen Sie einen leichten Ethylalkohol (30- bis 40-prozentig) oder einen hausgemachten Obstbrand ohne starken Eigengeschmack. Ein Einmachglas mindestens bis zur Hälfte mit Lavendelblüten füllen, mit Alkohol übergießen und vier Wochen in einem dunklen Raum ziehen lassen. Danach abgießen und als After Shave Lotion oder als ausgezeichnetes Mittel zur Massage der Kopfhaut verwenden.

Lavendelsud

Eine Handvoll Lavendelblüten in einem Liter Wasser 10 Minuten kochen lassen. Mit diesem Sud werden Wunden verbunden, vaginale Infektionen ausgespült, Füße gebadet (bei Fußpilz oder Nagelpilz) usw.

Lavendelessig

Ein Büschel blühender Lavendelzweige mit einem halben Liter weißen Essig übergießen. An einer dunklen Stelle 4-6 Wochen ziehen lassen. Danach abgießen und in eine Flasche füllen. Um den Essig einfach zu kennzeichnen, kann ein getrockneter Lavendelzweig in den fertigen Essig gegeben werden. Dieser Essig ist interessant zur Aromatisierung von Obstsalaten und Schokoladendesserts.

Lavendeltee (Aufguss)

Einen Teelöffel Lavendelblüten mit 200-300 ml Wasser aufgießen, 10-15 Minuten ziehen lassen und abgießen. Verwendet man Echten Lavendel, entfaltet sich eine beruhigende Wirkung. Der Hybridlavendel (Lavandin) wirkt hingegen eher belebend.

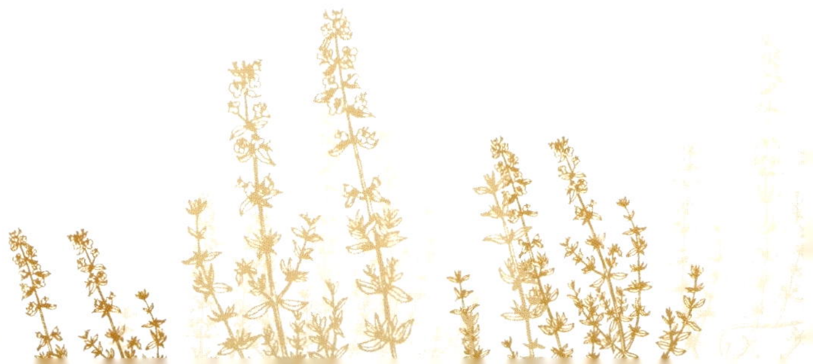

LIEBSTÖCKEL

Levisticum officinale Koch

Liebe Damen, es ist an der Zeit, Ihnen den perfekten Liebhaber vorzustellen, der Ihnen sowohl im Garten als auch in der Küche zu Diensten ist, Ihnen zärtlich die Füße massiert und Sie selbst im Badezimmer verwöhnt. Sie können ihn „Liebling" nennen oder aber ganz formell: Liebstöckel.

Die Geschichte der Verwendung von Liebstöckel

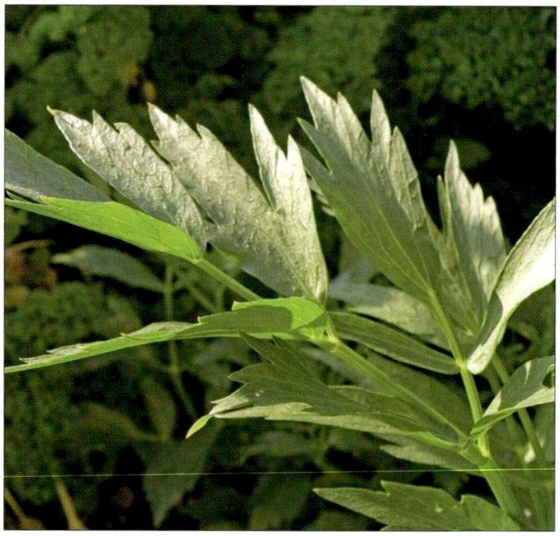

Einst waren die Menschen viel mehr zu Fuß unterwegs, auf viel schlechteren Wegen und in nicht unbedingt anatomischem Schuhwerk. Es überrascht daher nicht, dass sie dringend Abhilfe für geschwollene und müde Füße brauchten. Erstaunlicher jedoch ist, dass sie sich sehr gut zu helfen wussten. Sie legten sich nämlich Liebstöckelblätter in die Schuhe. Aber nicht, um sie zu parfümieren. Offensichtlich kannten sie die Eigenschaften des Liebstöckels ganz genau; er führt Wasser aus dem Körper ab, reinigt die Lymphe und bekämpft dadurch geschwollene Füße. Das ätherische Öl aus Liebstöckel ist gleichzeitig ein wirksames Mittel zur Beseitigung ansteckender Keime und zur Behandlung von Hautkrankheiten, was den Reisenden damals sicher zustatten kam. Ob man zu jener Zeit auch wusste, dass

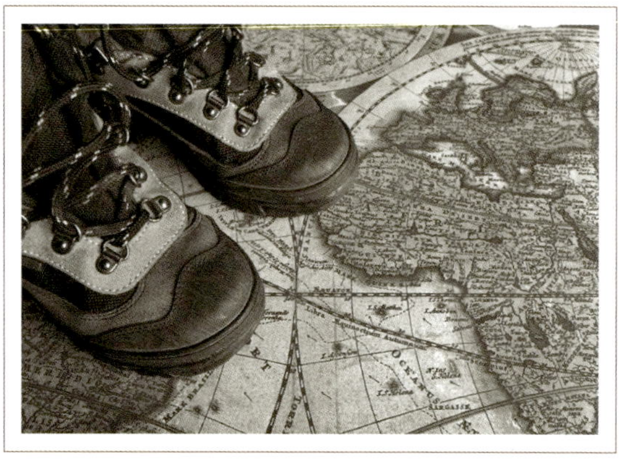

Reisende wussten: Mit Liebstöckel im Schuh kommt man weit.

unsere Füße Reflexzonen haben, über welche die heilenden Wirkstoffe des Liebstöckels die inneren Organe erreichen, ist uns leider nicht bekannt.

Liebstöckel wurde im antiken Rom ganz besonders geschätzt. Man verwendete ihn als Duftstoff für Wein, behandelte Magen- und Darmbeschwerden, beschleunigte die Abführung von Wasser aus dem Körper, half sich bei Bissen giftiger Tiere und linderte Beschwerden auf langen Reisen.

Frauen gaben Liebstöckelblätter in ihr Bad, um für Männer attraktiver zu sein. In vielen Sprachen verweist sein Name auf die Liebe: Die Engländer nennen ihn *lovage*, bei uns heißt er Liebstöckel und bei den Polen *lubczyk*, was so viel bedeutet wie Liebeskraut. Viele halten seine aphrodisierenden Eigenschaften für Aberglauben, aber wir trauen sie ihm durchaus zu. Wie sie nachfolgend lesen werden, wussten die Frauen offensichtlich genau, was sie taten.

Seit dem frühen Mittelalter gedeiht Liebstöckel in jedem klösterlichen Kräutergarten. Das ordnete nämlich Karl der Große (768-814) an. Heute wird er vor allem in der mediterranen Küche verwendet. Wenn Sie gelesen haben, was er alles kann, wird sich wahrscheinlich auch in Ihrem Garten ein Platz für ihn finden.

Was ist Liebstöckel?

Liebstöckel ist eine mehrjährige Pflanze aus der Familie der Doldenblütler, die 1,3 bis 2,5 Meter hoch wird und von Juli bis August blüht. Verwendet werden kann die komplette Pflanze. Blätter, Stängel, Früchte und auch die Wurzeln, die im dritten Jahr ausgegraben werden können, werden in der Medizin, als Gewürz oder zur Herstellung von Magenbitter eingesetzt.

Man nennt dieses Gewürz auch Maggikraut, Suppenlob, Gichtwurz, Gebärmutterkraut oder Luststock.

Was steckt im Liebstöckel?

Duft und Geschmack von Liebstöckel können nur schwer mit anderen Pflanzen verwechselt werden. Alle Teile der Pflanze enthalten ätherisches Öl, der höchste Gehalt entfällt aber auf die Samen (0,8-1,5 %). Die wichtigsten Inhaltsstoffe des ätherischen Öls sind die Phthaliden (bis zu 70 %), die auch in Sellerie enthalten sind und für das starke Aroma verantwortlich sind. In geringeren Mengen enthält es auch Terpene (α- und β-Pinen, α- und β-Phellandren, γ-Terpinen, Carvacrol, l-α-Terpineol), flüchtige Säuren (Buttersäure, Isovaleriansäure, Maleinsäure, Angelikasäure) und Cumarine.

Duft und Geschmack der frischen Blätter erinnern an Meersalz, Hefe, Sellerie, Petersilie und auch leicht an Zitrusfrüchte. Im deutschen Sprachraum wird Liebstöckel im Volksmund auch Maggikraut genannt, denn sein Duft ähnelt stark der beliebten Suppenwürze Maggi®. Es überrascht daher nicht, dass er vor allem ein Suppengewürz ist.

Die Wirkung von Liebstöckel ...

... auf die Verdauung

Wenn Sie von Aufstoßen, Sodbrennen, Völlegefühl oder Blähungen geplagt werden, ist es sehr sinnvoll, Liebstöckel zu den Speisen zu geben. Es ist kein Zufall, dass Liebstöckel oft auch in Branntweinen gegen Magenbeschwerden, in Kräuterlikören und Magenbittern zu finden ist. Hildegard von Bingen empfahl ihren Patienten mit Magenbeschwerden, täglich Brot mit Fenchel, Liebstöckel und Brennnesseln zu essen.

... auf die Entschlackung

Liebstöckel unterstützt die Ausscheidung von Schwermetallen, wie z.B. Quecksilber, aus dem Körper. Man sollte ihn daher in großen Mengen genießen, wenn man fastet oder eine blutreinigende Kur durchführt. Als Gegengift wurde er schon von Paracelsus eingesetzt. Die mittelalterlichen Kräuterkundigen sagten Petersilie, Sellerie und vielen anderen Doldenblütlern eine ähnliche Wirkung nach.

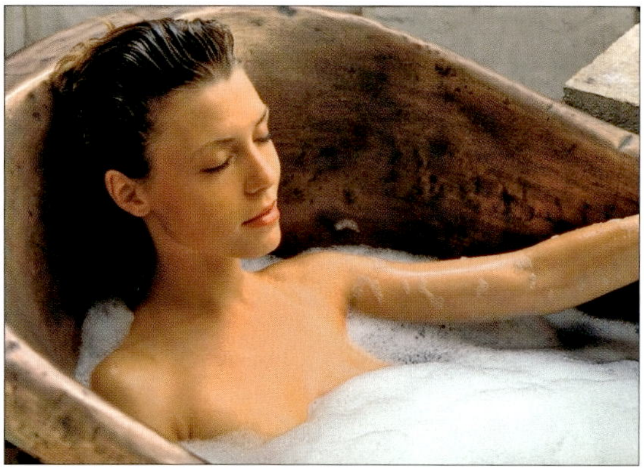

Heute weiß man, dass das Baden in Liebstöckel kein Aberglaube war!

... auf die Liebeskraft

Einige Doldenblütler, darunter auch Liebstöckel, sind starke Aphrodisiaka. Liebstöckel steigert die Energie der Nieren und regt dadurch die Funktion der Harnwegs- und Geschlechtsorgane an. Es ist bekannt, dass er dazu beiträgt, die Menstruationsblutung auszulösen. Er enthält auch hormonähnliche Botenstoffe, die so genannten Pheromone, die über das Duftzentrum im Gehirn den Sexualtrieb stimulieren. In seinen Wurzeln ist das Energiemuster der Hoden wiedererkennbar. Man wusste also im Mittelalter schon, was man tat, wenn man die jungen Frauen in Liebstöckelblättern baden ließ, damit sie Männer betören, oder wenn man Männern Wein mit Liebstöckelblättern servierte.

... auf die Harnwege

In der traditionellen Medizin ist man sich bewusst, dass Nieren, Harnorgane und Genitalien eng miteinander verbunden sind. Was daher den Genitalien bzw. Geschlechtsorganen hilft, kommt meist auch den Harnwegen zugute. In der Kräuterheilkunde werden Liebstöckelwurzeln schon seit jeher bei Beschwerden mit Nieren und Blase eingesetzt. Auch die moderne Medizin wies nach, dass Liebstöckelblätter diuretisch wirken und den Körper entwässern.

... auf das Herz

Heute verschreiben die Ärzte bei Herzschwäche Diuretika. Früher erreichte man die gleiche Wirkung mit Liebstöckel. Aus diesem Grund steht in der Volkmedizin geschrieben, dass Liebstöckel bei chronischen Herzkrankheiten und bei Herzschwäche hilft.

... auf die Haut

Liebstöckel in Form von Bädern und Umschlägen ist ein bewährtes Mittel bei Ödemen, unreiner Haut und Wunden, die schlecht heilen.

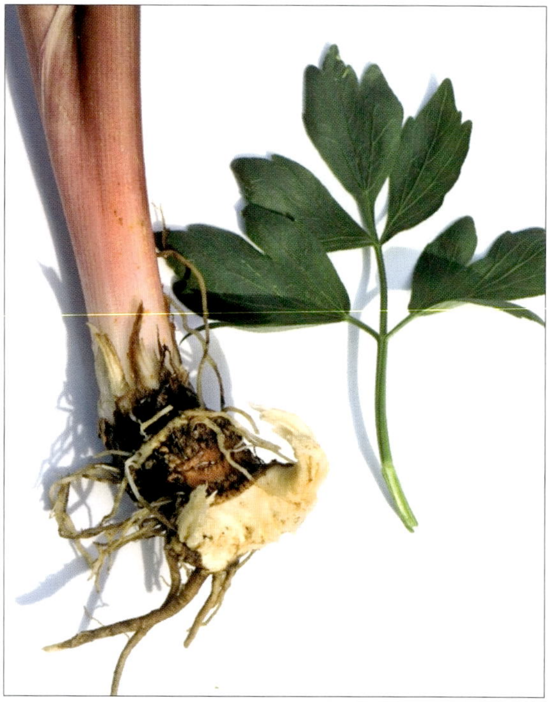

In der chinesischen Medizin werden vor allem die Wurzeln des Liebstöckels verwendet.

… in anderen Bereichen

Liebstöckel soll auch gegen Eiweiß im Urin und bei allgemeiner Nervenschwäche, Hysterie, unangenehmem Schweißgeruch sowie Gelbsucht helfen. Wenn man über die Gründe dieser Beschwerden nachdenkt (Überbelastung des Nervensystems und der Nieren durch Giftstoffe), stellt man fest, dass diese Behauptung eine gute Begründung hat.

In der TCM werden nur die Wurzeln verwendet und zwar gegen Ödeme, Nierenbeckenentzündungen und Ausfluss.

Was sagt die moderne Wissenschaft?

Die Fachzeitschrift *Journal of Agricultural and Food Chemistry (2000; 48 (12): 6183-6190)* veröffentlichte eine interessante Studie über die Zusammensetzung der einzelnen Teile des Liebstöckels. Die Forscher stellten fest, dass alle Teile ähnliche Stoffe enthalten, aber dass die Konzentrationen der einzelnen Inhaltsstoffe in den Wurzeln, Blättern und Blüten unterschiedlich sind. Damit bestätigten sie auch, dass dieselbe Verwendung aller Pflanzenteile bei ähnlichen Indikationen vollkommen berechtigt ist. In der Studie fand man heraus, dass Liebstöckel 98 Inhaltsstoffe enthält, von denen die Wissenschaftler 41 bisher nicht kannten.

Wirkung bei Frauenbeschwerden

In Versuchen mit weiblichen Ratten stellte man fest, dass Liebstöckel ähnliche Eigenschaften wie Östrogen hat. Außerdem wiesen die Wissenschaftler nach, dass er bei Menstruationsbeschwerden hilft, was die heilige Hildegard von Bingen schon vor Jahrhunderten wusste.

Antibakterielle Wirkung

Sehr interessant ist auch eine Studie der Universität von Birmingham in Großbritannien, die sich mit der Überprüfung der Wirkung von Pflanzen auf gramnegative Bakterien beschäftigte. Man verglich Auszüge aus 21 unterschiedlichen Pflanzen in Kombination mit verschiedenen Antibiotika auf ihre Wirkung gegen Enterobakterien und die Bakterien *Pseudomonas aeruginosa*. Bemerkenswerterweise erwies sich der Liebstöckelauszug als aktivster Stoff, der in Synergie mit Antibiotika ausgezeichnet wirkte *(International Journal of Antimicrobial Agents. 2011; 37 (2): 145-151)*.

Synergetische Wirkung

Die Forscher trennten daraufhin in der oben genannten Studie den Auszug und beobachteten die beiden heilenden Wirkstoffgruppen gesondert. Auch in dieser Form zeigte Liebstöckel eine starke Wirkung und eine gute Synergie mit Antibiotika.

Später isolierte man einige der Wirkstoffe, vor allem Falcarindiol und eine Reihe von Fettsäuren (Ölsäure und Linolensäure). Die Forscher stellten fest, dass mit der sinkenden Anzahl von Wirkstoffen auch die Wirksamkeit des Präparats nachlässt. Isolierte Moleküle, die in diesem Versuch beobachtet wurden, zeigten keine der gewünschten Wirkungen. Die Untersuchung ist sehr interessant, denn sie enthüllt das, was alle, die ganzheitlich denken, schon wissen, was aber die Pharmaindustrie nicht begreifen will. Das Geheimnis der Heilpflanzen liegt nicht in den einzelnen Wirkstoffen, weshalb es auch durch das Testen der Präparate auf diese Weise nicht gelüftet werden kann. Die Natur wirkt ganzheitlich auf den Menschen, der ebenfalls eine Ganzheit darstellt. Und nur mit einem ganzheitlichen Ansatz kann man die natürliche Wirkung der Pflanzen erfassen und ihre Geheimnisse entdecken.

Mögliche Gefahren bei der Anwendung

Da er die Nieren stark anregt, sollte Liebstöckel nicht verwendet werden, wenn die Nieren nicht mehr funktionieren, d.h. bei chronischer Nierenschwäche oder Nierenversagen. Auch während der Schwangerschaft sollte man auf ihn verzichten, denn seine Östrogenwirkung kann eine Fehlgeburt auslösen. Besonders stark wirken die Wurzeln des Liebstöckels, weshalb sich die Gefahrenhinweise insbesondere auf diese Art der Anwendung beziehen.

Die Liebstöckelwurzeln enthalten Furanocumarine, die eine Photosensibilisierung verursachen können. Seien Sie daher vorsichtig bei der Anwendung auf der Haut.

Verwendung in der Küche

Liebstöckel ist ein sehr starkes Gewürz, weshalb er in kleinen Mengen mindestens zehn Minuten vor dem Ende der Kochzeit zu den Speisen gegeben werden sollte, damit er sein volles Aroma entfaltet. Das Aroma des Liebstöckels enthält etwas Erdiges, so dass er hervorragend zu Wurzelgemüse (Karotten, Sellerie, Topinambur, Pastinaken), Pilzen, Hülsenfrüchten und Nachtschattengewächsen (Kartoffeln und Tomaten) passt. Da er geschmacklich dem starken, konventionellen Suppengewürz Maggi® ähnlich ist, ohne dass er Glutamate enthält, kann er als Geschmacksverstärker bei einem breiten Spektrum von Gerichten eingesetzt werden. Man darf dabei nur nicht übertreiben, denn dann ist es schnell zu viel des Guten.

Liebstöckel harmoniert sehr gut mit Fleischspeisen, vor allem aber ist er in Suppen und Eintöpfen unverzichtbar.

Wird er mit Sahne, Quark oder Käse kombiniert, ist er etwas weniger scharf und verbindet sich ausgewogen mit ihrer Struktur.

Für einen etwas anderen Salat kann ein gewöhnliches Salatdressing mit einigen gehackten Liebstöckelblättern veredelt werden.

Oder aber Sie bereiten ein Pesto aus Liebstöckel, Petersilie, frischem Spinat und Mandeln zu.

Wenn Sie in Zeitnot sind, schmeckt ein schnell zubereitetes Gericht aus Eiern, Kürbiskernöl und Liebstöckel.

Mit diesem Gewürz kann auch ein leicht überwiegender Geschmack von Sojasauce neutralisiert werden.

Wer Liebstöckel in größeren Mengen zu sich nehmen möchte, kann Stängel und Blätter andünsten und mit einer Sauce servieren. Die langen Triebe können wie Stangensellerie auch roh gegessen werden. Man kann sie mit Essig und Öl als Salat anrichten.

Die Wurzeln können geschält und in Essig eingelegt werden. Oder aber man trocknet sie und gibt sie mit Wurzelgemüse in Eintöpfe.

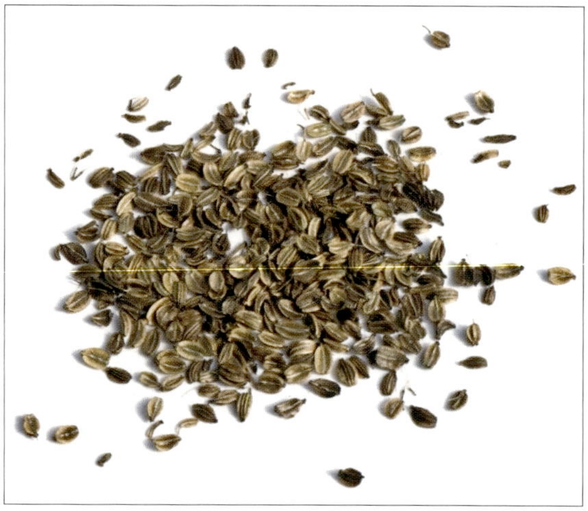

Liebstöckelsamen kann man zu Brot und Gebäck geben.

Die Samen können gesammelt und getrocknet und dann gehackt zu Brot gegeben werden. Man kann Liebstöckel auch über gekochte

Kartoffeln streuen oder in Salatdressings mischen. Er wird ähnlich verwendet wie Anis, Fenchel oder Kümmel.

Passt gut zu ...

... Chili, Dill, Knoblauch, Kümmel, Lorbeerblättern, Oregano, Petersilie, Schnittlauch, Thymian und Wacholderbeeren.

Anbau

Liebstöckel benötigt einen halbschattigen Standort und einen feuchten, nährstoffreichen Boden. Aufgrund seiner Wurzeln und der beträchtlichen Größe kann die Pflanze nicht mehr als ein Jahr lang im Topf gezogen werden.

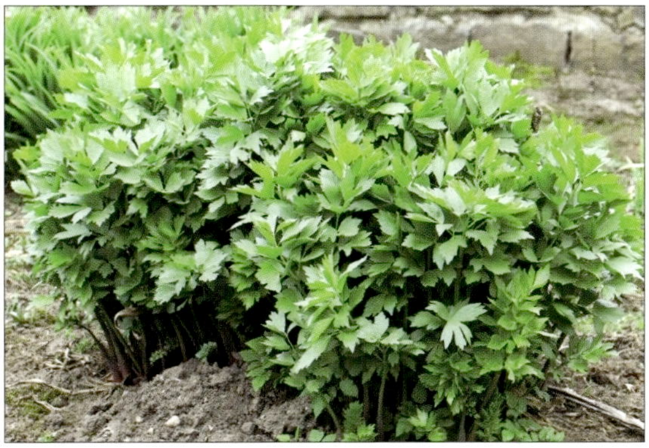

Für den Liebstöckel müssen Sie ziemlich viel Platz einplanen, denn er verwandelt sich schnell in einen Busch mit mindestens einem halben Meter Durchmesser

Da er die Erde stark auslaugt, sollte er nach einigen Jahren in neuen, gut gedüngten Boden verpflanzt werden.

Am leichtesten ziehen Sie ihn, wenn Ihnen jemand Wurzelableger gibt. Sie können aber auch die frischen Samen im späten Sommer säen.

Die Blätter werden ähnlich wie bei Sellerie geerntet.

Die mittleren Blätter lässt man stehen und nur die reifen äußeren Blätter werden abgezupft. Er hat ziemlich viel Trockenmasse, weshalb er in Büscheln getrocknet und zu dekorativen Zwecken verwendet werden kann.

Wenn man die Wurzeln ausgraben und zur späteren Anwendung trocknen möchte, sollte dies vor der Öffnung der Blüten geschehen.

Einkauf

Frischer Liebstöckel ist das ganze Jahr über erhältlich, er kann aber auch getrocknet werden. Der Duft des getrockneten Liebstöckels erinnert ein bisschen mehr an Sellerie. Getrocknet wird er an einer kühlen, trockenen Stelle, da die Pflanze sonst viel ihres ätherischen Öls einbüßt. Frischer Liebstöckel aus dem eigenen Garten steht von Mai bis November zur Verfügung. Schon seit jeher gilt, dass die frischen Blätter in der Küche und die getrockneten zur Behandlung verschiedener Beschwerden eingesetzt werden. Dazu werden auch die getrockneten Wurzeln des Liebstöckels verwendet.

LORBEER

Laurus nobilis L.

Die Aufgabe von Lorbeer könnte man wie folgt zusammenfassen: Er sorgt für ein unvergessliches Leben und eine gute Verdauung.

Die Geschichte der Verwendung von Lorbeer

Lorbeer trägt eine mit der Ewigkeit verbundene Energie in sich. Es überrascht daher nicht, dass er Apollon geweiht wurde, dem Gott der Dichtung, Wahrsagung und Heilkunde. Wenn man es genau betrachtet, haben diese drei Bereiche viel gemeinsam: Sie stammen aus derselben Quelle, aus einer einzigen, allmächtigen und unzerstörbaren Energie.

So ist es kein Zufall, dass man zur Herstellung

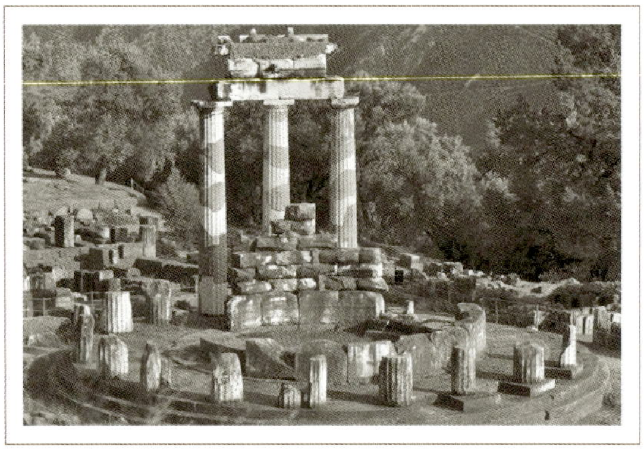

Die Seherinnen in Delphi kauten Lorbeerblätter, um die Zukunft leichter voraussagen zu können. Auch die Halle, in der sie ihre Prophezeiungen kundgaben, war mit Lorbeerblättern geschmückt.

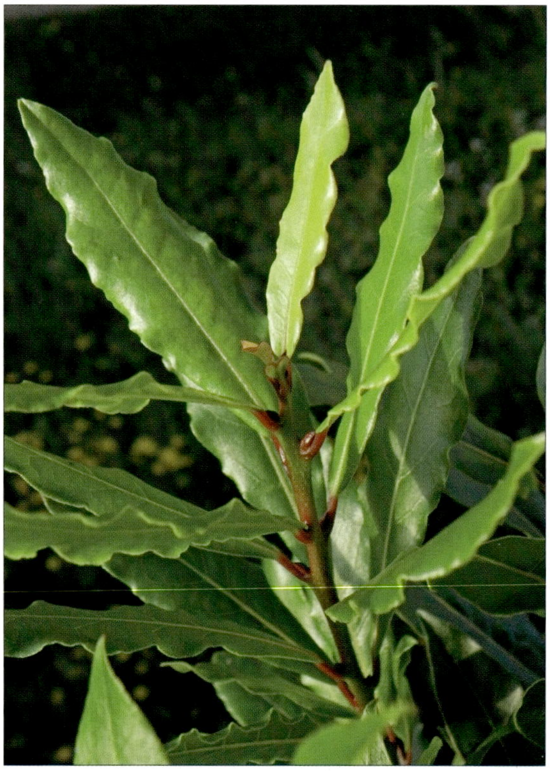

von Kränzen, welche die Köpfe der Spitzensportler, Dichter und der mächtigsten Herrscher schmückten, den Lorbeer wählte. Lorbeer auf dem Haupt war ein Zeichen dafür, dass diese Auserwählten für alle Zeit in die Geschichte eingingen. Bei den Römern war Lorbeer ein Symbol für Weisheit, inneren Frieden und ewigen Ruhm.

Deshalb besteht auch sein Name aus den Worten Ruhm *(laurus)* und edel *(nobilis)*.

Die Decken des Tempels in Delphi, der dem Gott Apollon geweiht war, waren komplett mit Lorbeerblättern bedeckt und die Priesterinnen kauten die Blätter, um leichter mit den Göttern in Kontakt zu treten.

Die heutigen Wissenschaftler gehen davon aus, dass die Lorbeerblätter, die in größeren Mengen leicht narkotisch wirken, die Frauen in Trance versetzt haben. Was immer es auch war - wer die Bedeutung der Orakelsprüche aus Delphi kennt, weiß, dass es wirkte.

Lorbeer wurde von allen antiken Ärzten empfohlen. Plinius der Ältere verschrieb ihn vor allem zur Linderung rheumatischer Schmerzen und zur Vertreibung von Ungeziefer. Dioscurides wandte ihn insbesondere bei Verdauungsproblemen an. Galenos heilte mit ihm Leberkrankheiten und eine allgemeine Schwäche des Körpers.

Die Römer glaubten, dass Lorbeer die Verbreitung ansteckender Krankheiten verhindert und im Mittelalter schützte man sich mit diesem Gewürz vor schwarzem Zauber und anderen Formen des Bösen. So ist der Brauch, Lorbeeren vor der Haustüre zu pflanzen, bis heute erhalten geblieben.

Was ist Lorbeer?

Lorbeer ist eine mehrjährige Pflanze aus der Familie der Lorbeergewächse. Ursprünglich stammt er aus Kleinasien und dem Balkan, aber er ist mittlerweile im gesamten Mittelmeerraum verbreitet. Die meisten Pflanzen dieser Familie sind giftig und nur wenige sind essbar, weshalb man zwischen verschiedenen Zier-Lorbeeren und dem Echte Lorbeer unterscheiden muss. Zum Glück erkennt man den Echten Lorbeer am edlen Aroma, das freigesetzt wird, wenn man die Blätter zwischen den Fingern reibt.

Was steckt im Lorbeer?

Lorbeer ist ein sehr vielseitiges Gewürz. Sein ätherisches Öl enthält zahlreiche Wirkstoffe, die Körper und Geist entspannen. Die Gerbstoffe im Lorbeer regen die Verdauung an und steigern den Appetit. Er enthält auch Phenole, Flavonoide und Flavonole, die antioxidativ wirken.

In seinem ätherischen Öl sind unter anderem Cineol, das für Eukalyptus charakteristisch ist, Eugenol und Methyleugenol, die man auch in Nelken und Zimt findet, Linalool, das auch im Kardamom vorkommt, sowie Geraniol enthalten. All diese Inhaltsstoffe bilden zusammen das unverkennbare und einmalige Aroma, das mit keinem anderen Gewürz verwechselt werden kann.

Die Wirkung von Lorbeer ...

Lorbeer ist ein vielseitiges Gewürz. Sein ätherisches Öl enthält zahlreiche wohltuende Wirkstoffe, die Körper und Geist entspannen. Seine Gerbstoffe regen die Verdauung an und steigern den Appetit. Linalool und Cineol unterstützen die Stoffwechselfunktion des Gehirns und helfen bei Konzentrationsstörungen. Cineol hilft auch bei Überanstrengung. Lorbeer ist daher das richtige Gewürz für alle, die eine anspruchsvolle intellektuelle Arbeit verrichten. Dass es der Lorbeer nicht eilig hat, weil er in der Ewigkeit zu Hause ist, bezeugt diese interessante Tatsache: ätherisches Lorbeeröl ist eines der seltenen ätherischen Öle, die vor der Anwendung mindestens ein Jahr lang gelagert werden sollten.

Seine Wirkung ist so vielseitig, dass seine schon nachgewiesenen Wirkungsbereiche nur schwer systematisiert werden können.

... auf Licht und Wärme im Körper

Da er allgemein wärmend wirkt und viel Lichtenergie in den Körper bringt, überrascht es nicht,

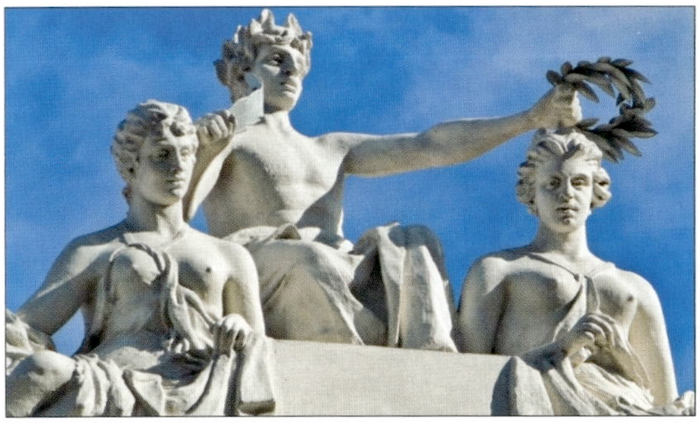

Der Lorbeerkranz bedeutete, dass jemand das Irdische überschritten und sich mit seinen Errungenschaften in die Ewigkeit eingeschrieben hatte.

dass er sich im traditionellen Gebrauch bei vielen Beschwerden bewährt hat, die aus dem Mangel an Licht und Wärme im Körper hervorgehen. Man setzt Lorbeer daher zur Behandlung von Rheuma, Ohrenschmerzen (Defizit an Nierenenergie), zur Anregung des Schwitzens, Verdünnung von Bronchialschleim, leichterem Abhusten, Linderung bei Halsentzündungen und Ähnlichem ein. Bei all diesen Beschwerden wirkt Lorbeer durch seine Schwingungen und auch seine Inhaltsstoffe, die gleichzeitig entzündungshemmend, antiseptisch und pilztötend sind. In solchen Fällen wird Lorbeer meist in Form des ätherischen Öls verwendet (es handelt sich hier um ein Öl, das durch die Destillation von Lorbeerblättern gewonnen wird), das mit einem Basisöl verdünnt wird. Der Aromatherapeut Tisserand gibt in seinen Sicherheitshinweisen an, dass ätherische Öle, die wie das ätherische Lorbeeröl viel 1,8-Cineol enthalten, Atembeschwerden bei Kleinkindern hervorrufen und die Haut reizen können. Das Risiko ist zwar nicht sehr hoch, aber er empfiehlt dennoch, dass die Konzentration des ätherischen Öls in einem Basisöl nicht mehr als 0,5 % beträgt (das sind 10-15 Tropfen ätherisches Lorbeeröl auf 100 ml Basisöl). Eine Massage mit diesem Öl soll bei akuten rheumatischen Anfällen, Lähmungen und Taubheit in den Gelenken helfen. Da Lorbeer nachweislich auch fungizid und antiseptisch wirkt, ist er bei Hautproblemen, die mit Pilzen und Entzündungen verbunden sind, sehr nützlich.

... auf die Verdauung

Ein weiterer traditioneller Wirkungsbereich des Lorbeers sind Verdauungsbeschwerden. Heute weiß man, dass folgende Bestandteile des Lorbeers Verdauungsstörungen und Krämpfe lindern: Methyleugenol, Eugenol und Pinen. Natürlich helfen dabei auch die Stoffe, die pilztötend und desinfizierend wirken.

... als allgemeine Unterstützung der Gesundheit

Im alkoholischen Auszug aus Lorbeerblättern sind Phenole, Flavonoide und Flavonol enthalten, die antioxidativ wirken.

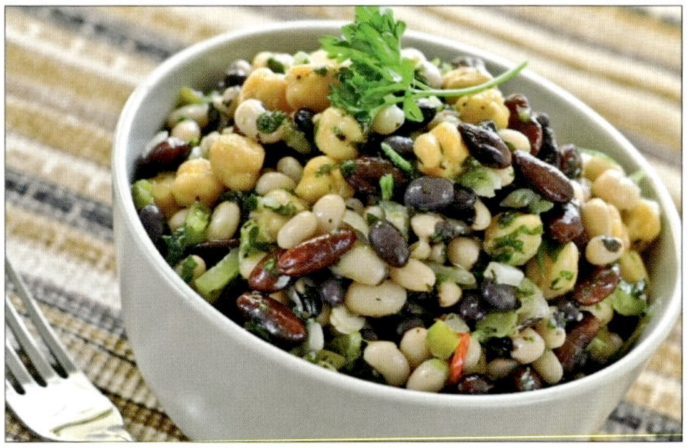

Dieses Gericht wäre ohne Lorbeer zu explosiv für unsere Verdauung!

... auf Mikroorganismen

Auf der langen Liste der Wirkungsbereiche des Lorbeers muss auf jeden Fall auch seine antibiotische Wirkung erwähnt werden. Da er sowohl Bakterien als auch Pilze bekämpft, reinigt er unsere Nahrung und auch unseren Körper vorzüglich.

... auf die Haut

Vermischt man getrocknete und zerriebene

Lorbeerblätter und Lorbeerfrüchte mit Honig, kann man damit Altersflecken behandeln (ein weiterer interessanter Beweis dafür, dass Lorbeer viel mit der Ewigkeit zu tun hat).

Unter Berücksichtigung der empfohlenen Konzentration (maximal 0,5 %) kann das ätherische Lorbeeröl als Zusatz für Kräutercremes verwendet werden, denn es wirkt entzündungshemmend und reinigt die Haut. Das ätherische Öl wird auch als Duftstoff in kosmetischen Produkten, Parfums und Reinigungsmitteln eingesetzt. Der Auszug aus Lorbeerblättern hat sich auch bei Schuppen bewährt; allgemein gilt, dass er reinigt und belebt.

… in anderen Bereichen

Weniger häufig werden die Früchte des Lorbeers verwendet. Man kann sie vor allem gegen Durchfall einsetzen, da sie die Durchblutung des Beckens und der Gebärmutter anregen. Aus diesem Grund können sie beim Verzehr einer Überdosis die Monatsblutung oder sogar eine Fehlgeburt auslösen.

Energetische Wirkung

Die traditionellen Heilkundigen bestätigen die angeführten Einsatzgebiete. Hildegard von Bingen empfahl den Lorbeer vor allem zur Reinigung des Magens.

In der TCM wird er nicht verwendet (denn er ist in China nicht zu Hause), aber man erkennt auch dort seine Wirkung an und schreibt ihm wärmende Eigenschaften zu.

Was sagt die moderne Wissenschaft?

Aktuelle Studien bestätigten nahezu alle traditionellen Formen der Verwendung von Lorbeer. Unsere Vorfahren hatten also ein gutes Gespür für ihn, obwohl sie seine Wirkung nicht im Labor untersuchen konnten.

Wirkung bei Entzündungen und Schmerzen

Die entzündungshemmende und analgetische Wirkung des ätherischen Lorbeeröls ist mit einigen bekannten Analgetika und nichtsteroidalen synthetischen Medikamenten vergleichbar *(Phytotherapy Research. 2003: 17: 733–736)*, was von iranischen Wissenschaftlern bestätigt wurde.

Antibakterielle Wirkung

Eine Gruppe türkischer Forscher untersuchte die Wirkung von vier ätherischen Ölen (darunter auch Lorbeer) gegen Bakterien, die sich in Nahrungsmitteln vermehren. Man stellte fest, dass das ätherische Lorbeeröl folgende Bakterien bekämpft: *Escherichia coli*, *Listeria monocytogenes*, *Salmonella Typhimurium* und *Staphylococcus aureus* *(Journal of Agricultural and Food Chemistry. 2004; 52 (26): 8255–8260)*.

Wirkung als Konservierungsmittel

Eine andere Studie türkischer Wissenschaftler bestätigte den positiven Einfluss des ätherischen Lorbeeröls auf die Schimmelpilze *Aspergillus fumigatus* und *Paecilomyces variotii*, die sie aus Margarine isolierten. Dabei erwies sich Lorbeer als gutes natürliches Konservierungsmittel für Speisen. In derselben Untersuchung schnitten nur Oregano und Bohnenkraut noch besser ab *(Food Science and Biotechnology. 2010; 19 (5): 1241–1244)*.

Fleischhersteller greifen oft nach verschiedenen, teilweise auch krebserregenden Zusätzen, um die Qualität ihrer Produkte zu erhalten. Eine weitere Studie türkischer Forscher zeigte, dass dies auch vollkommen natürlich erreicht werden kann. Ätherisches Lorbeeröl erwies sich bei unter Schutzatmosphäre (20 % CO_2, 80 % N_2)

vakuumverpacktem Geflügelfleisch als gutes natürliches Konservierungsmittel, das eine stark hemmende Wirkung auf die Entwicklung pathogener Bakterienstämme wie *E. coli* (*M. laxa*) und *Listeria monocytogenes* ausübt, die bei Fleisch am häufigsten vorkommen *(Food Science and Technology Research. 2010; 16 (4): 285–290).*

Wirkung bei Krämpfen

Auch die Anwendung in Massageprodukten erhielt eine neue Bestätigung, denn man stellte fest, dass das ätherische Lorbeeröl tatsächlich gegen Krämpfe, Schmerzen und gegen die Thrombozytenaggregation hilft.

Regenerierende Wirkung

In der Aromatherapie wird Lorbeeröl auch bei Erschöpfungszuständen, Gedächtnisstörungen, Depressionen und überall dort angewandt, wo eine schnelle Regeneration des Körpers gefördert werden soll.

Die Aromatherapeutin Julia Lawless geht davon aus, dass Lorbeeröl allen Schaffenden auf den Leib geschneidert ist, die ihre Intuition stärken möchten, denn Lorbeer regt Selbstinitiative, Geistesschärfe und Mut an, die für kreative Arbeit notwendig sind. Riechen Sie daher an einer Hand voll Lorbeerblättern, bevor Sie dieses Buch weiterlesen.

Wirkung in Garten und Speisekammer

Eine erfreuliche Nachricht für Bio-Obstbauern ist sicherlich, dass ätherisches Lorbeeröl ein gutes natürliches Fungizid ist, das sowohl präventiv nach der Ernte als auch kurativ bei einem Krankheitsbefall eingesetzt werden kann. Wissenschaftler der italienischen Agentur ENEA kamen bei Versuchen *in vitro* zum Ergebnis, dass das ätherische Öl des Lorbeers das Myzelwachstum der Pilze *Botrytis cinerea*, *Monilinia laxa* und *Penicillium digitatum* hemmt. Diese Pilze entstehen häufig bei der Lagerung von Obst (Pfirsiche, Kiwi, Orangen und Zitronen). Das Wachstum des Pilzes *M. laxa* wurde schon bei einer sehr niedrigen Konzentration von 1 mg/ml komplett unterbunden, bei *B. cinerea* war dazu eine etwas höhere Konzentration von 2 mg/ml notwendig. Das Myzelwachstum des Pilzes *P. digitatum* reagiert nur teilweise auf das ätherische Lorbeeröl. Die Verwendung von ätherischem Lorbeeröl hatte keinen phytotoxischen Einfluss, und gleichzeitig blieben Geschmack und Duft der Früchte erhalten *(Crop Protection. 2010; 29 (2): 142–147).*

Ein Auszug aus Lorbeerblättern kann auch für Mehl als gutes, natürliches Insektizid in Lagerräumen eingesetzt werden. Mehrere Quellen beweisen die erfolgreiche Bekämpfung des Rotbraunen (*Tribolium castaneum*) und Amerikanischen Reismehlkäfers (*T. confusum*), wenn ein Auszug aus Lorbeerblättern zum Mehl hinzugegeben wird. Besonders wirksam war er in Kombination mit

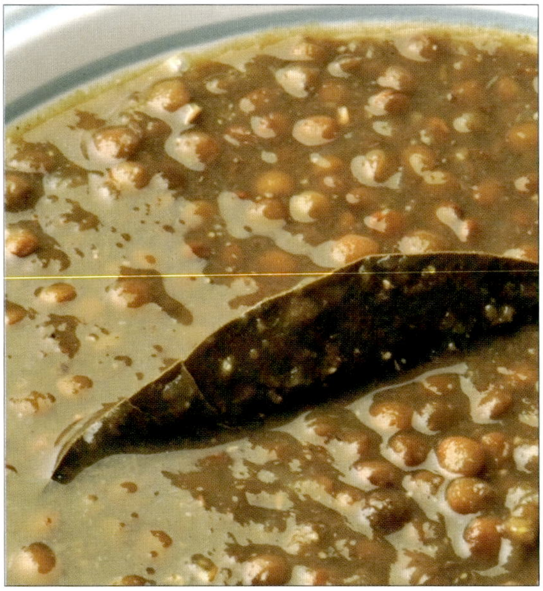

Lorbeerblätter werden ganz gekocht und vor dem Passieren herausgenommen. Essen sollte man ihn nicht, da seine Ränder so scharf sind, dass sie die Verdauungsorgane verletzen könnten.

ätherischem Öl aus Rosmarin *(Journal of Stored Products Research. 1986; 22 (3): 141– 144. Phytoparasitica. 2006; 34 (2): 167–177)*. Damit bekam noch eine weitere traditionelle Anwendungsweise ihre wissenschaftliche Bestätigung. Die Menschen geben nämlich schon seit Jahrhunderten Lorbeerblätter zu Mehl, Getreide oder Trockenobst, um Motten und Würmer fernzuhalten.

Wirkung in anderen Bereichen

Außerdem zeigten Studien, dass Lorbeer die Resorption von Zucker und Alkohol im Blut reduziert, Wasser abführt, gegen Rheuma hilft, einen positiven Einfluss auf das Herz ausübt, den Blutdruck senkt und bei peptischen Magen- und Zwölffingerdarmgeschwüren hilft.

Mögliche Gefahren bei der Anwendung

Aufgrund der abortiven Eigenschaften der Lorbeerfrüchte und der möglichen narkotischen Auswirkungen des Methyleugenols in den Blättern, sollte Lorbeer in der Schwangerschaft nicht verwendet werden. Die Anwendung von ätherischem Lorbeeröl kann bei einigen Menschen in seltenen Fällen Hautirritationen (Kontaktdermatitis) auslösen. Das ätherische Lorbeeröl muss daher immer entsprechend in einem Basisöl oder einer Creme verdünnt werden, damit die Konzentration 0,5 % nicht übersteigt (10 Tropfen ätherisches Öl auf 100 ml Basisöl).

Verwendung in der Küche

Lorbeerblätter gehören zu den bekanntesten Küchengewürzen. Am Lorbeer lässt sich kaum etwas bemängeln, denn dieses Gewürz passt zu fast allen Speisen. Lorbeer ist eines der seltenen Gewürze, die besser getrocknet als frisch verwendet

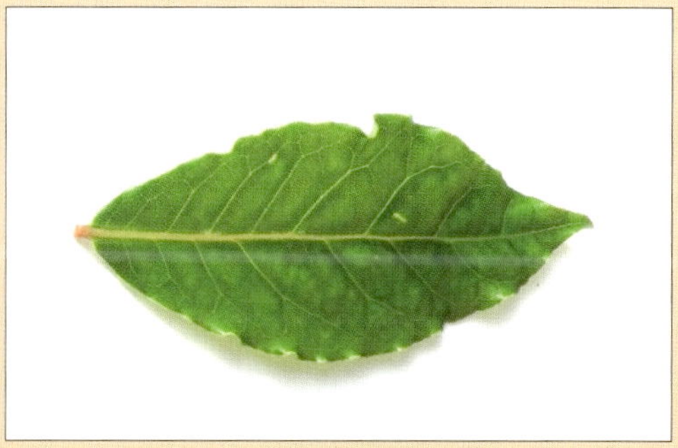

Junges Blatt

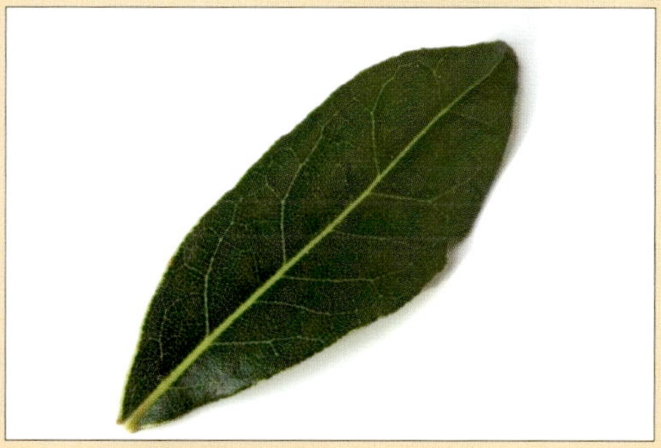

Altes Blatt

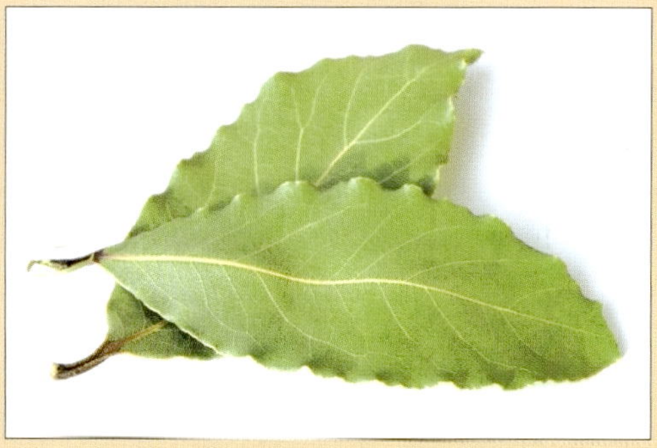

Getrocknete Blätter

Lorbeer ist das einzige Gewürz, bei dem nicht die jungen, sondern die letztjährigen, aromatischeren Blätter geerntet werden. Lorbeer stellt auch insofern eine Ausnahme dar, dass die getrockneten Blätter besser sind als die frischen. Die frischen Blätter machen die Speisen bitter, während die getrockneten ein besonderes, süßes Aroma entfalten.

werden sollten. Die frischen Blätter sind bitterer. Wenn sie etwas antrocknen (es reichen schon ein paar Tage), entwickeln sie ihr edles und süßes Aroma. Bei längerer Erhitzung geht dieses Aroma dann langsam auf die Gerichte über, in denen er gekocht wird.

Damit Lorbeer die Speisen mit seinen Inhaltsstoffen wirklich durchdringt, empfiehlt es sich, ihn einige Zeit lang mit den anderen Zutaten zusammen zu kochen. Wird frischer Lorbeer verwendet, sollte er erst kurz vor dem Ende der Kochzeit hinzugefügt werden, weil er das Essen sonst bitter schmecken lässt. Die ganzen Blätter werden vor dem Servieren entfernt. Das ist sehr wichtig, denn selbst die gekochten Blätter sind so scharf, dass sie Magen und Darm verletzen können.

Für eine leichtere Verdauung

Lorbeer findet man überall dort, wo Blähungen verhindert und die Nahrungsverdauung erleichtert werden soll. Er ist eine häufige Zutat in Suppen und Ragouts, Fleisch, Saucen und Gerichten, die längere Zeit gekocht werden, wie z. B. Rotkohl, Sauerkraut und Eintöpfe mit Linsen. Das süße, muskatartige Aroma der Lorbeerblätter passt ausgezeichnet zu Lamm- und Rinderbraten oder auch zu Wildbraten. Unverzichtbar ist er bei der Zubereitung von Béchamelsauce. Wenn man Kartoffeln einschneidet, ein Lorbeerblatt in die Mitte gibt und sie im Ofen backt, bekommen die Kartoffeln einen sehr aromatischen Geschmack.

In Süßspeisen

Diese Verwendung ist bei uns weniger verbreitet, obwohl sie durchaus zweckmäßig ist. Versuchen Sie doch einmal, Milchreis mit Lorbeer zu kochen oder ihn zu süßen Eierspeisen wie *Crème anglaise* hinzuzugeben. Da er die Aufnahme von Zucker reduziert, ist er auch bei Speisen, die für ihre schnelle, blutzuckererhöhende Wirkung bekannt sind (Kartoffeln, Karotten, Rüben usw.), nützlich.

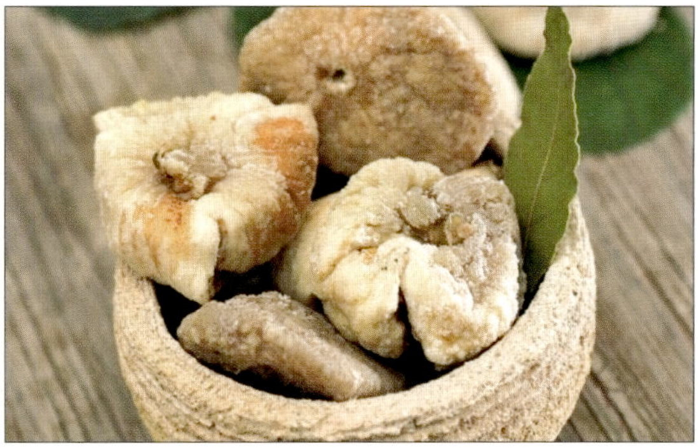

Es hat seinen Grund, warum in Dalmatien Feigen mit Lorbeerblättern getrocknet werden. Das Aroma ist besser und die Würmer suchen das Weite.

Beim Einmachen

Geben Sie Lorbeer zu eingemachtem Gemüse, zum Beispiel zu sauren Gurken und verschiedenen fleischhaltigen und fleischlosen Pasteten. Er wird auch bei der Zubereitung von Fisch verwendet. Wenn man Fisch mit Zitronen und Fenchel füllt, erhält man ein außerordentlich leckeres Gericht.

In der Speisekammer und in Zimmern

Lorbeer aromatisiert und schützt gelagerte Lebensmittel. Gibt man ihn zu trockenen Feigen, ist ihr Geschmack viel edler und auch die Würmer suchen das Weite. Wenn Sie ihn in das Gefäß geben, in dem Sie Reis aufbewahren, werden Sie überrascht sein, wie schön der Lorbeer ihn aromatisiert. Das Gleiche gilt für Mehl, wenn Lorbeerblätter hineingelegt werden. Probieren Sie es aus und sehen Sie selbst..

Auf der Haut

Mit einem Basisöl vermischtes ätherisches Lorbeeröl wird bei Massagen verwendet, wenn die Durchblutung gefördert werden soll, aber auch bei Schmerzen, Muskelverspannungen oder bei Verstauchungen sowie bei verspannten Muskeln und Gelenken, bei Ischias und Blutergüssen.

Die Empfehlungen für die Konzentration von ätherischem Öl für die dermale Anwendung unterscheiden sich je nach Quelle. Unbedenklich ist eine Konzentration von 0, 5%, das sind etwa 10 Tropfen ätherisches Öl auf 100 ml Massageöl.

Sollten Sie einmal Lorbeerblätter übrig haben, können Sie sie im Zimmer aufhängen. Wer weiß, vielleicht erleichtern sie Ihnen den Kontakt mit dem Ewigen.

Passt gut zu ...

... Bohnenkraut, Knoblauch, Majoran, Oregano, Petersilie, Thymian, Salbei und Wacholder.

Anbau

Lorbeer kann in Regionen ohne stärkeren Frost angebaut werden. Anderenfalls kann er als Topfpflanze gezogen werden, die im Winter in einen nicht beheizten, hellen Raum gestellt wird. Allerdings kann man das Aroma und die Heilkräfte des wildwachsenden Lorbeers nicht mit den Topfpflanzen vergleichen.

Die Energie des Lorbeers kommt vom *Yang*, das es am Meer im Überfluss gibt, während in den kontinentalen Gebieten das *Yin* überwiegt (viel mehr bewölke, feuchte und kalte Tage).

Frische Lorbeerblätter sind elastisch wie weiches Leder, haben eine glänzende Oberfläche und eine tannengrüne Farbe. Hochwertige getrocknete Lorbeerblätter sind von kräftiger, hellgrüner Farbe und sind nicht zerbrochen. Sie werden im Schatten getrocknet, damit sie nicht ausbleichen und ihr Aroma bewahren.

Da die Lorbeerblätter kräftig sind, bleibt ihr Aroma lange Zeit erhalten. Wichtig ist nur, dass sie unversehrt in einem geschlossenen Gefäß aufbewahrt werden.

Nach dem biodynamischen Saatkalender werden die Lorbeerblätter an Blütetagen während des zunehmenden Mondes geerntet. Die beste Zeit ist das späte Frühjahr oder der frühe Sommer, wenn die Pflanze noch viel Kraft in den Blättern hat. Zu diesem Zeitpunkt werden nicht die jungen Blätter geerntet, sondern die älteren, die aromatischer sind. Wenn man die Blätter aber erst am Ende des Sommers sammelt, sind die Blätter an den Sprossspitzen aromatischer. Prüfen Sie das Aroma, indem Sie die Blätter zwischen den Fingern reiben und dem Duft folgen. Sammeln Sie die Blätter in einer Leinentasche und lassen Sie sie im Durchzug im Schatten trocknen.

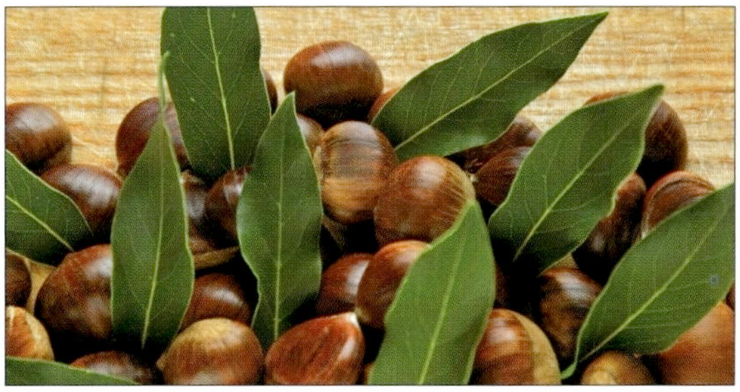

Lorbeer ist ein ausgezeichneter Schutz vor Würmern und Milben. Geben Sie ihn daher in Gefäße, in denen Esskastanien, Feigen, Mehl und Getreide aufbewahrt werden.

Einkauf

Die einzigen Qualitätsmerkmale beim Einkauf der getrockneten Blätter sind Farbe und Duft. Wenn man erst einmal den echten, betörenden Duft der Lorbeerblätter kennt, ist die Nase das beste Kriterium bei der Auswahl. Wenn Sie Lorbeer in einer geschlossenen Verpackung kaufen, können Sie nur nach dem Aussehen entscheiden. Die Blätter dürfen nicht zu hell sein, denn das bedeutet, dass sie schon einen Großteil ihrer Kraft verloren haben.

MAJORAN

Majorana hortensis Moench, *Origanum majorana* L.

Majoran desinfiziert nicht nur Lebensmittel, sondern reinigt auch Körper und Geist. Was Lebensmittel betrifft, so hat er bisher jeden überzeugt, der hausgemachte Würste mag. In den anderen beiden Bereichen laden wir Sie zu neuen Entdeckungen ein.

Die Geschichte der Verwendung von Majoran

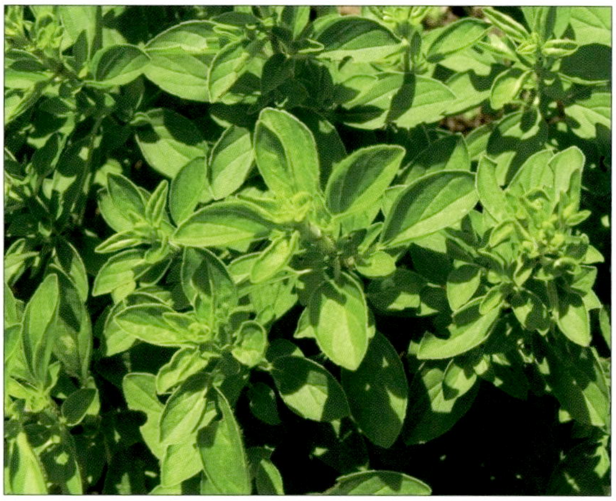

Majoran ist ein weiteres Gewürz mit kostbaren verborgenen Kräften, von denen wir heute nur noch wenig wissen.

In Zeiten, als es noch keine Konserven, Tiefkühlprodukte und chemischen Lebensmittelzusatzstoffe mit E-Nummern gab, schätzte man die Nahrungsmittel konservierenden Eigenschaften des Majorans ganz besonders. Aus diesem Grund war er ein unverzichtbarer Bestandteil von Speisen, die ansonsten leicht verderblich waren (Würste und verschiedene andere gelagerte Lebensmittel).

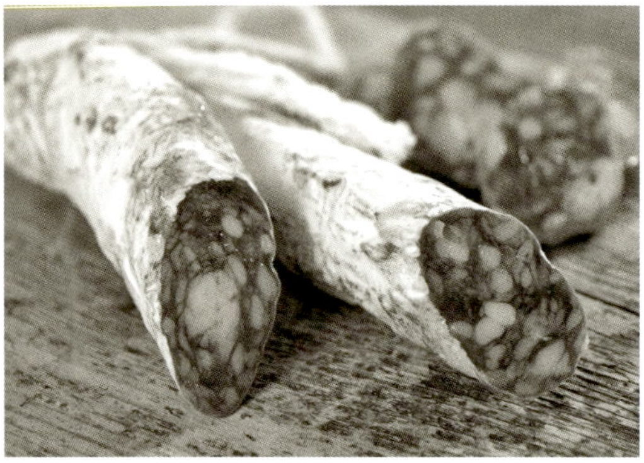

Ohne Majoran wäre der Verzehr vieler Lebensmittel sehr gefährlich.

Seine desinfizierenden Eigenschaften kannten auch die Ärzte aller antiken Kulturen. Verwendet wurde er von den Ägyptern, Griechen und auch Römern. Im Mittelalter gaben ihn die Melkerinnen in die frisch gemolkene Milch um das Sauerwerden zu verhindern.

Majoran ist ein ausgezeichnetes Desinfektions- und Reinigungsmittel für Lebensmittel und den Körper, er kann aber gleichzeitig noch viel mehr.

Er wirkt nicht nur mit seinen antibakteriellen Inhaltsstoffen, sondern auch mit seinen starken Schwingungen (seiner Essenz), von denen schon die Ägypter schrieben, dass sie die Stimmung heben. Selbst Dioscurides beschrieb die wohltuende Wirkung von Majoran auf die Nerven.

In zahlreichen Kulturen glaubte man, dass Majoran unsterblich macht. Auch sein Name stammt wahrscheinlich vom arabischen Wort *marjamie*, was unvergänglich bedeutet. Offensichtlich spürte man in den alten Zeiten seine Schwingungen, die den Kontakt mit dem Zeitlosen, Ewigen und Göttlichen ermöglichten. So pflanzte man ihn auch auf Gräber, um den toten Seelen Ruhe zu schenken oder man flocht ihn zu Kränzen für Jungvermählte, um ihnen Segen in der Ehe zu wünschen. Für Griechen und Römer war er das heilige Kraut der Aphrodite. Man sagt, dass gerade sie, die Beschützerin von Glück und Liebe, den berauschenden Duft von Majoran und Oregano schuf.

Die modernen Erkenntnisse der Aromatherapie unterstützen viele der oben genannten Volksweisheiten. Heute weiß man, dass die Schwingungen der ätherischen Öle viele pathogene Organismen vertreiben oder sogar zerstören. Man weiß auch, dass die Schwingungen der ätherischen Öle unsere Gehirnwellen beeinflussen und dadurch unser Wohlbefinden steigern.

Was ist Majoran?

Es herrscht eine große Verwirrung in Bezug auf seine Benennung. Der Oregano (*Origanum vulgare* L.) wird häufig auch Majoran genannt und umgekehrt bezeichnen viele den Oregano als Majoran.

Majoran ist sozusagen der ältere Bruder des Oreganos. Beide gehören zur Familie der Lippenblütler, weshalb sie ziemlich ähnlich aussehen. Aber dennoch darf man trotz der Verwandtschaft nicht zu viele Übereinstimmungen erwarten. Sie sind wie zwei nebeneinander liegende Tasten am Klavier. Wenn man sie zusammen spielt, klingt es nicht sehr harmonisch. In der Küche gilt daher die Regel: das eine oder das andere Gewürz, niemals beide zusammen.

Majoran hat ein viel milderes und zarteres Aroma als Oregano. Im Vergleich zum Oregano ist sein Geschmack weniger scharf und eher süß.

Es gibt den einjährigen und den mehrjährigen Majoran (*Origanum maru* L.).

Was steckt im Majoran?

Majoran enthält 1-3 % ätherisches Öl, das sich vor allem aus Terpenalkoholen und Terpenestern zusammensetzt. Seinen Geruch verdankt es dem Terpinen-4-ol. Im Unterschied zum ätherischen Öl des Oreganos enthält es keine Phenole.

Majoran enthält auch Flavonoide, Phenole und Gerbstoffe.

Im ätherischen Öl des Majorans findet man Sabinen und Cineol, zwei aromatische Komponenten, die unter anderem auch in Kardamom, Rosmarin, Eukalyptus, Lorbeer und Lavendel enthalten sind. (Wenn Sie die Beschreibungen dieser Pflanzen aufmerksam lesen, werden Sie sehen, dass auch diese Gewürze viel mit der Ewigkeit verbindet. Ist das nur ein Zufall?)

Die Zusammensetzung und Konzentration der Stoffe können je nach Standort, Bodenbedingungen und Klima äußerst unterschiedlich sein. Kultivierte und gedüngte Kräuter kann man nicht mit den Pflanzen vergleichen, die an ihrem wilden Standort viel Sonne genossen haben, dem Wind trotzen mussten und auf nährstoffarmen, kalkhaltigen Böden ihre Kraft entwickelten. Ein solcher Majoran ist besonders reich an Kalzium, Flavonoiden und Gerbstoffen.

Verwöhnte und verzogene Pflanzen, die uns oft in den Gärtnereien angeboten werden, haben mit diesem Majoran nichts gemeinsam. Da ich

Majoran sehr gerne habe, kann ich Ihnen anvertrauen, dass das, was oft als Majoransetzling verkauft wird, eher nach Spülmittel als nach dem edlen Gewürz riecht. Es lohnt sich daher, die alten Sorten des mehrjährigen Majorans zu suchen.

Die Wirkung von Majoran ...

... auf die Atemwege

Das ätherische Öl des Majorans enthält viele antioxidative, antiseptische und antibakterielle Wirkstoffe. Daher wird es in entsprechend verdünnter Konzentration in Kombination mit Fett oder in Form von Umschlägen in vielen Präparaten verwendet, die Beschwerden der Atemwege lindern (Bronchitis, Nasennebenhöhlenentzündung, Erkältung, Grippe, Asthma usw.). In der Volksmedizin werden Majoranaufgüsse bei Heuschnupfen angewandt.

... bei Schmerzen

Das ätherische Öl des Majorans wird in Mischungen für Massagen bei überdehnten oder angespannten Muskeln, bei Ischias, bei rheumatischen und arthritischen Schmerzen, bei Sportverletzungen, Migräne, Handgelenksentzündungen und Verstauchungen angewandt. Da es die Ausschwemmung von Giftstoffen nach körperlicher Anstrengung fördert, ist es nach dem Sport oder größeren Kraftakten zu empfehlen. Es hat sich auch bei der Behandlung von Erfrierungen und blauen Flecken bewährt.

Obwohl der Aromatherapeut Tisserand für die Anwendung dieses ätherischen Öls keine speziellen Hinweise anführt, muss das ätherische Öl immer entsprechend mit einem Basisöl verdünnt werden.

... auf die Verdauung

Majoran unterstützt die Funktion von Leber und Gallenblase und erleichtert damit den Fettstoffwechsel. Er regt die Bildung der Magensäfte und den Fettstoffwechsel an. Ferner lindert er das Völlegefühl nach einer üppigen Mahlzeit und leichte Schmerzen im oberen Bauchbereich. Das ist auch der Grund, warum Majoran zu fetten Würsten und Bratwürsten gegeben wird.

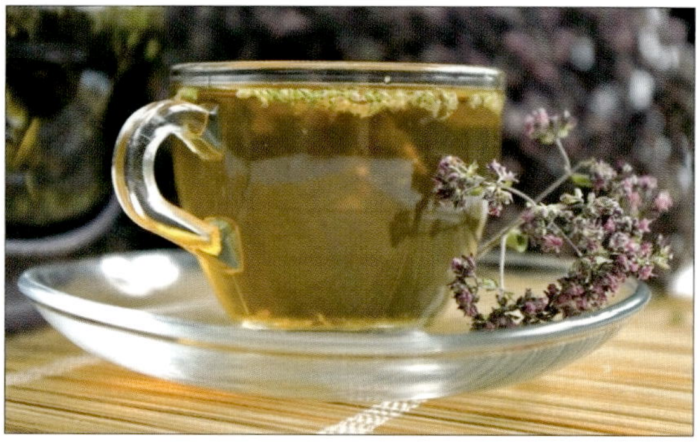

Majorantee ist ein Balsam für Magen und Darm. Er wird als Aufguss zubereitet. Einen Zweig frischen oder einen halben Teelöffel getrockneten Majoran mit heißem Wasser aufgießen und zugedeckt 10 Minuten ziehen lassen, abgießen und den Duft und das Aroma genießen. So kommen Sie in den Genuss der heilenden Wirkung. Besonders empfehlenswert ist er für Frauen, denn er stärkt die Funktion der Geschlechtsorgane und lindert die Symptome von PMS.

... auf die Liebeskraft und die Stimmung

Schon seit dem Altertum ist bekannt, dass Majoran die Liebeslust weckt. Er passt vor allem zu Frauen, denn er fördert die Menstruation und verbessert die Durchblutung der Gebärmutter. Er lindert auch die Symptome von PMS.

In der Aromatherapie wird das ätherische Majoranöl als Aphrodisiakum beschrieben. Man kann dies so erklären, dass er nachweislich Nervosität mindert und Angst, Wut, Trauer und Beklemmung vertreibt (er fördert also die Präsenz!), was eine unbedingte Voraussetzung ist, um überhaupt sich selbst und den Partner zu spüren. Es wird Sie also nicht mehr überraschen, dass Majoran im Altertum der Aphrodite geweiht wurde.

Energetische Wirkung

Wenn man all diese Informationen zusammenfasst, wird klar, dass Majoran genügend Lichtschwingungen in sich trägt, um überall dort zu helfen, wo sich zu viel *Yin* (feucht, kalt, schwer, undurchlässig) im Körper angesammelt hat.

Davon geht auch die Ayurveda-Medizin aus, die ihn als „leicht, trocken und scharf" beschreibt. Er soll den Körper erwärmen *Vata* und *Kapha* mindern und das *Pitta* stärken.

Eine Bestätigung dafür findet man auch in der TCM: Dort heißt es von Majoran, dass er Feuchtigkeit und Schleim aus dem Kopf und den Lungen vertreibt. Außerdem wärmt er Milz, Magen und Gebärmutter und reguliert das *Qi* von Blut und Leber.

Und da Majoran eine Kraft des Lichtes ist, überrascht es nicht, dass er die Dunkelheit, einschließlich Zecken und Stechmücken vertreibt.

Was sagt die moderne Wissenschaft?

In der Zeit, in der dieses Buch entstand, waren im PubMed-Archiv 132 Fachbeiträge über das Thema Majoran und Oregano veröffentlicht.

Antimikrobielle Wirkung

Viele Studien bestätigen die antibakterielle und fungizide Wirkung des Majorans. Es wurde unmittelbar nachgewiesen, dass er bei der Bekämpfung von Listerien, die ein immer größeres Problem bei der Gewährleistung von Lebensmittelsicherheit darstellen, gute Dienste leistet.

Eine große Gruppe brasilianischer Wissenschaftler (*Food Microbiology, 2008; 25 (1): 207-211*), welche die Wirkung von Majoran auf zehn der auf Würsten am häufigsten vorkommenden Bakterienarten überprüfte, stellte fest, dass Majoran schon in sehr kleinen Mengen die Vermehrung von Bakterien hemmt und sie in größeren Mengen sogar zerstört.

Indische Wissenschaftler erforschten in einer *in-vitro*-Studie die Wirksamkeit eines methanolischen Auszugs aus Majoran bei sieben Pilzarten (*Fusarium solani, Candida albicans, Aspergillus niger, A. parasiticus, Rhizopus oryzae, Rhizoctonia otyzae-sativae* und *Altemaria brassicicola*) und sechs Bakterienarten (*Bacillus subtilis, B. megaterium, Escherichia coli, Proteus vulgaris, Pseudomonas aeruginosa* und *Staphylococcus aureus*). Man stellte fest, dass der Majoranauszug ein sehr effektiver pflanzlicher Schutz vor pathogenen Bakterien und Pilzen ist (*Journal of Environmental Biology. 2007; 28 (1): 1456*).

Wirkung auf die Verdauungsorgane

Eine Studie arabischer Wissenschaftler (*The American Journal of Chinese Medicine. 2009; 37 (3): 531-45*) bestätigte, dass Majoran bei Ratten mit Magen- und Zwölffingerdarmgeschwüren entzündungshemmend und heilend wirkt. Der Majoran wurde mit 250-500 mg pro Kilogramm Körpergewicht dosiert. Umgerechnet auf den Stoffwechsel eines erwachsenen Menschen wird diese Wirkung des Majorans schon erreicht, indem er 2-3 Mal pro Tag als Tee aufgegossen wird.

Antioxidative Wirkung

Eine Forschungsarbeit ägyptischer Wissenschaftler, die im Januar 2011 veröffentlicht wurde, beweist, dass das ätherische Majoranöl ein äußerst starkes Antioxidans ist (*Human and Experimental Toxicology. 2011; 30 (10): 1501-1513*).

Eine andere Gruppe ägyptischer Wissenschaftler vertiefte sich in die schützende Wirkung, die Majoran bei der Belastung des Körpers mit

Schwermetallen zeigt *(Basic and Clinical Pharmacology and Toxicology. 2005; 97 (4): 238-243)*. Bei Versuchen wurde die Wirkung des ätherischen Öls, eines alkoholischen sowie eines wässrigen Majoranauszugs bei Mäusen untersucht, denen außerdem Bleiacetat in einer Konzentration von 0,5 % Massenprozent verabreicht wurde. Die Testgruppe der Mäuse erhielt die Majoranauszüge einen Monat lang vor dem Beginn des Versuchs und während der einmonatigen Versuchsdauer. Alle Mäuse, die Majoran einnahmen (unabhängig von der Darreichungsform), bewahrten ein viel besseres Blutbild und der Zustand von Leber und Nieren war im Vergleich mit den Mäusen, die dem Blei ausgesetzt waren, jedoch kein Majoran erhielten, deutlich vorteilhafter. Eine genauere Analyse zeigte, dass sich die einzelnen Wirkmechanismen der verschiedenen Präparate leicht unterscheiden, jedoch alle synergetisch in die gleiche Richtung wirken. Die Wissenschaftler haben festgestellt, dass Majoran Leber und Nieren sehr gut schützt und die genotoxische Wirkung von Schwermetallen verhindert. Diese Erkenntnis ist in der heutigen Zeit von großer Bedeutung.

Wirkung auf das Nervensystem

Wissenschaftler aus Seoul interessierten sich dafür, wie Majoran bei Schäden am Nervensystem wirkt. Sie stellten fest, dass die Ursolsäure, die im Majoran vorkommt, die Funktion des Proteins beta-Amyloid (Abeta) hemmt, das Oxidationen auslöst und Nervenzellen zerstört (*Molecules and Cells. 2002; 13 (1): 5-11.*).

Wirkung im Garten

Bio-Gärtner werden sich über die Ergebnisse einer türkischen Studie freuen (*International Journal of Food Microbiology. 2010; 143 (3): 1839*), in der festgestellt wurde, dass Majoran auch im Garten ein guter Schutz vor Bakterien und Schimmel ist. Vor allem war man mit seiner Wirkung bei der Grauschimmelfäule an Tomaten zufrieden. Sie sollten ihn also auf jeden Fall in Ihren Garten pflanzen. Im Falle größerer Probleme können Sie die befallenen Pflanzen mit Majoran, den Sie über Nacht in Wasser eingeweicht haben, oder aber mit einem frisch zubereiteten und abgekühlten Aufguss besprühen.

Mögliche Gefahren bei der Anwendung

In sehr großen Mengen kann er Schwindel und Kopfschmerzen hervorrufen.

Verwendung in der Küche

Getrocknete Majoranblätter entfalten beim Erhitzen ihr mild aromatisches, leicht süßes Aroma mit einem Hauch von Kampfer. Auch die frischen Blätter entwickeln ihr Aroma am besten, wenn sie zerstoßen werden. Sehr aromatisch sind auch die Majoranblüten. Geben Sie den Majoran

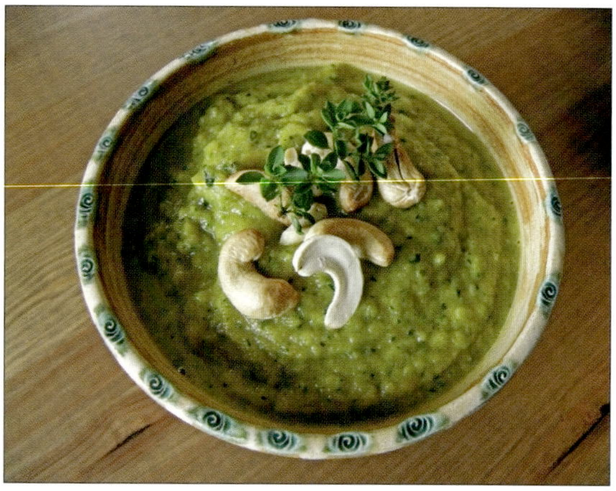

Majoran passt ausgezeichnet zu Gemüsepüree. Dünsten Sie Sellerie, Zucchini und Karotten an und schmecken Sie die Mischung am Ende mit Kräutersalz und Majoran ab. Dieses Gericht ist sehr gesund, stärkend und reinigend.

erst kurz vor dem Ende der Kochzeit zu den Speisen, damit er sein edles Aroma nicht verliert. Die frischen Blätter werden geschnitten und direkt vor dem Servieren über die Speisen gestreut.

Da er Trockenheit und Licht bringt, passt er perfekt zu allen Speisen, die viel Feuchtigkeit und kalte Speisestärke enthalten (wie zum Beispiel Pilze und Kartoffeln).

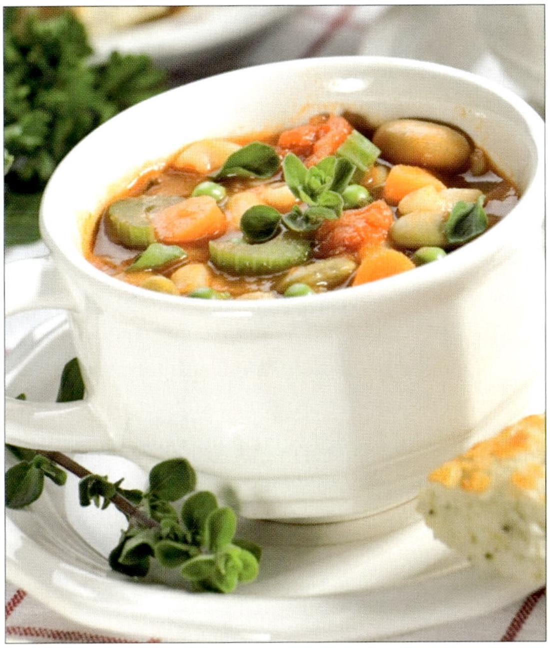

Majoran gibt Suppen, Eintöpfen, Pilzen und Fleisch eine besondere Note.

Als ausgezeichneter Schutz vor pathogenen Organismen gibt man ihn zu Fisch, Fleisch, Leber, Eier, Pastete oder Pilzen. Das ist schon seit Langem in unseren Küchen Brauch (wir wissen nur nicht, warum). So findet man ihn in herzhaften Wintermahlzeiten, beispielsweise in Kartoffelsuppe, Eintöpfen mit Fleisch oder in Wildgerichten, wo er besonders gut mit Lorbeerblättern und Wacholder harmoniert.

Majoran ist eine vorzügliche Zutat in Speisen aus Kohl und Hülsenfrüchten. Auch hier erfüllt er erfolgreich seine Aufgabe, die Wirkung

Passt gut zu ...

... Knoblauch, Lorbeerblättern, Paprika, Rosmarin, Salbei, Thymian und Wacholder. Da Majoran ein schönes und abgerundetes Aroma hat, ist er in Gerichten auch ein guter Solist.

von Bakterien, die zu Blähungen führen, zu vermindern.

Sein leicht süßes Aroma kommt auch in Salaten und Frischkäse zum Ausdruck.

Majoran kann man zu Öl oder Essig geben, denn dadurch werden sie sehr schön aromatisiert.

Im Winter können Sie eine Handvoll Majoran in kochendes Wasser geben, um die Luft im Raum zu reinigen. Dem gleichen Zweck dient auch das ätherische Majoranöl. Man verwendet es bei Atemwegsbeschwerden zum Inhalieren.

Für eine bessere Verdauung, ein gesteigertes Wohlbefinden und zur Linderung der Folgen von Stress hat sich ein Majorantee als Aufguss bewährt. Einen Liter dieses Tees können Sie auch ins Badewasser geben - Sie werden es bestimmt nicht bereuen.

Anbau

Majoran hat ein blumiges, zitroniges und mildes Aroma. Aber ein solches Aroma kann er nur entwickeln, wenn er an einer ausreichend sonnigen und warmen Stelle wächst. Kalte und regnerische Sommer sind ihm nicht sehr dienlich. Daher gedeiht er im warmen, östlichen Mittelmeerraum, von wo er auch stammt, am besten. Dort findet er erstklassige klimatische Bedingungen für sein Wachstum.

Majoran kann einjährig oder mehrjährig sein. Die strauchige Pflanze wird bis zu 40 cm groß und blüht im Juli und August. Dann wird der Majoran zum Trocknen geerntet, denn zu diesem Zeitpunkt enthält er das meiste ätherische Öl. So wie auch andere Kräuter, die aufgrund ihrer ätherischen Öle gesammelt werden, sollte der Majoran an einem Blütentag (nach dem biodynamischen Saatkalender) geerntet werden, gleich nachdem der Morgentau getrocknet ist.

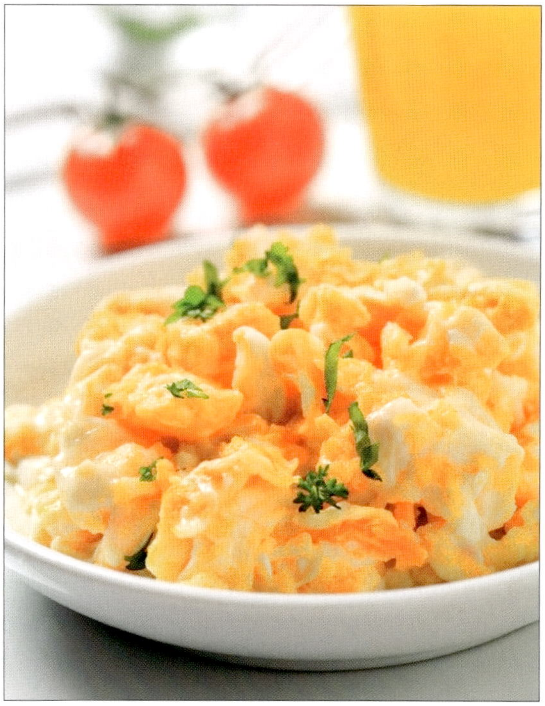

Mit Majoran schmecken Eier einfach lecker und sind leichter verdaulich. Dazu passt hervorragend auch eine Prise Kümmel. Diese beiden Gewürze helfen der Gallenblase, die sonst schwer verdaulichen Eier leichter zu verarbeiten.

Der einjährige Majoran gedeiht an einer sonnigen Stelle in nährstoffreichem Boden. Da die Pflanze sehr kälteempfindlich ist, muss sie jedes Jahr im Mai erneut gepflanzt werden. Arten mit goldgelben Blättern vertragen keine Mittagssonne; wenn Sie das Wesentliche verstanden haben, können Sie daraus schließen, dass diese Arten auch nicht so viel Sonnenkraft in sich tragen, wie der ursprüngliche Majoran.

Mehrjähriger Majoran ist im Bezug auf die Nährstoffe nicht anspruchsvoll, auch Trockenheit verträgt er gut, er wünscht sich nur Sonnenlicht. Das ist der richtige Majoran für Sie!

In der Fachliteratur heißt es, dass Majoran, der auf weniger gedüngtem Boden wächst, einen stärkeren Duft und Geschmack hat. Dieses Buch möchte Ihnen vor Augen führen, dass wild wachsende Pflanzen immer gesünder sind als ihre verwöhnten Artgenossen. Daher sollten Sie den Majoran nicht zu sehr verhätscheln.

Majoran lässt sich am besten aufbewahren, indem die ganzen Zweige kurz vor der Blüte geerntet, zu Sträußen gebunden und zum Trocknen in einem warmen und luftigen Raum aufhängt werden. Dann werden die getrockneten Blätter abgestreift und in ein gut schließendes Gefäß gegeben. Da die unbeschädigten Blätter ihr Aroma sehr lange bewahren, können die Blätter auch erst kurz vor der Verwendung von den aufgehängten Sträußen abgestreift und zerkleinert werden. Die Halme sind zu hart, um sie in die Speisen

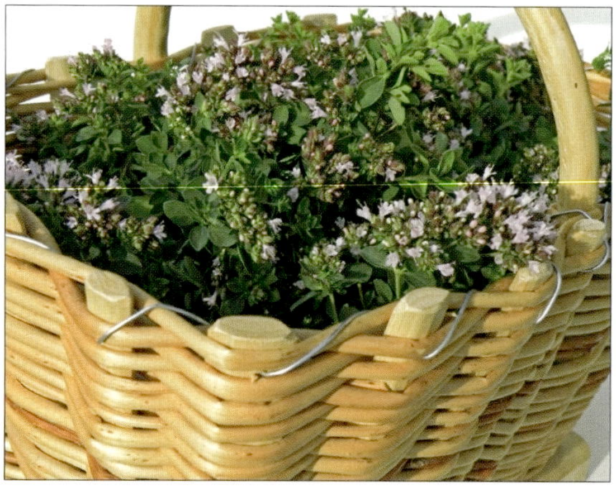

zu geben, aber man kann sie dennoch aufbewahren und beim Braten auf dem Grill verwenden. Die Zweige geben dem Essen ein unvergessliches Aroma.

Wenn Majoran nicht durch übermäßiges Gießen verwöhnt wurde, ist er sehr aromatisch und kann ohne größere Aromaverluste getrocknet werden. Es ist am besten, wenn er an einem Blütentag am Anfang der Blütezeit geerntet wird. Er kann auf mehrere Arten getrocknet werden, wie Sie auf den Bildern sehen.

Einkauf

Getrocknete Majoranblätter müssen eine graugrüne Farbe haben und der Flaum auf den Blättern sollte noch immer zu sehen sein. Unabhängig davon, ob Sie frischen oder getrockneten Majoran verwenden, sollte er erst am Ende der Kochzeit zu den Speisen gegeben werden, damit er sein Aroma nicht verliert.

Beim Kauf der Setzlinge reibt man am besten ein Blatt zwischen den Fingern und lässt sein Aroma auf sich wirken.

O. vulgare hirtum bzw. Griechischer Oregano, der auch Falscher Staudenmajoran genannt wird, ist unserer Meinung nach am aromatischsten und nicht mit den länglichen Blättern des einjährigen Majorans zu vergleichen, dessen Duft eher an Spülmittel erinnert, als an das, was man von Majoran erwartet. Botanisch gehört diese Pflanze zwar zum Oregano, aber da sie oft als „Majoran“ bezeichnet wird, soll sie hier kurz angeführt werden.

Origanum majorana ist der ursprüngliche Majoran, der weiße oder purpurfarbene Blüten hat.

Außerdem gibt es den Französischer Majoran *Origanum onites.*

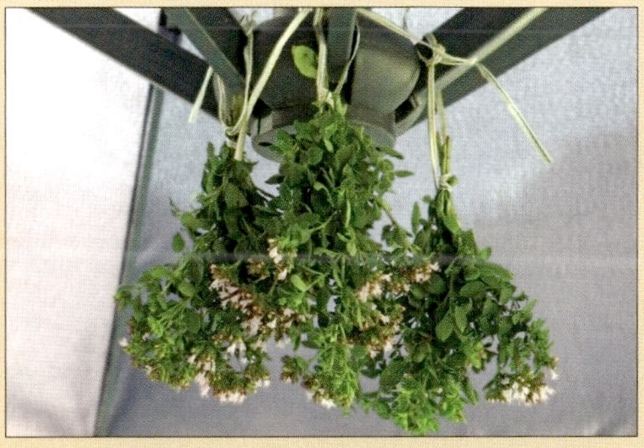

Unter dem Sonnenschirm über dem Tisch ist es schattig, warm und luftig, und als positiver Nebeneffekt vertreibt der Majoran die Fliegen.

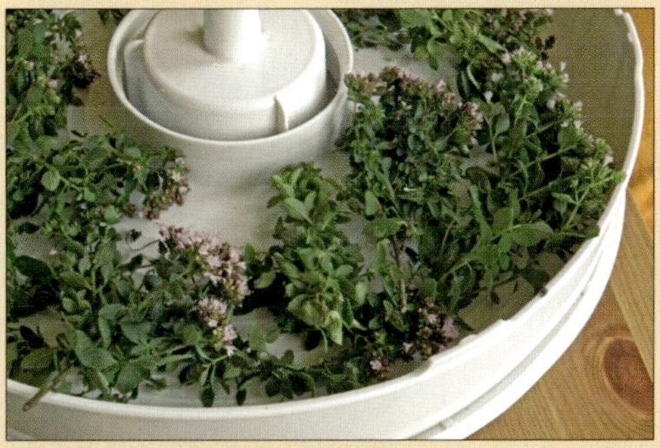

Wenn die Bedingungen zum Trocknen im Freien nicht günstig sind, kann Majoran auch im Dörrgerät getrocknet werden.

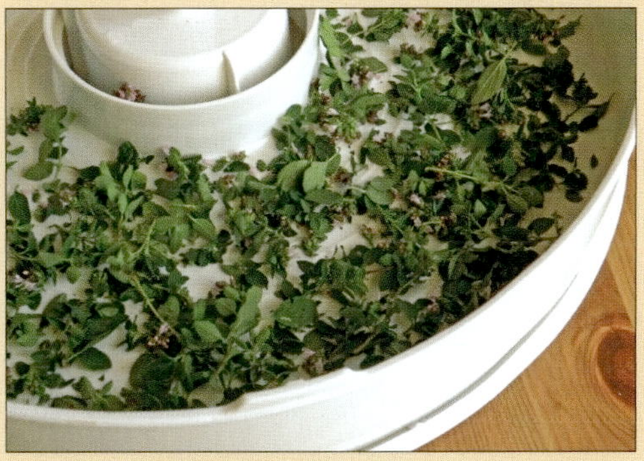

Streift man die frischen Blätter von den Zweigen ab, sind sie getrocknet leichter aufzubewahren und man verhindert, dass die Blätter der schon getrockneten Zweige beschädigt werden. So bewahren sie das meiste Aroma.

MINZE

Mentha x piperita L.

Hildegard von Bingen nannte die Minze „Kraut aller Kräuter", denn sie trägt die Kraft von 15 verschiedenen Heilpflanzen in sich. Heute könnte man sie auch als Nahrungsergänzungsmittel bezeichnen, denn sie enthält eine Vielzahl an Mineralstoffen und Vitaminen, die uns in den Geschäften in Form verschiedener Tabletten für teures Geld angeboten werden.

Die Geschichte der Verwendung der Minze

Die Legende besagt, dass der liebestolle Hades (in der römischen Mythologie Pluto) der schönen Nymphe Minthe nachstellte. Hades' Frau warf sie in einem Anfall von Eifersucht zu Boden und verwandelte sie in eine Pflanze, damit sie von allen Menschen mit Füßen getreten werden sollte.

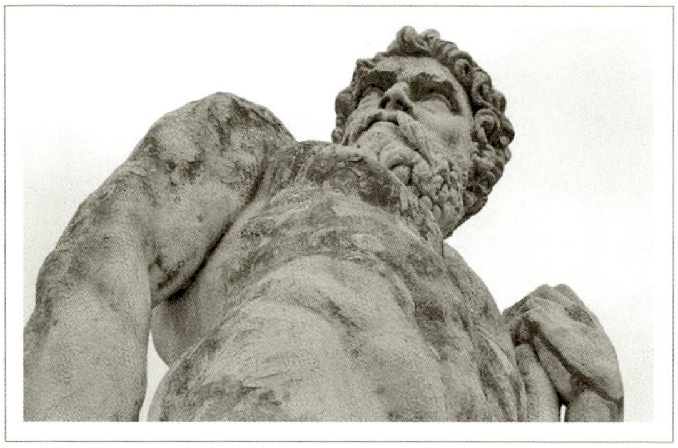

Selbst die Frau von Hades konnte der Minze nichts anhaben.

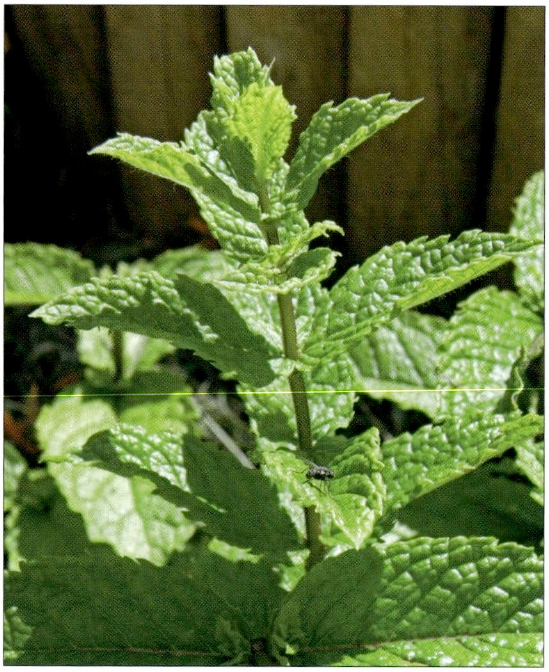

Hades konnte diesen Zauber zwar nicht mehr rückgängig machen, aber er schenkte der Pflanze einen wunderbaren Duft, der sich jedes Mal verbreitet, wenn man auf sie tritt oder ihre Blätter zwischen den Fingern reibt. So wurde die Minze zu einem Symbol für die versteckte Wahrheit, die irgendwann immer an den Tag kommt. Das Materielle kann verhüllt werden, aber der Duft der Wahrheit ist nicht zu verbergen.

Die Minze begleitet den Menschen schon seit Jahrtausenden. Die verschiedenen Sorten wurden in allen Teilen der Erde angebaut. Man fand sie in ägyptischen Gräbern, in welchen sogar 3000 Jahre alte Blätter erhalten geblieben sind. Wie verbreitet sie war, belegt auch die Angabe in der Bibel, wo die Minze neben Dill und Kümmel die drittwichtigste Gewürzpflanze war, von der die Pharisäer den Zehnten der Ernte verlangten.

Im Altertum war ihre Verwendung sehr gängig. Die Hebräer streuten sie auf den Boden der Synagogen, was später auch von anderen Völkern nachgeahmt wurde. Die Italiener nannten sie *Erba Santa Maria* (Kraut der Heiligen Maria), da man während der Zeremonien in den italienischen Kirchen auf ihr schritt.

Aufgrund ihres Dufts, der kühlenden Wirkung und der desinfizierenden Eigenschaften wurde sie oft auch zur Reinigung und Zubereitung von Speisen eingesetzt. So rieb man mit ihr Holztische ein, bevor man den Gästen das Abendessen servierte. Ebenfalls unverzichtbar war sie beim Parfümieren von Räumen und Sälen für Festlichkeiten.

Aber all das, worüber wir schreiben, war nicht nur im Altertum bekannt. Aufzeichnungen über die Anwendung der Minze reichen bis zum Ende des 16. Jahrhunderts.

Heute ist sie noch immer das am häufigsten verwendete Kraut in den arabischen Ländern. Dort ist sie unersetzlich im Minztee (eine Mischung aus *spearmint* und Grünem Tee, der jederzeit und überall getrunken wird). Im Westen findet man sie eher in Kaugummis, Zahncremes, Bonbons usw., aber auch immer öfter in Form künstlicher Aromen, die zwar den Geschmack der Minze nachahmen, aber nicht alle ihre Eigenschaften besitzen.

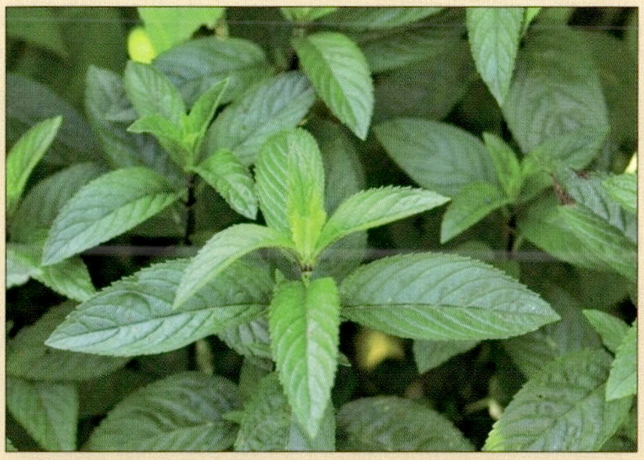

Pfefferminze

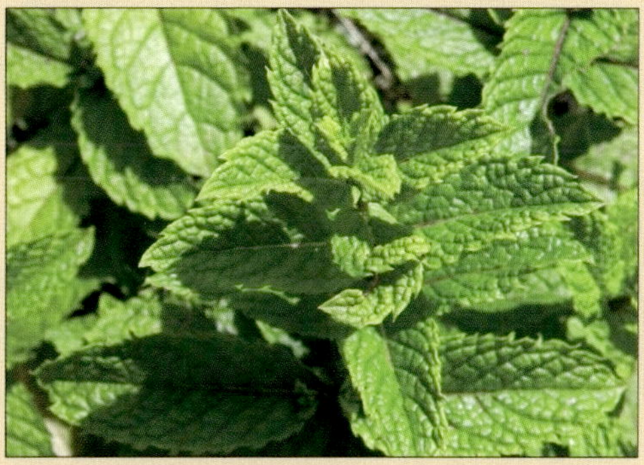

Spearmint oder Grüne Minze

Heute fällt die Entscheidung schwer, welche Minze man anbaut. Es gibt mehr als 30 Sorten.

Was ist Pfefferminze?

Die Pfefferminze bereitete auch den Botanikern Kopfzerbrechen. Der schwedische Biologe Carl von Linné, der die größte „Inventur" in der Botanik durchführte, reihte die Minze fälschlicherweise erst als eigenständige Art in sein System ein. Später stellte sich heraus, dass die Pfefferminze ein Hybrid ist. Sie kreuzt sich tatsächlich so schnell, dass man heute nicht mit Sicherheit sagen kann, welche der Minzen unsere Vorfahren vor Augen hatten, als sie ihre Anwendungsweise beschrieben.

Heute sind etwa 600 Minzsorten bekannt, von denen etwa 30 aufgrund ihrer Kräuter- oder Gewürzeigenschaften angebaut werden. Sie unterscheiden sich sowohl nach dem Aussehen als auch dem Aroma und der Zusammensetzung deutlich voneinander. Die Minzbauern machen heute fast einen Wettbewerb daraus, eine Pflanze zu züchten, die mit dem Duft der ursprünglichen Minze eigentlich nichts mehr gemein hat. So gibt es heute Lavendel-, Ingwer-, Zitronen-, Ananas-, Mandarinen-, Apfel-, Schokoladen- und eine ganze Reihe anderer Minzen, bei denen der Geschmack der Minze mit anderen Geschmacksrichtungen kombiniert wird. Wenn Sie mehrere Arten oder Sorten an einem Platz anpflanzen, werden Sie vielleicht überrascht feststellten, dass Sie sehr bald einen „Minzsalat" vorfinden.

Die Pfefferminze gehört wie alle anderen Minzarten zur Familie der Lippenblütengewächse. Häufig hört man, dass die Pfefferminze eine Kreuzung von Wasserminze (*Mentha aquatica* L.) und Grüner Minze (*Mentha spicata* L.) sein soll.

Man geht davon aus, dass sie eine der jüngeren Minzsorten ist. Erstmals wird sie gegen Ende des 17. Jahrhunderts in der Literatur erwähnt. Es handelt sich dabei um eine Kreuzung, die man in der Natur so nicht vorfindet. Sogar im Garten kann es passieren, dass sie sich zurückkreuzt.

Wir wissen also nicht, über welche Minze die antiken Ärzte und die heilige Hildegard von Bingen schrieben. Da die Pfefferminze damals noch nicht existierte, ist es wahrscheinlich, dass sich die beschriebenen Eigenschaften auf ältere Minztypen beziehen: Langblättrige Minze (*Mentha longifolia* (L.) Huds.), Rundblättrige Minze (*Mentha rotundifolia* Huds.) und Ackerminze (*Mentha arvensis* L.).

Bei dieser Sortenvielfalt ist es daher am zuverlässigsten, die Minze mit der Nase zu identifizieren. Wenn Sie ihren Duft lieben, ist sie die richtige. Hinsichtlich der äußeren Erkennungsmerkmale gilt für alle Minzen, dass sie länglich-ellipsenförmige, gezackte Blätter haben, der Stängel einen quadratischen Querschnitt hat und sie von Juli bis August rosarote Blüten tragen.

Was steckt in der Pfefferminze?

Die Blätter der Pfefferminze enthalten 0,5-4 % ätherisches Öl, das vor allem aus Menthol (30-55 %) besteht, das der Pfefferminze ihren charakteristischen Duft und Geschmack sowie die kühlende Wirkung verleiht. Das ätherische Öl enthält außerdem Menthon, Menthylacetat, 1,8-Cineol, Limonen sowie Menthofuran (1-8 %), welches aufgrund seines unangenehmen Geruchs unerwünscht ist. Die Minze ist auch ein ausgezeichnetes Nahrungsergänzungsmittel. Sie enthält die Vitamine C und A, Kalzium, Mangan, Eisen, Magnesium, Kupfer, Omega-3-Fettsäuren, Riboflavin, Ballaststoffe, Gerbstoffe und eine ganze Reihe von Antioxidantien.

Aufgrund der vielen Kreuzungen und des großen Verbreitungsgebiets ist die Zusammensetzung der Minzen sehr verschieden. Vor allem unterscheiden sie sich durch den Menthol- und Menthongehalt. In der *spearmint* bzw. der Grünen Minze (*Mentha spicata*) bestimmte man in verschiedenen wissenschaftlichen Untersuchungen unterschiedliche Menthol- und Menthongehalte (abhängig vom Wachstumsort und der Anbauform): 0-1,2 % Menthol und 3,4-4,5 % Menthon. Der wichtigste Inhaltsstoff der Grünen Minze ist immer Carvon (36-53 %), gefolgt von Limonen (16,5-31 %), 1,8-Cineol (4-7 %), Borneol und beta-Pinen.

Interessant ist, dass sowohl Menthol als auch Carvon auf ähnliche Weise entstehen. Aus Geranylpyrophosphat wird erst Limonen gebildet, aus dem dann bei der Pfefferminze Menthol und bei der Grünen Minze Carvon entsteht.

Die Wirkung von Pfefferminze …

In der traditionellen Literatur wird die Minze oft ohne genauere Beschreibung, um welche Minze es sich handelt, angeführt. Die Pfefferminze, wie wir sie heute kennen, ist eine moderne Kreuzung. Die Grüne Minze ist der ursprünglichen Minze etwas näher und da ihre Anwendung seit der Antike

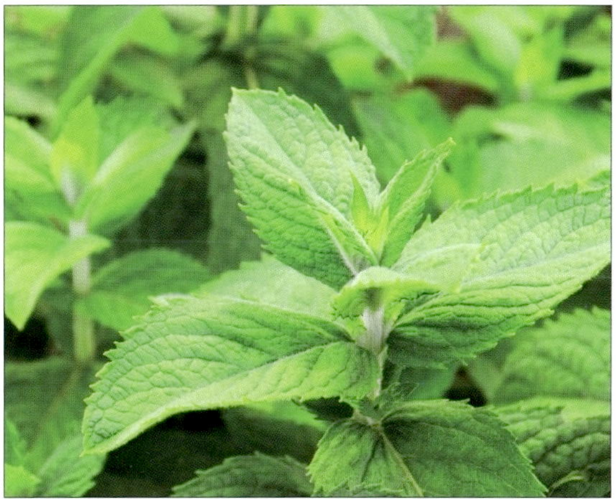

Für den täglichen Verzehr sind vor allem Sorten ohne Menthol geeignet.

sehr verbreitet ist und sie als Art stabil war, beziehen sich die Legenden und die antiken Schriften über die Heilkraft der Minze sehr wahrscheinlich vor allem auf diese Art. Japanische Aufzeichnungen basieren voraussichtlich auf dem Studium der Ackerminze (*Mentha arvensis*), die ebenfalls Menthol und Menthon enthält.

In der Volksmedizin wird die Minze vor allem wegen ihrer antibakteriellen und antiseptischen Wirkung geschätzt. Auch Arten, die weniger Menthol enthalten, weisen ähnliche Eigenschaften auf. Der Unterschied besteht nur im kühlenden und anästhetischen Effekt, der eine Besonderheit des Menthols ist. Wie schon ganz am Anfang erwähnt, ist die Minze eine Kombination mehrerer Heilkräuter. Darum überrascht es nicht, dass ihr Wirkungsspektrum sehr breit ist.

… auf die Verdauung

Minze beschleunigt die Bildung von Speichel und Magensäure, fördert die Entstehung und Ausscheidung von Galle, beruhigt Gallenkoliken und lindert Magenbeschwerden. Sie wirkt spasmolytisch und beeinflusst vor allem die glatten Muskeln der Verdauungsorgane. Sie hilft auch bei Schluckauf und Darmkrämpfen.

Ihr ätherisches Öl wird bei Virus-Hepatitis und Gelbsucht eingesetzt. Die Gerbstoffe der Minze haben sich bei Bakterien im Darm und bei Durchfall bewährt.

Gleichzeitig wirkt sie antiseptisch in der Mundhöhle, weshalb sie oft in Zahncreme, Mundwasser und Kaugummi eingesetzt wird.

… auf das Nervensystem

Minze hat einen positiven Einfluss auf das Nervensystem, lindert Kopfschmerzen und Anspannung und hilft bei Schlaflosigkeit.

Auch bei Übelkeit ist sie ein willkommener Helfer. Mit der Minze kann Übelkeit nach Operationen oder in der Schwangerschaft vermindert werden.

Wenn man sie in geringen Mengen verzehrt, beruhigt sie und lindert Schmerzen. In größeren Mengen regt sie Herz- und Nervensystem an und wirkt belebend, hebt den Blutdruck und unterstützt die Konzentration.

… auf die Atemwege

Menthol erleichtert das Atmen und ist ein krampflösendes Mittel (Spasmolytikum). Dazu wird vor allem das ätherische Öl verwendet, das in der Aromatherapie Bestandteil von Salben und ähnlichen Präparaten ist. In Teemischungen gegen Erkältung zeigt die Minze in Kombination mit anderen Kräutern eine synergetische Wirkung. Ein Aufguss aus Minzblättern eignet sich auch zum Inhalieren.

… gegen Schmerzen

Da Menthol anästhetisch wirkt (die Japaner wussten und beschrieben das schon vor 2000 Jahren), wird die Minze häufig zur Linderung von Muskel-, Rheuma- und Verdauungsschmerzen eingesetzt. Zerriebene Blätter oder entsprechend mit einem Basisöl verdünntes ätherisches Öl können bei Insektenstichen auf die betroffene Stelle gerieben werden.

Energetische Wirkung

Da das ätherische Minzöl kühlt, desinfiziert und die Durchblutung fördert, ist es bei schlecht heilenden Wunden, Kopfhautentzündungen und ähnlichen Beschwerden sehr nützlich. Es wird deshalb in Shampoos, Losionen und anderen geeigneten Trägermitteln verwendet.

In der Ayurveda-Medizin sind die grundlegenden Eigenschaften der Minze „scharf, austrocknend und leicht". Sie soll das *Pitta* stärken und *Vata* und *Kapha* mindern.

Die TCM ordnet ihr die Organe Lunge und Leber zu, indem sie von ihrer kühlen Wirkungsweise ausgeht. Sie hilft, Kopf und Augen freizumachen und aktiviert den mittleren Teil des Dreifachen Erwärmers.

Was sagt die moderne Wissenschaft?

Das ätherische Öl der Blätter ist ein Aromatikum und ein Geschmackskorrektor, es hilft bei Blähungen (Karminativum), Krämpfen (Spasmolytikum), Übelkeit und Brechreiz (Antiemetikum) sowie Magen-Darm-Beschwerden (Stomachikum) und hat eine gallentreibende (Cholagogum), beruhigende (Sedativum), darmdesinfizierende sowie abführende (Diuretikum) Wirkung. Wird die Pfefferminze äußerlich angewandt, hat

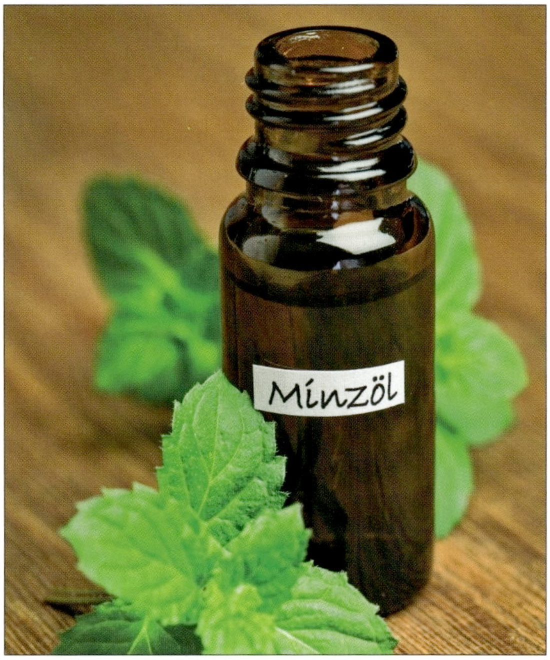

Das ätherische Öl der Minze wirkt kühlend und schmerzlindernd. Es muss zur Anwendung verdünnt werden..

sie sich als Betäubungsmittel (Anästhetikum) und schmerzlinderndes Mittel (Analgetikum) bewährt. In größeren Mengen kann sie menstruationsfördernd (emmenagog) wirken.

Die Pfefferminze ist bei der Bekämpfung schädlicher freier Radikale effektiver als die Grüne Minze (*spearmint*). Sie ist also ein besseres Antioxidans. In einer Untersuchung türkischer Wissenschaftler zeigen allerdings beide eine starke Wirkung gegen Candida (*Candida albicans*).

Wirkung auf Bakterien und Herpes-Viren

Obwohl einige Studien bei menschlichen Pathogenen eine nur mäßige *(Turkish Journal of Field Crops, 2010; 15 (2): 148-153)*, jedoch bei Pathogenen, die Pflanzenkrankheiten verursachen, eine weit bessere Wirksamkeit der Pfefferminze nachwiesen *(Journal of Agricultural and*

Über die einzelnen Gewürze

Food Chemistry. 2002; 50 (14): 39433946), konnten japanische Wissenschaftlicher in einem *in-vitro*-Versuch belegen, dass Menthol und Menthon, die Hauptkomponenten des ätherischen Öls der Pfefferminze, sogar das Wachstum der hartnäckigen Magenbakterien *Helicobacter pylori*, die chronische Gastritis verursachen, hemmen. Es stellte sich heraus, dass das ätherische Öl der Pfefferminze gegen pathogene Stämme der für den Menschen gefährlichen Bakterien *Escherichia coli* wirkt. Hervorragend schnitt sie auch im Kampf gegen MSSA (auf das Antibiotikum Methicillin empfindlich reagierende Bakterien *Staphylococcus aureus*) und MRSA (gegen Methicillin resistente Bakterienstämme *Staphylococcus aureus*) ab *(Microbios. 2001; 106 Suppl 1: 31-9)*.

Etwas weniger, aber dennoch wirksam war das Pfefferminzöl gegen *Pseudomonas aeruginosa*, *Streptococcus faecalis* und *Klebsiella pneumoniae* *(Pharmacognosy Magazine. 2010; 6 (23): 147-153)*.

Einer Gruppe deutscher Wissenschaftler gelang es, in einem *in-vitro*-Versuch eine 99-prozentige Wirkung des Minzeöls gegen die Herpes-simplex-Viren Typ 1 (HSV-1) und Typ 2 (HSV-2) nachzuweisen *(Phytomedicine. 2003; 10 (6-7): 504-510)*.

Das ätherische Öl der Minze wird häufig als Zusatz in Zahncremes und Mundwässern eingesetzt. Verschiedene Studien belegen, dass es hervorragend anaerobe Bakterien im Mund bekämpft und das schon in geringsten Mengen. In diesem Hinblick rangiert die Minze gleich nach dem ätherischen Öl des Teebaums und ist sogar noch effektiver als das ätherische Salbeiöl *(Oral Microbiology and Immunology. 1994; 9 (4): 202-8)*.

Wirkung auf die Atemwege

Obwohl Menthol oft in Medikamenten zur Behandlung von Erkältungen und Grippesymptomen (Husten, verstopfte Nase) eingesetzt wird, zeigen Studien, dass die Pfefferminze keine abschwellenden (dekongestive) Eigenschaften hat, die Schwellung der Schleimhäute nicht vermindert und auch keinen Einfluss auf die Reduzierung von Schleim hat (bei eingeschränkter Nasenatmung und verstopften Nasennebenhöhlen). Auf der anderen Seite gibt es Beweise, dass Menthol aus der Pfefferminze eine subjektive Verbesserung der Nasenatmung hervorruft *(Pain. 2006; 122 (1-2): 190-196)*.

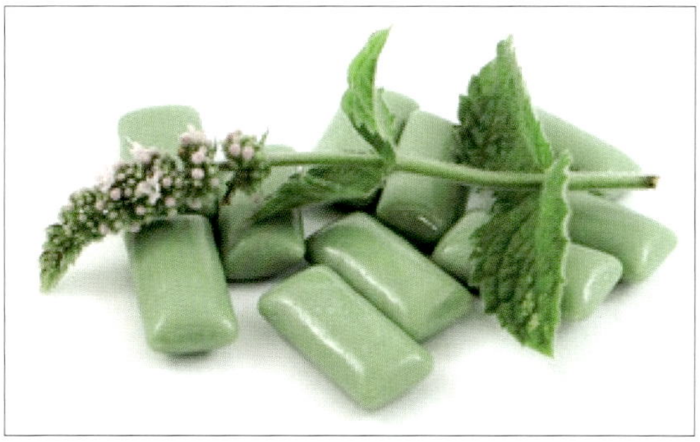

Minze öffnet die Atemwege, desinfiziert und regt die Durchblutung an.

Wirkung bei Allergien

Nachweislich hilft Pfefferminze bei allergischer Rhinitis (50-prozentiger alkoholischer Auszug), indem sie die Freisetzung von Histamin hemmt *(Biological & Pharmaceutical Bulletin. 2001; 24 (1): 92-95)*.

In einem Versuch mit Laborratten stellten japanische Forscher fest, dass unter den isolierten Verbindungen aus der Pfefferminze das Flavonoid Luteolin-7-O-Rutinosid die Hemmung von Histamin am deutlichsten beeinflusst *(Biological & Pharmaceutical Bulletin. 2002; 25 (2): 256-259)*.

Schmerzlindernde Wirkung

Das Menthol aus der Pfefferminze ist auch ein äußerliches Analgetikum, aber nur, wenn es in hohen Konzentrationen eingesetzt wird. Bei niedrigen Konzentrationen (Inhalation, orale Einnahme oder lokal auf der Haut), wirkt es kühlend, denn es aktiviert die Rezeptoren TRPM8 für das

Kälteempfinden. Dadurch fühlt sich die Haut kühl an; der gleiche Mechanismus beeinflusst auch die Peristaltik der Verdauungsorgane *(Gastroenterology. 2009; 136 (1): A-1)*. Es hemmt die Muskelkontraktionen, erhöht den Blutdurchfluss in den Kapillaren und entspannt verkrampfte Muskeln. Aus diesem Grund ist seine Anwendung bei Atemwegsbeschwerden so beliebt *(Journal of Ethnopharmacology. 2010; 130 (2): 433-436)*.

In einer deutschen randomisierten Doppelblindstudie und einer Kontrollstudie mit Placebos wurde nachgewiesen, dass 10-prozentiges ätherisches Pfefferminzöl in einer Alkohollösung Spannungskopfschmerzen schon nach 15 Minuten deutlich lindert. In der Studie, an der 41 Personen im Alter von 18 bis 65 Jahren teilnahmen, wurde das verdünnte ätherische Pfefferminzöl (Konzentration: 10 %) in vier Intervallen von 15 Minuten auf die Stirn und die Schläfen aufgetragen. Die Verminderung der Intensität der Schmerzen war ähnlich wie bei 1000 mg des synthetischen Schmerzmittels Acetaminophen (oder para-Acetylaminophenol, Paracetamol). Die beste Wirkung wurde durch eine Kombination beider Mittel erreicht *(Nervenarzt. 1996; 67 (8): 672-681)*.

Wirkung auf die Gallenblase

Wissenschaftliche Nachweise über den positiven Einfluss von Menthol auf die Bildung von Galle gibt es schon seit mindestens 45 Jahren. Mehrere Studien an Tieren beweisen, dass sowohl das ätherische Öl der Pfefferminze als auch verschiedene Flavonoide (Flavomentin) die Bildung von Galle anregen und die Konzentration von Gallensäuren, Bilirubin und Cholesterin senken *(Phytomedicine. 2005; 12 (8): 612-616 in Natural Product Radiance. 2004; 3 (4): 214221)*. Die gesteigerte Bildung von Galle kann auch mit einem Tee aus Pfefferminzblättern erreicht werden, da er Verdauungsbeschwerden durch Störungen des Fettstoffwechsels vermindert.

Schon in den neunziger Jahren des vorherigen Jahrhunderts gab es mehrere klinischen Studien am Menschen mit dem pflanzlichen Medikament Rowachol® (eine Mischung aus den sechs Monoterpenen Menthol und Menthon, Pinen, Borneol, Camphen und Cineol). Mit Rowachol® wurden erfolgreich Gallenblase und Gallenblasengang bei Patienten mit Cholesterin-Gallensteinen behandelt *(Gut. 1979; 20 (4): 312-317)*. An der Doppelblindstudie, die mit Placebos kontrolliert wurde, nahmen 31 Patienten mit Gallensteinen teil. 19 von ihnen nahmen Rowachol® ein. Bei 42 % (8) der Patienten verschwanden die Steine in einem Zeitraum von 3 Monaten bis 4 Jahren vollständig. 15 Patienten wurde zusammen mit dem pflanzlichen Arzneimittel auch Gallensäure wie die Ursodeoxycholsäure (Ursosan®) verabreicht, was bei 73 % (11) der Patienten die komplette Auflösung der Gallensteine innerhalb von 18 Monaten bewirkte *(Postgraduate Medical Journal. 1985; 61 (714): 313-316)*.

Wirkung beim Reizdarmsyndrom

Der Einfluss des ätherischen Öls der Pfefferminze auf das Reizdarmsyndrom (Schmerzen und Blähungen im Bauch, Störungen des Stuhlgangs) wurde von mehreren Forscherteams untersucht. Im Jahr 1998 veröffentlichten zwei britische Forscher eine Übersicht über acht randomisierte, mit Placebos kontrollierte klinische Studien. Alle bestätigen, dass das ätherische Pfefferminzöl die Symptome des Reizdarms lindert. Die Wissenschaftler wiesen jedoch darauf hin, dass die meisten dieser Studien methodologisch lückenhaft sind *(American Journal of Gastroenterology. 1998; 93 (7): 1131-1135)*.

Im Jahr 2007 publizierten italienische Wissenschaftler die Resultate einer Studie, die nachweist, dass bei Patienten, die vier Wochen lang Kapseln mit ätherischem Pfefferminzöl einnahmen, ein mehr als 50-prozentiger Rückgang der

Reizdarmsymptome bei 75 % der Erkrankten erreicht wurde (im Vergleich zu einer Verminderung von 38 % in der Placebo-Gruppe) *(Digestive and Liver Disease. 2007; 39 (6): 530–536).*

Ähnlich zeigten einige ältere, jedoch weniger verlässliche Studien die Linderung von Bauchkrämpfen. Aber Vorsicht: therapeutische Mengen des ätherischen Öls reizen den Magen, weshalb es nicht direkt eingenommen werden darf. Die einzig sichere Art der Anwendung sind standardisierte Präparate in einer gastroresistenten pharmazeutischen Form Dabei handelt es sich um Kapseln, die im Magen nicht zersetzt werden und ihren Inhalt erst im Darm freisetzen. Die Pfefferminze entspannt auch den gastroösophagealen Schließmuskel, der Schluckauf hervorruft.

Antioxidative Wirkung

Die Pfefferminze hat nachweislich ausgeprägte antikanzerogene, antimutagene und antigenotoxische Eigenschaften. Diese Merkmale schreiben indische Wissenschaftler dem hohen antioxidativen Potential der Minze zu *(Mutagenesis. 2006, 47 (3): 192-198).* In zwei Wochen verringerte der wässrige Auszug aus Pfefferminzblättern die Anzahl von Lungentumoren bei Versuchstieren um 61 % *(Mutagenesis. 2006; 21 (1): 61-66).*

Die Folgen der Bestrahlung von Krebs mit hochenergetischen Gamma-Strahlen können mit dem Menthol der Pfefferminze abgemildert werden. Dazu wird sie in Form von Tee zubereitet, als wässriger Auszug eingenommen oder zusammen mit Obst und Gemüse zu Saft gepresst. Menthol hat dank seiner antioxidativen Eigenschaften ein hohes radioprotektives Potential und ist (bei 1000 mg pro kg Körpergewicht) gleichzeitig nicht so toxisch, wie einige synthetische Radioprotektoren. In einem Versuch mit Mäusen schützte der wässrige Auszug aus Pfefferminze die Organe, die am empfindlichsten auf Bestrahlung reagieren

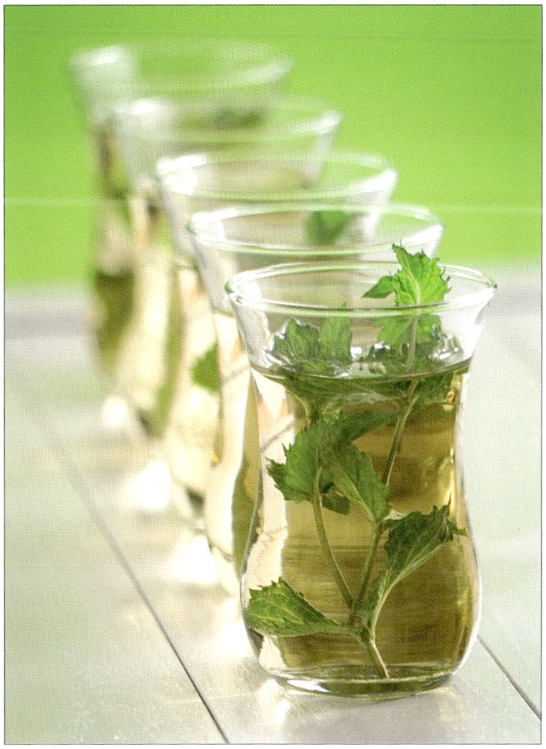

Minze kühlt den Körper und ist daher perfekt für warme Sommertage.

(Hoden, Verdauungsorgane, blutbildende Organe) *(International Journal of Radiation Biology. 2006; 82 (5): 331-337* und *Journal of Cancer Research and Therapeutics. 2010; 6 (3): 255-262).*

Mögliche Gefahren bei der Anwendung

Die gelegentliche Anwendung in Form von Tee ist unbedenklich und kann keine unerwünschten Nebenwirkungen hervorrufen. Das dauerhafte Trinken des Tees ist hingegen schon etwas anderes.

Die konstante Einnahme von Pfefferminztee wirkt sich ungünstig auf das Herz aus, unterbrechen Sie sie daher nach 8-12 Tagen für einige Zeit. Auch mit Rücksicht auf den Magen sollte man mit der Pfefferminze nicht übertreiben. Wenn man jeden Tag einen ganzen Liter Pfefferminztee trinken würde, hätte das nach einem Monat Folgen für die Zusammensetzung der Magensäure und würde die Magenwand angreifen.

In größeren Mengen ist die Minze auch für Schwangere und Nierenpatienten problematisch.

Aus diesem Grund nehmen die Araber nur die *spearmint* (Grüne Minze bzw. *Mentha spicata*) in größeren Mengen zu sich. Bei Kindern und für eine längere Einnahme ist die Apfelminze zu empfehlen, die kein Menthol enthält.

Die größte Gefahr geht von der falschen Anwendung des ätherischen Öls aus, da die Stoffe darin äußerst konzentriert sind und daher schnell giftige Dosen erreicht werden.

Präparate, die ätherisches Öl enthalten, dürfen nicht über einen längeren Zeitraum angewandt werden. Sie können Sodbrennen oder eine Reizung des perianalen Bereichs hervorrufen. Meiden Sie solche Präparate bei einer Verengung der Gallenblasengänge oder bei einer Gallenblasenentzündung. Ebenso sollten Sie bei einer starken Schädigung der Leber darauf verzichten. Auch bei der Refluxkrankheit der Speiseröhre sollte man beim ätherischen Öl Vorsicht walten lassen. In seltenen Fällen kann es Hautreizungen auslösen.

Niemals darf ätherisches Pfefferminzöl bei Säuglingen angewandt werden. Wenn man das ätherische Öl auf die Brust oder das Gesicht von Babys oder Kindern unter 5 Jahren reibt, können ernsthafte Schwierigkeiten mit der Atmung (Apnoe) entstehen oder eine Verkrampfung der Stimmbänder hervorgerufen werden. Es besteht die Gefahr, dass das Menthol (ähnlich wie Kampfer im Rosmarin) bei Säuglingen einen Atemstillstand oder sogar den Tod hervorruft, aber nicht aufgrund einer Vergiftung, sondern durch den Reflex des Trigeminus-Nervs (Kratschmer-Reflex), der Gesicht und Mund verkrampft.

Da das ätherische Öl belebend wirkt, sollte Sie abends auf Pfefferminzpräparate oder Aromatherapien mit diesem ätherischen Öl verzichten, denn es kann sein, dass Sie dann nicht einschlafen können.

Verwendung in der Küche

Vielleicht haben Sie sich am Anfang gefragt, warum wir die Pfefferminze als eines der 30 wichtigsten Gewürze ausgewählt haben, denn ganz sicher steht sie nicht im Regal mit Ihren Lieblingsgewürzen. Wenn Sie aber noch einmal nachdenken, vergeht bei den meisten Menschen kein Tag ohne den Pfefferminzgeschmack. Dabei denke ich an Bonbons, Kaugummis, Teemischungen usw.

Wir möchten hier eine weitere Anwendungsmöglichkeit der Minze anführen, die in unseren

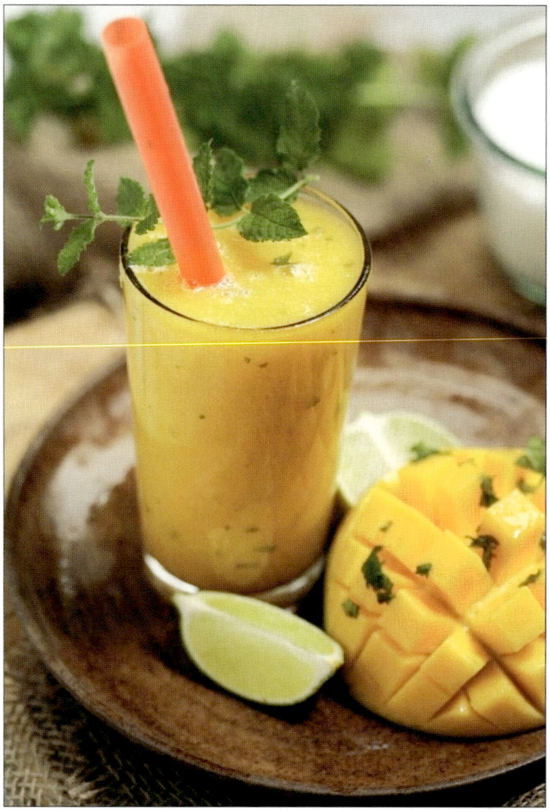

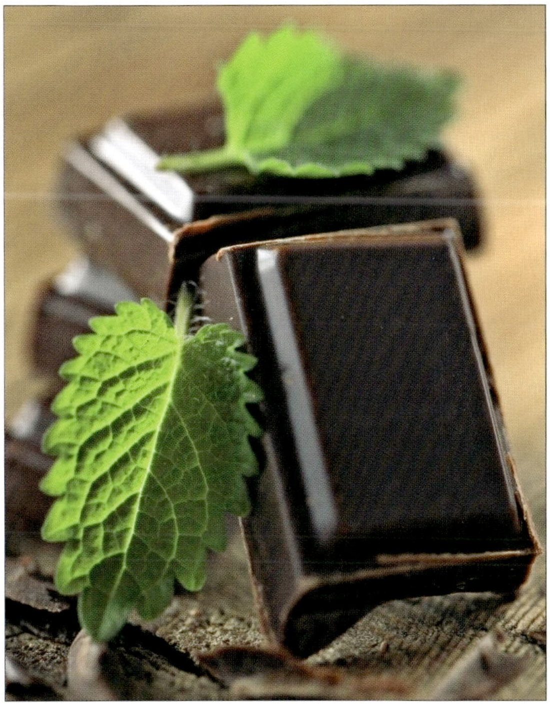

Breiten leider kaum bekannt ist. Im Nahen Osten und in den arabischen Ländern ist eine Küche ohne Minze unvorstellbar. Allerdings verwendet man dazu die weniger scharfen Formen, die keinen so hohen Mentholgehalt aufweisen.

Wie fantastisch Pfefferminze mit dunkler Schokolade in all ihren Einsatzbereichen (als Gebäckglasur, Tortencreme, in Schokoladenpudding, in mit starkem Minztee gekochtem Grießbrei mit Kakao usw.) schmeckt, muss ich nicht weiter erklären. Wenn Sie die Minze zu süßer Sahne geben, ist sie sofort leichter verdaulich und schmeckt frischer.

Über die Anwendung der Minze beim Würzen pikanter Speisen möchte ich gerne etwas ausführlicher schreiben.

In der orientalischen Küche ist die Minze unverzichtbar bei Braten. Bei uns hat sich ihre Verwendung bei Würsten erhalten. In beiden Fällen ist sie gleichzeitig Konservierungsmittel und Gewürz. Wenn Sie gelesen haben, welche Bakterien sie erfolgreich bekämpft, können Sie sich noch einmal von der Weisheit überzeugen, über die die Menschen schon lange vor der Erfindung der wissenschaftlichen Labore verfügten.

Am nützlichsten und leckersten ist der Einsatz der Minze bei Hülsenfrüchten. Am Ende der Kochzeit gibt man kleingehackte Minze zu gekochten Linsen, weißen, roten und grünen Bohnen. Ausgezeichnet passt sie auch zu gekochten Kartoffeln, Spinat, Erbsen und Karotten. Auch gewöhnlicher Reis oder Couscous schmecken im Sommer prima, wenn sie mit Pfefferminzblättern veredelt werden. Die heißen Sommertage sind mit einem Gurkensalat mit Joghurt und Minze leichter zu ertragen. Die klein geschnittenen Blätter sind auch in grünem Salat interessant.

Ebenso großartig ist sie in allen Salatdressings mit Joghurt.

Die Minze erleichtert und erfrischt den Geschmack von Omeletts, Quark und Frischkäse.

Minze kann nicht nur eigenständig als Tee zubereitet werden, sondern ist auch ein passender Zusatz zu grünem oder schwarzem Tee, mit dem sie synergetisch zusammenwirkt. Lecker schmeckt

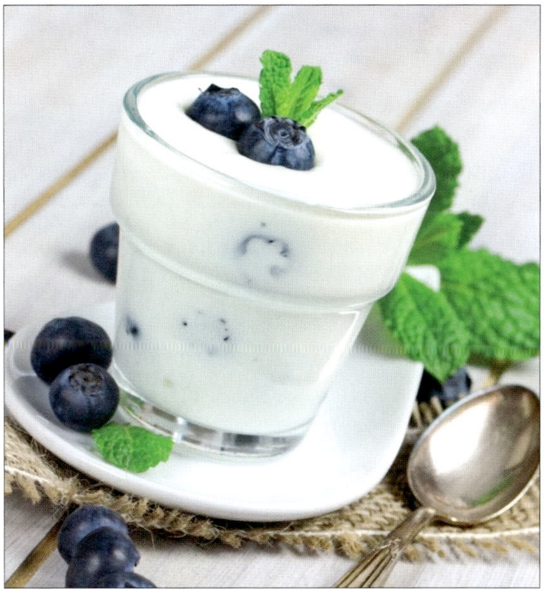

sie auch, wenn man sie geschnitten in Joghurt oder Molke gibt.

Wenn Sie viele Äpfel, aber genug vom klassischen Apfelmus haben, probieren Sie doch einmal die Variante mit Minze. Fügen Sie Zitronen und gehackte Minzblätter hinzu und lassen Sie sich vom neuen Geschmack überraschen.

Für einen Minzlikör benötigen Sie Pfefferminze, Nelken, Melisse und Koriandersamen.

Passt gut zu ...

... Basilikum, Estragon und Thymian.

Anbau

Am schwierigsten ist die Entscheidung, welche Minzart Sie anbauen wollen, denn es gibt unzählige Möglichkeiten. Wahrscheinlich ist es gut, zumindest eine Pfefferminze und eine Grüne Minze anzupflanzen. Wenn Sie aber exotische Aromen lieben, stehen Ihnen auch Basilikum-, Zitronen-, Ananas-, Mandarinen-, Schokoladen-, Lavendel-, Ingwer-, Erdbeer-, Apfel- und andere Minzen mit Geschmacksmischungen zur Verfügung. Lassen Sie sich vom Aroma leiten.

Minze ist nicht anspruchsvoll, geben Sie ihr nur einen sonnigen oder halbschattigen Platz mit genügend Feuchtigkeit, aber ohne Stauwasser. Unter diesen Bedingungen wird sie sich schnell vermehren und Sie werden mehr Schwierigkeiten mit dem Ausreißen als mit ihrem Wachstum haben. Wollen Sie nicht, dass sie andere, eher schüchterne Pflanzen verdrängt, grenzen Sie ihren Platz ein und stellen Sie sie dorthin, wo man sie leichter in Schach halten kann. Am besten pflanzen Sie sie in Töpfe oder Säcke.

Wenn es Sie nicht stört, dass sie sich ausbreitet und mit anderen Pflanzen vermischt, können Sie sie in die Nähe von Rosen setzen, denn dort vertreibt sie die Läuse. Bei den Tomaten ist sie in guter Gesellschaft, da sie ihren Geschmack verbessert. Das Gleiche gilt auch für Salat und Karotten. Da Schnecken und Mäuse die Minze nicht mögen, denken Sie an diese Pflanze, wenn Sie Probleme mit diesem Getier haben.

Weil wir es hier mit Hybridpflanzen zu tun haben, ist eine Vermehrung mit Samen nicht möglich. Am besten teilen Sie die Wurzeln oder schneiden Ableger aus den Stängeln. Wird sie im Sommer abgeschnitten und in Wasser gegeben, treibt sie Wurzeln.

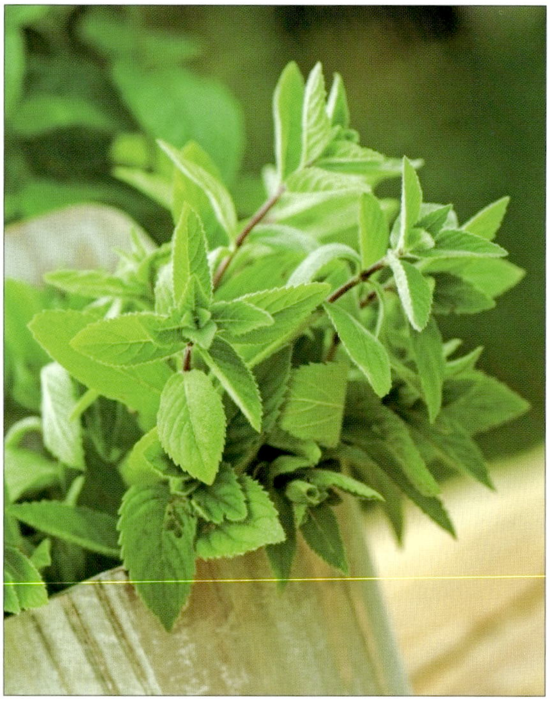

Wird sie im Sommer abgeschnitten und in Wasser gegeben, treibt sie Wurzeln.

Wie fast alle Lippenblütler, braucht auch die Pfefferminze viel Sonne. Je mehr Sonne sie hat, umso intensiver ist ihr Duft. Sie gedeiht aber auch im Halbschatten. Im Unterschied zu vielen anderen Minzen und Melissen bewahrt sie ihr Aroma auch in getrockneter Form gut.

Das meiste Aroma haben die Blätter kurz vor der Blüte. Schneiden Sie die ganzen Zweige am Vormittag eines Blütentags (nach dem biodynamischen Saatkalender). Entweder werden sie getrocknet (streifen Sie die Blätter sofort nach der Ernte ab, dann bleibt die schöne grüne Farbe erhalten), oder man gibt sie in Essig oder Öl, um es zu aromatisieren. Ein solches Mazerat kann auch zum Massieren bei Migräne und Rheuma- oder Muskelschmerzen verwendet werden.

Man sagt, dass die Minze Ameisen und Flöhe aus den Schränken vertreibt.

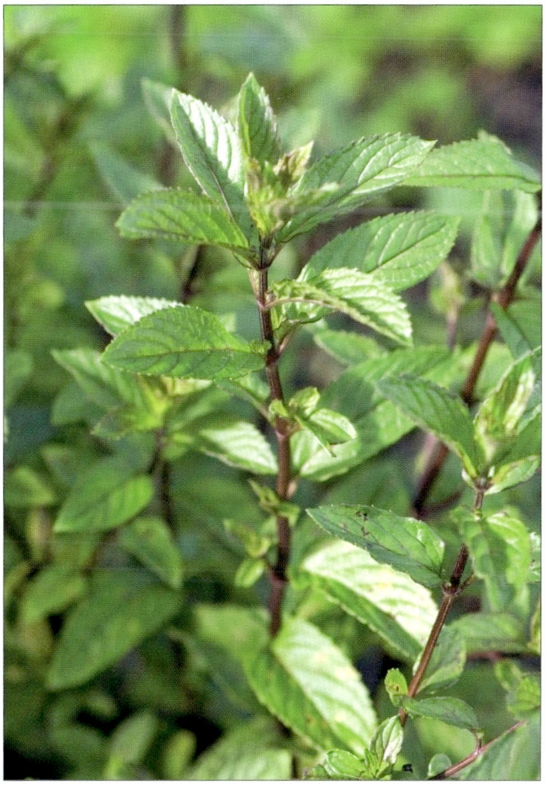

Einkauf

Da die Minze so weit verbreitet und erschwinglich ist, wird sie von den meisten Menschen selbst angebaut. Daher sind die Tees in Filtertüten oft nur ein Abklatsch dessen, was im eigenen Garten wächst. Wenn Sie Minze kaufen, greifen Sie zu biologisch angebauter.

Minze findet man nicht in den Gewürzregalen, aber das soll kein Hindernis sein, die gekaufte oder selbst getrocknete Minze für Tee auch zu diesem Zweck zu gebrauchen.

Wenn Sie Minze zum Würzen von Speisen kaufen, nehmen Sie am besten Apfelminze oder eine andere, eher milde Form, die weniger bitter und scharf ist.

Pfefferminzmazerat in Olivenöl

Für ein Pfefferminzmazerat werden zwei Handvoll frischer Pfefferminzblätter gut gewaschen, klein gehackt und in eine Flasche mit Schraubverschluss gefüllt. Dann die Blätter mit 1/2 Liter kalt gepresstem Olivenöl begießen. Gut verschließen und an einen warmen Ort (nicht direkt in der Sonne!) stellen. Je nach Art und Feuchtigkeitsgehalt der Minze wird das Öl eine Woche bis sechs Wochen lang stehen gelassen. Achten Sie darauf, dass alle Blätter mit Öl bedeckt sind (manchmal müssen sie mit einem Stöckchen nach unten gedrückt werden). Bei relativ feuchten Blättern und bei einer großen Menge müssen Sie Acht geben, dass sie nicht schimmeln. Schon bei den ersten Anzeichen, dass sich im Öl Schlieren bilden, muss es abgegossen und neue Blätter hinzugefügt werden. Sobald Sie ein angenehmes Aroma wahrnehmen, ist das Mazerat fertig. Dann wird das Öl abgegossen und in kleine, dunkle Flaschen umgefüllt. Es kann zum Einreiben und für Massagen verwendet werden. Gegen Kopfschmerzen hilft es genauso gut wie starke Medikamente, und das ganz ohne Nebenwirkungen. Dazu reiben Sie das Öl auf die Stirn, die Schläfen und in den Nacken.

MUSKATNUSS

Myristica fragrans Houtt.,

Wie die Geschichte der Nelken, war auch die der Muskatnuss von menschlicher Gier, Krieg, Betrug und dem Welthandel gezeichnet. Ihr Preis war niemals in der Geschichte niedriger als jetzt. Heute kostet sie keine sechs Ochsen oder einen Beutel Goldstücke mehr. Nutzen Sie also diese einmalige Gelegenheit, von der die Normalsterblichen in den vorigen Jahrhunderten nur träumen konnten.

Die Geschichte der Verwendung der Muskatnuss

Die Geschichte des Handels mit Muskatnüssen und der Muskatblüte ist der Geschichte der Nelken ziemlich ähnlich. Da sowohl der Muskatnussbaum als auch der Gewürznelkenbaum bis vor einigen Jahrhunderten einzig auf den Molukkeninseln, die auch „Gewürzinseln" genannt werden, wuchsen, begab man sich schon seit dem Mittelalter auf die Suche nach diesen beiden Schätzen.

Historische Aufzeichnungen belegen, dass die Muskatnuss, ebenso wie die Nelken, schon im Altertum bekannt war. Funde in Grabkammern und Sarkophagen beweisen, dass die Muskatnuss schon von den Ägyptern geschätzt wurde. Man kannte sie im gesamten Orient und der Handel soll damals in den Händen der Araber gewesen sein. Ob sie allerdings zur Erhaltung ihres Monopols über die Jahrtausende ähnlich blutige Methoden wie die Portugiesen und Spanier anwandten, ist nicht schriftlich belegt.

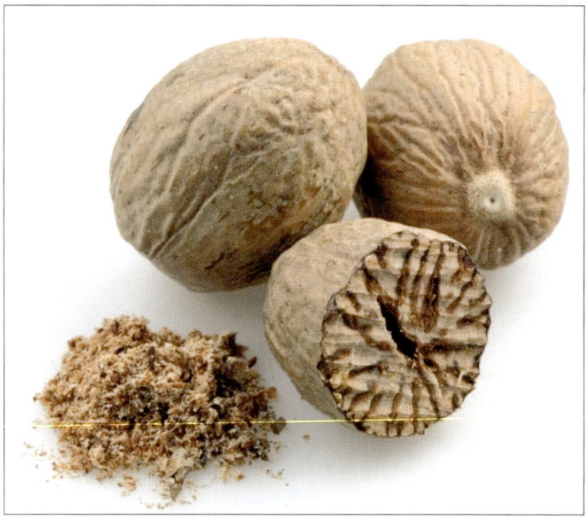

Im Mittelalter war die Muskatnuss auch in Europa sehr gefragt, zuerst natürlich nur in vermögenden Kreisen, weshalb sie damals als Statussymbol galt. Wahrscheinlich verhalf ihr zu diesem Status auch die Überzeugung, dass sie ein starkes Aphrodisiakum ist. Die bedeutendsten Persönlichkeiten dieser Zeit trugen sie als Amulett oder in besonderen Täschchen aus Seide bei sich. Sie hatten auch eine kunstvolle, dekorative Reibe dabei, mit Hilfe derer man jederzeit die reichhaltigen Mahlzeiten bei Hofe würzen konnte. Eine Muskatnuss war damals ein halbes Dutzend Ochsen wert. Da den Europäern der hohe Preis keine Ruhe ließ, wollten sie unbedingt direkt zu den paradiesischen Gewürzen und den damit verbundenen Gewinnen kommen. Die Zeit der großen Entdeckungen war also nicht von Neugier und dem Wunsch nach Verbreitung des Evangeliums motiviert, sondern vom Gewinn aus den vielversprechenden Gewürzen. Da wir in den Kapiteln über Nelken und Pfeffer sehr viel darüber schreiben, soll es hier nicht noch einmal ausführlich wiederholt werden. Nur ganz kurz: Den Seeweg zu den Muskatnüssen entdeckten nach den erfolglosen Versuchen der anderen Zivilisationen als erstes die Portugiesen. Es folgten fast 300 Jahre Krieg zwischen Portugal, Spanien, den Niederlanden und England, den Handelsgroßmächten der damaligen Welt. Um ihr Ziel, das Monopol über Muskatnüsse und Nelken, zu erreichen, schreckten sie nicht einmal vor massenhaftem Morden zurück. Aufzeichnungen aus jener Zeit belegen, dass es damals nicht möglich war, größere Mengen von Muskatnüssen zu kaufen, die nicht mit Blut besudelt gewesen wären.

Der friedliche Handel begann erst Ende des 18. Jahrhunderts. Muskatnussbaumplantagen findet man heute auch auf den Inseln Réunion, Mauritius und Grenada, in Indien, Sri Lanka sowie in Zentral- und Südamerika. So ist auch ihr Preis erschwinglicher und die Habsucht der Geldgierigen hat sich (zumindest in diesem Bereich) endlich beruhigt.

Was sind Muskatnuss und Muskatblüte?

Einst war das die „Millionenfrage". Stellen Sie sich die Seefahrer vor, die wussten, was eine

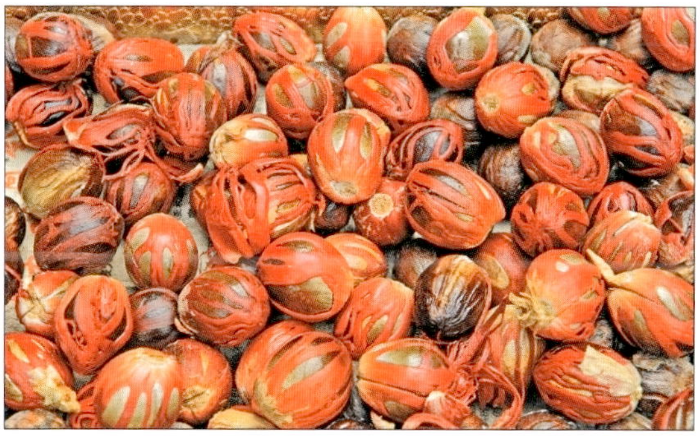

Sofort nach der Ernte, wenn das Fruchtfleisch trocknet, bleibt die Nuss zurück, die von einer roten Hülle, der sogenannten Muskatblüte, umgeben ist.

Muskatnuss ist, aber keine Ahnung hatten, wie der dazu gehörige Baum und die Frucht, in der sie sich versteckt, aussehen. Die Muskatnuss ist im botanischen Sinne keine Nuss, sondern der Kern der pfirsichähnlichen Frucht des immergrünen Muskatnussbaums, der in natura bis zu 30 Meter hoch wird (die kultivierten bringen es nur auf 15 Meter). Wenn die Früchte reif sind, haben sie eine gelbe bis rote Farbe. Zwischen Frucht und Nuss befindet sich eine scharlachrote Samenhülle, die man Muskatblüte nennt. Die getrocknete Muskatblüte ist gelb wie Bernstein und hart. Sie wird von den Nüssen abgeschält und als selbstständiges Gewürz angeboten, das etwas milder und zarter als die Muskatnuss selbst ist.

Was steckt in der Muskatnuss?

Abhängig von Standort, Alter und Qualität der Nüsse enthalten die Muskatnüsse 6-15 % ätherisches Öl. Es setzt sich überwiegend aus Sabinen, α- und ß-Pinen, Terpinen-4-ol sowie Myristicin zusammen. Zur kommerziellen Herstellung des ätherischen Öls werden wurmstichige Früchte und zerbrochene oder anderweitig beschädigte Nüsse verwendet, bei denen der ätherische Ölgehalt geringer ist (2–15 %).

Das ätherische Muskatnussöl enthält Myristicin, das in größeren Mengen giftig ist. Wenn man eine ganze Muskatnuss oder eine noch größere Menge auf einmal essen würde, könnte das Öl die Leber schädigen und Halluzinationen hervorrufen. Das ist aber keinesfalls ein Grund, die Muskatnuss aus Ihrem Gewürzregal zu verbannen. Schon aufgrund ihres starken Aromas ist es kaum möglich, mehr als eine Prise Muskatnuss auf einmal zu verzehren.

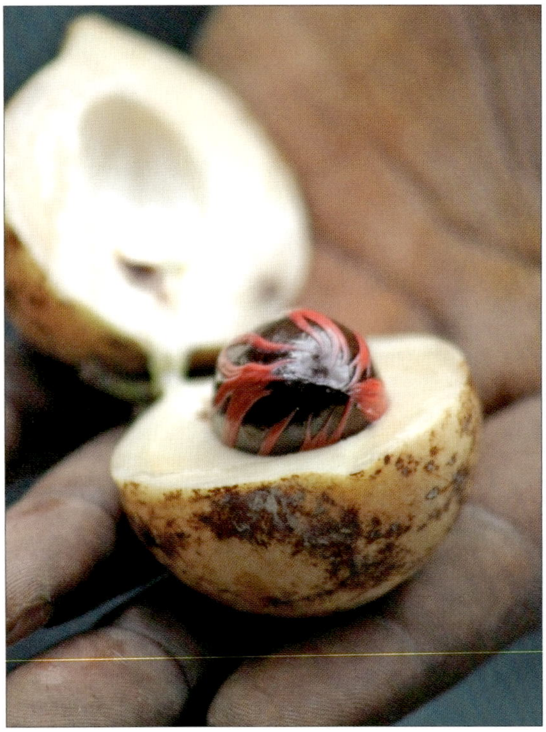

Ihre Sorgen über einen eventuell schädlichen Einfluss auf den Körper bei der Verwendung in der Küche sind daher überflüssig.

Die Wirkung von Muskatnuss ...

In den kleinen Mengen, in denen man die Muskatnuss gewöhnlich zu sich nimmt, steckt sehr viel Gutes. Die Stoffe des ätherischen Öls wirken antibakteriell und vor allem im Magen-Darm-Bereich hemmen sie Entzündungen und lösen Krämpfe.

... auf die Verdauung

Muskatnuss regt die Bildung von Gallensäften an und unterstützt die Funktion der Leber. Das ist auch der Grund, warum fette Gerichte mit Hilfe einer Prise Muskatnuss leichter verdaulich sind. Das Würzen von bestimmten Speisen, wie z.B. Käse, Sahnesaucen und Gemüse, mit Muskatnuss und anderen ähnlich wirkenden Gewürzen basiert keineswegs nur auf dem besseren Geschmack, sondern es geht vor allem um gesundheitliche Gründe.

... auf die allgemeine Gesundheit

Verdünntes ätherisches Öl der Muskatnuss wird zur Stärkung des Körpers und in Form von Salben zur Linderung von Beschwerden bei Rheuma, Erkältungen und Hämorrhoiden eingesetzt. Die Empfehlungen für die Konzentration des ätherischen Öls unterscheiden sich je nach chemischer Zusammensetzung. Unbedenklich sind Konzentrationen von 0,5-0,8 %, was einer Menge von 10-20 Tropfen ätherisches Öl auf 100 ml Basisöl entspricht. (Lesen Sie dazu auch im Abschnitt „Mögliche Gefahren bei der Anwendung".)

Muskatnuss vermindert Brechreiz und stärkt Milz, Magen, Dickdarm sowie den Bauchbereich bei Frauen. Sie hat auch einen positiven Einfluss auf neurovegetative Störungen und Neurosen. Außerdem hilft sie bei Migräne und Kopfschmerzen und reinigt das Blut.

Die heilige Hildegard von Bingen hinterließ uns in ihren Schriften wertvolle Eindrücke ihrer Empfindungen und Erfahrungen in Bezug auf die Natur der unterschiedlichen Stoffe, die unsere Wissenschaft vielleicht niemals wird nachweisen können, was aber nicht bedeutet, dass sie nicht real sind. Sie sagte beispielsweise über die Muskatnuss, dass sich dem Menschen beim Verzehr dieses Gewürzes das Herz öffnet und es die Sinne schärft.

Paracelsus schrieb diesem Gewürz zwei vollkommen gegenseitige Heilwirkungen zu. Er verwendete Muskatnuss zum Auslösen von Brechreiz und gleichzeitig als Heilmittel gegen die Seekrankheit. In kleinen Mengen beruhigt die Muskatnuss nämlich die Magensäfte und in größeren Mengen ruft sie einen Betäubungszustand mit Schwindel, Übelkeit und Erbrechen hervor. Paracelsus empfahl sowohl die Muskatnuss als auch die Muskatblüte bei Herzbeschwerden. Als Nahrungszusatz soll sie gegen Sodbrennen und die Entstehung von Steinen helfen. In Kombination mit Zimt verschrieb er sie zur Stärkung der Magennerven.

Der Medizinprofessor und Pestarzt Johann Jacob Woyt schrieb im Jahre 1709, dass die Muskatnuss Nerven und Gehirn stärkt.

Bis zum Ende des 19. Jahrhunderts fand die Muskatnuss auch bei den Ärzten im Westen sehr breite Verwendung. Man benutzte sie vor allem zur Behandlung von Beschwerden an den Verdauungsorganen.

Wenn Sie den obigen Text noch einmal aufmerksam durchlesen, können Sie die Übereinstimmung bei allen traditionellen Medizinrichtungen erkennen: Alle spürten, dass die Muskatnuss die Herz-Gehirn-Verbindung (was in der TCM ein einziges Organ ist) und den gesamten Bereich der Verdauungsorgane - von Mund, Magen und Gallenblase bis hin zu Leber und Darm - beeinflusst. Es überrascht daher nicht, dass sie als universelles Stärkungsmittel und auch als Aphrodisiakum galt.

Energetische Wirkung

In der TCM wird Muskatnuss schon seit mindestens 1500 Jahren verwendet.

Die arabische Medizin zählt Muskatnuss zu den Gewürzen, die „warm und trocken“ wirken, weshalb sie sich bei Beschwerden wie Lymphstau und Erbrechen, die eine Folge von Feuchtigkeits- und Kälteüberschuss sind, sowie zur Stärkung der Nieren bewährt hat.

Auch die indische Medizin kennt ihre wärmende Wirkung. Dort wird sie als „zusätzliches Feuer“ bei Problemen mit der Verdauung (müde Verdauung, schlechte Funktion der Galleblase, erkälteter Magen), bei Erkältungen, nervlicher Erschöpfung und bei Kopfschmerzen (als Folge eines Gallenstaus) empfohlen. Ihren Platz hat sie aber auch bei der Heilung des Herzens.

Was sagt die moderne Wissenschaft?

Wirkung gegen Schmerzen

Die Muskatnuss wird in einigen Ländern heute offiziell als Arzneimittel anerkannt. Moderne Untersuchungen bestätigten nämlich, dass sie entzündungshemmende und schmerzlindernde Eigenschaften hat, ein starkes Antioxidans und Larvizid ist und auch Prostaglandine hemmt.

Wirkung auf die Blutfette

Man stellte fest, dass Muskatnuss das Blut verdünnt und den Triglycerid- sowie den Cholesterinspiegel senkt.

Antimikrobielle Wirkung

In der Muskatblüte fand man zwei Stoffe mit starker antimikrobieller Wirkung: Malabaricone B und Malabaricone C. Diese Stoffe wirken besonders gut gegen Mikroorganismen wie *Candida albicans* und *Staphylococcus aureus*. Die Resultate zeigen jedoch auch, dass die Funktion nicht nur diesen beiden Wirkstoffen zugeschrieben werden kann, denn die Wirkung war in Verbindung mit den anderen Stoffen aus dem gleichen Gewürz stärker (*Journal of Natural Products. 1991; 54 (3: 856–859*).

Wirkung gegen Karies

Eine sehr interessante Studie bestätigte einen weiteren antibakteriellen Stoff, den man in der Muskatnuss fand und Macelignan nannte. Charakteristisch für diesen Stoff ist die Wirkung gegen die Bakterien *Streptococcus mutans* und dass er die Entstehung von Karies stark hemmt. Besonders interessant ist, dass diese Wirkungsweise schon bei äußerst geringen Konzentrationen nachgewiesen werden konnte. Man sagt, dass dieser Stoff schon in so kleinen Mengen wirkt, dass er mit keinem anderen natürlichen Stoff verglichen werden kann. So hat selbst die kleinste Anwesenheit von Muskatnuss in Ihrem Mund eine antibakterielle Wirkung und schützt die Zähne. Es wurde festgestellt, dass diese Bakterien schon bei einer Macelignan-Konzentration von 20 µg/ml innerhalb von einer Minute deaktiviert werden (*Phytomedicine. 2006; 13: 261–266.*).

Die Inder wissen ganz genau, warum sie die Muskatnuss zur Erfrischung des Atems verwenden. Alle, die ihn beim Kochen verwenden, sorgen dafür, dass die Speisen das Entstehen von Karies an den Zähnen unmöglich machen.

Mögliche Gefahren bei der Anwendung

Wie schon erwähnt, hat die Muskatnuss auch psychotrope und psychoaktive Inhaltsstoffe, die bei einer zu hohen Dosierung oder Missbrauch zu starker Müdigkeit, Kopfschmerzen, erhöhter Herzschlagfrequenz, Schwindel oder sogar zu Halluzinationen führen können. In größeren Mengen kann sie darüber hinaus auch eine Fehlgeburt auslösen. Man muss allerdings darauf hinweisen, dass das Mengen sind, die schon sehr nah an einer kritischen Dosis, d.h. lebensgefährlich sind.

Für Muskatnuss gelten 1320 mg/kg als unbedenklich, was in etwa 60-70 g pro Tag entspricht. In der Literatur findet man oft die Angabe, dass die Einnahme von mehr als 5 g pro Tag giftig ist, jedoch findet man die gleiche Information sowohl in der Aromatherapie, die über das ätherische Öl spricht, als auch in den Büchern, die das Gewürz beschreiben. Einer irrt sich also offensichtlich. Wenn man davon ausgeht, dass die Muskatnuss 6-15 % ätherisches Öl enthält, entsprechen 5 g ätherisches Öl etwa 50.60 g des Gewürzes. Dem Autor unterlief bei der Übertragung wahrscheinlich ein Fehler, der sich in der Literatur wiederholt. Man muss allerdings davon ausgehen, dass solche Berechnungen nicht der tatsächlichen Wirkung entsprechen. Die Auswirkung der Einnahme der gesamten Pflanze ist anders, als wenn nur das ätherische Öl verwendet wird, das ein sehr konzentriertes Lösungsmittel ist..

Aber die Mathematik sollte Sie nicht zu sehr belasten - die Muskatnuss sorgt schon allein mit ihrem Geschmack dafür, dass Sie es nicht übertreiben. In Bezug auf die Muskatblüte stellte man fest, dass sie nicht giftig ist.

Verwendung in der Küche

Die Muskatnuss hat einen leicht herben, etwas bitteren Geschmack, der selbst sehr kräftige Aromen durchdringt, was anderen, milderen Gewürzen nicht möglich wäre.

In ihrer Zusammensetzung ist die Muskatnuss den Nelken, Kardamom, Basilikum, Zimt und Zitrusfrüchten sehr ähnlich. Die komplexe Kombination der Inhaltsstoffe ist die Antwort auf die Frage, warum das Aroma der Muskatnuss so ausgeglichen wirkt. Die geriebene Muskatnuss hat einen

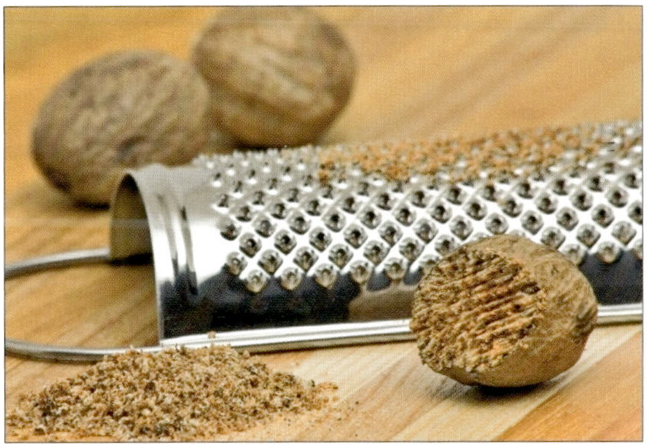

Wenn Sie den symphonischen Geschmack der Muskatnuss wirklich kennen lernen möchten, reiben Sie sie erst kurz vor dem Servieren. Lässt man die geriebene Muskatnuss an der Luft stehen, verliert sie schon nach zehn Minuten einen Großteil ihres Aromas.

stärkeren Duft als die Muskatblüte, die eher süßlich und erfrischend ist, weshalb letztere besonders gut zu Süßspeisen passt. Sie erinnert an Blüten und Orangenschalen und harmoniert perfekt mit Lavendel.

Mit Muskatnuss werden Béchamelsauce, Kartoffelpüree, Rosenkohl und Spinat, aber auch eher deftige Speisen mit Quark, Polenta und Pasta gewürzt. Alle cremigen Suppen haben sie gern. Man könnte sagen, dass Muskatnuss ein Universalgewürz ist. Es passt ausgezeichnet zu Eiern, Geflügel, Meeresfrüchten und Wild.

Die Muskatnuss sollte immer unmittelbar vor dem Gebrauch gerieben werden, denn sie verliert ihr Aroma sehr schnell. Am besten wird sie direkt in die fertige Speise gerieben. Wenn Sie ihren Geschmack in klarer Suppe mögen, reiben Sie die Nuss auf einen leeren Teller, in den Sie dann die Suppe füllen. Da sie ein relativ starkes Gewürz ist, sollten Sie darauf achten, nicht zu viel zu verwenden.

In der Vergangenheit wurden damit auch Wein, Bier und Met gewürzt.

Die Muskatblüte hat sich auch in weißem Gebäck, Biskuit, Apfelkompott und Punsch bewährt.

Passt gut zu ...

In Süßspeisen kann Muskatnuss (oder noch besser Muskatblüte) mit Ingwer, Kardamom, Nelken, Piment und Zimt kombiniert werden.

In pikanten Speisen ist sie oft ein Bestandteil von Curry-Mischungen, das heißt, sie harmoniert vor allem gut mit Kurkuma und Koriander.

Anbau

Wenn der Muskatnussbaum in unseren Breiten angebaut werden könnte, wäre seine Geschichte vollkommen anders verlaufen. Zauber und Preis dieses Gewürzes wurden im Laufe der Jahrhunderte durch seine Seltenheit geprägt.

Einkauf

Muskatnuss kauft man am besten in Form ganzer, unbeschädigter Nüsse. Sie haben auf der Oberfläche eine weiße Kalkschicht, denn sie werden zum Schutz vor Ungeziefer mit Kalkmilch behandelt. Man reibt sie unmittelbar vor der Anwendung. Eine unbeschädigte Nuss bewahrt ihr Aroma jahrelang, die gemahlenen Nüsse hingegen büßen innerhalb von zwei Monaten 80 % ihres Aromas ein.

NELKEN (GEWÜRZNELKEN)

Syzygium aromaticum (L.) Merr. & L.M. Perry.

Die Gier nach Nelken hatte unzählige Kriege, diplomatische Streitigkeiten, technologische Verbesserungen, kartographische Änderungen und neue Gesetze zur Folge. Waren sie es wirklich wert, dass ihretwegen damals so viel Blut vergossen wurde, wie in der heutigen Zeit wegen des Öls?

Die Geschichte der Verwendung von Nelken

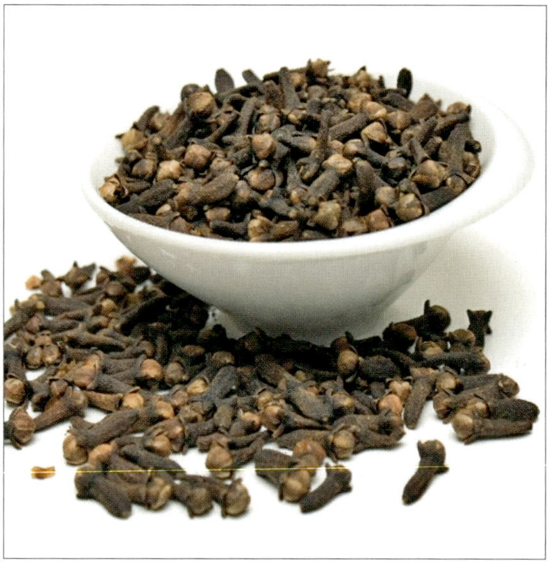

Nelken waren durch die Jahrtausende hindurch ein großes Rätsel und ein noch größeres Geschäft. Leider wurde aber dort, wo es etwas Außergewöhnliches, Seltenes und Kostbares gab, auch immer viel Blut vergossen. Wegen der kleinen Nelken wurden Kriege geführt, die Welt neu aufgeteilt und mehr Intrigen gesponnen als wegen irgendeines anderen Gewürzes.

So wie heute das Öl, waren Nelken, Muskatnüsse und Muskatblüten - die teuersten Gewürze des Altertums - in einer Zeit, in der Gewürze mehr wert waren als Gold, ein Fluch für die einheimische Bevölkerung.

Die Besonderheit der Nelken bestand darin, dass sie bis zum 16. Jahrhundert nur auf fünf der Molukkeninseln im Indonesischen Archipel wuchsen. Woher die Nelken kommen und wie man die Pflanze, an der sie wachsen, überhaupt erkennt, war eines der größten Rätsel des Mittelalters.

Trotz der geheimnisvollen Herkunft waren die Nelken den alten Kulturen nicht unbekannt. Die Archäologen waren erstaunt, als man sie bei Ausgrabungen in Syrien zwischen Tonplatten fand. Anhand der Aufschriften auf den Funden konnte man nämlich ihr Alter bestimmen und sie auf das Jahr 1721 v. Chr. datieren. Schon die Tatsache, dass sie die fast 4000 Jahre unbeschadet überstanden haben, ist eine echte Sensation. Noch erstaunlicher ist allerdings, wie sie überhaupt dorthin kamen. Das, was Kolumbus, Magellan, Vasco da

Gama und viele andere auf spektakuläre Weise an allen Enden der Welt suchten, war offensichtlich schon Jahrtausende zuvor bekannt und in Umlauf.

Die Kirche machte sich nicht allzu viele Gedanken darüber, dass die Christen ganz offensichtlich nicht die ersten Menschen auf der Welt waren. Papst Alexander VI. veröffentlichte im 15. Jahrhundert eine päpstliche Bulle, in der die Rechte auf neue Entdeckungen (sprich Eroberungen) festgelegt wurden. Spanien wurden damals alle Territorien westlich der Linie, die etwa 500 Kilometer vor den Kapverdischen Inseln verlief, zugesprochen und Portugal behielt das Recht auf alles, was man an der afrikanischen Küste „entdeckte". Nach langen Verhandlungen gelang es den Portugiesen, die Trennlinie auf 1900 km westlich der Kapverdischen Inseln zu verschieben und dies im Vertrag von Tordesillas im Jahr 1493 zu besiegeln. Das Teilungsprinzip blieb allerdings unverändert.

Die großen Mächte damals teilten die Welt einfach in zwei Teile. Die einzige Schwierigkeit lag darin, dass man zu jener Zeit überhaupt nicht wusste, wie die Welt aussieht, und deshalb war die Einschätzung, wer Anspruch auf was hat, sehr schwierig. Insbesondere wenn es darum ging, was auf der anderen Seite der Erdkugel war. Niemand wusste genau, wem Indien, Indonesien und andere Gewürzländer gehörten. Aus diesem Grund war auch das Eigentum der Molukkeninseln Gegenstand langwieriger diplomatischer Streitigkeiten. Einer der Gründe, warum es so wenige Landkarten aus dieser Zeit gibt, ist genau der, dass sie von den Ländern besser versteckt wurden als die heutigen Unterlagen der Geheimdienste.

Als Sie in der Schule gelernt haben, dass Magellan als erster um die Welt fuhr, hat man Ihnen sicher nicht erklärt, dass er diese Reise nur auf sich nahm, um an die Nelken zu kommen. Nach drei Jahren Seefahrt, vier zerstörten Schiffen und 252 toten Seeleuten, zu denen auch Magellan selbst zählte, kamen auf dem kleinsten Schiff ‚Victoria' nur 18 Überlebende zurück in den Hafen, von dem sie aufgebrochen waren. Den Buchhaltern dieser Zeit haben wir den Finanzbericht dieser Expedition zu verdanken. Trotz der ungeheuren Kosten, der verlorenen Schiffe und der Kosten der Mannschaft reichten die 381 Säcke voller Nelken aus, um alle Expeditionskosten zu decken und sogar noch einen Gewinn zu erzielen. Es war also die erste Reise um die Welt, die komplett mit Nelken bezahlt wurde.

Dort, wo es um Geld geht, gibt es keine Gnade. Aus diesem Grund hatten sich neben den Portugiesen und Spaniern schon vor dem Ende des 16. Jahrhunderts auch die englischen und niederländischen Händler dem Krieg um die Nelken angeschlossen. (Die protestantische Welt scherte sich nämlich überhaupt nicht um die Weltaufteilung des Papstes.) Dann kamen noch die Piraten ins Spiel, denen sowohl die Katholiken als auch die Protestanten egal waren; sie interessierten sich allein für die Beute.

Da sich auch die Engländer und Niederländer sehr schnell wegen der Macht über die Nelken und Muskatnüsse in die Haare gerieten, floss das Blut wieder in Strömen. Der Krieg endete im Jahr 1667 mit einem Vertrag, in dem die Engländer den Niederländern die Molukkeninseln im Tausch gegen die Anerkennung ihrer Souveränität über das heutige New York (damals New Amsterdam) überließen.

So schrieb die Gier nach Nelken einen großen Teil unserer Geschichte.

Was sind Nelken?

Das, was wir als Nelkengewürz kennen, sind die getrockneten Blütenknospen des immergrünen Strauchs *Syzygium aromaticum,* der zur Familie der Myrtengewächse gehört. Der Baum wird 8-12 Meter hoch und bis zu 350 Jahre alt. Die Blütenknospen sind erst von heller Farbe, die später in grün übergeht. Wenn sie eine dunkelrote Farbe bekommen und 1,5-2 cm groß sind, können sie geerntet werden.

Heute kann man das einfach nachlesen, aber damals musste man raten, ob die Nelken Samen sind, die sich in einer Frucht verstecken, oder vielleicht getrocknete Früchte oder etwas, was in Nüssen verborgen ist. Wenn man sie in die Hand nimmt und ihre holzige Härte fühlt, denkt man wahrscheinlich an alles andere als an eine Blütenknospe.

Was steckt in den Nelken?

Im Vergleich zu anderen Gewürzen enthalten Nelken einen hohen Anteil an ätherischem Öl, d.h. bis zu 18 %. Davon sind etwa 72-90 % Eugenol, 15 % Eugenylacetat und bis zu 12 % β-Caryophyllen. Von den anderen Stoffen sind auch Vanillin, Tannine, Methylsalicylat (verantwortlich für die schmerzlindernde Wirkung), Kaempferol, Oleoresin und noch viele weitere Stoffe interessant, die in diesem sehr starken Gewürz synergetisch wirken.

Alle zusammen machen den Geschmack der Nelken aus, in dem sich Süße, Würze und ein leichter Zedernholzgeschmack vermischen.

Die Wirkung von Nelken ...

Nelken finden durch ihre antibakterielle, antivirale und desinfizierende Wirkung sowohl in der europäischen als auch in der chinesischen und der Ayurveda-Medizin Anwendung. Dank der vielschichtigen Wirkungsweise haben sie sich bei der Behandlung bzw. Linderung unterschiedlicher Beschwerden bewährt.

... gegen Zahnschmerzen

Als Hausmittel helfen Nelken vor allem gegen Zahnschmerzen, denn sie wirken leicht betäubend und lindern auf diese Weise die Schmerzen, während sie gleichzeitig auch Entzündungen hemmen. Dazu gibt man einen Tropfen ätherisches Nelkenöl auf ein Wattestäbchen und hält es an den schmerzenden Zahn oder man zerkaut eine ganze Nelke im Mund.

Gibt man etwas ätherisches Nelkenöl zur Zahncreme, ist das Zahnfleisch weniger empfindlich. Vermischen Sie dazu das ätherische Nelkenöl in einer Konzentration von 0,1 % mit einer größeren Menge Zahnpasta. Das direkte Auftragen des ätherischen Öls auf die Zahnbürste ist zu stark und kann die Schleimhäute verletzen. Kaufen Sie deshalb lieber natürliche Zahncremes, die schon ätherisches Nelkenöl enthalten. Alternativ können Sie 1-2 Tropfen mit 100 ml Zahngel vermischen, wenn es möglich ist, die Verpackung zu öffnen, das ätherische Öl hinzuzufügen und gut zu vermengen.

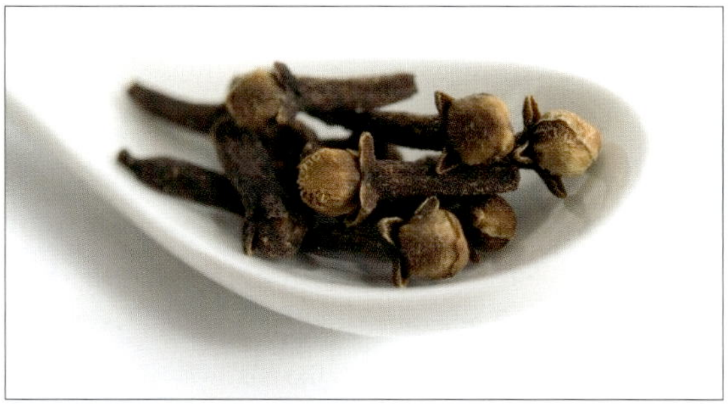

Schon ein bis zwei Nelken reichen aus, um Zahnschmerzen zu lindern.

... bei Entzündungen

Seit jeher werden Nelken als Heilmittel bei Entzündungen durch Insektenstiche sowie bei entzündetem Mund- und Rachenraum verwendet.

... auf die Verdauung

Nelken haben einen positiven Einfluss auf den Magen und sollen sogar bei Magengeschwüren helfen. Sie sind eine wirksame Hilfe bei Blähungen. Empfehlenswert ist ihr Verzehr bei einer salzlosen Diät. Paracelsus beschreibt sie als stärkendes Mittel für die Verdauung. Die heilende Kraft dieses Gewürzes lobte er bei körperlicher Schwäche, die von einer übermäßigen Einnahme von abführenden Mitteln verursacht wird. Nelken haben sich auch bei der Bekämpfung von Darmparasiten bewährt.

… auf den Blutdruck

Kauen Sie gegen hohen Blutdruck dreimal täglich ein bis zwei Nelken, weichen Sie sie gut mit Ihrem Speichel ein und kauen Sie mindestens 30 Mal, bevor Sie sie schlucken.

… auf die allgemeine Gesundheit

Heute weiß man, dass Nelken das stärkste auf diesem Planeten bekannte Antioxidans sind. Es überrascht daher nicht, dass sie zu einer allgemeinen Verbesserung der Gesundheit beitragen, die Wahrscheinlichkeit der Entstehung von Krebszellen reduzieren und die Vitalität steigern. Laut Paracelsus regen Nelken leicht die Funktion des Nerven- und Blutkreislaufsystems an. Auch die TCM geht von dieser Wirkung aus, denn dort werden Nelken zur Beseitigung von Stressfolgen, Angstgefühlen, Angespanntheit und Schlaflosigkeit eingesetzt.

Hildegard von Bingen empfahl sie zur Behandlung von Migräne und bei starken Kopfschmerzen, wenn der Kopf vor Schmerzen brummt, sowie bei Ödemen und Schwerhörigkeit als Folge von Erkältungen. Wer täglich drei bis vier Nelken kaut, hat bald keine Probleme mehr mit Gichtschmerzen. Die moderne Wissenschaft konnte nachweisen, dass das ätherische Öl in den Nelken die Ansammlung von Blut verhindert, weshalb sie bei Arthritis- und Rheumabeschwerden helfen.

… in der Schwangerschaft

In den asiatischen Ländern mischt man hochschwangeren Frauen einige gemahlene Nelken in jedes Essen, denn sie stimulieren die Muskeln der Gebärmutter.

… auf Insekten

Mit Nelken kann man im Herbst lästige Mücken vertreiben, die vom vielen Obst angelockt werden. Geben Sie einige Nelken in oder neben die Obstschale und der Duft wird die Insekten schnell vertreiben. Ersetzen Sie die Nelken jede Woche durch neue.

Energetische Wirkung

In der TCM wird die Energie der Nelken als warm beschrieben, was vor allem die Nieren sowie den Milz- und den Magenmeridian stärkt. Sie beeinflussen unmittelbar den Magen und stoppen dadurch Schluckauf. Nelken kräftigen das *Yang* der Nieren.

Was sagt die moderne Wissenschaft?

Die stark antiseptische und lokal leicht anästhetische Wirkung des Eugenols sind wissenschaftlich erwiesen. Auch die Wirkung der ganzen Nelken bei Zahnschmerzen wurde in westlichen Studien bestätigt. Man darf nur nicht damit übertreiben, denn die Einnahme von mehr als 30 g getrockneten Nelken ist schon lebensgefährlich.

Wirkung auf die Verdauungsorgane

Der Verzehr von Nelken regt die Bildung von Bicarbonatlösung an, die den Magen, den Zwölffingerdarm und den Darm vor Verletzungen schützt. Sie haben einen positiven Einfluss auf schon vorhandene Magengeschwüre. Dabei verbessern sie die Peristaltik des Darmsystems. Außerdem haben sie sich im Kampf gegen Darmparasiten bewährt. Studien zeigten, dass die

Nelken auch antihistaminisch und krampflösend (spasmolytisch) wirken.

Nelken beugen effektiv durch Müdigkeit oder Magenerkältung verursachtem Erbrechen und Durchfall vor.

In der traditionellen Medizin des Ostens ist bekannt, dass einige Gewürze die Ausscheidung von Magenflüssigkeiten steigern, was Magengeschwüre hervorrufen kann. Die neueste Analyse einer brasilianischen Gruppe von Wissenschaftlern zeigte, dass die Wirksamkeit des ätherischen Nelkenöls bzw. des Eugenolauszugs aus Nelken auf der Anregung der Schleimsynthese basiert, die einen wichtigen Schutzfaktor für den Magen darstellt (*Naunyn-Schmiedeberg's Archives of Pharmacology. 2011; 383 (2): 149–58*).

Diese Studie wurde an Ratten durchgeführt und die Ergebnisse dürfen nicht unmittelbar auf den Menschen übertragen werden. Trotz der beobachteten positiven Auswirkung auf die Magenschleimhaut bleibt bei den Nelken die Frage offen, wie sich die Einnahme größerer Mengen auf die Leber auswirken würde.

Wird das ätherische Öl der Nelken entsprechend mit einem Basisöl verdünnt, kann es für Massagen zur Stärkung geschwächter Muskeln verwendet werden (nach längerem Liegen, bei Multipler Sklerose und ähnlichen Zuständen). Das ist auch in der tibetanischen traditionellen Medizin bekannt. Das ätherische Nelkenöl hilft nachweislich bei rheumatischen Gelenken.

Antioxidative Wirkung

Unstrittig ist die Tatsache, dass Nelken eine außerordentlich starke antioxidative Wirkung zeigen, was von japanischen Wissenschaftlern bestätigt wurde. (Siehe ORAC-Tabelle im Anhang). In Versuchen kanadischer Forscher wurde nachgewiesen, dass unter den am häufigsten angewandten Gewürzen bzw. Kräutern gerade die Nelken die stärksten antioxidativen Eigenschaften haben. Es folgen Salbei, Rosmarin, Ingwer und Thymian (*Journal of Food Lipids. 1995; 2 (3): 145–153*). Eine andere, ganz aktuelle japanisch-amerikanische Studie untersuchte die antioxidativen Eigenschaften von insgesamt tausend Kräutern. Die Nelken erwiesen sich als eines der vier stärksten Antioxidantien, wobei die anderen drei die Schale des Granatapfels, Mangosamen und die Frucht der Indischen Stachelbeere (auch als Nahrungsergänzungsmittel unter dem Namen Amalaki bekannt) sind. Alle drei, außer den Nelken, sind sehr widerstandsfähig gegen thermische Behandlung (100 °C), was insbesondere bei der Zubereitung von Nahrung sehr praktisch ist. Die Nelken sind in diesem Hinblick etwas labiler. Man kam zu dem Schluss dass die antioxidative Aktivität der Nelken nach einer Wärmebehandlung von 60 bis 120 Minuten bei einer Temperatur von 100 °C um 40 % geringer ist (*Journal of Clinical Biochemistry and Nutrition. 2011; 48 (1): 78–84*). Dennoch sind diese Ergebnisse noch gut genug, um ihre antioxidativen Eigenschaften in den Vordergrund zu stellen. Das erklärt auch die Tatsache, dass die Nelken oft die erste Wahl bei der Anwendung zu ernährungstechnischen Zwecken, in kosmetischen Cremes und auch bei Zahncremes sind.

Wirkung bei Krebserkrankungen

Neueste Untersuchungen zeigten, dass Nelken auch Tumore bekämpfen und die Leber schützen. Die Nelken verhindern Zellschäden und können durch Krebs entstandene freie Radikale neutralisieren. Auf der anderen Seite wurde aber festgestellt, dass das Eugenol in den Nelken leicht tumorverursachend wirkt. So sind die Nelken eines der Gewürze, die sich sowohl positiv als auch negativ auf Krebs auswirken. In diesem Punkt sind die Wissenschaftler noch geteilter Meinung. Einige betonen, dass sie nicht mit Sicherheit behaupten können, wann es zu einem Ausgleich kommt und raten daher krebskranken Menschen lieber von ihnen ab. Auf der anderen Seite bestätigt eine Studie amerikanischer Wissenschaftler (*Journal of Natural Products. 1992; 55 (7): 999–1003*), in der die Sesquiterpene aus den Nelken als eventuell antikanzerogene Stoffe hervortraten, genau das Gegenteil und sie empfehlen ihn auch Krebspatienten.

Fungizide Wirkung

Nelken wirken nachweislich gegen Pilze. Schon in der TCM war die Anwendung dieses Gewürzes bei Fußpilz und zahlreichen anderen Pilzinfektionen bekannt. Mehrere Studien bestätigen die Wirkung gegen die Pilze *Candida albicans* und *Aspergillus flavus*. Letzterer kommt vor allem in Erdnüssen und Getreide vor und ist aufgrund seiner Aflatoxine, die er ausscheidet, gefährlich. Diese Aflatoxine sind einer der möglichen Gründe für die Entstehung von Leberkrebs. Die Nelken schützen also die Leber. Diese Tatsache wiesen die Wissenschaftler einer ägyptischen Universität nach, die in einer Studie die starke antioxidative Wirkung von Nelkenauszügen aufzeigten, denn sie konnten damit durch Alkoholkonsum verursachten Leberschäden (Hepatotoxidät) vermindern. Man verwendete dabei alkoholische Nelkenauszüge, die mit alkoholischen Auszügen aus Kardamom verglichen wurden. Kardamom erwies sich im Vergleich zu den Nelken als weniger wirksames Antioxidans, was den Schutz der Leber betrifft (*Tanta Medical Sciences Journal. 2007; 2 (1): 27–36*).

Antibakterielle Wirkung

Mehrere Studien bestätigen die bakterizide Wirkung der Nelken bei Streptokokken, Staphylokokken und Pneumokokken.

Nelken helfen bei Hals- und Mundentzündungen. Die Wissenschaftler prüfen auch die Möglichkeit der Anwendung von ätherischem Nelkenöl in der Ernährung als Schutz vor gefährlichen Bakterien wie *Escherichia coli* (*International Journal of Food Microbiology. 2004; 94: 223 – 253*) und *Listeria monocytogenes* in Käse und Fleisch (*Food Microbiology. 2001; 18: 647–650*).

Verschiedene aktuelle Studien zeigen, dass dieses ätherische Öl zu den effektivsten ätherischen Ölen im Kampf gegen den Stamm *E. coli* gehört. So konnte zum Beispiel eine niederländische Wissenschaftlerin (*S. A. Burt, 2007*) in ihrer Dissertation nachweisen, dass das ätherische Nelkenöl einen positiven Einfluss auf die Darmaktivität bei einer Infektion mit *E. coli* hat.

Wirkung auf die Potenz

In der traditionellen arabischen Unani-Medizin, die auf altägyptischem und mesopotamischem Wissen und Überlieferungen basiert und heute in den Ländern Südasiens verbreitet ist, sind die Gewürze als potenzsteigernde Mittel bekannt. Eine Untersuchung, die an einer der Unani-Universitäten in Indien durchgeführt wurde, zeigte den Einfluss eines Nelkenauszugs auf das sexuelle Verhalten von männlichen Mäusen. Sie verglichen das Gewürz dabei mit dem Standardarzneimittel Penegra (Sildenalfil-Citrat, 5 mg/kg Körpergewicht), das im Grunde genommen ein generisches Viagra® ist. Im Versuch wurde auch die Muskatnuss untersucht (echter Muskatnussbaum, *Myristica fragrans* Houtt) und man stellte fest, dass sowohl der Auszug aus Nelken als auch der Auszug aus Muskatnuss (50-prozentige Ethanollösung, 500 mg/kg Körpergewicht) das sexuelle Verhalten der Männchen anregt und die Erfolgsquote bei der Paarung stark erhöht. Die Nelken steigerten die Anzahl der Paarungsversuche der Männchen um 430 %, die Muskatnuss um 743 %. Das ist zwar weniger als beim synthetischen Präparat (1135 %), aber die Gewürze wurden von den Wissenschaftlern als überaus wirksames Mittel zur Stärkung der Sexualkraft bewertet (*BMC Complementary and Alternative Medicine. 2003; 3: 6*).

Wirkung im Garten

Liebhaber des natürlichen Pflanzenschutzes werden sich darüber freuen, dass Nelken in dieser Hinsicht schon ziemlich oft untersucht worden sind. Sie haben insektizide Eigenschaften und wirken nachweislich gegen Fadenwürmer (Nematoden). Nelken sind auch ein gutes Biozid und Fungizid. Eine sehr effektive Wirkung des ätherischen Nelkenöls wurde zum Beispiel beim Grauschimmel (*Botrytis cinerea*) nachgewiesen, der bei Trauben, Erdbeeren und Zwiebeln oft Verursacher von Fäulnis ist. In einer Studie amerikanischer Wissenschaftler wurde schon nach 24 Stunden eine vollkommene Inhibition erreicht. Neben den Nelken wurden in einer Vergleichsstudie noch 48 andere weit verbreitete Kräuter getestet. Das ätherische Öl der Nelken erwies sich als eines der vier wirkungsvollsten. Zu dieser Kategorie gehören auch das Palmarosagras und der Rote Thymian. Nur bei *B. cinerea* zeigte Zimt eine etwas schwächere Wirkung *(Plant Disease. 1997; 81 (2): 204–210)*.

Mögliche Gefahren bei der Anwendung

Aufgrund ihrer stark wärmenden Wirkung wird bei Fieber von den Nelken abgeraten. Nelken sollte man immer vorsichtig dosieren, denn bei einer Überdosis sind sie giftig.

Deshalb entschied der Europarat, die Nelken nicht mehr in die Kategorie GRAS (allgemein als sicher eingestuft), sondern in die Kategorie N2 einzuordnen. Das bedeutet, dass sie in kleinen Mengen und je nach Wirkstoffmenge (die noch nicht bestimmt wurde) verwendet werden können.

Grundsätzlich gilt, dass man beim Verzehr von Nelken als Gewürz nicht übertreiben kann, denn schon der starke Geschmack setzt der Menge, die man zum Essen gibt, eine natürliche Grenze. Als Gewürz werden Nelken daher auch Schwangeren und stillenden Müttern empfohlen.

Die empfohlene Tagesmenge schwankt laut Herbal Medicines (2007) zwischen 120 und 300 mg beim Gewürz und 0,05 und 0,2 ml beim ätherischen Öl. Allerdings sind schon 5 ml eine giftige Dosis mit lebensbedrohlichen Folgen.

Das ätherische Öl der Nelken erfordert daher besonders große Vorsicht. Bei Zahnschmerzen kann es zwar unverdünnt angewandt werden, aber es muss auf ein Wattestäbchen aufgetragen und vorsichtig an die schmerzende Stelle gehalten werden. Verwenden Sie zu diesem Zweck höchstens 1-2 Tropfen. Auf die Haut darf das ätherische Nelkenöl nur aufgetragen werden, wenn es mit einem Basisöl verdünnt wurde, da es sonst zu Hautirritationen führt. In der EU wird für die dermale Anwendung eine maximale Konzentration von 0,1 % empfohlen!

Verwendung in der Küche

Kompott, Punsch, Glühwein und Weihnachtstees kann man sich nur schwer ohne den intensiven, fruchtig-scharfen, an Pfeffer erinnernden Duft von Nelken vorstellen. Seine wärmende und desinfizierende Wirkung tut besonders im Winter gut, es gibt jedoch noch viele andere Speisen, in denen die Nelken ihren Platz finden.

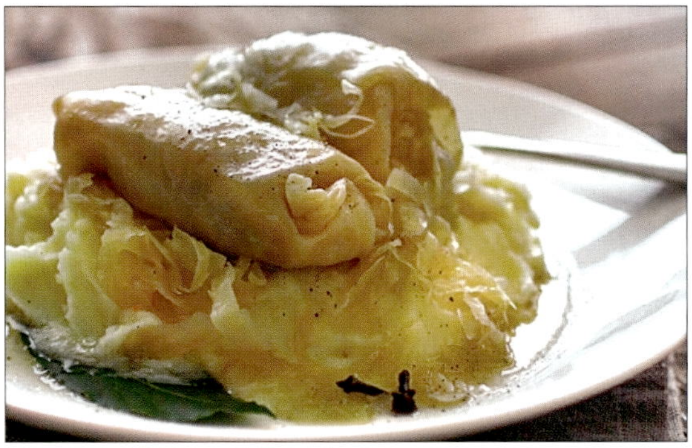

Nelken in Kohlrouladen? Na klar!

In Zwiebeln gesteckte Nelken werden oft zusammen mit Eintöpfen oder Reis gekocht. Dadurch wird der starke Geschmack der Zwiebeln etwas gedämpft und das Gericht wird leichter verdaulich.

Passt gut zu ...

... Chili, Fenchel, Ingwer, Kardamom, Koriandersamen, Lorbeer, Muskatnuss, Sternanis, Tamarinden und Zimt.

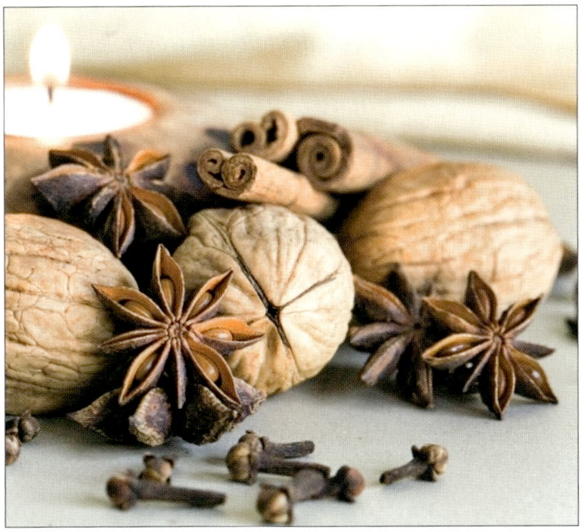

Nelken haben viele Freunde unter den Gewürzen und sind viel mehr als nur ein süßes Gewürz.

Sie sind auch in verschiedenen Saucen, Suppen und Marinaden gut zu verwenden, die dadurch würziger werden und weniger Schwierigkeiten bei der Verdauung bereiten. Probieren Sie dieses Gewürz doch einmal in Erbsen-, Bohnen-, Kartoffel- oder Tomatensuppe.

Es passt ausgezeichnet zu gekochtem Kohl (Rotkohl und Sauerkraut), aber auch zu Süßkartoffeln.

Beim Einmachen von Kompott haben die Nelken sogar eine doppelte Funktion. Birnen, Pfirsichen und Apfelmus verleihen sie ein herrliches Aroma und gleichzeitig sorgen sie dafür, dass das konservierte Obst länger haltbar ist.

Nelken sind auch Bestandteil der beliebten indischen Gewürzmischung Garam masala und sie gehören sowohl zu Masalatee, der englischen Worcester-Sauce als auch zum chinesischen 5-Gewürze-Pulver.

Anbau

Nelken können bei uns nicht angebaut werden. Sie gedeihen nur in saurem Boden ohne Staunässe und vor Wind und Kälte geschützt in schattigen Lagen. Als es im 18. Jahrhundert endlich gelungen ist, Setzlinge vom ursprünglichen Standort wegzuschmuggeln, stellte man fest, dass sie gar nicht überall gedeihen. Selbst auf den direkten Nachbarinseln nicht. Dennoch trug die Beharrlichkeit Früchte und man fand einige Orte auf dieser Welt, wo sie noch heute wachsen. So kommt heute dieses Gewürz meist aus Indonesien, Madagaskar, Sansibar, Pakistan und Sri Lanka.

Einkauf

Hochwertige Nelken sind sauber und unbeschädigt. Wenn man sie mit dem Fingernagel einritzt, tritt etwas Öl aus ihnen aus. Am besten kaufen Sie ganze Nelken, denn die gemahlenen verlieren schnell ihr Aroma. Das Nelkenpulver sollte eine dunkelbraune Farbe haben. Bei einer sandigen Farbe wurden nämlich auch die Stängel mit gemahlen. Da sie ein sehr intensives Aroma haben, sollten sie in Maßen verwendet werden. Der Großteil des ätherischen Öls steckt in den Köpfchen, die man auch von den Nelken entfernen kann, bevor man sie zum Essen gibt.

OREGANO (DOST)

Origanum vulgare L.

Die Volksweisheit beweist wieder einmal, dass ihr das Wesen der Gewürze nicht fremd ist. Lesen Sie hier, warum der Oregano im Mittelalter den Namen Wohlgemuth bekam und wie er nicht nur die Gedanken, sondern auch den Körper beeinflusst. Man sollte daher öfter zu Oregano greifen und sich bei seiner Anwendung nicht nur auf Pizza beschränken.

Die Geschichte der Verwendung von Oregano

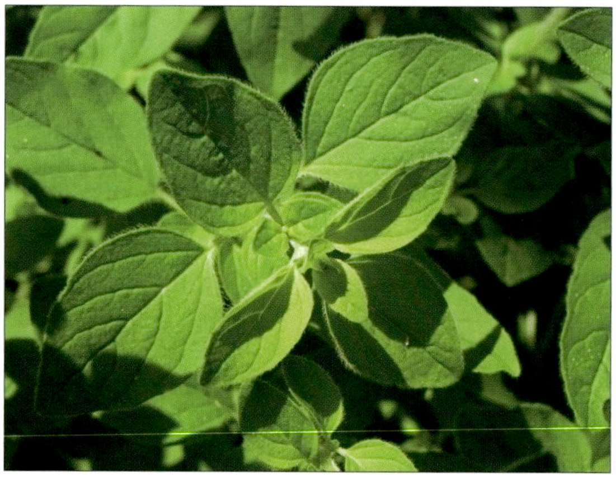

Majoran und Oregano sind wie zweieiige Zwillinge. Sie sind nah verwandt, aber passen dennoch nicht richtig zueinander.

Unabhängig von ihren Unterschieden sind sich die beiden Pflanzen sowohl im Aussehen als auch in ihrer Wirkung sehr ähnlich. Es überrascht daher nicht, dass sich annähernd gleiche Legenden um sie ranken und ihre überlieferten Anwendungsbereiche fast übereinstimmen. Oregano war traditionell ein Kraut der Göttin Aphrodite und man pflanzte ihn - wie auch Majoran - auf die Friedhöfe für die ewige Ruhe der Verstorbenen. Jungvermählte wurden als Zeichen immerwährender Liebe mit Oregano bekränzt.

Die Ägypter schätzten ihn vor allem als Pflanze, die Fäulnisprozesse verlangsamt, und benutzten ihn daher einerseits zur Konservierung von Lebensmitteln und andererseits zur Behandlung von Wunden und Verletzungen. Im Mittelalter verwendete man ihn insbesondere bei Ohrenerkrankungen. Dass er heute ein echter „Welterfolg“ ist, verdanken wir den Italienern, bei denen Oregano beinahe ein Synonym für Pizza ist. Wenn man bedenkt, dass die Pizza aus Essenresten entstand, die von den Armen gegessen wurden, dann ist es sehr wahrscheinlich, dass der Oregano eher aus gesundheitlichen als aus kulinarischen Gründen auf die Pizza kam.

Oregano stammt aus dem Mittelmeerraum, wo die Sonne im Überfluss scheint. Mit diesem

Gewürz veredelte man im antiken Griechenland und in Rom Käse, Fisch und Gemüse, man setzte ihn aber auch als Desinfektionsmittel bei der Behandlung von Wunden ein. Im Mittelalter verbreiteten sich mehrere Oreganoarten, die auch in den nördlichen Regionen Europas angebaut wurden. Aufgrund der anderen Klimaverhältnisse hat Oregano dort einen etwas anderen Duft und Geschmack, ist aber dennoch sehr aromatisch. Wir dürfen uns also nicht über den mittelalterlichen Glauben wundern, dass mit einem Strauß Oregano Hexen vertrieben werden können.

Was ist Oregano?

Heute gedeihen weltweit mehr als 30 verschiedene Oreganoarten, die sogar den Botanikern Kopfzerbrechen bereiten. So wie Majoran, Bohnenkraut und Thymian gehört auch Oregano zur Familie der Lippenblütler. Die Grenzen zwischen diesen Arten sind manchmal ziemlich unscharf, weshalb es oft zu Verwechslungen kommt.

Man den Oregano auch Dost oder Wohlgemut und manchmal sogar Wilden Majoran.

Was steckt im Oregano?

Da Oregano in einem sehr weitläufigen Gebiet mit unterschiedlichen klimatischen Bedingungen gedeiht, können auch Gehalt und Zusammensetzung des ätherischen Öls variieren. Das Europäische Arzneibuch bestimmt einen Mindestgehalt von 2,5 %. Für das charakteristische Aroma sorgen Thymol (bis 50 %) und Carvacrol (bis 70 %), die man auch im Thymian findet. Das ätherische Oreganoöl enthält außerdem Monoterpene (Terpinen, Cineol, Limonen, Linalool...) und verschiedene Gerbstoffe, Flavonoide und Bitterstoffe.

So kann man in ihm einen Hauch von Holz, Leder und Rauch wahrnehmen, ähnlich wie in Rotwein, wenn er in Barrique-Fässern reift.

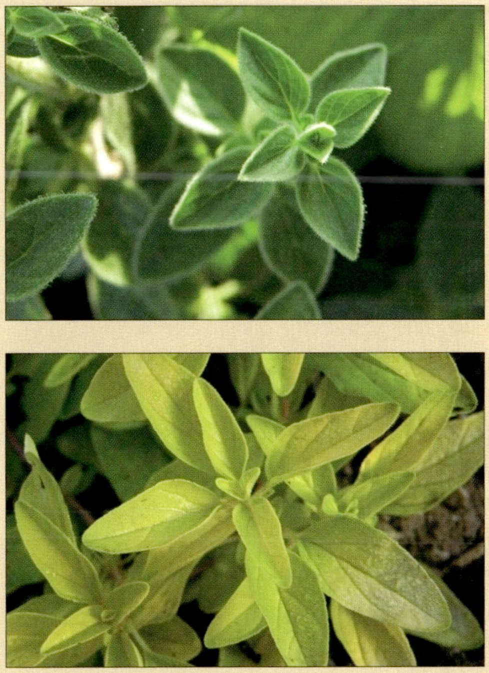

Oregano gibt es in verschiedenen Farbnuancen mit glatten oder behaarten Blättern und weißen, rosa oder roten Blüten. Am Duft können Sie ihn aber mit Sicherheit bestimmen.

Die Wirkung von Oregano ...

Aristoteles schrieb, dass eine Schildkröte, die eine Giftschlange verschlungen hat, sofort auch etwas Oregano frisst, um nicht durch das Schlangengift zu verenden. Der griechische Philosoph war nicht allein mit dieser Meinung über die entgiftende Kraft des Oreganos. Auch andere Mediziner aus dem Altertum empfahlen diese Pflanze als starkes Gegengift.

... bei Entzündungen

Heute weiß man, dass sich sein Potential vor allem in der antioxidativen Wirkung verbirgt. Sein ätherisches Öl hat nachweislich antibakterielle und desinfizierende Eigenschaften und wird daher in der Medizin zur Behandlung von Entzündungen eingesetzt.

… auf die Atemwege

Ein Aufguss aus getrockneten Oreganoblättern wirkt heilsam bei Erkrankungen der oberen Atemwege, insbesondere bei Bronchitis und entzündeten Mandeln.

… bei Frauenleiden

In der Volksmedizin verwendet man Oregano zur Linderung von Menstruationskrämpfen und bei Schlafstörungen.

… auf die Verdauung

Außerdem soll er Verdauungskrämpfe lösen, die Verdauung und den Appetit anregen und Diarrhöe stoppen. Er heilt Leber- und Gallenkrankheiten.

… gegen Zahnschmerzen

Im Fall von Zahnschmerzen hat sich das Kauen der Blätter bewährt. Sie können auch einen Tropfen des ätherischen Öls verwenden. Genauso wie beim ätherischen Nelkenöl wird ein Tropfen des ätherischen Öls auf ein Wattestäbchen gegeben und vorsichtig an die schmerzende Stelle gehalten.

… auf das Nervensystem

Dem Oregano (und allen Gewürzen dieser Familie) wird eine wohltuende Wirkung auf das Nervensystem zugeschrieben. Er soll das Gehirn stärken, den Verstand wieder klar machen und die Nerven beruhigen und regenerieren.

Energetische Wirkung

In der Ayurveda-Medizin wirkt Oregano energetisch wärmend, er mindert das *Vata* und *Kapha* und stärkt das *Pitta*.

In der TCM wird dem frischen Oregano das Element Feuer zugeschrieben, dem getrockneten hingegen Metall. In beiden Formen soll er wärmend wirken.

Was sagt die moderne Wissenschaft?

Pilztötende Wirkung

Heute weiß man, dass das ätherische Öl des Oreganos eines der stärksten Mittel gegen Bakterien, Viren und Hefen ist. Daher ist sein Anwendungsspektrum sehr breit.

Zur traditionellen Anwendung, über die wir schon geschrieben haben, kommen in letzter Zeit immer mehr Präparate gegen Hefepilze (*Candida albicans* und andere) hinzu. Gegen diese Plage der modernen Zeit ist das ätherische Oreganoöl eine gute Hilfe, denn es bekämpft mehr als 70 % der Candida-Pilze.

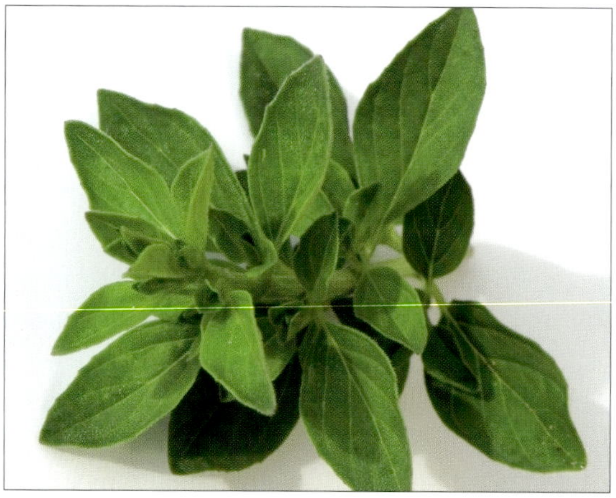

Dieses ätherische Öl sollte prinzipiell nicht verzehrt werden! In Präparaten gegen Pilze ist es in äußerst geringen Dosen Bestandteil von Filmtabletten, die so „programmiert“ sind, dass sie ihre Wirkstoffe erst im Bereich des Übergangs vom Dünn- zum Dickdarm freisetzen. Auf der Haut und den Nägeln wird es zur Behandlung verschiedener Pilze, Schuppen und Hautinfektionen verwendet.

Brasilianische Wissenschaftler stellten fest, dass die Anwendung von ätherischem Oreganoöl sinnvoll ist zur Prävention der Vermehrung toxischer Schimmelpilze aus dem Stamm *Aspergillus,* die in Nahrungsmitteln vorkommen. Schon mit einer kleinen Menge konnte eine 90-prozentige Hemmung (Inhibition) des *Aspergillus*-Schimmels erzielt werden (*Ciencia e Tecnologia de Alimentos. 2010; 30 (3): 755–760*).

Antibakterielle Wirkung

Unter den zehn ätherischen Ölen der am häufigsten verwendeten Pflanzen zeigte Oregano in einer niederländischen Studie die breiteste und stärkste antibakterielle Wirkung. Dabei war es bei grampositiven Bakterien wirkungsvoller als bei gramnegativen.

Was die antibakterielle Wirkung betrifft, folgt Thymian sehr dicht hinter Oregano. Danach kommen Grüne Minze, Pfefferminze, Basilikum, Lavendel, Zitrone, Orange und Kamille. In derselben Studie prüfte man auch die Wirkung der einzelnen isolierten Komponenten dieser Pflanzen. Als stärkste Komponente in der Wirkung gegen Bakterien erwies sich Carvacrol, das im Oregano mit dem höchsten Anteil enthalten ist (*Molecules. 2010; 15: 7532–7546*).

Entzündungshemmende Wirkung

Das ätherische Öl des Oreganos wird verdünnt in einem Massageöl auch zur Linderung der Beschwerden bei Arthrose, Handgelenksentzündungen, bei Rheuma- und auch Wirbelsäulenschmerzen eingesetzt. Da das ätherische Oreganoöl Phenole enthält, welche die Haut reizen können, wird es in sehr geringen Konzentrationen angewandt. Genauere Hinweise zu sicheren Konzentrationen können Sie im Abschnitt „Mögliche Gefahren bei der Anwendung“ nachlesen..

Wirkung auf Lebensmittel

Oregano wird oft bei der Zubereitung prozessierter Nahrung verwendet, denn es verhindert die Oxidation von Öl und Fett. Das ätherische Oreganoöl schützt Lebensmittel äußerst wirksam vor einer Infektion mit den Bakterien *Clostridium botulinum* (diese setzen ein Nervengift frei, das die schwere Krankheit Botulismus auslöst). Besonders Fleisch und Fleischprodukte sind für diese Bakterien anfällig. Das ätherische Öl (400 ppm = 0,04 %) zeigte in einer Studie einen nachweislichen Einfluss auf Sporen während der Keimung und verhinderte, dass sich die Sporen zu gefährlichen Bakterien entwickeln (*Journal of Food Protection. 1990; 53: 958–960*). Diese Untersuchung, die mehr als 20 Jahre alt ist, zeigte schon damals die Möglichkeiten einer erfolgreichen Ergänzung der klassischen Nahrungsmittelzusätze oder sogar ihren vollständigen Ersatz durch natürliche, vor allem aber gesündere Pflanzenwirkstoffe auf.

Wirkung auf die Verdauungsorgane

Slowakische Wissenschaftler untersuchten die entzündungshemmende Wirkung einer Kombination aus ätherischem Oregano- und Thymianöl bei Entzündungen der Verdauungsorgane (Kolitis) (*Mediators of Inflammation. 2007; 2007: 23296*). In ihrer vorläufigen Studie stellten sie fest, dass diese beiden ätherischen Öle eine ausgezeichnete synergetische Wirkung bei Entzündungen aufweisen und sich sogar gegenseitig ergänzen. Einzeln zeigten Oregano und Thymian keine so ausgeprägte entzündungshemmende Wirkung auf die Verdauungsorgane. Eine ähnliche Erscheinung überraschte australische Wissenschaftler schon ein Jahr zuvor. Sie stellen fest, dass die ätherischen Öle von Kümmel und Pfefferminze getrennt keine Linderung von übermäßiger Schmerzempfindlichkeit in Folge von Entzündungen der Verdauungsorgane (viszerale Hyperalgesie) zeigten, gemeinsam jedoch die gewünschte Wirkung hervorbrachten. Ebenso wie bei der slowakischen Studie hatten die beiden ätherischen Öle in dieser Kombination eine synergetische Wirkung und verringerten deutlich die Schmerzen in den Verdauungsorganen (*Scandinavian Journal of Gastroenterology. 2006; 41 (2): 155–160*).

Die angegebene slowakische Untersuchung zeigte weiterhin, dass die Kombination aus ätherischem Oregano- und Thymianöl den Dickdarm schützt, die Konzentration von entzündungsverursachenden Zytokinen senkt und den Grad der Schädigungen im Dickdarm aufgrund von Entzündungen reduziert. Interessant ist auch, dass bei den verschiedenen Konzentrationen beider ätherischer Öle gerade die mittlere Konzentration am besten abschnitt, das heißt 0,1 % Oreganoöl und 0,2 % Thymianöl. Kombinationen höherer oder niedrigerer Konzentrationen beider Öle waren nicht effektiv. Man kann daraus schließen, dass größere Mengen nicht immer auch eine bessere Wirksamkeit bedeuten!

Wirkung bei Diabetes

Oregano kann bei Diabetes ein nützlicher Helfer sein, denn er hat eine bestätigte antihyperglykämische Wirkung. In einer Studie eines marokkanischen endokrinologischen Laboratoriums wurde in einem Versuch mit Ratten ein wässriger Auszug (20 mg/kg) verwendet. (Einen solchen kann man sich zu Hause auch selbst als Tee zubereiten). Der Glucose- bzw. Zuckerspiegel im Blut senkte sich bei Ratten mit induziertem Diabetes nach 15 Anwendungstagen mit einmal täglicher Einnahme des Auszugs stark. Die antihyperglykämische Wirkung des Oreganos hatte jedoch keinen Einfluss auf die Insulinkonzentration im Blutplasma. Bei der Kontrollgruppe sank der Glukosespiegel im Blut nach 6 Stunden und das nur unwesentlich (*Journal of Ethnopharmacology. 2004; 92 (2–3): 251–256*). Das ist ein weiterer Beweis für die Intelligenz der Natur, denn die Pflanzen wissen, wann, wie und welche Menge für uns gut ist.

Wirkung bei der Lagerhaltung

Oregano ist auch ein gutes Vergrämungsmittel (Repellent) und gasförmiges Insektizid (Fumigant). Das zeigt eine Studie koreanischer Wissenschaftler, in der die Wirkung gegen die schädlichen Reismehlkäfer nachgewiesen wurde, die bei der Lagerung von Getreide, Mehl, Nüssen usw. vorkommen (*Journal of Asia-Pacific Entomology. 2010; 13 (4): 369–373*). Man kann den Oregano zu Hause in die Speisekammer stellen, was eine der zahlreichen natürlichen Lösungen ist, um diese und auch andere Käfer zu vertreiben.

Mögliche Gefahren bei der Anwendung

Die größte Gefahr geht von der unverantwortlichen Anwendung des ätherischen Öls aus. Der Aromatherapeut Tisserand weist darauf hin, dass das ätherische Oreganoöl die Haut reizen kann, insbesondere die Schleimhäute. Außerdem hemmt es die Blutgerinnung und wirkt toxisch auf ein ungeborenes Kind. Es darf daher in der Schwangerschaft und während der Stillzeit nicht verwendet werden.

Die maximale Konzentration für die Anwendung des ätherischen Öls auf der Haut beträgt 1,1 %. Das sind je nach Viskosität des Öls und Lochgröße der Tropfflasche 20-30 Tropfen auf 100 ml eines Basis-Massageöls.

Da es sich hier um eines der stärksten ätherischen Öle handelt, sollte man nicht damit experimentieren.

In letzter Zeit wird in den Medien immer wieder die Einnahme des ätherischen Öls aus Wildem Oregano (*Origanum minutiflorum*) beworben. Auf den Verpackungen ist jedoch nicht klar ersichtlich, ob es sich tatsächlich um 100-prozentiges ätherisches Öl oder aber um ein mit Basisöl verdünntes 100-prozentiges ätherisches Öl handelt. Bei reinem ätherischen Öl sind die empfohlenen Verzehrmengen (bis zu 12 Tropfen pro Tag) nach Meinung aller Experten, die wir dazu befragt haben, in gefährlichem Maße zu hoch.

Beim Verzehr von Oregano als Gewürz in Speisen, als Tee, in Form von Umschlägen und Ähnlichem sind Nebenwirkungen allerdings unwahrscheinlich. Nachgewiesen wurde, dass Oregano nicht genotoxisch ist.

Aufgrund des Thujons im Oregano sollten Schwangere auf ihn verzichten (wie auch auf Salbei), da er Gebärmutterkontraktionen auslösen kann.

Verwendung in der Küche

Obwohl Pizza ursprünglich überhaupt nicht mit Oregano, sondern mit Basilikum gewürzt wurde, verbindet man Oregano häufig mit dieser italienischen Spezialität. Aber auch die anderen Köstlichkeiten der italienischen Küche hätten ohne dieses herbe, pfeffrige, bitter-scharfe Kraut nicht einen solchen Zauber. Tomatensaucen ohne Oregano kann man sich nur schwer vorstellen. Auch in Zentraleuropa wird dieses Gewürz gerne in Gemüsegerichten und in Pasta-Saucen verwendet. Ebenso gut passt es zu scharfen Speisen.

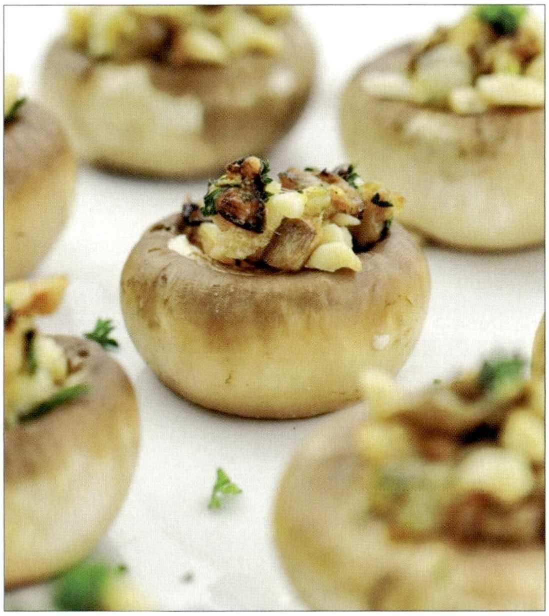

Im Ofen entfaltet sich sein Geschmack am besten, weshalb man ihn gerne für Pizzen, überbackene Brote und gratinierte Speisen verwendet.

Passt gut zu ...

... Basilikum, Chili, Knoblauch, Kreuzkümmel, Lorbeer, Paprika, Petersilie, Rosmarin, Salbei und Thymian. Sie können aber auch andere, gewagtere Kombinationen ausprobieren, wie beispielsweise Oregano mit Ingwer, Zitronen- oder Orangenschale und sogar mit Vanille. Letztes ist ausgezeichnet vor allem in Tomatensaucen.

Er harmoniert nicht mit Majoran.

Vielleicht wird Oregano genau aus diesem Grund auch in der mexikanischen Küche verwendet.

Wir lieben den Oregano, weil sein Aroma so vielseitig ist: eine säuerliche Fruchtnote, ein leicht bitterer Hauch von Gebratenem und eine warme, süßliche Schärfe kombinieren sich im getrockneten Oregano genau im richtigen Verhältnis. So passt er gleichermaßen zu obstähnlichem Gemüse (das beste Beispiel ist die Tomate), zu gebratenem Fisch und Fleisch vom Grill, aber auch zu leicht säuerlichen Lebensmitteln wie Oliven, Mozzarella und Ziegenkäse.

Das Gewürz wird erst am Ende der Kochzeit zugegeben, wenn die Speise schon fertig ist. In Flüssigkeiten (z. B. Saucen) hat er einen anderen Duft wie auf Pizza, in überbackenen Broten und ähnlichen Gerichten, die mit Hitze zubereitet

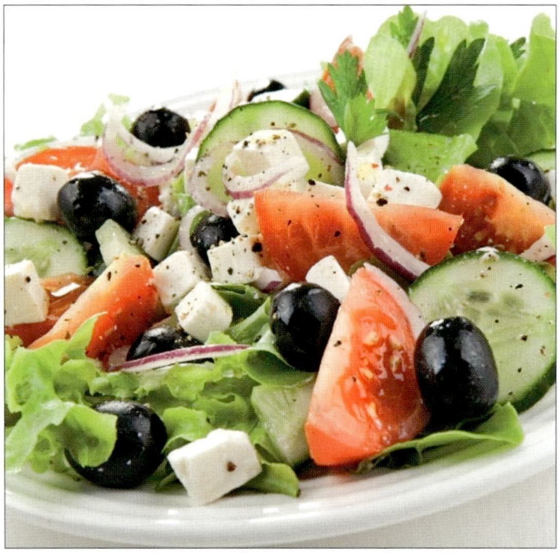

Oregano passt ausgezeichnet zu weißem Käse, Tomaten, Oliven und Olivenöl.

werden. Oregano ist ein Kraut der Wärme und des Lichts, weshalb das Wasser immer einen Teil seines Aromas auslöscht. Wenn Sie ihn hingegen zu Speisen geben, die frittiert oder in Heißluft gebacken werden, vervielfacht sich sein Aroma.

Anbau

Oregano gehört zu den Kräutern, die auch in unseren Breiten im heimischen Garten angebaut werden können. Obwohl das kontinentale Klima nicht mit den Verhältnissen am Meer vergleichbar ist, kann Oregano auch bei uns als gesundes und nützliches Gewürzkraut gezogen werden.

Oregano ist ein Kraut der Berge, daher fühlt er sich in Erde ohne Staunässe in höheren Lagen wohler als auf Ackerboden.

Wenn Sie möchten, dass er sich bei Ihnen wie zu Hause fühlt, sollten Sie für ihn eine möglichst sonnige Lage und einen gut abfließenden, kalkhaltigen Boden wählen, der niemals zu feucht sein sollte. Die Oreganopflanze wird Ihnen auch etwas Windschutz danken.

Der Oregano ist Ihr Sonnenkollektor – den Sommer über nimmt er viel Sonne und Wärme auf, die er Ihnen im Winter, wenn Sie sie am meisten brauchen, wieder auf den Teller bringt.

Da es sehr viele Oreganosorten gibt, ist es am besten, Sie lassen sich bei der Wahl Ihrer Lieblingssorte von Ihrem Geschmack leiten. Oregano wird als Ableger oder mit gekauften Setzlingen gepflanzt. Die Keimung der Samen kann ziemlich langwierig sein.

Je mehr der Oregano sich für seine heilenden Kräfte anstrengen muss, umso besser ist er. Wenn ich in einen Garten komme und Oregano erblicke, der einen Meter hoch ist und fast 2 cm lange Blätter hat, dann weiß ich, dass der Eigentümer nicht sehr viel Gesundes von dieser Pflanze zu erwarten hat. Bei den meisten Pflanzen gilt: Je mehr Sie sie pflegen, umso weniger Wirkstoffe enthalten sie.

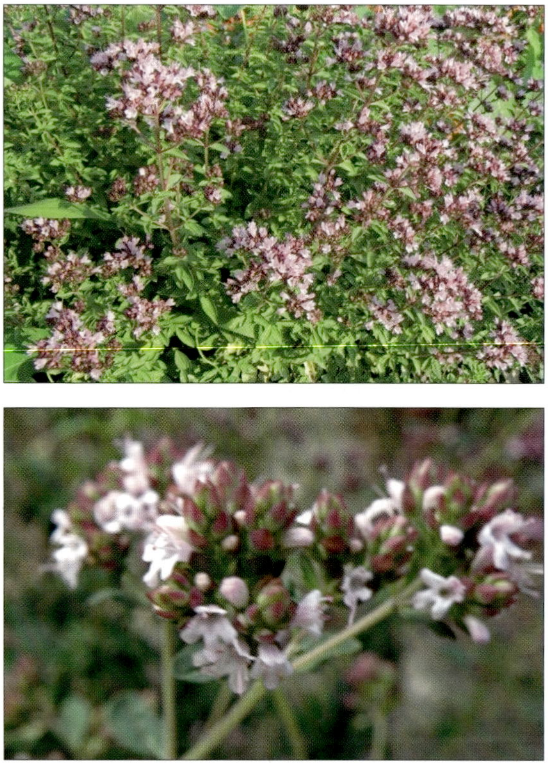

Blühender Oregano

Wissenschaftliche Versuche bestätigten, dass das Düngen und zu viel Stickstoff im Boden die Bildung von Vitamin C und anderen wichtigen Antioxidantien hemmt.

Die beste Pflege für den Oregano ist also, wenn Sie ihn in Ruhe lassen. Er sollte kaum gegossen und gedüngt werden! Mehr Gedanken sollten Sie sich allerdings um die Auswahl der besten Tage zur Ernte der Blätter machen. Für den direkten Gebrauch ist dies nicht unbedingt notwendig, wenn aber der Zeitpunkt kommt, den ganzen Strauch zu ernten und für den Winter zu trocknen, sollte es der Vormittag eines Blütentages sein, kurz bevor die Pflanze zu blühen beginnt. So „fangen" Sie am meisten ätherisches Öl und andere heilende Stoffe ein.

Es gilt, dass ein nicht verwöhnter Oregano ohne Blüten nicht höher als 10 cm bzw. 40 bis 50 cm groß sein sollte, wenn er zu blühen beginnt. Wenn es Ihrem Oregano zu gut geht, pflanzen Sie ihn an eine Stelle, wo er nicht so wuchert.

Einkauf

Getrockneter Oregano ist aromatischer als frischer, denn sein pfefferartiger und säuerlicher Beigeschmack ist ausgeprägter. Wenn frischer Oregano luftdicht verpackt wird, bleibt er im Kühlschrank einige Tage lang frisch.

Getrockneter Oregano kann in einem dicht verschlossenen Gefäß bis zu einem Jahr lang aufbewahrt werden.

Es ist zu beobachten, dass im Handel immer häufiger gefriergetrockneter Oregano angeboten wird (dasselbe gilt auch für andere Gewürze). Bei diesem Verfahren bleibt zwar die Farbe schöner erhalten, aber Untersuchungen zeigen, dass dieses kalte Trocknen die Energie der Pflanzen vermindert. Es ist wichtig, dass ein Gewürz seine energetischen Eigenschaften bewahrt, selbst wenn das den eventuellen Verlust bestimmter Stoffe bedeutet. Das ist vor allem in unseren Breiten von großer Bedeutung, denn wir haben zu wenig Sonne und zu viel Nebel, Regen und kalte Tage. Aus diesem Grund benötigen wir Pflanzen, die Sonnenenergie in sich speichern, umso dringender. Da wäre es doch schade, diese Wärme mit Kälte zu vertreiben, nur damit die Gewürze schöner aussehen.

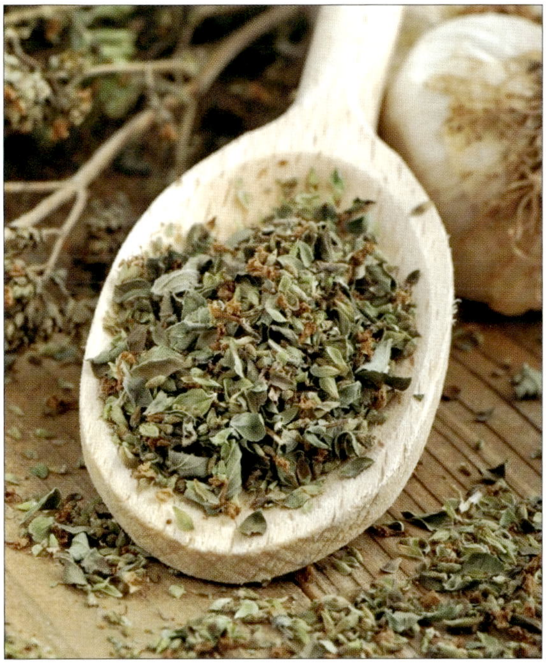

Beim Trocknen bewahrt Oregano den größten Teil seines Aromas. Der scharfe Geschmack wird intensiver und die Frische verliert sich. Das meiste Aroma bleibt erhalten, wenn er kurz vor dem Blühen und am Vormittag eine Blütentags nach dem Saatkalender von Maria Thun geerntet wird.

Hochwertige biologisch angebaute Gewürze, wie z.B. die der Firma Sonnentor, werden daher im Schatten an der warmen Luft getrocknet.

PETERSILIE

Petroselinum crispum (Mill.) Fuss

Man könnte allgemein annehmen, dass wir zumindest über die Petersilie genug wissen. Aber wir irren uns, so wie wir oft fälschlicherweise denken, alles über unsere Liebsten zu wissen. Heute kennen nur sehr wenige die Geheimnisse der Petersilie.

Die Geschichte der Verwendung der Petersilie

Petersilie spielt schon seit mehr als 3000 Jahren die vielleicht wichtigste Rolle in der Küche. Ihre Geschichte reicht im Mittelmeerraum bis in die frühe Steinzeit zurück (also ein weiteres beliebtes Kraut der Steinzeitmenschen). Wie man sie damals verwendete, wissen wir nicht, aber es ist bekannt, dass sie im antiken Griechenland und Rom sehr geschätzt wurde.

In der Antike war Petersilie ein Symbol für die Wiedergeburt. So flochten die Ägypter für ihre Toten Kränze aus Petersilie in der Hoffnung, ihnen auf diese Weise die Wiedergeburt zu erleichtern. An den Feiertagen der Wiedergeburt diente sie im antiken Griechenland als Dekoration. Man verwendete sie außerdem als Schmuck für Gräber, die Archemoros, dem Boten aus dem Reich der Verstorbenen, geweiht waren.

Auch Homer besang sie in seiner Odyssee.

Damals wurde Petersilie eher zu medizinischen als zu kulinarischen Zwecken eingesetzt. In

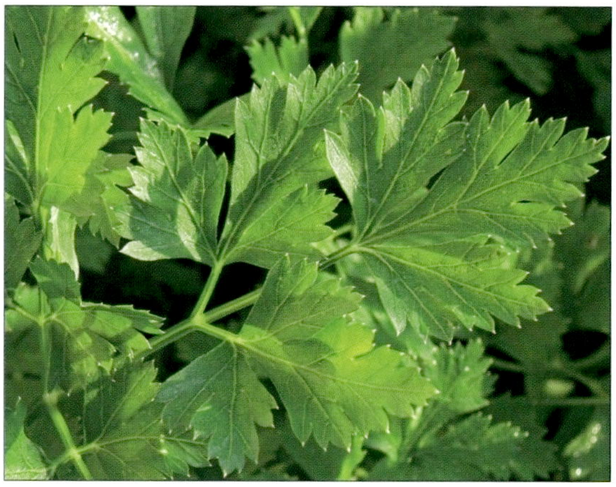

einer Zeit, in der die Angst vor einer Vergiftung allgegenwärtig war, sorgte ihr Ruf als entgiftendes Kraut dafür, dass sie bei jedem Festmahl ausgiebig Verwendung fand.

Die Gladiatoren jener Zeit aßen sie vor dem Kampf und hofften, damit Muskelkraft und Mut zu steigern. Rohe Petersilie galt im 18. und 19. Jahrhundert in schottischen Clubs als natürliches Mittel zur Potenzsteigerung des Mannes. Heute weiß man, dass dieser Glaube seine Begründung hat. Die regenerative Kraft kommt nämlich vom Glykosid Apiin in den Blättern der Petersilie.

Dass sie sich auch nördlich der Alpen großer Beliebtheit erfreute, ist Karl dem Großen (748-814) zu verdanken. Er erstellte eine Liste von Gewürzen, die in allen Klostergärten angepflanzt werden sollten und darin wurde auch die Petersilie als „unbedingt anzubauendes Heilkraut und Gewürz" erwähnt.

Im Mittelalter kamen zahlreiche abergläubische Vorstellungen in Verbindung mit der Petersilie auf. In der Küche wurde sie damals vor allem für fette Speisen verwendet.

Da sie von den Kräuterfrauen jener Zeit auch als Abtreibungsmittel eingesetzt wurde, konnte es während der Inquisition ziemlich gefährlich werden, wenn man Petersilie im eigenen Garten anbaute. Sie durfte nur von Familien mit vielen Kindern gezogen werden, wenn sie der Vater als Oberhaupt der Familie persönlich pflanzte.

Was ist Petersilie?

Petersilie ist ein Doldenblütler, genauso wie Dill, Fenchel und Anis. Es gibt Petersilie in verschiedenen Anbauformen. Für die Verwendung in der Küche reicht die Unterscheidung von dreien aus: Glatte, Krause und Wurzelpetersilie. Letztere wird als Gemüse verwendet. Die Glatte Petersilie hat flache, gefiederte Blätter, die eine etwas hellere Farbe aufweisen als die der Krausen Petersilie, vor allem aber hat die glatte Variante einen intensiveren Geschmack.

Weiterhin gibt es die Hundspetersilie (*Aetusa cynapium* L.), die ihrem Erscheinungsbild nach der breitblättrigen Petersilie gleicht, jedoch nicht über ihren charakteristischen Duft und Geschmack verfügt. Da es sich hierbei um eine giftige Pflanze handelt, darf sie nicht mit der echten Petersilie verwechselt werden.

Oft wird die Petersilie aufgrund ihrer ähnlich aussehenden Blätter mit Koriander verwechselt. Der Koriander wird im Gegenzug von vielen auch chinesische Petersilie genannt. Korianderblätter haben ein sehr charakteristisches Aroma. Wenn Sie die Blätter zwischen den Fingern reiben, wissen Sie sofort, welche Pflanze Sie vor sich haben.

Was steckt in der Petersilie?

Die Analyse der Inhaltsstoffe eines einzelnen Gewürzes ist ein sehr aufwändiger Prozess. In zehn unterschiedlichen Büchern werden Sie daher zehn verschiedene Ergebnisse finden. Das ist eigentlich keine Überraschung, denn jeder, der sich mit der Biodynamik beschäftigt, weiß, dass die Petersilie im heimischen Garten an einem Blütentag einen vollkommen anderen Duft hat als an einem Wurzeltag. Einen Unterschied macht es auch, ob die Pflanze aus einem beheizten Gewächshaus, von einem gedüngten Acker oder aus einem biologischen Garten stammt. Lesen Sie also alle Prozentangaben immer mit Vorbehalt. Die Spannweite soll Sie dazu anregen, Ihren Gewürzen Bedingungen zu bieten, die ihnen die bestmögliche Entwicklung ermöglichen.

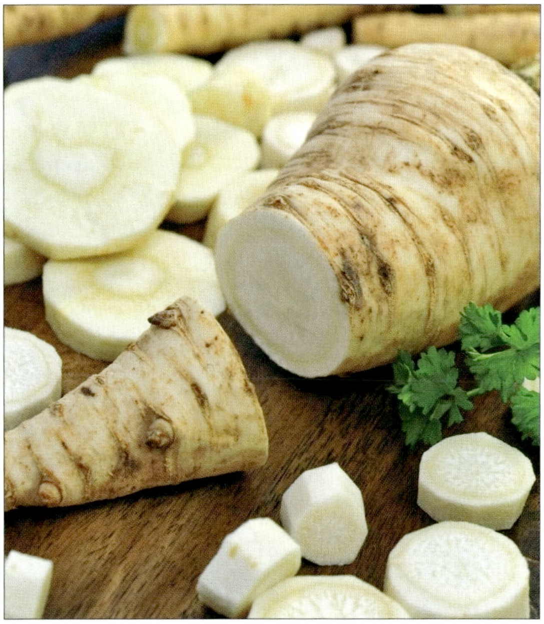

In wissenschaftlichen Dokumenten wird der ätherische Ölgehalt in den Blättern der Glatten Petersilie mit 0,04 % angegeben, wobei er in den Blättern der Krausen Petersilie nur 0,01 % beträgt. Daher wird die Krause Petersilie vor allem als Dekoration für verschiedene Gerichte verwendet. Sowohl die Blätter als auch die Stängel beider Petersilienarten enthalten ätherisches Öl. Überwiegend handelt es sich um Myristicin, das auch in der Muskatnuss enthalten ist, sowie Limonen, das der Pflanze ein erfrischendes Aroma verleiht.

Die Wurzeln enthalten 0,1 % ätherisches Öl, das heißt etwa 3-mal mehr als die Blätter. Die Konzentration ist natürlich vor dem Winter am höchsten. Das meiste ätherische Öl ist jedoch in den Samen mit 2-7 % enthalten, was mindestens 50-mal mehr ist, als in den Blättern.

In den Wurzeln und den Samen überwiegen die Phenylpropan-Derivate Apiol, Myristicin und Allyl-Tetra-Methoxybenzen. Der Gehalt dieser Stoffe in den Blättern ist wesentlich geringer.

Das ätherische Öl besteht aus Terpenen (Pinen, Limonen, Terpinolen, Germacren A, Phellandren) und Phenylproiden (Apiol, Myristicin). Im Hinblick auf die verschiedenen Apiol- und Myristicingehalte sind mehr als 30 Kulturvarietäten der Petersilie bekannt. So enthält beispielsweise in Deutschland angebaute Petersilie 60-80 % Apiol, die Petersilie aus Frankreich hingegen weniger Apiol und mehr Myristicin (50-60 %).

Weitere enthaltene Verbindungen sind Flavonoide (Apiin), Carotinoide, antimikrobiell wirkende Furanocumarine (Psoralen, Methoxy-Psoralene, Isopimpinellin, das phototoxische Bergapten u. ä.), Phytoöstrogene (Petrosid, 6-Acetylapiin, Flavonglykoside u. ä.).

Die Petersilie ist eines der besten Heilkräuter. 10 g Petersilie decken den gesamten Tagesbedarf an bestimmten Vitaminen und Mineralstoffen, wie Eisen, Fluor, Mangan, Kalzium, Magnesium, Phosphor und den Vitaminen A, E, C und B_1. Schon ein Löffel Petersilie pro Tag deckt den kompletten Bedarf an Mangan, das unsere Stimmung positiv beeinflusst. Ein Bund Petersilie enthält mehr Vitamin C als ein halbes Kilogramm Orangen, weshalb sie eine gute Stärkung für unser Immunsystem ist. Vitamin A kräftigt unter anderem Knochen und Nerven und der Körper verwendet es zur Bewältigung von Anspannungszuständen bei Stress. In der Petersilie stecken auch viel Kalium und Folsäure. Ein wichtiger Inhaltsstoff ist außerdem das Chlorophyll, das eine starke antiseptische Wirkung aufweist.

Obwohl die Wissenschaft die empfohlene tägliche Verzehrmenge noch nicht in klinischen Studien bestätigt hat, legte man sie auf etwa 6 g frischer Blätter pro Tag fest. Vielleicht deshalb, weil man verhindern möchte, dass uns zu viel des Guten schadet? Die Anbieter von Nahrungsergänzungsmitteln wollen schließlich auch etwas verdienen.

Die Wirkung der Petersilie ...

Petersilie ist reich an wertvollen Nährstoffen und wirkt sich vielschichtig auf den Körper aus.

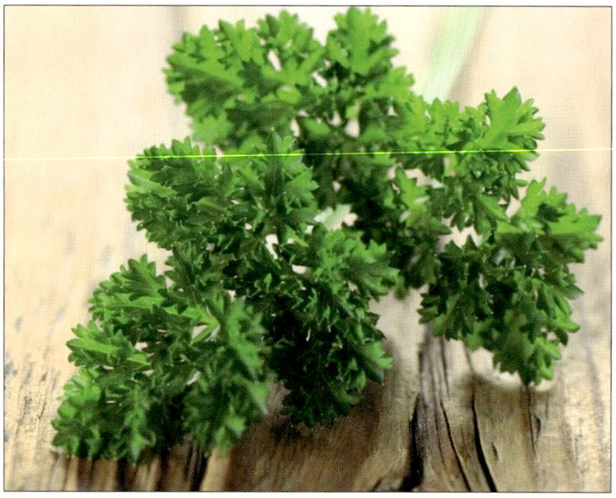

... auf die Entschlackung

Petersilie ist vor allem ein Diuretikum, sie entschlackt den Körper, entlastet die Nieren und regt die Stoffwechselprozesse an. Außerdem stärkt und unterstützt sie die Leber bei ihrer Entgiftungsarbeit. Hierbei ist vor allem Mangan hilfreich, das die dafür zuständigen Enzyme aktiviert. Wer regelmäßig Alkohol trinkt, sollte viel Petersilie essen. Alkohol schwemmt nämlich Mangan aus dem Körper aus und die Petersilie verhindert genau das bzw. ersetzt das verlorene Mangan schnell durch neues.

Da sie die Ausscheidung von Harnsäure beschleunigt, hilft Petersilie auch bei Gicht, Rheuma und Arthritis.

Sie ist bei der Ausschwemmung von Giftstoffen bei Fieber eine wertvolle Hilfe. Petersilientee senkt die Körpertemperatur und bekämpft die Ursachen, die zu diesem Zustand führen.

Da Petersilie ein starkes Diuretikum ist, hilft sie bei Entzündungen der Harnwege, bei Harn- und Nierensteinen sowie bei Wasseransammlungen im Gewebe. Frischer Petersiliensaft beruhigt gereizte Nieren, die Blase und die Harnwege. Die gleiche Wirkung hat auch Tee aus Petersilienwurzeln.

... auf die Verdauung

Petersilie regt den Appetit an und hilft bei Verdauungsstörungen und Koliken. Einige Bioflavonoide in der Petersilie verhindern die Entstehung von Gallensteinen. Alle, die zu diesen Beschwerden neigen, sollten dieses Kraut also regelmäßig zu sich nehmen. Wenn Sie nach dem Essen von Lauch Probleme haben, nehmen Sie direkt danach etwas Petersilie zu sich und es wird Ihnen besser gehen. Das ist ein Ratschlag der heiligen Hildegard von Bingen, die der Meinung war, dass Lauch nicht zur gesunden Küche gehört.

... zur allgemeinen Stärkung

Petersilie gab man einst den Gladiatoren, um sie für den Kampf zu stärken. Heute bestätigen wissenschaftliche Studien, dass vor allem ältere Menschen durch die Kraft der Petersilie vitaler sind.

Dank ihres reichen Nährstoffgehalts ist sie ein

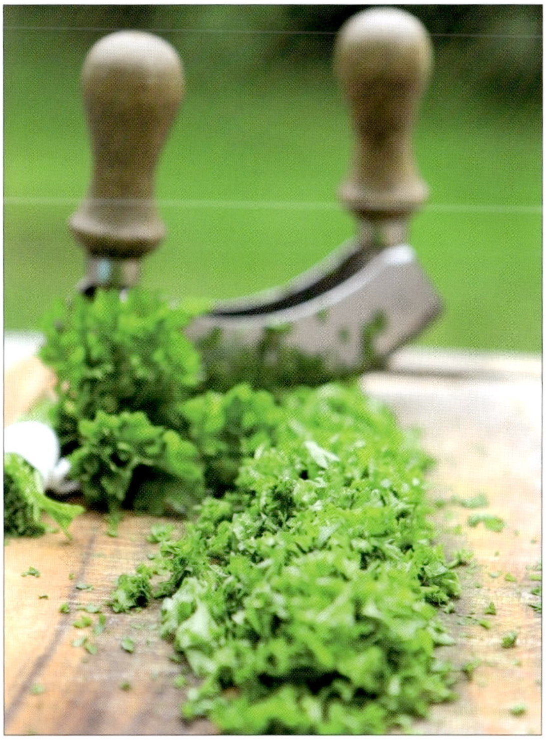

ausgezeichnetes Gewürz für Menschen mit Blutarmut sowie apathische und genesende Personen. Sie hilft allen, die an Energiemangel und fehlender Lebenskraft leiden. Dazu verhelfen nicht nur die Vitamine und Mineralstoffe, sondern auch das Apigenin in der Petersilie, ein antioxidatives Flavonoid, das allergische Reaktionen abmildert.

... bei Frauenleiden

Die Petersilie enthält Phytoöstrogene (am meisten davon in den Samen), weshalb sie einen großen Einfluss auf die weiblichen Hormone ausübt. Sie regt nach der Geburt die Bildung von Muttermilch und Kontraktionen der Gebärmutter an (die Wurzeln und die Samen ziehen die Gebärmutter zusammen). Die Samen werden daher auch als Unterstützung bei einer zu schwachen Menstruation und bei Menstruationskrämpfen verwendet. Aus demselben Grund sollte man in der Schwangerschaft auf sie verzichten. Das Myristicin dringt durch die Plazenta und beschleunigt den Herzschlag des Babys.

Wenn die Mutter mit dem Stillen aufhören möchte, kann sie den Milchfluss mit Umschlägen aus Petersilie stoppen.

... in anderen Bereichen

Auflagen aus frischen, gehackten Petersilienblättern verschaffen Linderung bei überspannten Muskeln sowie Bienen- und Wespenstichen (hier kommt das antiseptische Chlorophyll zum Einsatz). Petersilie hilft bei entzündeten Augen, entzündeter Bindehaut sowie Augeninfektionen und lindert die damit verbundenen Beschwerden. Dazu wird ein Petersilientee gekocht, der in Form einer Auflage über die Augen gelegt wird.

Außerdem wird sie bei Herz- und Milzbeschwerden, bei Melancholie, Depressionen und Einschlafschwierigkeiten eingesetzt und sie ergänzt die Behandlung nach einem Herzinfarkt.

Energetische Wirkung

Die Petersilie senkt ein zu hohes *Kapha* (Feuchtigkeit und Kälte) und mildert Störungen vom Typ *Vata* (Blähungen, Schwellungen, Unruhe). Bei einer übermäßigen Anwendung mindert die Petersilie laut der Ayurveda-Medizin das *Vata* und *Kapha* und stärkt das *Pitta*. Ihre energetische Wirkung soll leicht wärmend sein. In der TCM wird ihr das Element Holz zugeordnet und sie wirkt ebenfalls wärmend. Die Petersilie ist ein unverzichtbarer Bestandteil von Aphrodisiaka.

Was sagt die moderne Wissenschaft?

Die Petersilie wird in der traditionellen Medizin als Diuretikum und Abführmittel sowie zur Behandlung von Beschwerden am Harntrakt und bei Nierensteinen eingesetzt. Klinische Studien, die dies bestätigen würden, gibt es bis heute allerdings nicht. Weiterhin ist ihre Anwendung bei Erkrankungen des Verdauungstrakts und bei Diabetes bekannt. Sie wird zur Behandlung von Prostata, Leber und Milzkrankheiten sowie bei Anämie und Arthritis verwendet.

Wirkung auf die Gebärmutter

Petersiliensamen können einen Schwangerschaftsabbruch auslösen. Andererseits wurde im Jahr 1979 eine Studie mit einem russischen Produkt durchgeführt, das 85 % Petersiliensaft enthält und zur Stimulierung der Wehen während der Geburt dient. Bekannt ist auch die Anwendung der Petersilie zur Regulierung einer unregelmäßigen Menstruation.

Diuretische Wirkung

Die Wissenschaft bestätigt, dass Apiol und Myristicin (das in Pastinaken und Galgant in den höchsten Konzentrationen enthalten ist) stark krampflösend sind und spasmolytisch sowie belebend auf die Gebärmutter wirken. Außerdem sollen sie für die leicht diuretische Wirkung der Petersilie verantwortlich sein. Libanesische Wissenschaftler stellten fest, dass die Einnahme eines wässrigen Auszugs aus Petersiliensamen im Vergleich zur Einnahme von Wasser nach 24 Stunden die Mengen des gebildeten Urins bei Versuchstieren wesentlich erhöht. Die verminderte Aktivität der Natrium-Kalium-Pumpe in den Nieren verursacht eine erhöhte Wasser- und Natriumausscheidung auf der einen Seite und eine erhöhte Kaliumabsorption auf der anderen Seite *(Journal of Ethnopharmacology. 2002; 79 (3): 353-357)*. Petersilie ist nicht nur ein Diuretikum, sondern auch ein Aquaretikum, denn es steigert die Durchblutung der Nieren, ohne gleichzeitig die Natriummenge zu erhöhen. So bleiben auch die wertvollen Elektrolyte im Körper erhalten.

Wirkung auf Schimmelpilze und Bakterien

Wissenschaftler aus dem Orient konnten nachweisen, dass das ätherische Öl der Petersilie Schimmelpilze schon nach zwei Stunden vollkommen zerstört *(Foodborne Pathogens and Disease. 2010; 7 (4): 411418)*. Es ist also ein gutes Fungistatikum. Ein Petersilienauszug zeigte in *in-vitro*-Versuchen eine leicht antibakterielle Wirkung (gegen *Escherichia coli, Bacillus subtilis, Listeria monocytogenes* ...) *(Journal of Food Protection. 1997; 60 (1): 73-77)*. Man weiß allerdings nicht, wie wirksam die Petersilie *in vivo* ist.

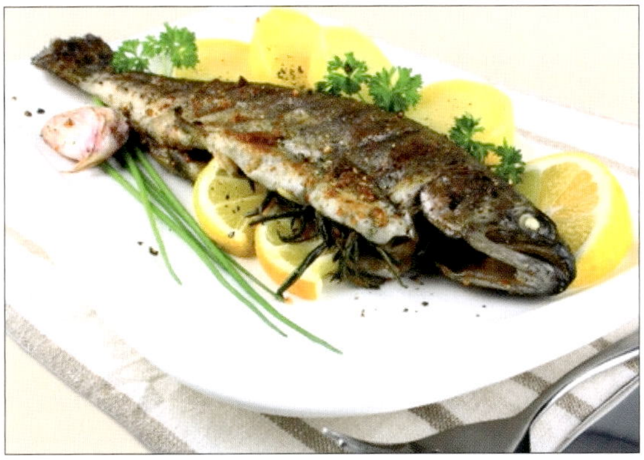

Petersilie hemmt die Vermehrung gefährlicher Bakterien auf Fisch und Fleisch.

Wirkung bei Fieber

Die fiebersenkende (antipyretische) Wirkung wird dem Apiol in der Petersilie zugeschrieben. Die Pflanze ist auch ein Antiseptikum und wird traditionell gegen schlechten Mundgeruch eingesetzt (Kauen der frischen Blätter).

Antioxidative Wirkung

Petersilie ist ein sehr starkes Antioxidans. Beim Verzehr der frischen Petersilienblätter ist ihre antioxidative Kraft am größten. Die wichtigsten Antioxidantien sind Apiol und Myristicin. Neben diesen beiden Antioxidantien enthält sie auch Rosmarinsäure, welche die Entstehung von arteriosklerotischer Plaque in den Arterien hemmt. Außerdem wurde *in-vitro* ihre Wirkung gegen die Verklebung von Blutplättchen (Thrombozytenaggregation) nachgewiesen *(Journal of Ethnopharmacology. 2004; 94 (2-3): 317322)*. Indische Wissenschaftler belegten auch die antioxidative Wirkung des alkoholischen Petersilienauszugs bei Gehirnverletzungen aufgrund von oxidativem Stress *(Indian Journal of Experimental Biology. 2009; 47 (5): 338-342)*.

Wirkung bei Krebskrankheiten

Selbst im Kampf gegen Krebs ist die Petersilie nicht zu unterschätzen. Obwohl nach einigen Quellen das stark antikanzerogen wirkende Limonen in der Petersilie am meisten dazu beitragen soll, stellten amerikanische Forscher fest, dass die Hauptrolle hier eigentlich das Myristicin spielt. Myristicin regt die Enzyme an, die für die Entgiftung zuständig sind (Glutathion-S-Transferasen). In einem Versuch beobachtete man seine Wirkung bei Mäusen mit Lungenkrebs. In der Gruppe, die einen isolierten Myristicinauszug erhielt, ging der Krebs um 65 % zurück. Die Wissenschaftler betonten weiterhin, dass Myristicin ein wirksames natürliches Chemotherapeutikum ist, obwohl bekannt ist, dass es neurotoxisch wirkt *(Carcinogenesis. 1992; 13 (10): 1921-1923)*.

Wirkung auf den Magen

Laut Feststellungen eines Universitätsforschungszentrums für heilende, aromatische und giftige Pflanzen in Saudi Arabien gehören die Flavonoide aus den Blättern der Petersilie zu den aktiven Naturheilstoffen für die Behandlung von Magengeschwüren. Durch das Injizieren eines alkoholischen Auszugs aus dem oberirdischen Teil der Petersilie in die Bauchorgane (intraperitoneal) konnte eine Gruppe arabischer Wissenschaftler nachweisen, dass Petersilie die Ausscheidung von Magensäure deutlich hemmt. Ebenso stellte man fest, dass die orale Einnahme eines alkoholischen Auszugs aus Petersilienblättern Blutungen aus Magengeschwüren, die aufgrund von Stress und Alkoholgenuss entstanden sind, erheblich mindert. Er schützt die Magenschleimhaut und vermindert Verletzungen durch die Einnahme aggressiver nichtsteroidaler antirheumatischer, entzündungshemmender Medikamente wie Indometacin. Tests der akuten Toxizität zeigten ein hohes Sicherheitsniveau dieser Auszüge aus Petersilienblättern (2 g pro Kilogramm Körpergewicht) *(American Journal of Chinese Medicine. 2003, 31 (5): 699-711).*

Bei der Lösung von Krämpfen im hinteren, gekrümmten Teil des Dünndarms (Ileum) zeigt der alkoholische Auszug aus Petersiliensamen bessere Resultate als der wässrige Auszug, bestätigten serbische und iranische Wissenschaftler *(Medicinski Pregled. 2010; 63 (7-8): 475-478; Pakistan Journal of Biological Sciences. 2007; 10 (22): 4036–4042).*

Wirkung auf die Geschlechtshormone

Japanische Forscher konnten nachweisen, dass der alkoholische Auszug aus den oberirdischen Teilen der Petersilie eine starke Östrogenwirkung hat. Die Östrogenaktivität schreibt man zwei Verbindungen in der Petersilie zu, und zwar dem Petrosid und dem 6-Acetylapiin. Beide Stoffe sind den Isoflavonen, die man in Soja findet, sehr ähnlich (*Chemical & Pharmaceutical Bulletin. 2000; 48: 10391044*). Sie helfen, wenn der natürliche Östrogenspiegel zu niedrig ist.

Wirkung bei Diabetes

Forscher der Universität in Istanbul konnten in mehreren Untersuchungen die wirksame Anwendung von Petersilie bei Diabetespatienten in der traditionellen türkischen Medizin nachweisen. Ihre Resultate zeigen eine Senkung des Blutzuckerspiegels *(Phytotherapy Research. 2004; 18 (12): 996-999).* In einer anderen, 42 Tage dauernden Studie, verglichen die türkischen Wissenschaftler eine Gruppe von Laborratten, der ein wässriger Petersilienauszug (2 g pro Kilogramm Körpergewicht) verabreicht wurde mit einer Gruppe, die ein synthetisches Antidiabetikum (aus der Gruppe der Sulfonylharnstoffe; 5 mg/kg) erhielt. Man stellte fest, dass Petersilie im Vergleich zum Antidiabetikum aufgrund ihrer antioxidativen Eigenschaften vor Leberschäden (Hepatotoxizität) aufgrund von Diabetes schützt *(Journal of Ethnopharmacology. 2006; 104 (1-2): 175181).* Die Wirkung des wässrigen Auszugs aus dem oberirdischen Teil der Petersilie auf das Glucosegleichgewicht (Homöostase) im Blut wurde auch in einer anderen türkischen Untersuchung bestätigt, in der man aber gleichzeitig feststellte, dass die Petersilie die insulinbildenden β-Zellen der Bauchspeicheldrüse nicht erneuern kann *(Biological and Pharmaceutical Bulletin. 2003; 26 (8): 1206-1210).*

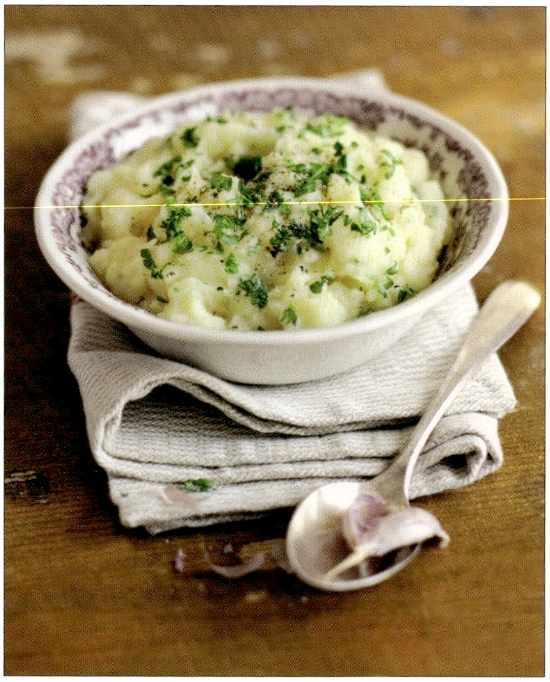

Halluzinogene Wirkung

Petersilie hat eine weitere erstaunliche Eigenschaft: Das Myristicin soll teilweise für den halluzinogenen Effekt der Petersilie verantwortlich sein. Es ist zwar nicht bestätigt, ob das ätherische Öl der Petersilie Halluzinationen hervorruft, aber es ist bekannt, dass man sie in den sechziger Jahren als Hanfersatz rauchte. Es ist möglich, dass Phencyclidin, der so genannte Engelsstaub, der nach dem Kauen von Petersilie im Blutplasma und im Urin nachgewiesen wurde, einen euphorischen Gemütszustand auslöst *(Clinical Pharmacology & Therapeutics. 1982; 31: 635-641)*.

Warum die Petersilie bei vielen gesundheitlichen Beschwerden eine so wirkungsvolle Pflanze ist, kann auch damit erklärt werden, dass sie außerordentlich viele Vitamine und Mineralstoffe enthält. Verschiedene wissenschaftliche Quellen wiesen nach, dass uns diese Pflanze Kalzium, Eisen, Magnesium, Kalium, Natrium, Zink, Selen, Carotin und die Vitamine C, A und B_6 liefert *(Duke J. A. 2003. CRC Handbook of Medicinal Herbs. Boca Raton, Florida, CRC Press LLC: S. 333* sowie *Dr. Duke's Phytochemical and Ethnobotanical Databases. http://www.ars-grin.gov/duke/)*.

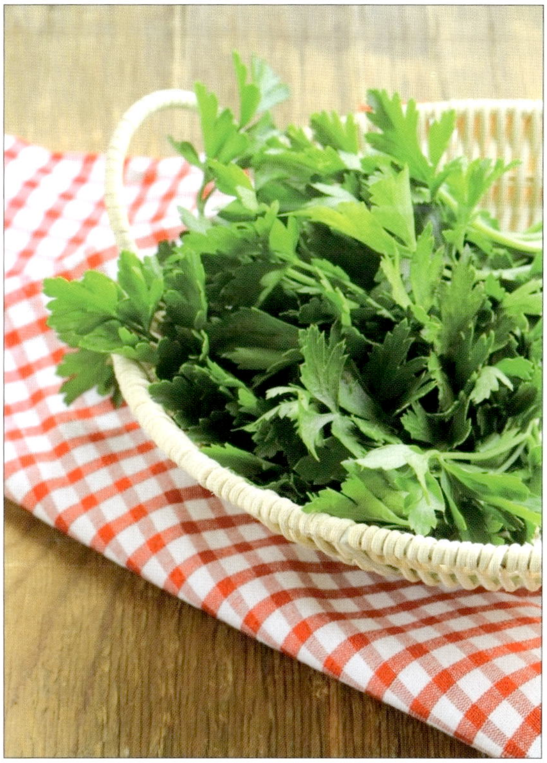

Mit Petersilie sollte man nicht übertreiben, denn in größeren Mengen sind Apiol und Myristicin giftig. Der gewöhnliche Einsatz in der Küche ist allerdings auch für Schwangere unbedenklich.

Mögliche Gefahren bei der Anwendung

Achtung!

Obwohl bei den Blättern kaum die Gefahr besteht, eine zu große Menge zu essen, kann eine Überdosis Petersilie durch den Verzehr der Samen Nierenentzündungen hervorrufen und den Magen-Darm-Trakt reizen. Daher sollten Schwangere, Nierenpatienten und Personen mit Herzinsuffizienz sie nicht in größeren Mengen zu sich nehmen.

Die Petersiliensamen enthalten Apiol, das giftig ist. Früher verwendete man die Petersiliensamen zur Zubereitung von Abtreibungsmitteln. Das war eine sehr gefährliche Methode, denn die Menge der eingenommenen Samen, die zu einer Fehlgeburt führt, ist nicht sehr viel geringer als die Menge, die für den Körper lebensgefährlich sein kann. Bei einer Vergiftung treten zentrale Lähmungen und Störungen im Blutkreislauf auf. Gleichzeitig vergiftet das Apiol auch die Nieren (wirkt nephrotoxisch).

Die Furanocumarine, wie Psoralen und Bergapten, können bei Hautkontakt und starkem UV-Licht eine phototoxische Reaktion (Photodermitis) auslösen.

Aufgrund ihrer starken Wirkung und der Missbrauchsmöglichkeiten gehören Petersiliensamen zu den Arzneimitteln und sind nicht im freien Handel erhältlich. Präparate aus Petersiliensamen oder dem ätherischen Petersilienöl werden nur unter ärztlicher Aufsicht und in standardisierten Formen eingesetzt. Natürlich kann Ihnen niemand verbieten, die Samen selbst in Ihrem Garten zu ernten, aber übernehmen Sie bitte die Verantwortung für die richtige Anwendung.

Mit Petersilie sollte man nicht übertreiben, denn in größeren Mengen sind Apiol und Myristicin giftig. Der gewöhnliche Einsatz in der Küche ist allerdings auch für Schwangere unbedenklich.

Verwendung in der Küche

Es ist kein Zufall, dass Petersilie als Gewürz eine so breite Anwendung findet. Der Duft und Geschmack des ätherischen Öls sind so ausgewogen, dass sie zu fast allen anderen Gewürzen passt. Auch wenn man Speisen am Ende ausgiebig mit Petersilie bestreut, wird das Aroma der übrigen Gewürze im Gericht nicht überdeckt. Im Gegenteil, die Petersilie verstärkt den Geschmack der meisten anderen Gewürze sogar noch.

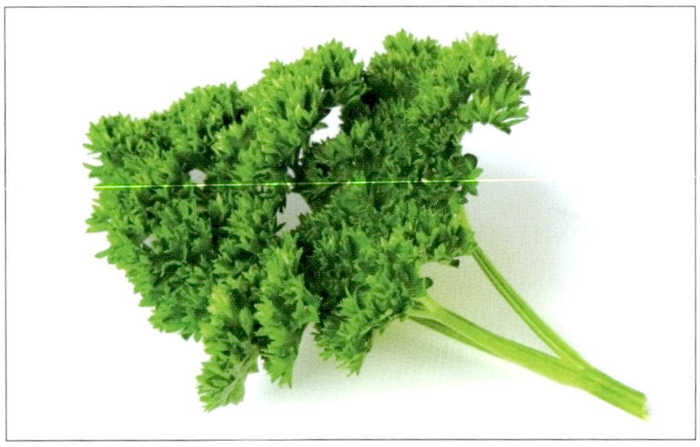

Die Krause Petersilie wird vor allem zur Dekoration verwendet, denn sie ist nicht so aromatisch und enthält weniger Wirkstoffe.

Wird Petersilie zusammen mit dem Essen gekocht, können Sie auch die Stängel zugeben, die dann nach Bedarf entfernt werden. Fügt man sie erst ganz am Ende der Kochzeit hinzu oder streut man sie auf den schon angerichteten Teller, kann man sowohl die Blätter als auch die dünneren Stängel verwenden, denn auch sie enthalten viele Wirkstoffe.

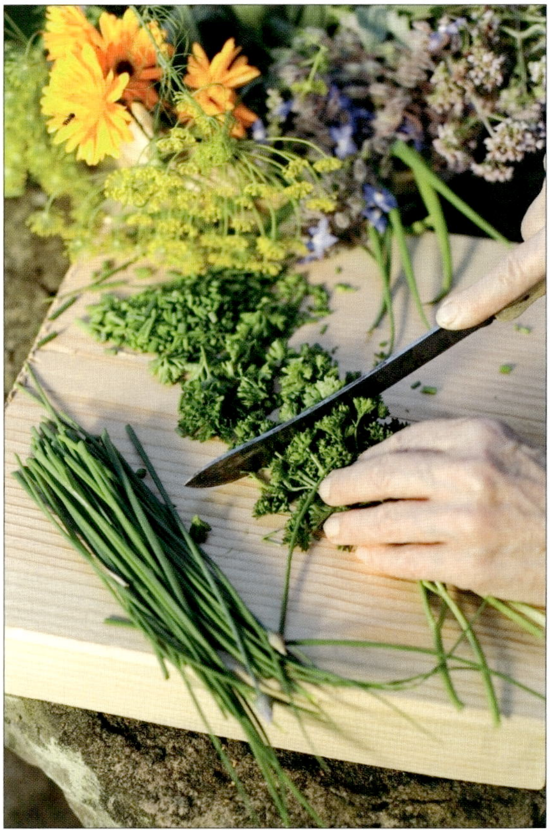

Petersilie passt gut zu allen anderen Gewürzen.

Im zentraleuropäischen Raum ist die Petersilie ein unentbehrliches Gewürz. Man verwendet sie zum Würzen von Suppen, Salaten, Kartoffeln oder kreiert ganz neue Speisen. Sie passt hervorragend zu Fisch, Eiern, Gemüse und zu fast allen erdenklichen Gerichten.

Passt gut zu ...

... fast allen Kräutern und Gewürzen.

Anhau

Petersilie wächst in ganz Europa. Sie ist eine zweijährige Pflanze. Im ersten Jahr wachsen nur die Blätter, im zweiten Jahr bildet sie dann gelbe Blüten und Samen. Gesät wird sie im April in einen mäßig feuchten, humusreichen Boden. Am besten gedeiht sie an einer sonnigen oder halbschattigen Stelle. Auch in Blumentöpfen fühlt sie sich wohl. Wenn Sie die Keimung der Samen, die normalerweise drei bis vier Wochen dauert, beschleunigen möchten, befeuchten Sie die Samen vor dem Säen mit warmem Wasser.

Wenn Sie Petersilie in Ihrem Garten ziehen, wird sie Sie über einige Monate lang erfreuen. Schützen Sie die Pflanze ein wenig und sie wird auch den Winter überstehen. Dann können Sie schon zu Beginn des Frühjahrs, bevor die neu gesäte Petersilie wächst, die ersten Blätter ernten. Wenn die letztjährige Pflanze blüht, verlieren ihre Blätter das Aroma und sind nicht mehr brauchbar. Wollen Sie die Wurzeln verwenden, sollten Sie sie im Herbst ausgraben, denn über den Winter verholzen sie.

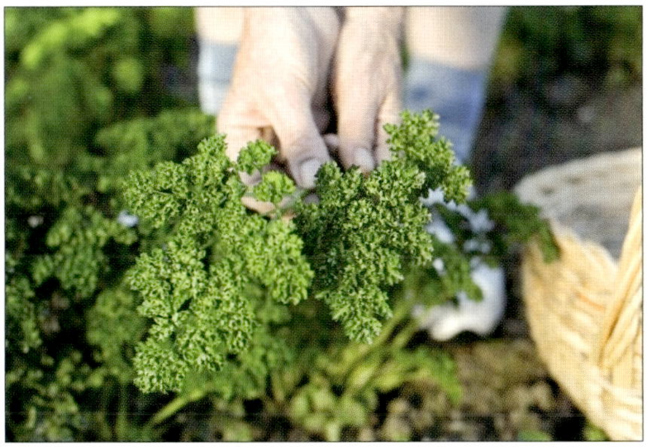

Interessant ist auch, dass sich Petersilie und Rosen sehr gern haben. Die Petersilie soll die Gesundheit und den Duft dieser edlen Blumen verbessern.

Einkauf

In der Zeit, in der Sie keine eigene Petersilie ernten können, sollten Sie dieses Gewürz am besten in frischer Form kaufen. Auf dem Markt haben Sie den Vorteil, riechen zu können, wie viel Aroma die Blätter enthalten. Bei der abgepackten Petersilie, die im Supermarkt angeboten wird, ist das nicht möglich.

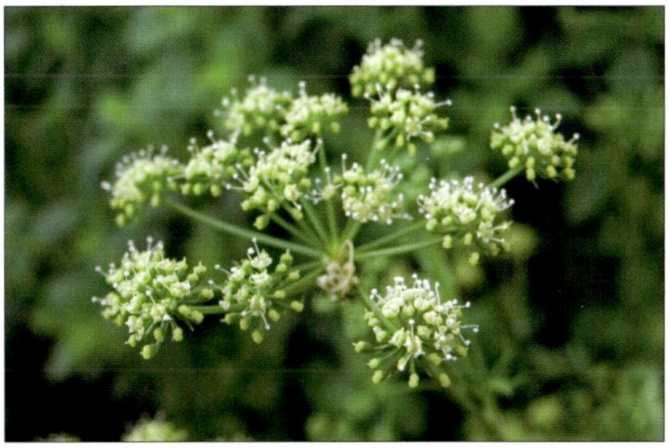

Die Samen sind der stärkste, aber unter Umständen auch gefährlichste Teil der Petersilie.

Wenn es keine frische Petersilie gibt, ist die in Öl eingelegte Variante die nächstbeste Wahl. Sie ist bei uns auch in Bio-Qualität erhältlich. Eine weitere Möglichkeit ist der Kauf von gefrorener Petersilie. Diese sieht dem frischen Gewürz zwar sehr ähnlich, aber sie hat einen Großteil ihrer Energie eingebüßt. Am wenigsten Aroma können Sie von getrockneten Blättern erwarten.

PFEFFER

Piper nigrum L.

Pfeffer ist der Beweis, dass auch bei den Gewürzen die Regeln des freien Handels gelten. Manchmal ist das teuerste und das meistgenutzte Gewürz noch lange nicht das wohlschmeckendste und wirkungsvollste.

Die Geschichte der Verwendung von Pfeffer

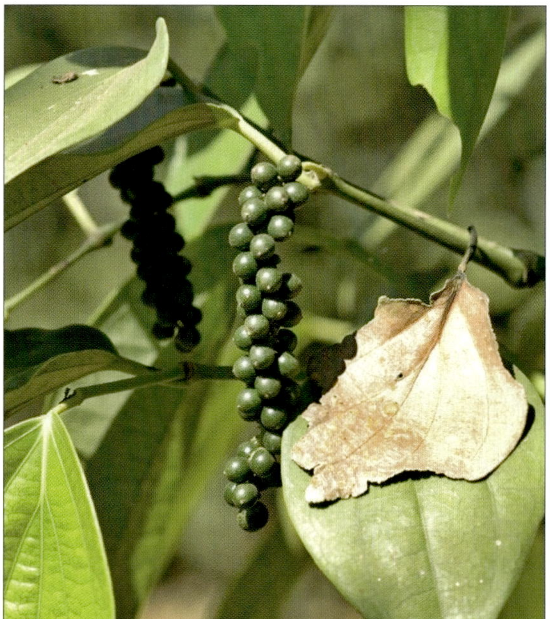

Haben Sie schon einmal darüber nachgedacht, warum gerade Salz und Pfeffer am häufigsten auf unseren Tischen stehen?

Und können Sie sich vorstellen, dass genau diese beiden Gewürze vor ein paar Jahrhunderten die einzigen gewesen wären, die Ihnen kein Wirt auf den Tisch gestellt hätte? Bei der Geschichte des Pfeffers geht es um viel mehr als nur um ein Küchengewürz.

Im historischen Sinn ist Pfeffer aber sicher eines der wichtigsten Gewürze.

So wie bei vielen anderen seiner Artgenossen, die aus dem Osten zu uns kamen, war die Herkunft des Pfeffers für die Menschen im Westen lange Zeit ein großes Geheimnis. Man glaubte, dass der Pfeffer von Drachen bewacht wird und seine schwarze Farbe vom Feuer stammt, mit dem die Einheimischen die Drachen vertreiben, um an ihn heranzukommen.

Aufzeichnungen belegen, dass die Handelswege, auf denen dieses Gewürz zu uns kam, nach den Eroberungen Alexanders des Großen entstanden, also etwa 400 Jahre v.Chr.

Für Normalsterbliche war der Preis des Pfeffers unerschwinglich, weshalb er die ideale Wahl für Geschenke, Bestechungen und Kriechereien, zur Abzahlung von Schulden und zur Demonstration eines hohen sozialen Status war.

Schon 400 Jahre v.Chr. schrieb der antike

Dichter Antiphanes: „Wenn jemand Pfeffer mit nach Hause bringt, muss er als Spion verdächtigt und daher gefoltert werden.“

Dass Pfeffer schon im alten Ägypten bekannt war, bezeugen die Mumien. Man fand beispielsweise in den Nasenlöchern des Pharaos Ramses zwei Pfefferkörner.

Zu Beginn des römischen Kaiserreichs war eine Libra (450 g) schwarzer Pfeffer 40-mal teurer als Getreide bzw. man musste einige Tage lang dafür arbeiten. Und weil der Pfeffer so kostbar war, strebte Rom eine Verkürzung des damaligen Handelswegs an und drängte alle überflüssigen Mittelsmänner aus der Kette, indem man sich auf eigene Faust auf die Suche nach den Gewürzen und vor allem dem Pfeffer machte. Interessanterweise lernt man in unseren Schulen viel über die großen Seefahrer aus dem 15. Jahrhundert; in Wirklichkeit waren die spanischen und portugiesischen Seeleute allerdings nur unerfahrene Lehrjungen im Vergleich zu den Römern. Die römischen Schiffe, mit denen man den indischen Gewürzen entgegen fuhr, hatten eine Kapazität von 1000 Tonnen und dank ihres ausgezeichneten Wissens über die Winde und die Meeresströmungen reisten die Römer viel schneller und mit weniger Schwierigkeiten als ihre „Kollegen“ 1500 Jahre später.

Im ersten Jahrhundert unserer Zeitrechnung (23-119 n.Chr.) besaßen schon alle bessergestellten Häuser in Rom ein Pfeffergefäß als Statussymbol. Die Köchinnen der damaligen Zeit verwendeten den Pfeffer als unverzichtbares Gewürz in fast allen Speisen. Selbst Wein wurde mit Pfeffer gewürzt.

Auch die gotischen Volksstämme, die oft „Barbaren“ genannt wurden, waren vom Pfeffer begeistert und übernahmen ihn sehr schnell. Davon zeugt auch die Geschichte: Der gotische König Alarich, der im Jahr 408 Rom besetzte und sich die Stadt unterwarf, nahm ein vom römischen Senat angebotenes Lösegeld für das Leben der Römer an, das neben 5000 Pfund Gold, 30 000 Silbertalern, 4000 Seidenkleidern und 3000 Wollkleidern auch aus 3000 Pfund Pfeffer bestand.

Selbst durch die Stärkung des Christentums verlor der Pfeffer seine Bedeutung nicht, nur das Anwendungsmotiv „Genuss“ wurde durch „Medizin“ ersetzt. So wurden dem Pfeffer alle möglichen medizinischen Einsatzbereiche zugeschrieben, von Fieber und Durchfall bis hin zu Mundverletzungen. Da er laut Meinung der Kirche die Sinne zu sehr anregte, durfte er von den Kirchenmännern nur in Ausnahmefällen zu medizinischen Zwecken eingesetzt werden. Natürlich war die Definition der „medizinischen Zwecke“ von Kloster zu Kloster ziemlich unterschiedlich. Noch viel mehr unterschied sich die Auslegung dieser Vorschrift von den unteren Rängen bis zur Spitze der kirchlichen Hierarchie.

Da es im Mittelalter oft an hochwertigem Geld mangelte (römische Gold- und Silbermünzen wurden noch Jahrhunderte nach dem Untergang Roms verwendet, aber es waren immer weniger davon im Umlauf), übernahmen die Gewürze zur damaligen Zeit auch die Funktion einer Währung. Gewürze, vor allem Pfeffer, waren ein konvertibles Zahlungsmittel, denn sie wurden überall akzeptiert. So nahm man auf Reisen zu entfernten Orten anstatt der Münzen des lokalen Herrschers, den man schon hinter dem nächsten Hügel nicht mehr kannte, lieber Pfeffer mit. Diese Währung fand auch bei demjenigen Anklang, dessen Sprache der Reisende nicht mächtig war.

In einer Zeit, in der Europa in Stämme zerschlagen war und sich der durchschnittliche Mensch zu Lebzeiten nicht weiter als eine Tagesreise von seinem Heimatort entfernte, waren Gewürze das einzige weltweit anerkannte Zahlungsmittel. Natürlich waren sie in ihrem Anbauland fast 1000-mal weniger wert als in Europa, weshalb es nicht sehr schlau war, sich mit ihnen auf den Weg in den Fernen Osten zu begeben.

Es gibt Aufzeichnungen, dass Bauern mit dem Pfeffer sogar ihre Freiheit erkauften und auf die gleiche Weise ihren Lebensabend finanzierten. Die Kirche nahm Zahlungen in Form von Gewürzen besonders freudig entgegen. Die Machthaber berechneten Zollgebühren, welche die Händler für den Warentransport durch ihr Herrschaftsgebiet zahlen mussten, häufig im Gegenwert von Pfeffer. So boten die Venezianer Kaiser Heinrich V. 25 kg Pfeffer pro Jahr als „Geschenk" an. Auch die Juden zahlten ihr Aufenthaltsrecht in christlichen Gebieten, die ihnen gegenüber im Laufe der Zeit immer unnachgiebiger wurden, häufig mit Pfeffer. Anfang des 13. Jahrhunderts war es Brauch, einem neuen Papst eine nicht unbedeutende Menge Pfeffer und Zimt zu schenken. Pfeffer war, was nicht überrascht, auch Bestandteil der Mitgift damaliger Prinzessinnen beziehungsweise ein Teil der Geschenke, die interessierte Adelige ihren auserwählten Damen übersandten. Eheverträge waren damals oft mit Pfeffer, Ingwer, Zucker und Kurkuma „gewürzt".

Jetzt ist Ihnen sicher klar, wie die Redewendungen „gepfefferte Preise" oder „eine gesalzene Rechnung" entstanden sind.

Pfeffer war auch eines der Hauptmotive für die großen Reisen der Seefahrer, die im 15. Jahrhundert die Welt „entdeckten".

Kolumbus konnte aber im Hinblick auf die Gewürze die Erwartungen seiner spanischen Geldgeber nicht erfüllen. Der Portugiese Vasco da Gama traf hingegen im Jahr 1497 „ins Schwarze" und fand nach 37 000 Seemeilen endlich den Weg nach Indien. Im Vergleich zu Kolumbus war seine Reise eine viel größere und ertragreichere Unternehmung, obwohl sie in den Geschichtsbüchern weniger ausführlich erwähnt wird. Vasco da Gama legte mit seinen Schiffen eine fünfmal längere Strecke zurück als Kolumbus, seine Seeleute mussten 90 Tage lang auf offenem Meer überleben (dreimal länger als die Männer des Kolumbus) und die gesamte Reise dauerte etwa zehn Monate.

Im Jahr 1497, als sie die Malabarküste erreichten, stellten die Portugiesen überrascht fest, dass

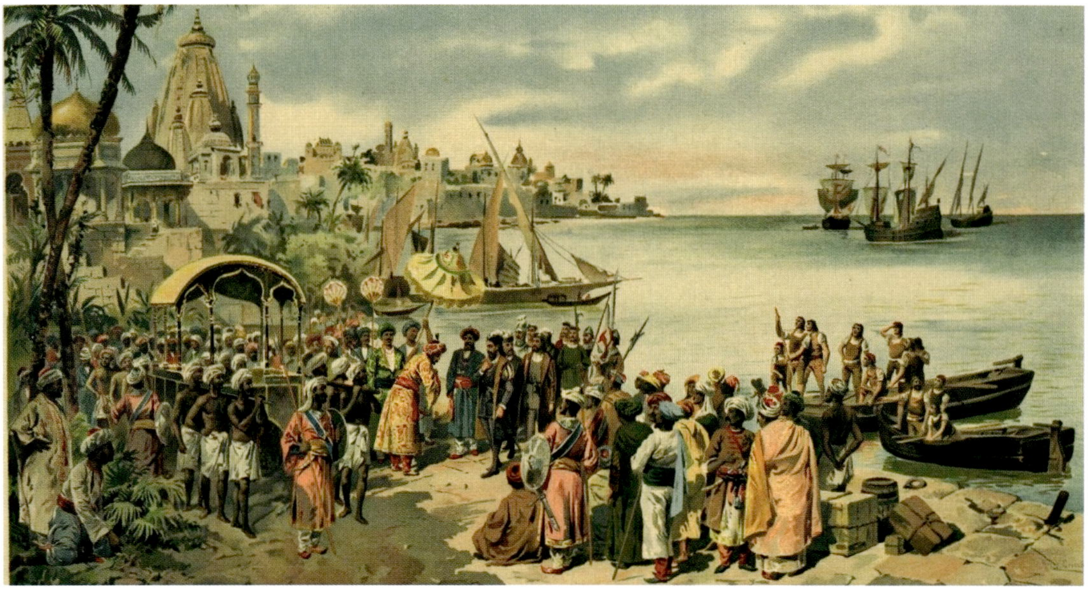

Vasco da Gama „entdeckt" Indien im Jahr 1497

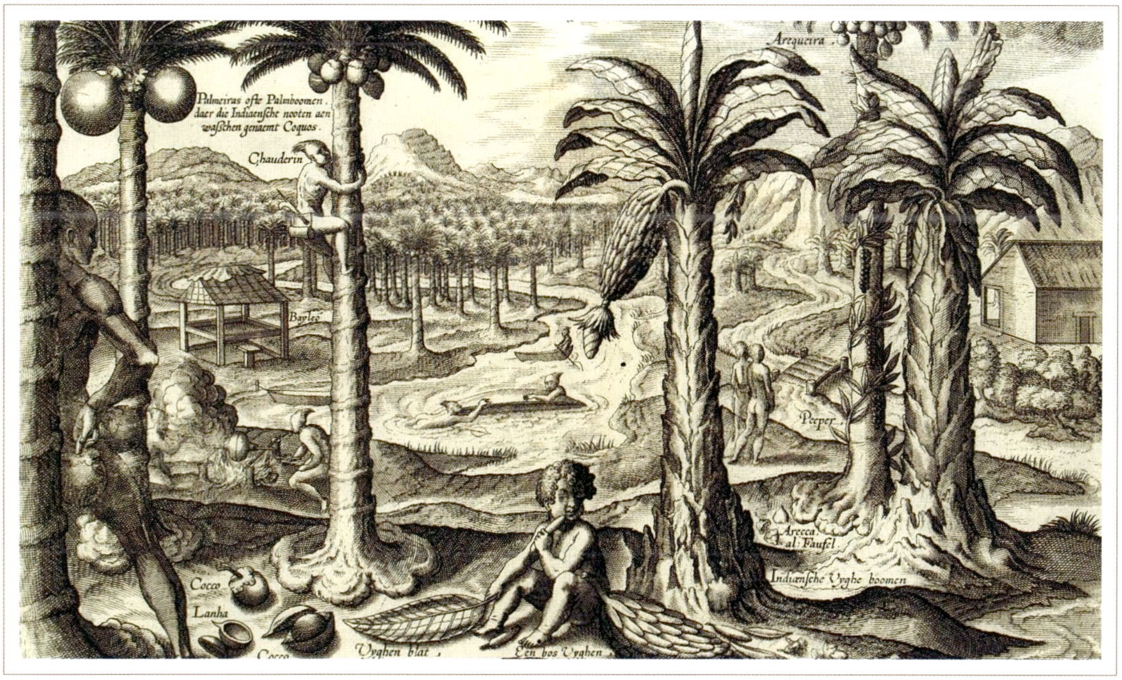

Mit Hilfe solcher Zeichnungen begab man sich auf die Suche nach Pfeffer und Kokos. Entdecken Sie den Pfeffer auf diesem Bild?

die Häfen an dieser Küste wahrhaft riesig sind. Sie waren die Knotenpunkte des weltweiten Gewürzhandels. Dort gab es seit dem Beginn des Jahrtausends ganze Juden- und Chinesenviertel. Vor ihnen kamen schon die Mesopotamier hierher, danach die Griechen und Römer und ab dem 7. Jahrhundert waren auch die Muslime hier ansässig. Da Gama entdeckte in diesem Gebiet auch Venezianer und Phönizier und war erstaunt über die Entwicklung des Handels in diesem Teil der Welt. Im Unterschied zu vielen Städten an der Afrikanischen Küste, wo man mit den verschiedenen Stämmen „wertlosen Kleinkram" handelte, forderten die reichen und kulturell hoch entwickelten Inder Gold und Silber als Zahlungsmittel.

Aus den Urwäldern der Ghats-Gebirgsketten kamen Ingwer, Kardamom, lokale Zimtarten und vor allem der Pfeffer an die Küsten. Von 1394 bis 1405 stellte Pfeffer 75 % aller Waren dar, mit denen die Venezianer Handel trieben.

Das, was heute der Persische Golf für den Ölhandel ist, war damals die indische Küste (Malabar) für den Pfefferhandel. Natürlich hatte dies auch entsprechende Folgen für die Menschen und die Region.

Die Aussicht auf schnellen Gewinn war in der Vergangenheit, wie auch heute noch, immer das Hauptmotiv für Kriege, die die damaligen Vertreter der Öffentlichkeitsarbeit als „Verbreitung des Evangeliums" darstellen wollten (heute bedient man sich zu diesem Zweck der Demokratie). Manuel, der König von Portugal, wollte sich - wie vor ihm die Kreuzfahrer - die Gelegenheit zur „Ausdehnung der christlichen Welt" nicht entgehen lassen und schickte im Jahr 1500 dreizehn Schiffe mit mehr als tausend Mann Besatzung nach Indien. Die Portugiesen waren nicht die ersten gewalttätigen Menschen in der Geschichte der Gewürze, aber sicherlich haben sie sich als ihre radikalsten Vertreter in die Bücher eingeschrieben. Wie Voltaire in seinem

Werk schrieb: „Nach dem Jahr 1500 konnte man in Calicut keinen Pfeffer mehr bekommen, der nicht von Blut rot gefärbt wäre."

In Wirklichkeit hatten die Portugiesen nur das Glück, dass der Handel im Osten schon so geregelt und routiniert war, dass die arabischen und anderen Händler keinen Einfall solcher Barbaren erwarteten und daher nicht bewaffnet waren. Der Wohlstand von Calicut und anderen Hafenstädten basierte durch die Jahrhunderte hindurch auf dem freien Handel und der gegenseitigen Achtung der Händler aus den verschiedensten Ländern der Erde. Nicht im Traum dachten sie daran, dass sich irgendwo in Europa zwei Länder abgesprochen haben könnten, die Welt unter sich aufzuteilen und dass die Malabarküste mit Genehmigung des Vatikans von diesem Zeitpunkt an portugiesisches Eigentum war.

Die Portugiesen forderten von den lokalen Machthabern des Hafens Calicut, alle Muslime umgehend aus der Stadt zu vertreiben, was die Einheimischen natürlich ablehnten. Daraufhin kaperten die Portugiesen ein muslimisches Schiff, was zu einem Kampf führte, in dem auch die Portugiesen Federn lassen mussten. Die Geschichte ging dann ganz ähnlich weiter wie nach dem Attentat in Marseille, dem Angriff auf Pearl Harbour und den Anschlägen auf das World Trade Center in New York. Der im Voraus geplante Krieg erhielt ein Alibi. Die Portugiesen versenkten mit Kanonen die Schiffe der anderen Händler und die Muslime verbrannten ihre Gegner bei lebendigem Leibe oder hängten sie an Masten auf. Das gleiche Spiel fand auch in den anderen Hafenstädten der Malabarküste statt. Das war das Ende der bis dahin freien Schifffahrt und der Indische Ozean wurde zum „portugiesischen Meer". Alle Konkurrenten mussten den Portugiesen Steuern zahlen, denn sonst wurden sie mit Kanonen von den Handelswegen vertrieben. Der portugiesische König Manuel wurde deshalb „König der Händler" genannt.

Natürlich folgt auf jede Aktion auch eine Reaktion; so erholten sich die Venezianer schnell vom ersten Angriff und ließen den Handel auf dem Landweg wieder aufleben. Die Überwachung des Handels kam die Portugiesen immer teurer zu stehen, es gab immer mehr Korruption und auch die Piraten witterten ihre Gelegenheit. Das führte dazu, dass die Gewinne der portugiesischen Dynastie zusehends schrumpften. Schon im Jahr 1560 war Alexandria wieder Handelshauptstadt der Gewürze, denn die begehrte Ware kam auf dem Landweg mit niedrigeren Transportkosten nach Westen, als auf den portugiesischen Schiffen über den Seeweg. Inzwischen waren auch Unternehmen aus den Niederlanden und aus England mit von der Partie.

Je stärker der Pfefferpreis sank, desto weiter verbreitete sich seine Anwendung. Von 1200 bis 1400 fiel der Preis um die Hälfte, das heißt, ein Handwerker konnte an einem Tag genug Geld verdienen, um 200 g Pfeffer zu erstehen. Neben dem Adel und der Kirche war der Pfeffer nun auch einer immer größeren Anzahl von gewöhnlichen Bürgern zugänglich. So kam er in die Haushalte der Handwerksmeister, der Händler, größerer Bauern und der damaligen Gelehrten.

In der Geschichte der Gewürze ist Pfeffer das einzige Gewürz aus dem Osten, das schon vor unserer Zeit auch für die einfachen Menschen erschwinglich war. Er entwickelte sich von einer Luxusware zum „teureren Lebensmittel". Da es sich hier um eine wichtige soziale Frage handelte, engagierten sich sogar die Machthaber dafür, zu hohe Pfefferpreise zu verhindern. So legte der englische König auf Anregung des Parlaments hin den Pfefferpreis auf 20 Silbermünzen pro Pfund fest, damit er auch der breiten Masse zugänglich blieb. Als im Jahr 1545 das Schiff *Mary Rose* unterging, fand man bei den meisten ertrunkenen Seeleuten ein Säckchen mit Pfeffer um ihren Hals. Obwohl ihr Lohn nur 7 Silbermünzen pro Woche betrug, gönnten sie sich offensichtlich diesen Luxus.

Pfeffer war das einzige Gewürz, das die oberen und unteren Gesellschaftsschichten verband. Die Reichen verwendeten aber neben dem Pfeffer auch weiterhin Ingwer, Safran, Zimt und Nelken, die für die allgemeine Bevölkerung nicht erschwinglich waren. Die Ärmeren benutzten Pfeffer in Kombination mit Knoblauch, Senf und verschiedenen Gewürzkräutern, die offensichtlich nicht ausreichend Gewinn brachten, um in der Geschichte der Gewürze eine wichtigere Rolle zu spielen.

Heute ist Pfeffer ein ganz gewöhnliches Gewürz, das zu normalen Preisen verkauft wird. Pro Jahr gehen etwa 100 000 Tonnen davon über den Ladentisch. Etwa die Hälfte des Weltexports wird in Vietnam angebaut. Die Preise bewegen sich zwischen 1000 und 1500 Dollar pro Tonne, das heißt, dass man ein Kilogramm Pfeffer beim Hersteller für 1,00 bis 1,50 Dollar kaufen kann. Ganz anders sieht es aus, wenn wir den Pfeffer im Einzelhandel am Ende seines langen Wegs kaufen. So kostet hier ein Kilogramm konventioneller Pfeffer im Großhandel etwa 10,00 Euro, während man im Einzelhandel für ein Tütchen mit 30 bis 50 g schon 1,00 bis 1,50 Euro hinlegen muss (das entspricht 20,00 bis 30,00 Euro pro Kilogramm).

Ein größeres Problem des heutigen Pfeffers ist seine immer häufigere Belastung durch Pestizide. So steht Pfeffer ganz oben auf der Liste der Lebensmittel, in denen regelmäßig große Chemikalienrückstände entdeckt werden. Vor wenigen Jahren fand man in Pfefferproben Rückstände von 22 verschiedenen Pestiziden. Die einzig sichere Wahl sind daher die Produkte aus zertifiziert biologischem Anbau.

Was ist Pfeffer?

Der Pfefferanbau an sich ist keine solch großartige Kunst, als dass sie den hohen Preis rechtfertigen würde. In seinem Heimatland wird der Pfeffer

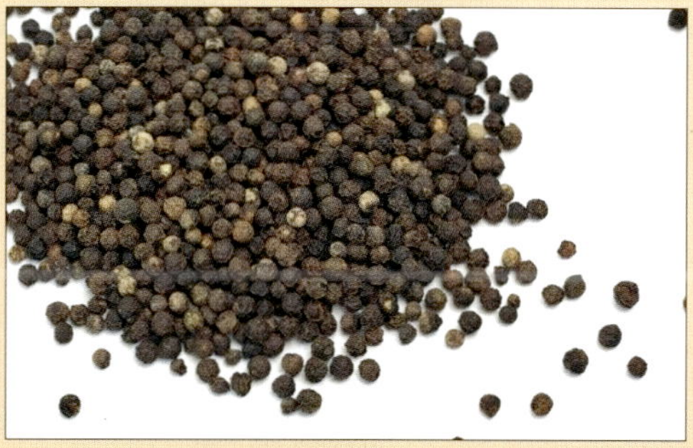

Schwarzer Pfeffer

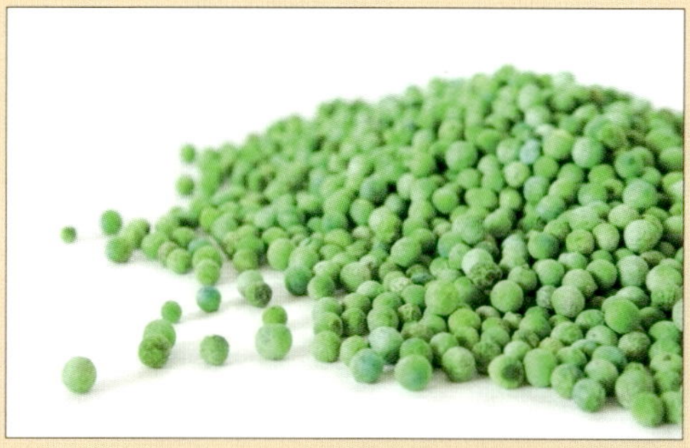

Grüner Pfeffer

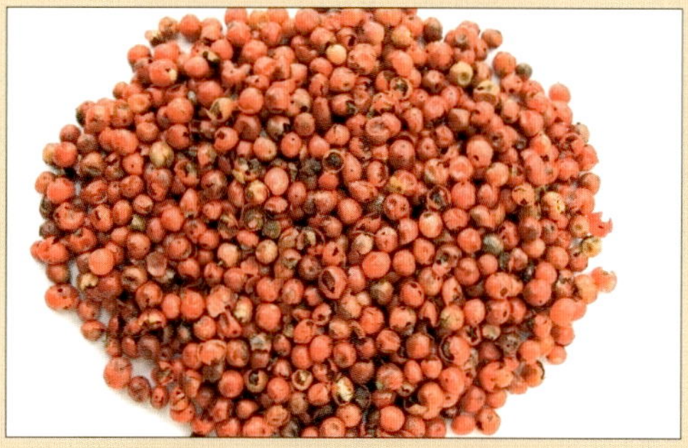

Roter Pfeffer

nicht höher geschätzt als die anderen Gewürze auch.

Pfeffer ist die Steinfrucht der mehrjährigen Pflanze *Piper nigrum*, einer Kletterpflanze aus der Familie der Pfeffergewächse, die als autochthone Pflanze an der Malabarküste von Indien wächst. An den Sprossen dieser Kletterpflanze bilden sich Rispen mit Pfefferkörnern, die eine johannisbeerähnliche, gelb-rote Farbe bekommen, wenn sie reifen. Der Rote, Weiße, Grüne und auch der Schwarze

Pfeffer werden aus der gleichen Pflanze gewonnen, der Unterschied besteht nur in der Verarbeitung.

Schwarzer Pfeffer wird noch unreif geerntet, kurz blanchiert und dann an der Sonne getrocknet.

Weißer Pfeffer ist die Frucht der gleichen Pflanze, nur wird er etwas länger an der Pflanze belassen. Nach der Ernte wird er in Wasser eingeweicht, danach wird die äußere Schale abgeschält. Aufgrund des aufwändigeren Verfahrens ist der Weiße Pfeffer teurer, sein Duft weniger aromatisch, sein Geschmack jedoch schärfer, denn er enthält mehr ätherisches Öl. Er wird vor allem in hellen Saucen verwendet.

Grüner Pfeffer wird geerntet, bevor er reif ist. Die Aktivierung der Enzyme wird durch sofortiges Einweichen in Essig oder Salzwasser verhindert (in letzter Zeit wird er dafür auch im Ofen getrocknet oder gefriergetrocknet). Er ist sehr aromatisch, aber nicht so stark. Da die grünen Körner sehr dekorativ aussehen, werden sie oft ganz in Saucen oder zu gebratenem Fleisch oder Fisch gegeben. Wahrscheinlich können Sie sich nur schwer den Geschmack frischer Erdbeeren in Kombination mit Grünem Pfeffer und Sahne vorstellen. Versuchen Sie es und Sie werden überrascht sein.

Roter Pfeffer wird erst geerntet, wenn er vollkommen ausgereift ist, dann wird er getrocknet. In ihm verbinden sich ein starkes Aroma und die frische Note des Grünen Pfeffers.

Im Handel findet man manchmal auch Mischungen mit rosa Pfeffer, aber dieser hat mit dem echten Pfeffer nichts gemein, außer dass er ähnlich aussieht. Es handelt sich dabei um die Frucht des Brasilianischen Pfefferbaums (*Schinus terebinthifolius* Raddi), der in Peru, Brasilien und auf der Insel Réunion wächst. Er hat einen milden Duft und sein Geschmack ist nicht zu intensiv. Er passt sehr gut zu Fisch, Spargel und anderem Gemüse. Er wird auch zur Dekoration auf die Speisen gegeben.

Was steckt im Pfeffer?

Der Hauptbestandteil von Pfeffer ist Piperin, das bis zu 5 % der Inhaltsstoffe ausmacht. Neben Piperin, das dem Pfeffer seine Schärfe verleiht, enthält dieses Gewürz auch antioxidative Stoffe, wie beispielsweise Flavonoide. Seinen aromatischen Duft verdankt der Pfeffer dem ätherischen Öl. Für den würzigen Geschmack sorgt vor allem das Chavicin, obwohl es nur 0,8 % der Inhaltsstoffe des Pfeffers ausmacht, und in weniger ausgeprägter Form auch das Piperin.

Die Wirkung von Pfeffer …

Die Wirkung des Pfeffers interessierte schon den Philosophen Macrobius Ambrosius Theodosius, der im 5. Jahrhundert sein Werk *Saturnalia* schrieb. In diesen Schriften fragt Caecina Decius Aginatius Albinus seinen gelehrten Freund: „Sage mir, ich bitte dich, warum Senf und Pfeffer jucken und Wunden verursachen, wenn man sie auf die Haut gibt, sie dem Magen aber nicht schaden, wenn man sie isst."

… als Konservierungsmittel

Bereits im Altertum waren die Gewürze als Konservierungsmittel bekannt. Damals wusste man allerdings in Europa noch nicht, dass viele von ihnen tatsächlich Stoffe enthalten, die natürliche Antibiotika oder Antimykotika sind. Diese Annahmen basierten auf der damaligen medizinischen Überzeugung, die Fäulnis als Überschuss von Feuchtigkeit und Kälte verstand, während die Gewürze von ihrer Natur her heiß und trocken waren. Ähnliches galt auch für das Salz.

Auf dem mittelalterlichen Speiseplan schützte der Pfeffer vor allem Fleisch vor Fäulnisprozessen und überdeckte den schlechten Geschmack verschiedener Lebensmittel und sauren Weins. Berücksichtigt man die Tatsache, dass die

Bevölkerung oft unterkühlt war (vor allen Dingen der Adel, der in kalten Steinburgen lebte, die selten auf angenehme Temperaturen erwärmt werden konnten), sorgten die heißen Gewürze auch für etwas mehr inneres Wärmegefühl.

… auf die Verdauung

Pfeffer wurde insbesondere im Mittelalter zur Behandlung von hohem Fieber, Magenbeschwerden, Verstopfung, Durchfall, Krämpfen, Kopfschmerzen und Halsentzündungen eingesetzt. Er war ein universelles und allgemein bewährtes Mittel, wenn man es sich leisten konnte.

Paracelsus behandelte laut dem Ähnlichkeitsprinzip auch Sodbrennen mit Pfeffer.

Energetische Wirkung

Die wichtigsten Eigenschaften des Pfeffers in der Ayurveda-Medizin sind „leicht und scharf“. Er stärkt das *Pitta* und mindert *Vata* und *Kapha*.

In der TCM wirkt Pfeffer heiß und er wird dem Element Metall zugeordnet. Er erhöht die Wärme im mittleren Teil des Dreifachen Erwärmers und wird bei Impotenz angewandt. Die TCM setzt ihn auch bei Durchfall als Folge von Verdauungsstörungen ein.

Was sagt die moderne Wissenschaft?

Die moderne Wissenschaft bestätigt, dass Pfeffer die Verdauung anregt. Allgemein beschleunigt er den Stoffwechsel und die Funktion von Nieren und Blase, weshalb er auch eine entwässernde Wirkung hat.

Wirkung auf die Verdauungsorgane

Verschiedene Gruppen indischer und pakistanischer Wissenschaftler untersuchten die Wirkung von Pfeffer an Tieren und stellten fest, dass die scharfen Verbindungen im Pfeffer, insbesondere Piperin, die Speichelmenge und auch die Menge der Verdauungsenzyme (Amylase) erhöhen. Diese Enzyme bauen Stärke bzw. zusammengesetzte Kohlenhydrate ab.

Neben dem Piperin erhöhen andere Stoffe im Pfeffer die Menge der Magensäfte, sie aktivieren die Enzyme der Bauchspeicheldrüse und des Dünndarms und regen auch die Ausschüttung von mehr Galle in der Leber an. Mit Pfeffer werden Fette daher leichter verdaut. Es wurde auch bestätigt, dass zum Beispiel bei Hülsenfrüchten die Verdaulichkeit und die Aufnahme von Eiweißen durch die Zugabe von Pfeffer erhöht werden.

Pfeffer als Nahrungszusatz verhindert nachweislich die Entstehung von Gasen im Darm und einige Studien berichten, dass Pfeffer auch vor Darmkrebs schützt.

Pfeffer erhöht die Bioverfügbarkeit von Vitaminen und Mineralstoffen. Das bedeutet, dass die Absorption wertvoller Stoffe aus anderen Gewürzen und Lebensmitteln verbessert und ihre Wirkung verstärkt wird. Einen ähnlichen Einfluss hat Pfeffer auf Medikamente und Nahrungsergänzungsmittel, denn er steigert ihre Wirkung. Aus diesem Grund sollte man es mit Pfeffer nicht übertreiben (*Critical Reviews in Food Science and Nutrition. 2007; 47 (8): 735–748*; *Journal of Medicinal Plants Research. 2009; 3 (13): 1204–1211*; *Pakistan Journal of Botany. 2011; 43 (2): 1069–1078*; *Plant Foods for Human Nutrition. 1994; 46 (3): 187–193*; *Cancer Letters. 1993; 72 (1-2): 5–9*).

Wirkung bei Depressionen und Stress

Indische Wissenschaftler konnten in Studien an Tieren nachweisen, dass das Piperin des Pfeffers antidepressiv wirkt. Die Tiere zeigten aufgrund des Pfeffers eine schnellere Reaktion und waren im Allgemeinen aktiver. Diese Resultate weisen darauf hin, dass Pfeffer die Wirkung von Antidepressiva erhöht, wenn sie gleichzeitig eingenommen werden (*International Journal of Applied Biology and Pharmaceutical Technology. 2011; 2 (2): 144–149*).

In Studien nigerianischer Wissenschaftler wurde auch bestätigt, dass Piperin vor chronischen, leichten Formen von Stress schützt (*African Journal of Food Science. 2011; 5 (3): 111–124*).

Wirkung auf Schilddrüse und Hormone

Indische Wissenschaftler berichten, dass Piperin die Funktion der Schilddrüse reguliert. In Untersuchungen an Ratten erhöhte sich die Anzahl der Schutzhormone T3 und T4, wohingegen der TSH-Hormonspiegel auf ein normales Niveau gesenkt wurde. Es wird berichtet, dass größere Pfeffermengen möglicherweise die Funktion der Schilddrüse hemmen und sich der Pfeffer theoretisch auch auf Medikamente auswirken könnte, die zur Behandlung von Schilddrüsenbeschwerden eingesetzt werden.

Die Resultate zeigen, dass Pfeffer den Insulinspiegel fast auf den Normalwert senkt und gleichzeitig den Testosteronspiegel anhebt. Eine große Menge Pfeffer kann allerdings sowohl bei Männern als auch bei Frauen einen negativen Einfluss auf die Fruchtbarkeit haben. (*Journal of Basic and Clinical Physiology and Pharmacology. 2006; 17 (2): 71–86; Hormone and Metabolic Research. 2003; 35 (9): 523–526; Planta Medica. 2000; 66 (3): 231–236*)

Antimikrobielle und sonstige Wirkung

Untersuchungen bestätigten seine antibakterielle, antimikrobielle sowie auch starke antioxidative Wirkung.

Eine Studie, die in Sri Lanka durchgeführt wurde, bestätigt die bessere Wirkung von Zahncremes bei der Behandlung von Zahnfleischentzündungen (Gingivitis), wenn einer Zahncreme mit pflanzlichen Extrakten außerdem Pfeffer hinzugefügt wird (*The Ceylon Medical Journal, 2011; 56 (1): 5–9*).

Pfeffer lindert Schmerzen, ähnlich wie auch Chili, jedoch ist Piperin ein deutlich stärkeres Analgetikum als Capsaicin, das für den Chili charakteristisch ist.

Interessant ist auch, dass er einige Organe vor dem Einfluss toxischer Stoffe schützt.

Mögliche Gefahren bei der Anwendung

Wenn man sich die Geschichte des Pfeffers genauer ansieht, ist sein Ruf eher das Ergebnis der langen Sehnsucht nach diesem Gewürz, als das seiner tatsächlichen Besonderheit. Obwohl er in einigen Bereichen nützlich ist, gibt es für die gleichen Anwendungsbereiche viel wirksamere Gewürze. Es wäre also nützlich, den Pfeffer auf dem Speiseplan zu reduzieren und ihn beispielsweise durch Chili, Koriander, Ingwer oder andere gesündere Gewürze zu ersetzen.

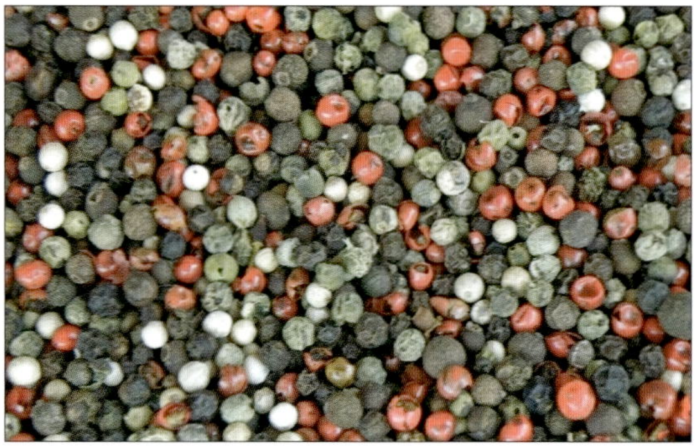

In größeren Mengen ist Pfeffer sogar schädlich, denn er fördert das Wachstum einiger Krebsarten wie Speiseröhren- und Nasenrachenkrebs. Auf der anderen Seite zeigten Studien aber auch, dass Pfeffer andere Krebsarten, wie beispielsweise Leukämie, verhindern kann.

In Kombination mit Schlafmitteln erhöht er die Wirkung dieser Medikamente.

Verwendung in der Küche

Es gibt kaum eine Speise, die man nicht mit Pfeffer würzen könnte. Seine Anwendung ist bei allen Arten von Gerichten verbreitet, von Fleisch bis Gemüse. Da er den Geschmack von Zimt und Nelken verstärkt, findet man ihn in einigen süßen Gewürzmischungen.

Aufgrund seiner geschichtlichen Hintergründe übertreiben wir im Westen stark mit der Verwendung von Pfeffer. Viele Köche haben einfach nicht genug Fantasie, dem Essen mit einem gesünderen Gewürz aus dem vielfältigen Angebot eine pikante Note zu verleihen.

In Anbetracht der energetischen und heilenden Wirkung von Pfeffer sollte er vor allem in Kombination mit tierischen Eiweißen verwendet werden, denn dort sind seine verdauungsfördernden Eigenschaften besonders wertvoll. Aber auch in diesem Fall kann er durch Cayennepfeffer, Ingwer oder ein anderes scharfes Gewürz ersetzt werden.

Passt gut zu ...

... fast allen Kräutern und Gewürzen.

Anbau

Pfeffer können Sie nicht im eigenen Garten anbauen (außer wenn der Klimawandel wirklich drastische Auswirkungen hätte). Der Pfeffer benötigt nämlich sehr viel Monsunregen, danach reichlich warme Feuchtigkeit und zum Schluss noch eine Menge Sonne.

Einkauf

So wie jede der vielen Hundert Apfelsorten ihren eigenen Geschmack hat, gibt es auch beim Pfeffer zahlreiche Sorten und Qualitätsnuancen.

In den letzten Jahrhunderten hat man es geschafft, ihn auch in anderen Teilen der Welt anzubauen, aber es gilt immer noch, dass der Pfeffer von der Malabarküste der beste ist. Direkt danach kommt der Pfeffer ‚Tellicherry'. Der gemahlene Pfeffer, den man im Supermarkt in Tütchen kaufen kann, ist der billigere graue Pfeffer ‚Sarawak', der aus Malaysia stammt.

Ganz allgemein kann man sagen, dass Sie zumindest ungefähr wissen, was Sie kaufen, wenn Sie sich für ganze Pfefferkörner entscheiden. Gemahlener Pfeffer hat nicht nur eine schlechtere Qualität, sondern auch viel von seinem Duft verloren und vom gesamten Geschmacksspektrum ist nur noch die Schärfe übrig. Der Kauf der Körner zahlt sich auch im Hinblick auf den Geldbeutel aus. Pfefferkörner bewahren ihr Aroma nämlich sehr lang. Das zeigte sich im Laufe der Jahrtausende, in denen sie von den Karawanen und Schiffsflotten erst um die Welt transportiert und später als Zahlungsmittel eingesetzt wurden und nach wer weiß wie vielen Jahren endlich im Topf landeten.

Die Kenner unterscheiden auch den Trocknungsgrad des Pfeffers. Der weniger trockene ist ausgezeichnet für Saucen, Marinaden und zum Kochen geeignet. Sehr trockener eignet sich sehr gut zum Mahlen in der Mühle. Vertauschen Sie die beiden, tun Sie ihrer Mühle keinen Gefallen und der zu trockene Pfeffer entfaltet in den Speisen nur wenig Aroma.

Aufgrund der schon beschriebenen Probleme mit Pestizidrückständen empfehlen wir Ihnen unbedingt den Kauf von biologisch angebautem Pfeffer.

ROSMARIN

Rosmarinus officinalis L.

Wenn man richtig gut in den Tag starten möchte, sollte man ihn mit Rosmarin beginnen. Denn seine Energie macht uns wach und weckt alle unsere Sinne. Er ist die Abkürzung, die uns direkt zu uns zurückführt, wenn wir das Gefühl haben einen Teil von uns selbst verloren zu haben.

Die Geschichte der Verwendung von Rosmarin

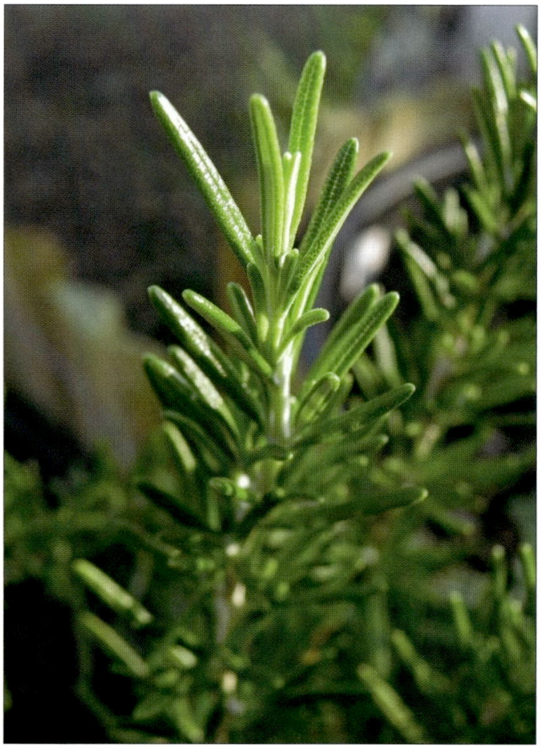

Rosmarin war schon immer mit der Liebe verbunden. Im antiken Griechenland glaubte man, dass sein Duft den Geist befreit. Und wenn der Geist frei ist, durchdringt die Liebe ungehindert den Körper. Daher war Rosmarin traditionell Aphrodite, der Göttin der Liebe, geweiht.

In vielen Kulturen schmückt man jungvermählte Paare und die Hochzeitsgäste mit diesem Kraut. Rosmarin gilt noch heute als Pflanze, die die Gedanken befreit und das Herz erfreut. Es überrascht daher nicht, dass man einst Rosmarinzweige in Särge und auch in Kinderwiegen legte. Damit wollte man erreichen, dass sowohl die Ankunft als auch der Abschied von der Seele in Liebe gehüllt ist.

Für die Römer war Rosmarin ein Symbol für die Regeneration (was man damit erklären könnte, dass er vor allem die Leber regeneriert) und daher auch der Unsterblichkeit und Verjüngung. So verwendet man ihn schon seit Jahrtausenden in Medizin, Kosmetik und Küche. Man setzte ihn auch als allgemeines Schutzmittel ein, denn sein Duft sollte das Gute einladen und die Luft von negativen Gedanken, Keimen und Giftstoffen reinigen.

Wer den Tag richtig gut beginnen möchte, sollte schon am Morgen zum Duft von Rosmarin greifen. Seine Energie macht wach und so hilft er uns an Tagen, an denen wir „nicht ganz bei uns selbst sind", schneller wieder in den Einklang mit dem eigenen Selbst zu finden.

Was ist Rosmarin?

Rosmarin gehört zur Familie der Lippenblütler und stammt ursprünglich aus dem Mittelmeerraum. Sein Name beschreibt sehr genau, wo er am allerliebsten wächst: Das Wort *rosmarinus* setzt sich zusammen aus Tau oder leichtem Regen *(ros)* und Meer *(marinus)*, das heißt, die Pflanze wächst gerne am Meer und benötigt nur sehr wenig Wasser, denn oft genügt ihr schon die Feuchtigkeit, die der Wind vom Meer zu ihr bringt. Er ist eine wildwachsende, immergrüne Buschpflanze. Die Zweige werden von zarten Blüten in blauer, violetter, rosa und manchmal auch fast weißer Farbe geschmückt. Rosmarin ist eines der Gewürze, das in keinem mittelalterlichen Klostergarten fehlen durfte.

Der Anbau von Rosmarin ließ aber in den Regionen nördlich der Alpen aufgrund seiner geringen Frostbeständigkeit schnell nach. Erst einige der modernen Sorten, die man heute kultiviert, sind widerstandsfähiger gegen Kälte. Rosmain gedeiht auch im Topf, wenn man ihn im Winter an einen hellen, nicht zu kalten Platz stellt.

Was steckt im Rosmarin?

Rosmarin bringt uns den Duft des Mittelmeers. Er erinnert an Pinien, Meersalz, Honig und an eine warme, mit verholzten, wilden Kräutern bewachsene Landschaft. Auch seine bittere Note passt gut dazu. All diese Düfte verbinden sich zu einer Pflanze, deren ätherisches Öl (1,5-2,5 %) sehr viele Wirkstoffe enthält. Die wichtigsten Inhaltsstoffe des ätherischen Öls sind Cineol, Borneol, α-Pinen und Campher. Rosmarin enthält auch viel Rosmarinsäure, Carnosol und Carnosolsäure, Ursolsäure und Flavone, wie etwa Apigenin und Luteolin.

Als Mittelmeerpflanze benötigt Rosmarin viel Sonne und Wärme, da sich sonst sein ätherisches Öl nicht in voller Kraft entwickeln kann. Die Intensität seines Geschmacks und Dufts unterscheidet sich je nach Boden, Standort und Klima. Die Zusammensetzung des Rosmarins hängt auch von der Jahreszeit ab.

Rosmarin hat vier Chemotypen, die ein jeweils anderes Verhältnis der angegebenen Inhaltsstoffe aufweisen:

Rosmarin Chemotyp Verbenon

Wächst überwiegend auf Korsika und stärkt vor allem Leber und Gallenblase.

Rosmarin Chemotyp 1,8-Cineol

Gedeiht in Nordafrika und hilft vor allem bei Infektionen der Atemwege sowie bei Durchblutungsstörungen.

Rosmarin Chemotyp Kampfer

Dieser Chemotyp ist typisch für Dalmatien, er ist sehr stark und besonders wohltuend für die Muskeln und trägt zur Anhebung des Blutdrucks bei.

Rosmarin Chemotyp α-Pinen

Wächst überwiegend Spanien. Er wird zur Behandlung von Akne und bei Infektionen der Atemwege (wie der Chemotyp Cineol) eingesetzt..

Die Wirkung von Rosmarin ...

Rosmarin gilt schon seit dem frühen Mittelalter als Heilkraut. In der Volksmedizin wird er vielseitig angewandt und man schreibt ihm zahlreiche wohltuende Wirkungen zu: Er löst Krämpfe, regt den Appetit an, tötet Keime ab und fördert die Durchblutung.

... auf das Nervensystem

Er wird zur Stärkung und Beruhigung der Nerven angewandt und hilft auch bei Lethargie, Schwächezuständen, Angstgefühlen, Schlaflosigkeit und nervenbedingter Migräne. Seit jeher hat er auch den Ruf, das Gedächtnis zu verbessern. In der Aromatherapie heißt es, er weckt sehr schnell die Sinne und klärt den Verstand.

... auf Herz und Kreislauf

Rosmarin aktiviert das Herz und den Blutkreislauf. Er hilft bei einem niedrigen Blutdruck und kalten Händen und Füßen. Die Pflanze gibt Antrieb und Energie für den ganzen Tag. Dazu hilft es, sich die Füße nach der morgendlichen Dusche mit Rosmarin-Massageöl einzureiben und dann eine Tasse Rosmarintee zu trinken.

Hierfür ist der Rosmarin mit dem Chemotyp Kampfer (Dalmatien) am besten geeignet, da diese Rosmarinart eine sehr starke Wirkung hat. Wenn Sie zum beschriebenen Zweck das ätherische Öl verwenden möchten, kommt auch die orale Einnahme von höchstens einem Tropfen des ätherischen Öls, der in einem Trägermedium (z. B. Öl, Zucker oder Honig) verdünnt wurde, in Betracht. Dieses Präparat sollte wirklich nur ausnahmsweise eingenommen werden. Das ätherische Rosmarinöl darf keinesfalls unverdünnt verzehrt werden, da es die Schleimhäute stark reizt. Empfehlungen zur Einnahme höherer Dosen entstanden durch die verantwortungslose Verbreitung von Tipps aus dem Internet, die sich auf mildere Chemotypen beziehen.

... auf die Verdauung

Die Bitter- und Gerbstoffe im Rosmarin regen alle Verdauungsdrüsen, insbesondere Leber und Gallenblase an und unterstützen die Funktionen von Magen und Darm.

Rosmarin hilft bei Verdauungsstörungen, Blähungen und leichten Verdauungskrämpfen. Außerdem wirkt er leicht antibakteriell, wobei die Wirkung des Chemotyps Verbenon am ausgeprägtesten ist.

... in anderen Bereichen

Rosmarin hilft bei Menstruationsschmerzen (er verbessert die Durchblutung der weiblichen Geschlechtsorgane), Husten (Chemotyp Cineol) und bei Herzklopfen. Da er diuretisch wirkt, wird er auch bei Rheuma und Gicht eingesetzt.

Vom Rosmarin glaubte man schon seit jeher, dass er eine frühzeitige Kahlheit verhindert und das Wachstum neuer Haare beschleunigt. Heute findet man ihn in pflanzlichen Shampoos als Hilfe im Kampf gegen Schuppen. Bei diesen Problemen hilft es vor allem, dass er die Durchblutung der Kopfhaut stark verbessert sowie entzündungshemmend und gleichzeitig wohltuend wirkt.

Er wird auch als Repellent zur Vertreibung von Stechmücken und Flöhen benutzt. Legt man ihn in den Schrank, vertreibt er Motten und pflanzt man ihn im Garten, ist er ein gutes Insektizid.

... als Antioxidans

Rosmarinsäure, Carnosolsäure und Flavone sind nachweislich gute Antioxidantien. Diese Tatsache dringt langsam auch zur Lebensmittelindustrie durch. Die Rosmarinsäure wirkt auch antiphlogistisch und hemmt die Entstehung von Entzündungen.

Wenn Rosmarin äußerlich angewendet wird, hilft er bei der Wundheilung. Er heilt auch Entzündungen im Mund. Ätherisches Rosmarinöl wirkt gegen Bakterien und Pilze.

Mit einem Rosmarinmazerat werden die Muskeln nach einer sportlichen Anstrengung entlastet. Es dient auch als gutes Mittel bei Rheumaschmerzen (der Chemotyp Kampfer hat sich hierbei am besten bewährt). Sie können sich dieses Öl einfach selbst zubereiten. Übergießen Sie den Rosmarin mit kaltgepresstem Olivenöl und lassen Sie das Ganze sechs Wochen lang an einer warmen Stelle (jedoch nicht direkt in der Sonne) stehen. Danach wird das Öl abgegossen und in dunklen, gut schließenden Flaschen aufbewahrt.

Noch besser ist es, wenn sie eine 3-prozentige Mischung aus ätherischem Öl und einem Basisöl herstellen. Auf 100 ml Olivenöl oder ein anderes Basisöl gibt man 3 ml (etwa 60 Tropfen) ätherisches Öl und verwendet es für Massagen.

Energetische Wirkung

Auch in der TCM wird Rosmarin bei Schwächezuständen, Migräne und Kopfschmerzen eingesetzt. Rosmarin ist Nahrung für das *Qi* von Herz, Lungen und Milz, aktiviert das *Qi* des Dreifachen Erwärmers und vertreibt Kälte.

In der Ayurveda-Medizin mindert es *Vata* und *Kapha* und stärkt das *Pitta*. Seine grundlegende Eigenschaft ist „ölig“ und sein Geschmack ist „bitter und scharf“.

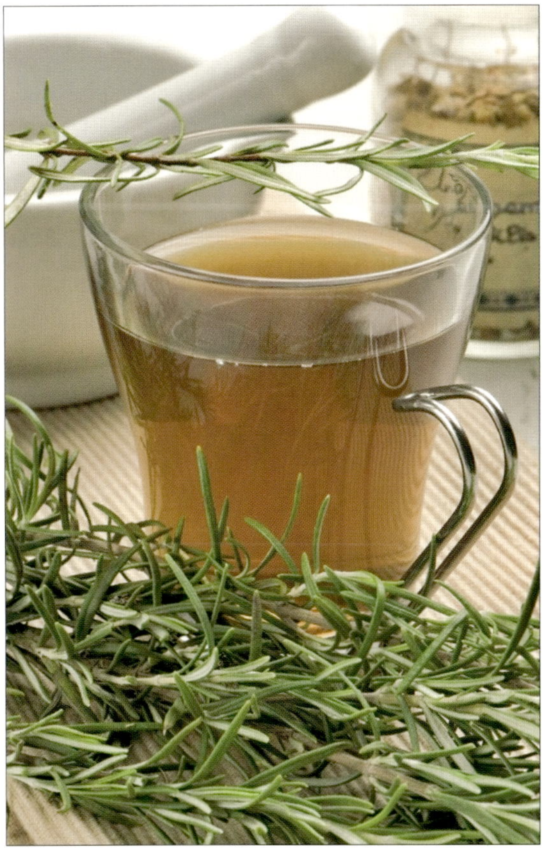

Es gibt keine schnellere Methode zur Erhöhung des Blutdrucks als eine Tasse Rosmarintee. Besonders empfehlenswert ist er nach Speisen, die uns ermüden.

Was sagt die moderne Wissenschaft dazu?

Die Ergebnisse von Untersuchungen über die heilende Wirkung von Rosmarin sind zahlreich und beweisen sowohl seine positiven Auswirkungen auf das allgemeine Wohlbefinden als auch das therapeutische Potential zur Behandlung sehr unterschiedlicher Krankheiten, wie Herz- und Kreislaufkrankheiten, Allergien und Gehirnkrankheiten. Rosmarin ist sogar bei schwerwiegenden Krankheiten wie Aids (*Journal of Natural Products. 1993; 56 (8): 1426-1430*) und bei einigen Formen von Krebs bei Menschen wirksam. Er hemmt einen Proteinkomplex (Transkriptionsfaktor), der für die Aktivierung der Immunreaktion verantwortlich ist, wodurch er die Entstehung chronischer Entzündungen, krebsartiger Veränderungen und Multipler Sklerose verhindert.

Rosmarin hilft bei Milzproblemen und stoppt Beschwerden mit Schuppenflechte und Haarausfall.

Wirkung bei vielen Krankheiten

Die Liste der Krankheiten, bei denen Rosmarin als Arzneimittel eingesetzt werden kann, ist sehr lang und vielfältig. Das zeigten auch Untersuchungen einer medizinischen Fakultät in Libyen.

Man stellte fest, dass Rosmarin und seine Inhaltsstoffe, insbesondere Carnosol, Carnosolsäure, Kaffeesäure und Rosmarinsäure, ein therapeutisches Potential bei der Prävention und Heilung von Bronchitis, Asthma, Heuschnupfen, Husten, Krämpfen, Reflux, Magengeschwüren, Arteriosklerose, ischämischer Herzkrankheit, Katarakten (grauer Star) und verminderter Spermienbeweglichkeit haben. Außerdem wird die Rosmarinsäure gut aus den Verdauungsorganen und durch die Haut absorbiert, sie bewirkt eine erhöhte Produktion von Prostaglandin E2 und verringert die Bildung von Leukoterien B4 in den weißen Blutkörperchen. Das macht die Rosmarinsäure zu einem starken, entzündungshemmenden Mittel (*Indian Journal of Experimental Biology. 1999; 37 (2): 124–130*).

Es gibt auch klinische Studien, welche die Wirksamkeit des Rosmarins bei der Behandlung von Heuschnupfen bestätigen.

Wirkung auf das Herz-Kreislaufsystem

Ähnlich wie Oregano schützt Rosmarin das Herz. Carvacrol und Rosmarinsäure verhindern unmittelbar die Ablagerung von Fetten an den Arterienwänden (arteriosklerotische Plaque) und damit ihre Verengung. Bei der Senkung zu hoher Fettwerte im Blut wirken auch die Ursol- und Kaffeesäure mit.

Wirkung bei Krebskrankheiten

Rosmarin enthält eine beträchtliche Menge unterschiedlicher Antioxidantien (Kaffeesäure, Ursolsäure), die eine starke, tumorhemmende Wirkung zeigen. Bei einem Versuch mit Labormäusen konnten kanadische Wissenschaftler nachweisen, dass ein alkoholischer Auszug der ganzen Rosmarinpflanze das Wachstum von Tumorzellen bei Brustkrebs und Leukämie (Blutkrebs) hemmt (*Oncology Research. 2007; 17 (6): 1525-1531*).

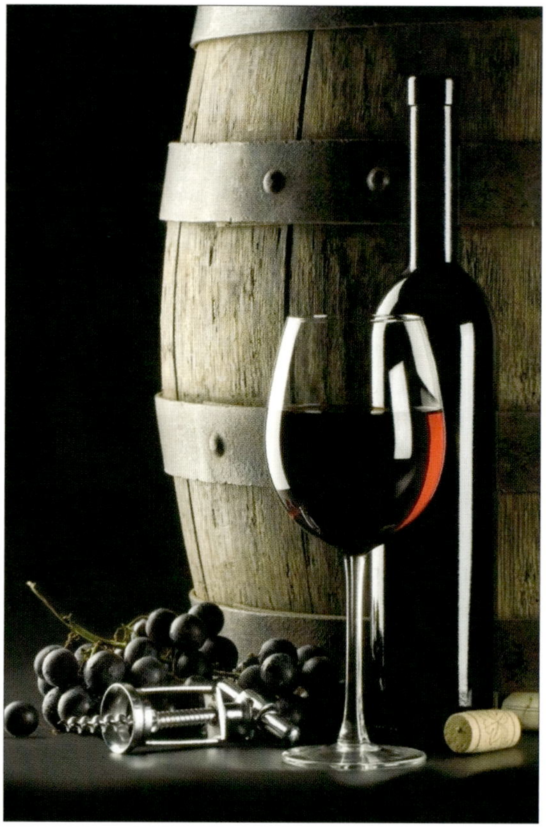

Schon im Altertum trank man mit Rosmarin aromatisierten Wein als Lebenselixier. Dazu wird ein Sträußchen mit Rosmarinzweigen eine Woche lang in Rotwein eingelegt. Dann wird der Wein abgegossen und täglich ein Glas davon getrunken.

Verschiedene Untersuchungen beweisen die Wirkung von Rosmarin bei Drüsengewebekrebs (Adenokarzinom) und Leberkrebs (*Journal of Ethnopharmacology. 2009; 12 (2): 255-267*).

Wirkung auf das Gehirn

Interessant ist auch seine Wirkung auf das „Steuerzentrum“ unseres Körpers, das Gehirn. Inhaliert man einen Auszug aus 1,8-Cineol, von dem Rosmarin sehr viel enthält, erhöht sich schon nach 20 Minuten die Gehirndurchblutung (*Chemical Senses. 1994; 19(4): 359-364*). Das wirkt sich positiv auf zahlreiche körperliche und geistige Funktionen aus und hilft bei Depressionen.

Das Inhalieren von 10-fach verdünntem ätherischem Rosmarinöl reduziert das Stresshormon Cortisol, denn es aktiviert im Körper das System, das freie Radikale bindet und oxidativen Stress verhindert. Japanische Wissenschaftler stellten dabei fest, dass in dieser Hinsicht das ätherische Öl aus Lavendel (1000-fach verdünnt) noch stärker wirkt *(Psychiatry Research. 2007; 150 (1): 89-96)*.

Ein deutsches Forscherteam ging noch einen Schritt weiter und konnte in einem Versuch mit Labormäusen nachweisen, dass sowohl das Inhalieren als auch die orale Einnahme des ätherischen Rosmarinöls die gleichen Resultate und denselben anregenden Einfluss auf das zentrale Nervensystem hat bzw. die Bewegungsfähigkeit erhöht und die Atemaktivität verbessert *(Planta Medica. 1987; 53: 315-319)*.

Obwohl der genaue Wirkmechanismus noch nicht bekannt ist, erwies sich die Rosmarinsäure als vielversprechend bei der Prävention der Alzheimer-Krankheit und in einigen Fällen wurde ihre therapeutische Wirkung sogar nachgewiesen. Bei der Alzheimer-Krankheit akkumuliert sich Plaque von Amyloid-Proteinen und hemmt die Kommunikation zwischen den Nervenzellen. Im gesunden Gehirn zerfällt das Beta-Amyloid-Protein und wird ausgeschieden. Die Rosmarinsäure verhindert die Ablagerung von amyloider Plaque und bewirkt den Abbau von schon entstandener Plaque.

Auch Acetylcholin ist für eine gute Kommunikation zwischen den Nervenzellen wichtig. Rosmarin enthält mindestens fünf antioxidative Stoffe, die den Abbau von Acetylcholin hemmen, das bei der Alzheimer-Krankheit ohnehin schon in zu geringen Mengen vorhanden ist. In der gleichen amerikanisch-japanischen Studie wurde nachgewiesen, dass Carnosolsäure die Gedächtnisfunktion verbessert und das Gehirn vor oxidativen Prozessen schützt und folglich das Risiko auch für andere neurodegenerativen Krankheiten wie Schlaganfall, Parkinsonkrankheit und ALS (Amyotrophe Lateralsklerose, eine Krankheit der motorischen Gehirn- und Rückenmarkszellen) senkt *(Journal of Neurochemistry. 2008; 104 (4): 1116-1131)*.

Wirkung auf die Leber

Französische Wissenschaftler haben die schützende Wirkung eines wässrigen Rosmarinauszugs aus jungen Blatttrieben auf die Leber nachgewiesen. Das zeigte sich in der erhöhten Ausscheidung von Galle aus der Leber und der starken Verminderung der Leberenzyme. Im gleichen Versuch mit Laborratten wurde auch festgestellt, dass die schützende Funktion nur eintritt, wenn der wässrige Rosmarinauszug vor dem Eintritt der Hepatotoxizität zugefügt wird (als Folge der Stoffwechselumwandlung in der Leber aufgrund von Medikamenten wie Paracetamol, Alkohol, anabolen Steroiden und anderen Stoffen). Wird Rosmarin erst nachträglich hinzugefügt, ist er nicht mehr wirksam *(Planta Medica. 1990; 56(2): 171-174)*.

Antimikrobielle Wirkung

Mehrere veröffentlichte Untersuchungen im PubMed-Archiv zeigen eine außerordentlich gute antibakterielle, fungizide und antivirale Wirkung des Rosmarins.

Das ist vor allem dem Kampfer, aber auch Verbenon und Borneol zu verdanken. In einer Vergleichsstudie, die an einem indischen Institut durchgeführt wurde, testete man die antibakterielle Wirkung der ätherischen Öle von einundzwanzig der am häufigsten verwendeten Pflanzen auf sechs Bakterien, die pathogen auf den Menschen wirken (grampositive wie *Staphylococcus aureus* und *Bacillus subtilis* und gramnegative Bakterien wie *Escherichia coli, Klebsiella pneumoniae,*

Pseudomonas aeruginosa, Proteus vulgaris). Das ätherische Rosmarinöl war eines der vier effektivsten Öle. Eine bessere antibakterielle Aktivität als Rosmarin zeigten nur die ätherischen Öle aus Zimt, Limette und Storchenschnabel *(BMC Complementary and Alternative Medicine. 2006; 6: 39)*.

Rosmarin erwies sich als sehr erfolgreich bei der Hemmung der gefährlichen Schimmelpilze *Aspergillus niger* und der Hefen *Candida albicans (Journal of Food Protection. 2005; 68(4): 790-779)*.

In einem *in-vivo*-Versuch untersuchte man Menschen mit verschiedenen Krebserkrankungen und Lungenentzündungen, die gleichzeitig auch an einer Candidose litten. Ihr Immunsystem war aufgrund der Einnahme zahlreicher zytotoxischer Medikamente, Antibiotika und Corticosteroide stark geschwächt. Mit einem Bauwolltuch wurde ihnen fünfmal täglich eine wässrige Emulsion aus ätherischem Rosmarinöl im Mund aufgetragen. Die Patienten reagierten vorher nicht auf das synthetische Standardarzneimittel gegen Pilzinfektionen Nystatin®. Durch die Anwendung des verdünnten ätherischen Rosmarinöls verschwand die Candida in nur 2 bis 4 Tagen vollständig *(Indian Journal of Experimental Biology. 1979; 72 (7): 175-176)*!

Ähnlich wie Kümmel, Koriander, Kurkuma und Knoblauch ist auch Rosmarin ein starker Neutralisator von Giftstoffen und krebserregenden Stoffen in Nahrungsmitteln. Er reguliert den Fett- und Zuckergehalt im Blut. Auch im Kampf gegen Bakterien, die Fleisch verderben, erwies sich Rosmarin als eines der vier wirksamsten Gewürze. Die anderen Gewürze waren Nelken (etwas besser als Rosmarin), Zimt und Piment *(International Journal of Food Microbiology. 1997; 37 (2-3): 155-62)*.

Antioxidative Wirkung

Rosmarin ist ein sehr starkes Antioxidans. Er enthält mindestens zehn antioxidative Stoffe, zu denen auch Kaffee- und Rosmarinsäure gehören. Die wichtigsten Antioxidantien sind zwar Carnosolsäure und Carnosol *(Agricultural and Food Chemistry. 2003; 51 (2): 375-382)*, allerdings stellten spanische Wissenschaftler fest, dass diese beiden Stoffe nur in der Rosmarinpflanze, nicht aber im ätherischen Öl vorkommen *(European Food Research and Technology. 2000; 210: 263-267)*. Interessant ist jedoch, dass sie von einer anderen Gruppe türkischer Forscher in getrockneten Blättern, die im Frühling geerntet wurden, nachgewiesen werden konnten. In den im Herbst geernteten Blättern konnten diese beiden Diterpene nicht mehr festgestellt werden *(Food Chemistry. 2007; 101 (4): 1457-1464)*.

Mögliche Gefahren bei der Anwendung

Achtung! In der Schwangerschaft darf Rosmarin nicht zu therapeutischen Zwecken angewandt werden. Da er Kampfer enthält, gilt bei seinem Verzehr besondere Vorsicht. Bei Babys kann ätherisches Rosmarinöl eine respiratorische Depression verursachen, die sogar zum Tod führen kann, wenn das Öl direkt in die Nase gelangt oder zu nahe an der Nase auf die Haut aufgetragen wird *(Ärztezeitschrift für Naturheilverfahren. 2002; 43: 253-254)*.

Ganz allgemein gilt, dass ätherische Öle mit Cineol nicht bei Kindern unter 6 Jahren angewandt werden dürfen; auch nicht in Duftlampen!

Die maximale Konzentration des ätherischen Öls für die Anwendung auf der Haut beträgt 16,5 % für den Chemotyp Kampfer, 22 % für den Chemotyp α-Pinen und 6,5 % für den Chemotyp Verbenon.

Menschen mit hohem Blutdruck und Epilepsie-Patienten wird von der Anwendung abgeraten. Die Einnahme von zu hohen Dosen kann eine Entzündung der Magen- und Darmschleimhaut, aber auch eine Entzündung der Nieren mit unterschiedlichen Symptomen wie verringerter Harnmenge sowie Blut und Eiweiß im Urin hervorrufen. Aus diesem Grund darf das ätherische Rosmarinöl ohne ärztliche Überwachung NICHT EINGENOMMEN WERDEN!

Rosmarin kann die Blutgerinnung verschlechtern. Daher sollten Sie sich von einem Arzt beraten lassen, wenn Sie gleichzeitig blutverdünnende Arzneimittel oder Aspirin® und ähnliche Medikamente einnehmen. Rosmarin kann auch die Funktion von ACE-Hemmern beeinträchtigen, die bei Herzschwäche eingesetzt werden. Er kann die Wirkung von Diabetes-Medikamenten einschränken, denn er beeinflusst den Blutzuckerspiegel.

Das gilt natürlich für hohe Konzentrationen, die vor allem bei der Anwendung von ätherischem Öl erreicht werden. Bei der normalen Verwendung von Rosmarin als Gewürz oder Tee, in Wein und Ähnlichem, ist die Höchstmenge beinahe unmöglich erreichbar, das wird schon durch seinen starken Geschmack verhindert.

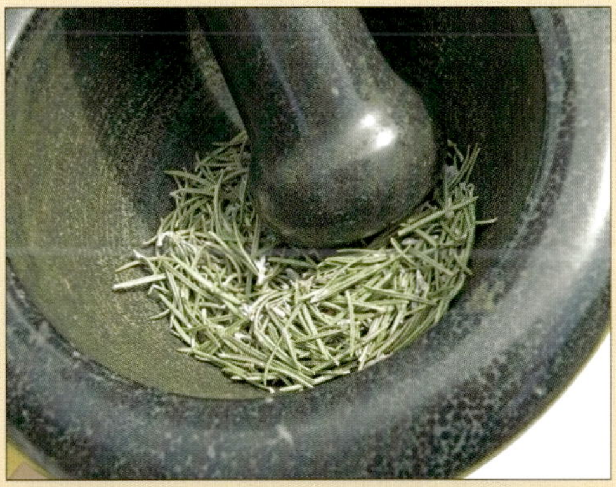

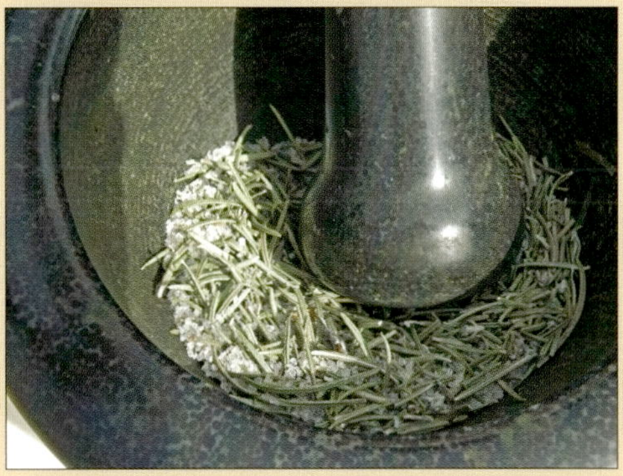

Streifen Sie getrocknete Rosmarinzweige ab und zerkleinern Sie sie im Mörser. Geben Sie Himalaya-Salz oder Salzblüte hinzu und reiben Sie die Mischung, bis die einzelnen Zweige noch 1-2 mm groß sind. Das Gewürz kann in einer Glasflasche aufbewahrt und anstelle von Salz in allen fetten Speisen und Gerichten, die uns oft ermüden, verwendet werden.

Verwendung in der Küche

Der herbe Duft und der pfeffrig-harzige Geschmack mit einem Hauch von Kampfer sind das Synonym für *la dolce vita*. Rosmarin ist charakteristisch für zahlreiche mediterrane Gerichte. Die grünen Blätter in Form von Nadeln verbessern den Geschmack italienischer Gemüsespeisen und Gerichte mit Tomaten, in denen außerdem noch viel Olivenöl verwendet wird. Unabhängig davon, ob das Essen im mediterranen Stil oder klassisch zubereitet wird, dürfen die Rosmarinzweige in fetten und eiweißreichen Gerichten nicht fehlen. Hervorragend schmeckt er auch mit gebratenen Kartoffeln. Dadurch wird nicht nur der Geschmack verbessert, denn Rosmarin verleiht den Kartoffeln, die kalte Stärke enthalten, auch Wärme und gleicht damit ihre Energie aus. Mit den Zweigen kann man auch Essig und Olivenöl veredeln. Selbstgebackenes Brot mit Rosmarin, dazu eine Tasse des besten Olivenöls und ein Glas Wein; das reicht schon für einen perfekten Abend.

Beim Trocknen verstärken sich die Gerbstoffe, so dass getrockneter Rosmarin herber und armomatischer schmeckt als der frische. Die frischen, länglichen Blätter sind weich und biegsam, die getrockneten werden ganz hart. Das Gewürz sollte daher vor der Anwendung von Hand oder im Mörser zerkleinert werden. Die frischen Blätter werden ganz klein gehackt. Wer die oft harten Blätter nicht im Essen haben möchte, kann einen ganzen Zweig mit dem Essen kochen und dann vor dem Servieren entfernen.

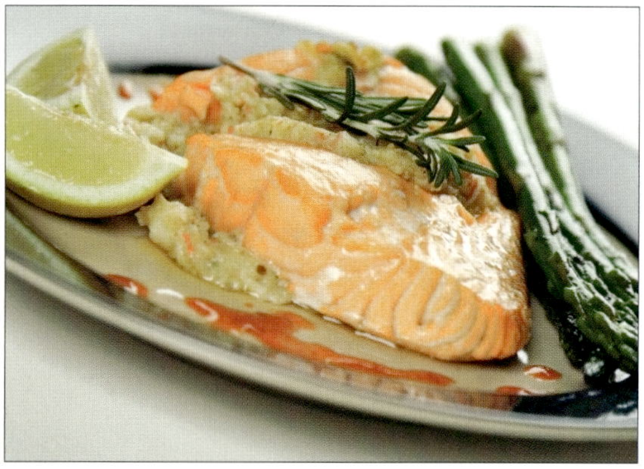

Dank Rosmarin wird fetter Fisch viel leichter verdaulich. Er neutralisiert eventuelle Giftstoffe, die in Fisch immer öfter vorkommen, weshalb seine Anwendung aus gesundheitlichen Gründen eine noch größere Bedeutung gewinnt.

Rosmarin darf nicht zu lange gekocht werden, denn sonst wird er bitter. Man gibt ihn erst am Ende der Kochzeit zu den Speisen; die letzten fünf Minuten reichen aus.

Mit Rosmarin kann auch Rotwein sehr gut aromatisiert werden. Geben Sie ein kleines Zweigbüschel in einen Liter Wein und schauen Sie in einer Woche nach, was passiert ist. Solch ein Wein galt früher als ausgezeichnete Stärkung für den Körper. Natürlich nur ein Glas pro Tag!

Wenn Sie die Verzehrmenge von Rosmarin erhöhen möchten, können Sie das mit einem Tee aus 4 g der Blätter machen, der als 15-minütiger Aufguss zubereitet wird. Von dem Rosmarintee können Sie insgesamt bis zu einem halben Liter pro Tag trinken. Am besten nehmen Sie ihn vor den Mahlzeiten ein.

Passt gut zu ...

Sein sonniger und fröhlicher Charakter wird noch verstärkt, wenn er mit Ingwer, Knoblauch, Lavendel, Orangen- oder Zitronenschale oder Zimt kombiniert wird. Er passt gut zu Bohnenkraut, Kurkuma, Liebstöckel, Minze, Oregano, Petersilie, Salbei und Thymian.

Leiden Sie an einem zu niedrigen Blutdruck, können Sie sich ein Kräutersalz mit einem hohen Anteil an Rosmarin herstellen. Zerreiben Sie dazu die getrockneten Zweige im Mörser und vermischen Sie sie mit Salz, das seine Oxidation verhindert und das Aroma aufnimmt. Mit diesem Salz würzt man Kartoffeln, Pilze, Tomatengerichte und ähnliche Speisen. Nach einem solchen Essen ist man wesentlich weniger müde.

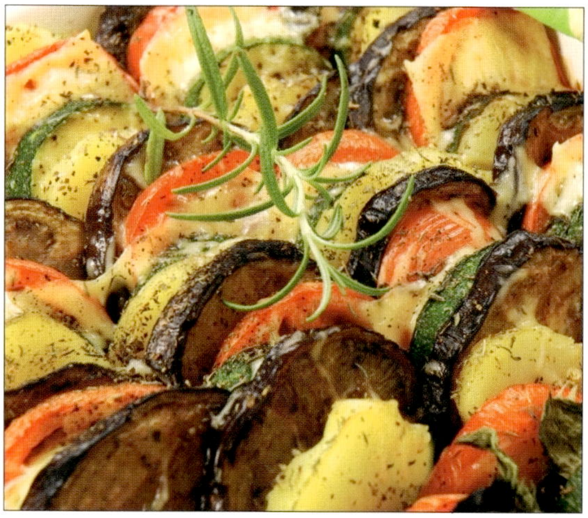

Auch Gemüse ist teilweise schwer verdaulich. Vor allem bei fetten, gratinierten Speisen sorgt ein Zweig Rosmarin für eine leichtere Verdaulichkeit und weniger Müdigkeit nach dem Essen.

Natürlich sollte es aber auch nicht zu viel des Guten sein. In größeren Mengen kann Rosmarin die Nieren reizen. Bei hohem Blutdruck sollten Sie zur Behandlung der angegebenen Beschwerden lieber ein anderes Gewürz oder eine andere Heilpflanze auswählen, die besser geeignet ist.

Anbau

Rosmarin ist eine Pflanze, die Vormittagssonne liebt. Am liebsten ist ihr ein Standort, an dem sie den Sonnenaufgang begrüßen kann. Natürlich mag sie kalkhaltige und gut abfließende Böden. Sie benötigt nicht viel, nur Licht und Wärme.

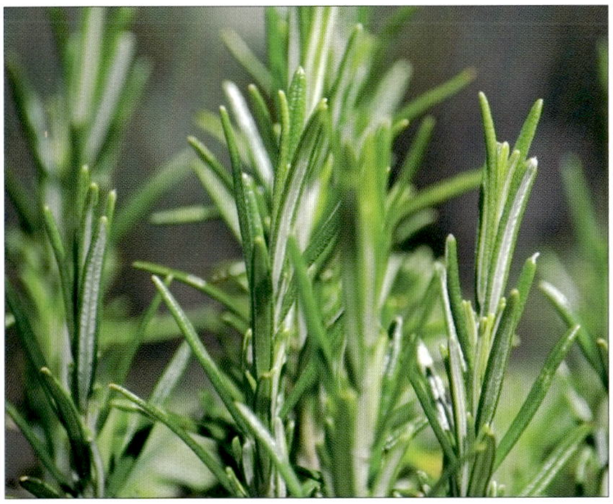

Wenn Sie in einer Region mit milden Wintern und viel Sonne leben, fühlt sich der Rosmarin wohl bei Ihnen. Wenn nicht, haben Sie zwei Möglichkeiten: Stellen Sie die Pflanze über den Winter in einen geschützten Raum oder pflanzen Sie jeden Frühling einen neuen Setzling in den Garten, der Ihnen die nötige Menge an frischen Zweigen liefert. Möchten Sie eine größere Menge Rosmarin trocknen, könnte es sich lohnen, ihn an seinem ursprünglichen Standort an die Mittelmeerküste zu ernten. Nichts ist mit dem Rosmarin zu vergleichen, der sich selbst seine Stelle zum Wachsen und Gedeihen im Sonnenbad aussuchen konnte.

Am besten sammeln Sie ihn im Frühling oder im frühen Sommer (wenn er ausreichend stark ist, aber noch nicht zu sehr von der Sonne versengt wurde). Wählen Sie dazu einen Blütentag (denn wichtig ist vor allem ein hoher Gehalt an ätherischem Öl). Die geschnittenen Zweige sollten an einer luftigen Stelle getrocknet, später abgestreift und dann in geschlossenen Gläsern aufbewahrt werden.

Einkauf

Im Handel ist getrockneter Rosmarin erhältlich, der normalerweise nicht die Qualität des selbst geernteten und getrockneten Gewürzes aufweist. Beim Rosmarin in den Geschäften gibt es keine wesentlichen Qualitätsunterschiede.

Schwieriger ist der Kauf des ätherischen Öls, denn es ist sehr oft gefälscht. In die kommerziellen Produkte wird oft das synthetisch gewonnene 1,8-Cineol und/oder Kampfer gegeben. Wenn Sie wirklich authentisches und wirksames Öl kaufen möchten, müssen Sie direkt zu einem Hersteller gehen oder zertifiziertes ätherisches Öl wählen.

SALBEI

Salvia officinalis L.

Die gelehrten Köpfe der ersten medizinischen Universität in Europa weckten mit ihrer Frage, wie es möglich ist, dass Menschen, die Salbei im Garten haben, überhaupt sterben, unser Interesse an den Geheimnissen des Salbeis. Offensichtlich wissen wir nicht alles über diese Pflanze, obwohl sie möglicherweise schon in unserem Garten wächst. Vielleicht ist es dann gar nicht mehr weit bis zur Unsterblichkeit?

Die Geschichte der Verwendung von Salbei

Die Gelehrten, Kräuterkundigen und Heiler in verschiedenen Teilen der Erde hatten zu unterschiedlichen Zeiten eine auffallend ähnliche Meinung über den Salbei. Man sah in ihm eine Pflanze, die das Leben verlängert und den Alterungsprozess verlangsamt. Einige bezeichneten ihn kühn sogar als Kraut, das die Geheimnisse der Unsterblichkeit in sich trägt.

Schon sein Name offenbart seine heilende Wirkung in einem breiten Anwendungsspektrum. Das lateinische Wort *salvare* bedeutet gesund werden bzw. heilen.

Salbei stammt aus dem östlichen Mittelmeerraum, aber man kannte ihn bereits im Altertum auch in Persien und China. Schon die Ägypter und die antiken Griechen und Römer kultivierten diese Pflanze. Alle wichtigen Naturwissenschaftler und andere Gelehrte dieser Zeit konnten ihn nicht

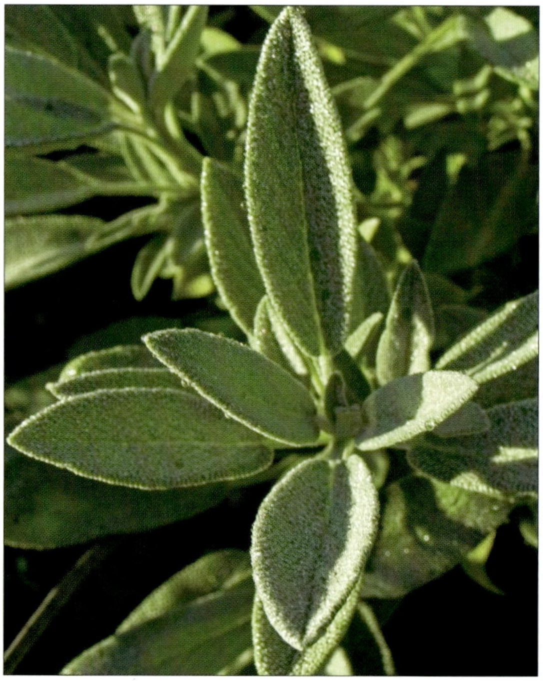

genug loben. Auch die keltischen Druiden waren von der Wirksamkeit des Salbeis überzeugt.

Die Volksüberlieferung besagt, dass man

versuchte, mit dieser Pflanze Tote wieder zum Leben zu erwecken.

Sein Ruhm war auch im Mittelalter ungebrochen. Er war neben Weinraute, Heil-Ziest und Wegerich das wichtigste Kraut dieser Epoche. Karl der Große verordnete, den Salbei in allen Klostergärten anzubauen. Über Salbei und seine Anwendung schrieb man damals sogar ein Buch, das 400 Seiten umfasste. Stellen Sie sich einmal eine 400-seitige Gebrauchsanweisung für eine einzige Pflanze vor! Vergleichen Sie das dann mit den modernen Instant-Büchern, wo einer Pflanze gewöhnlich nicht mehr als zwei Seiten gewidmet werden. Der Unterschied besteht darin, dass man Pflanzen früher wirklich kannte und zu nutzen wusste. Heute gibt es Regale voller schöner Bücher, aber über das Wesentliche und die tatsächliche Verwendungsweise der einzelnen Pflanzen weiß man nur sehr wenig.

In der britischen Teekultur stand bis zum 16. Jahrhundert vor allem der Salbei im Mittelpunkt. Damals war eine Kiste Salbeitee dreimal mehr wert als chinesischer oder indischer Tee. Das Marketing wendete das Blatt. Anstelle des regelmäßigen Genusses von Salbeitee, der die Vitalität stärkt, trinkt man heute vor allem Kaffee und koffeinhaltige Tees, welche die Vitalität von Tag zu Tag ein bisschen mindern.

Was ist Salbei?

Salbei gehört zur Familie der Lippenblütler, die 7500 Arten umfasst. Die Gattung Salbei (*salvia*) zählt rund 1000 Arten. In der Vergangenheit wurden viele davon verwendet, aber in letzter Zeit geraten sie immer mehr in Vergessenheit. So wachsen auf unseren Wiesen der Muskatellersalbei (*Salvia sclarea* L.) und der Wiesensalbei (*Salvia pratensis* L.). Beide wurden früher als Heilpflanzen verwendet und ihre Heilkraft war überaus geschätzt.

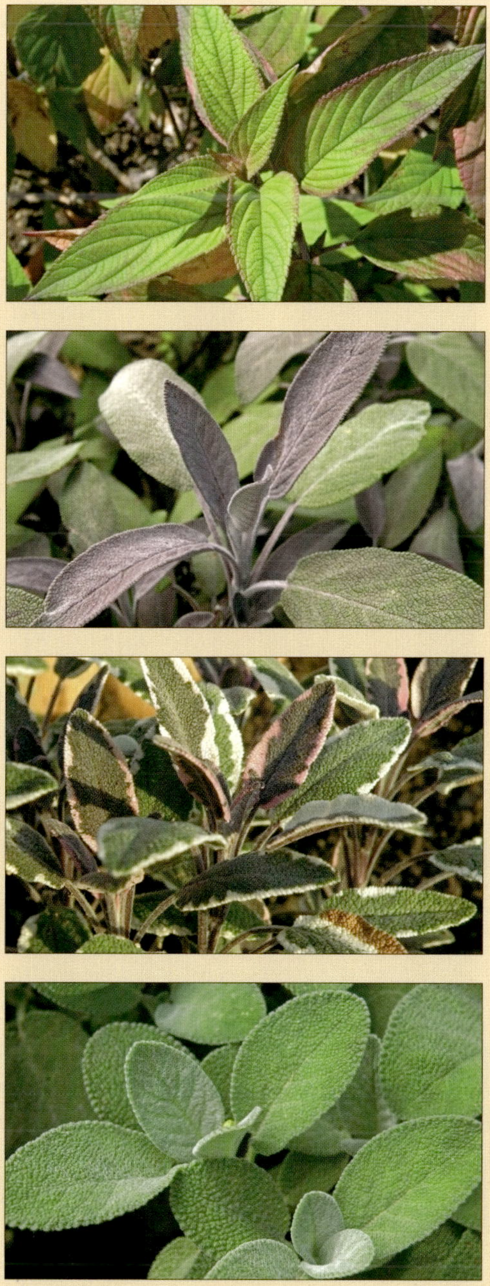

Es gibt viele Salbeiarten. Die bunten Arten haben gewöhnlich einen eher milden Geschmack. Aber alle sind genießbar (wenn sie in sauberem Boden wachsen).

Was steckt im Salbei?

Salbei hat ein charakteristisches, intensives, balsamisches Aroma, das durch die Zusammenwirkung der einzelnen Inhaltstoffe des Salbeis entsteht.

Salbei enthält bis zu 2,5 % ätherisches Öl, das unter anderem Thujon, Cineol, Borneol, Kampfer, Pinen, Salven und Linalool enthält. Der Thujongehalt beträgt 40-60 %, Cineol ist zu 15 % und Borneol zu 10 % enthalten. Salbei besteht auch aus Gerb- und Bitterstoffen, Bioflavonoiden und Steroiden.

Für die warme, balsamische Note sorgen Thujon und Salven, die aromatisch holzige Note kommt vom Pinen und für den erfrischenden Hauch von Eukalyptus sorgen Kampfer und Borneol. Neben der Art *Salvia officinalis* wird oft der Lavendelblättrige Salbei (*Salvia lavandulifolia* L.) verwendet, der kein Thujon enthält.

Boden, Wärme und Sonnenlicht beeinflussen wie auch bei anderen aromatischen Pflanzen die Kraft und die Zusammensetzung des ätherischen Öls.

Die Wirkung von Salbei ...

Eine Kräuterkunde ohne Salbei wäre unvorstellbar. Die samtigen Blätter wirken auf vielerlei Weise, wovon schon die Herkunft seines Namens *salvare* zeugt, der heilen, bewahren und retten bedeutet.

... bei Entzündungen

Salbei bzw. die Wirkstoffe des ätherischen Öls bekämpfen Bakterien, Viren und Pilze. Er ist ein gutes Desinfektionsmittel (wirkt antiseptisch), weshalb er beim Gurgeln oder in Form von Umschlägen Entzündungen hemmt.

Er wird auch bei Halsentzündungen sowie Magen- und Darmentzündungen verwendet.

... auf die Atemwege

Salbei hilft umfassend, Erkrankungen der Atemwege zu bekämpfen. Durch Gurgeln wird die Mundhöhle desinfiziert und bei innerlicher Anwendung (Trinken) wird die Entstehung von Speichel gehemmt. Gurgeln sollte man mit lauwarmem Tee, der als Aufguss zubereitet wird.

... als Adstringens

In der Volksmedizin ist Salbei schon seit jeher für seine antiseptische, zusammenziehende (adstringierende) und tonisierende Wirkung bekannt. In der Praxis heißt das, dass er zusammenziehende und schließende Eigenschaften hat, die bei zu starken Menstruationen, übermäßigem Schwitzen und erhöhter Speichelproduktion hilfreich sind. In all diesen Fällen vermindert Salbei die Ausscheidung. Das bedeutet, dass er Blutungen stillt (z. B. am Zahnfleisch) und bei Blutergüssen, zu großem Blutverlust bei Frauen, Husten und Niesen sowie bei weißem Ausfluss und Durchfall eingesetzt werden kann.

... bei Frauenbeschwerden

Salbei aktiviert den Blutkreislauf und unterstützt die Funktion des Nervensystems. Er hat einen überaus positiven Einfluss auf die weiblichen Geschlechtsorgane, denn er stärkt die Gebärmutter und regelt die Menstruation. Dieses Kraut ist eine der Pflanzen, die das Hormon Östrogen imitieren. Es hilft Frauen, die hellrote Blutungen haben und an Bauchkrämpfen leiden. Auch bei einer frühzeitigen Menstruation ist es sehr hilfreich. Salbei kann auch von stillenden Müttern verwendet werden, die den Milchfluss stoppen möchten. Er hilft bei Beschwerden in den Wechseljahren, denn die samtigen Blätter regen die Östrogenbildung an. Außerdem ist er ein effektives Mittel bei Hitzewallungen in der Menopause. Die Blätter vermindern nächtliches Schwitzen, helfen bei feuchten Händen und Füßen und fördern den

Eintritt der Menstruation. Salbei erhält die Vitalität der Geschlechtsorgane und verhindert ein zu frühes Eintreten der Wechseljahre.

... auf die Verdauung

Die Bitter- und Gerbstoffe des Salbeis unterstützen die Funktion der Gallenblase und der Leber und regen den Fettstoffwechsel an. Aus diesem Grund sind fette Speisen mit Salbei leichter verdaulich.

... auf den Urogenitaltrakt

Salbei lindert unmittelbar Beschwerden beim Harnlassen. Er hilft bei Harnstau und ebenso bei unfreiwilligem Harnabgang. Beide Prozesse sind mit dem Nierenpotential verbunden und offensichtlich kann Salbei dieses Potential erfolgreich revitalisieren, so dass die Nieren besser arbeiten und gleichzeitig die Schließmuskeln besser kontrolliert werden können.

... auf den Schlaf

Hildegard von Bingen empfahl den Salbei bei Schlaflosigkeit. Die frischen Salbeiblätter werden dazu mit Wein benetzt und auf das Herz und um den Hals gelegt. Dadurch beruhigt sich der Herzschlag und die Schilddrüse entspannt sich, wodurch man einschläft. Im Winter, wenn es keinen frischen Salbei gibt, kann man auch getrockneten verwenden, der zerkleinert, mit Wein beträufelt und dann mit einem Verband an den angegebenen Stellen fixiert wird. Salbei senkt Fieber und verhindert unangenehmes Schwitzen in der Nacht. Vielleicht verhilft auch seine leicht antidepressive Wirkung zu einem besseren Schlaf.

... in anderen Bereichen

Salbei ist überdies auch ein starkes Antioxidans, weshalb er Bestandteil vieler Ernährungspläne bei der natürlichen Behandlung von Krebs ist. Rudolf Breuß beschäftigte sich eingehend mit dem Salbei und berichtet, dass er „nach drei Minuten in siedendem Wasser ein Ferment freisetzt, das für alle Drüsen, das Rückenmark und die Bandscheiben lebenswichtig ist".

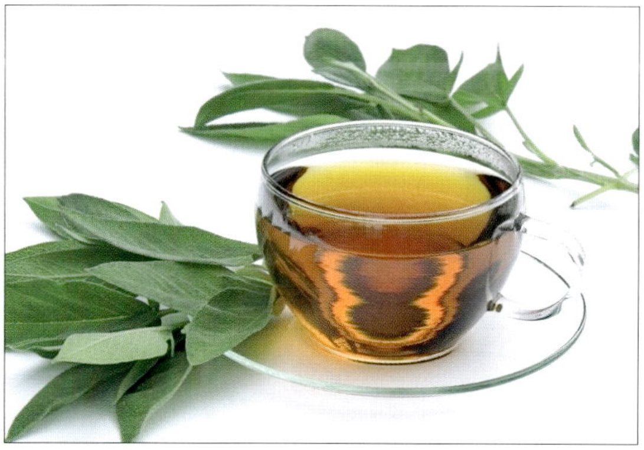

Breuß war der Meinung, dass Salbeitee bei der Behandlung von Krebs eine wichtige Rolle spielt. Er empfahl, die Blätter drei Minuten lang leicht sieden zu lassen und den Tee dann abzugießen. Auf diese Weise ist er am gesündesten.

Fast ein ganzes Jahrtausend vor ihm schätzte Hildegard von Bingen den Salbei als vielfältig einsetzbares Heilmittel. Sie empfahl ihn gegen „schlechte Säfte", womit man damals den Zustand von Blut, Lymphe und anderen Körperflüssigkeiten beschrieb: „Nimm Salbei, mahle ihn zu Pulver und iss das Pulver dann mit Brot. Das vermindert die schlechten Säfte in dir." Außerdem benutzte sie dieses Kraut bei üblem Mundgeruch und Lähmungserscheinungen. Im Fall von Mundgeruch riet sie zu Salbei, der in Wein gekocht wurde.

Energetische Wirkung

Auch in der TCM wird Salbei als Heilkraut verwendet. Seine thermische Wirkung ist kalt und man schreibt ihm die Organe Lunge und Magen zu. Salbei hilft dabei, feuchte Kälte aus Blase und Milz sowie Feuchtigkeit aus der Lunge zu vertreiben. Er wird bei Lungenkrankheiten, dem

Prämenstruellen Syndrom (PMS) und schmerzhaften Monatsblutungen eingesetzt. Getrockneter Salbei wird dem Element Metall und frischer Salbei dem Element Feuer zugeordnet.

In der Ayurveda-Medizin wirkt er leicht erwärmend, er stärkt *Pitta* und mindert *Vata* und insbesondere *Kapha*. Seine grundlegende Eigenschaft ist „Leichtigkeit", sein Geschmack ist „scharf, bitter und herb".

Was sagt die moderne Wissenschaft?

Entzündungshemmende Wirkung

Salbei schützt als eine der besten Antioxidantien-Quellen vor einer Lipidperoxidation, die Entzündungen hervorruft. In einer wissenschaftlichen Untersuchung der Biotechnischen Fakultät in Ljubljana in Slowenien fand man heraus, dass hauptsächlich die triterpene Ursolsäure für die entzündungshemmende Wirkung verantwortlich ist. Diese Säure ist im submediterranen Gebiet Sloweniens das am häufigsten vertretene Antioxidans des Salbeis. Sie hemmt das Enzym Cyclooxygenase (COX), das für eine beschleunigte Ausschüttung von Prostaglandinen, den Verursachern von Entzündungen und Schmerzen, verantwortlich ist. Die Untersuchung beweist auch, dass die entzündungshemmende Wirkung der Ursolsäure des Salbeis zweimal stärker als das synthetische nichtsteroidale entzündungshemmende Medikament Indometacin wirkt *(Journal of Ethnopharmacology. 2001; 75 (23): 125-132)*.

Neben der Urolsäure findet man im Salbei noch mindestens siebzehn andere antioxidative Verbindungen. So stellten portugiesische Forscher fest, dass Rosmarinsäure und Carnosol die wichtigsten Antioxidantien im Salbei sind *(Plant Science. 2002; 162 (6): 981-987)*.

Wirkung auf Mikroorganismen

Der Tee aus Blüten, Blättern und Wurzeln des Salbeis wirkt wie auch sein ätherisches Öl antiseptisch, antibakteriell, fungizid und sogar antiviral. Verschiedene *in-vitro*-Studien berichten, dass Salbei die für den Menschen gefährlichsten Pathogene wie Streptokokken und Corynebakterien, *Staphylococcus aureus*, *Streptococcus pneumoniae*, *Streptococcus albus* sowie Salmonellen bekämpft. Die Oleanolsäure hemmt den HIV-Virus *(Food Science and Technology Research. 2000; 6 (3): 216-220)*.

Wirkung auf das Gehirn

Mehrere Forschergruppen aus verschiedenen Teilen der Welt berichten, dass Salbei ein wirksames natürliches Heilmittel bei Demenz und der Alzheimer-Krankheit ist. Salbei ist dabei effektiver als Rosmarin. Auch auf Cholinesterasen wirkt er hemmend. Eine ähnliche Wirkung auf die Acetylcholinesterase hat ein offiziell anerkanntes Medikament gegen die Alzheimer-Krankheit. In einer iranischen randomisierten und mit einem Placebo kontrollierten Studie fand man heraus, dass genau dieser Prozess eine bessere Stimmung und eine geringere Anzahl ablehnender Zustände bei Personen mit der Alzheimer-Krankheit zur Folge hat *(Journal of Clinical Pharmacology and Therapeutics. 2003; 28 (1): 53-9)*.

In einer australischen randomisierten Doppelblindstudie, die mit einem Placebo kontrolliert und an 20 Personen im Alter von mehr als 65 Jahren durchgeführt wurde, stellte man schon nach einer 7-tägigen Einnahme eines standardisierten Salbei-Auszugs (333 mg) eine deutlich erhöhte Gedächtnisleistung und eine Verbesserung der kognitiven Eigenschaften fest *(Psychopharmacology. 2008; 198 (1): 127-139)*.

In einer mit einem Placebo kontrollierten, doppelblinden Crossover-Studie konnten britische Forscher an den 30 teilnehmenden gesunden Personen nachweisen, dass geringe Dosen eines

Auszugs aus getrockneten Salbeiblättern (300 und 600 mg) Angststörungen verringern, höhere Dosen hingegen die Wachsamkeit steigern, beruhigen und zu einer größeren Zufriedenheit führen. Bei diesem Versuch zeigte sich, dass die Inhibition von Butyrylcholinesterase höher ist als die Inhibition der Acetylcholinesterase *(Neuropsychopharmacology. 2006; 31 (4): 845-852)*.

Es gibt noch eine weitere interessante Tatsache über den Salbei, von der erst kürzlich argentinische Wissenschaftler berichteten. Im Salbei fand man das Schlafhormon Melatonin, das unseren Tag-Nacht-Rhythmus steuert und zahlreiche positive Auswirkungen auf die Gesundheit hat. Melatonin konnte in derselben Untersuchung auch in Rot- und Weißwein sowie in Traubenschalen nachgewiesen werden *(Electrophoresis. 2010; 31 (13): 2242-2248)*. (Offensichtlich hatte Hildegard ein Gespür für die Verbindung von Wein und Salbei mit den Hormonen, als sie dieses Heilmittel gegen Schlaflosigkeit empfahl.)

Wirkung bei Frauenleiden

Das Unternehmen Bioforce, welches das Lebenswerk des Naturheilkunde-Pioniers Alfred Vogel fortsetzt, veröffentlichte eine neue Studie, die gleichzeitig die erste ihrer Art ist, über die Wirkungsweise von Salbei auf Frauen in den Wechseljahren, die unter Hitzewallungen leiden. Die klinische Studie umfasste 70 Patientinnen im Klimakterium in acht verschiedenen medizinischen Zentren der Schweiz. Nach einer vierwöchigen, täglichen Einnahme einer Tablette aus frischen Salbeiblättern gingen die Hitzewallungen um die Hälfte zurück, nach sechs Wochen um 64 % und nach acht Wochen waren sie vollkommen verschwunden (*Advances in Therapy. 2011*; 28 (6): 490-500).

Wirkung bei Krebserkrankungen

Salbei wirkt auch antimutagen und tumorbekämpfend. In einer *in-vitro*-Untersuchung konnten slowakische Forscher nachweisen, dass das Diterpenoid Chinon in den Wurzeln des Salbeis, das auch in den Salbeiblättern vorkommt, stark zytotoxisch auf menschliche Leukämie- und Leberkrebszellen wirkt *(Basic Clinical Pharmacology and Toxicology. 2004; 94 (6): 282-290)*.

Iranische Wissenschaftler zeigten in *in-vitro*- und *ex-vivo*-Untersuchungen, dass Salbei das Wachstum von Blutgefäßen durch Sprossungs- oder Spaltungsvorgänge (Angiogenese) beeinflusst. Es handelt sich dabei um einen Schlüsselprozess, der die Bildung von Gefäßen auslöst. Dadurch erhält der Gefäßtumor alle notwendigen Stoffe für sein Wachstum aus dem Blut und kann Metastasen bilden, was ein Voranschreiten der Krebserkrankung zur Folge hat. Ein alkoholischer Salbeiauszug kann diesen Prozess hemmen. Daher wird er bei Krebs präventiv und kurativ eingesetzt *(Phytotherapy Research. 2010; 24 (10): 1526-1531)*. Damit bestätigten die Untersuchungen auch die Behauptungen von Rudolf Breuß, der davon ausging, dass Salbei die wichtigste Pflanze zur Vorbeugung und Behandlung von Krebs ist.

Wirkung auf die Verdauung

Salbei verbessert die Verdauung, denn er löst Krämpfe der glatten Muskeln und reguliert auch den Schließmuskel der Gallenblase am Ausgang zum Zwölffingerdarm. Mehrere Untersuchungen an Tieren bestätigen auch die hypoglykämische Wirkung des alkoholischen Salbeiauszugs. Wahrscheinlich sind die Diterpene im Salbei für die Senkung des Blutzuckers bei Diabetes-Patienten verantwortlich. Das ätherische Salbeiöl hat jedoch keine senkende Wirkung auf den Glucosegehalt des Bluts (*Journal of Ethnopharmacology. 2010; 132 (1): 127-133* sowie *Journal of Ethnopharmacology. 2005; 100 (3): 310-313*).

Eine Studie iranischer Wissenschaftler beweist die antihyperlipidemische Wirkung des Salbeis.

In dieser randomisierten, mit einem Placebo kontrollierten Doppelblindstudie verabreichte man 67 Patienten mit stark erhöhtem Cholesterinspiegel einen Auszug aus Salbeiblättern (500 mg Kapseln alle 8 Stunden über zwei Monate). Das Gesamtcholesterin, die Triglyceride und die LDL- und VLDL-Werte sanken wesentlich, wobei sich der HDL-Wert erhöhte. Die Wissenschaftler betonten, dass Salbei eine gute Alternative für die konventionelle Behandlung mit Medikamenten ist, die eine eingeschränkte Wirksamkeit zeigen und zahlreiche Nebenwirkungen haben, und dass er die Gefahr der Entstehung von Herz-Kreislauf- und Gehirngefäßkrankheiten deutlich senkt *(Phytotherapy Research. 2011; 21506190).*

Mögliche Gefahren bei der Anwendung

Salbei ist keine Pflanze für jeden Tag, aber ein paar Mal pro Woche kann man mit ihr Geist und Körper erfreuen.

Bei einer längeren Einnahme von mehr als 15 g der Blätter pro Tag kann es zu einem Trockenheitsgefühl im Mund, Schwitzen, Hitzewallungen und beschleunigtem Herzschlag kommen.

Das ätherische Öl des Salbeis ist überaus giftig und kann schon in sehr geringen Mengen zum Tod führen. Als toxisch gilt eine Dosis von 2 g, aber in der Literatur finden sich zahlreiche Fälle, in denen schon bei niedrigeren Dosen ernsthafte Gesundheitsproblem eintraten.

Der Aromatherapeut Tisserand beschreibt in seinem Buch „Essential Oil Safety" den Fall einer 53-jährigen Frau, die nach der Einnahme von 12 Tropfen des ätherischen Salbeiöls für 15 Minuten ins Koma fiel.

Die Kommission E schreibt in ihrer Monografie über den dalmatischen Salbei, dass der Verzehr des ätherischen Öls in der Schwangerschaft kontraindiziert ist und warnt vor einer längeren Anwendung, denn diese kann ernsthafte Schäden verursachen. Als sicher gilt eine Tagesdosis von 100-300 mg *(Blumenthal et al 1998).*

Im Jahr 2009 beschloss die European Medicines Agency, dass der Nutzen der Einnahme des ätherischen Salbeiöls die Risiken dieser Art der Anwendung nicht überwiegt *(European Medicines Ageny, Public statement on Salvia officinalis)*

Insbesondere bei ätherischen Ölen, bei denen die oben angeführten zulässigen Höchstdosen schnell überschritten werden, gilt äußerste Vorsicht. Es kommt nämlich nicht selten vor, dass Personen Tropfen mit Gramm verwechseln, Gramm mit Teelöffeln oder Teelöffel mit Esslöffeln. Tisserand beschreibt unter anderem den Fall einer 44-jährigen Frau, deren Freundin ihr zur Einnahme von 1-5 Tropfen des ätherischen Salbeiöls mit zwei Esslöffeln Schnaps als Heilmittel gegen Asthma riet. Die Frau trank allerdings 2 Esslöffel des ätherischen Öls und stab daran. Vor dem Eintritt des Todes erlitt sie schwere epileptische Anfälle und ein Herzversagen. Die Obduktion zeigte jedoch nur leichte Verletzungen an Magen und Dünndarm. Die Lunge roch stark nach Salbei. Die anderen Organe wiesen keine Zeichen von Beeinträchtigungen auf *(Whitling 1908).*

Schwangere können den Tee trinken und Salbei in Gewürzform verwenden, aber nur für kurze Zeit. Während der Schwangerschaft dürfen alkoholische Auszüge und eine Aromatherapie mit Salbei nicht angewandt werden. Das Thujon im ätherischen Öl des Salbeis ist nämlich ein Abortivum und kann eine Fehlgeburt auslösen.

In der Literatur findet man oft die Frage, ob Salbei als Sud oder als Aufguss eingenommen werden soll. Rudolf Breuß schrieb, dass sich die wertvollen Enzyme nach exakt drei Minuten leichten Siedens freisetzen und dass sich in dieser Zeit auch die schädlichen Inhaltsstoffe des ätherischen Öls verflüchtigen.

Der Apotheker Jože Kukman, der heute das umfassendes Kräuterwissen seines Vorgängers, des kräuterkundigen Mönchs Simon Ašič aus der slowenischen Zisterzienserabtei in Stična, verbreitet, ist der Meinung, dass ein Aufguss als Verzehrform unbedenklich ist, denn man müsste mehr als zehn Liter Tee trinken, damit die Thujonmenge im Tee gefährlich werden könnte.

Vorsichtiger muss man allerdings beim alkoholischen Präparaten vorgehen, denn das Thujon ist alkohollöslich. Das Einlegen von Salbei direkt in Alkohol hat sich nicht bewährt. Richtig wäre es, einen starken Tee zuzubereiten und ihn dann mit Alkohol zu mischen. Das gleiche gilt auch für den Beifuß.

Allgemein gilt, dass therapeutische Präparate aus Salbei umsichtig angewandt werden müssen – nicht in größeren Mengen und nicht zu lange. Weder Salbeiauszüge noch Tee dürfen von Personen mit erhöhtem Blutdruck und von Epileptikern verwendet werden. Auch Diabetes-Patienten müssen bei der Anwendung von Salbeitee vorsichtig sein. Wenn Sie neben dem Salbeitee auch Beruhigungs- oder Schlafmittel einnehmen, kann sich ihre Wirkung noch verstärken.

Verwendung in der Küche

Ein Meisterkoch beschrieb den Charakter des Salbeis einmal sehr treffend: „In der großen Oper der kulinarischen Kunst ist der Salbei eine überaus empfindliche und launische Primadonna. Sie hat am liebsten die ganze Bühne für sich allein." Wenn Sie also ein guter Dirigent sind, der mit Primadonnen richtig umgehen kann, können Sie mit dem Salbei herrliche Kreationen für den Gaumen und für einen gesunden Körper schaffen.

Die vollendetesten Köche im Bezug auf den Salbei sind sicher unsere Nachbarn im Westen.

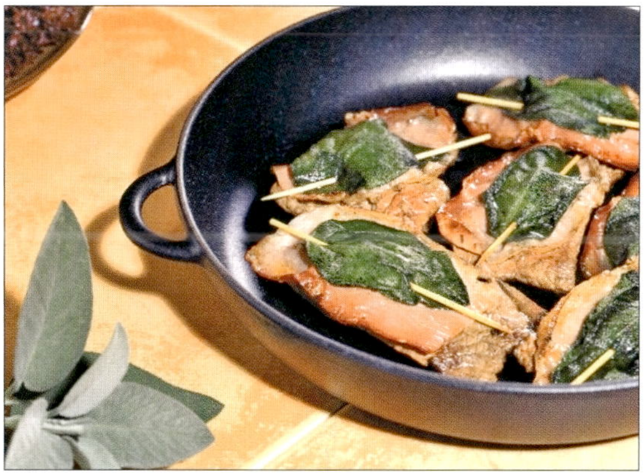

In der traditionellen italienischen Spezialität Saltimbocca ist Salbei das Hauptgewürz. Auf ähnliche Weise aromatisiert er auch Fisch, Zucchini und andere Speisen.

Am häufigsten wird er allerdings in Mittel- und Norditalien verwendet. Berühmte italienische Spezialitäten sind *Saltimbocca alla romana* (dünne Kalbsschnitzel mit Salbei und Schinken) sowie Gnocchi mit Butter und Salbei. Mit diesem Kraut würzt man Spanferkel, Kalbsfleisch, gebratene Leber, Bohnengerichte, Pasta-Saucen und Polenta.

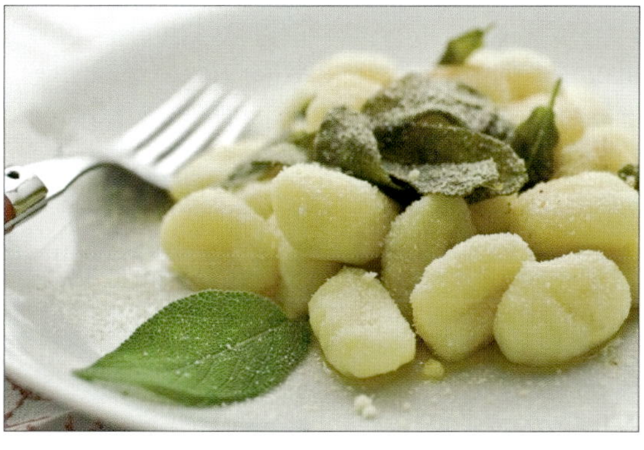

Salbei wird kurz in Butter oder einem anderen Fett angebraten, bis sein Aroma darauf übergeht, und dann gesalzen. So gibt man ihn über Gnocchi, Reis, Kartoffeln oder Nudeln.

Auch in anderen europäischen Ländern ist Salbei ein bekanntes Küchengewürz für alle Speisen, die schwer verdaulich sind. Das sind vor allem fette Fische (z. B. Aal), der Sonntagsbraten (Lamm, Kalb, Schwein, Gans oder Ente), Würste, Innereien und Fleischpasteten. Vielleicht verwenden Vegetarier den Salbei aus diesem Grund nicht als Gewürz. Aber er empfiehlt sich auch für Speisen ohne Fleisch. Schwer verdauliche Lebensmittel wie Auberginen, Kartoffeln und verschiedene Käsesorten sind für die Hilfe des Salbeis sehr dankbar. Das Gleiche gilt für Eintöpfe mit Kürbissen, Gerichte mit Hülsenfrüchten, Tomatensaucen und Polenta.

Ein ausgezeichnetes und köstliches fleischloses Gericht sind Salbeiblätter, die man erst in Mehl wendet und dann in Butter (*Ghee* ist besonders aromatisch) anbrät, bis sie schön knusprig sind. Die Blätter werden dann über Pasta, Reis oder Hirse gestreut.

Passt gut zu …

… Bohnenkraut, Ingwer, Knoblauch, Kümmel, Liebstöckel, Lorbeer, Majoran, Petersilie, Pfeffer, Rosmarin, Sellerie, Thymian, Zitronenschale und Zwiebeln. Allerdings nur unter der Bedingung, dass Sie sehr wenig Salbei verwenden. Bei einer größeren Menge Salbei sollten Sie berücksichtigen, dass diese „Primadonna“ ein ausgeprägter Solist ist.

In der Küche verwendet man am besten frischen Salbei. Die frischen Blätter fühlen sich weich und samtig an. Sie können ganz verwendet oder in dünne Streifen geschnitten werden. Dieses Gewürz wird erst am Ende der Kochzeit zu den Speisen gegeben.

Wenn Ihnen der „klassische“ Salbei zu stark ist, beginnen Sie am besten mit milderen Arten, z. B. mit einem Salbei, der bunte, gelb-grüne Blätter hat.

In getrockneter Form hat Salbei ein stärkeres Aroma; dosieren Sie ihn daher sparsam. Er eignet sich eher für Tees, man gibt ihn aber auch in deftige Eintöpfe, allerdings erst ein paar Minuten vor dem Ende der Kochzeit.

Wenn Sie Salbei im Garten haben, können Sie auch die Blüten verwenden. Sie passen hervorragend zu Salaten und man kann sie auch als Aufguss zubereiten.

Getrockneter Salbei eignet sich bestens zur Reinigung von Räumen. Zünden Sie ihn an und räuchern Sie damit Ihre Zimmer. Man sagt, er vertreibt nicht nur Bakterien und Ungeziefer, sondern reinigt auch energetisch und verbannt alle unerwünschten Entitäten aus dem Haus. Er wird daher auch oft bei Ritualen und Reinigungen nach Feng Shui eingesetzt. Wenn Sie oft in anderen Räumen schlafen (z. B. viel auf Reisen sind), können Sie das Zimmer mit einigen Salbeiblättern räuchern. Sie werden deutlich besser schlafen. Das Gleiche gilt, wenn Sie gebrauchte Gegenstände (Möbel, Matratzen, Kleidung) in den Raum bringen.

Anbau

Salbei stammt ursprünglich aus dem Mittelmeerraum, aber er wird heute fast auf der ganzen Welt angebaut.

Die meisten Arten sind winterhart. Die Pflanze wächst als Strauch bis auf Kniehöhe und hat graugrüne, lederartige Blätter, die 5-9 cm lang werden. Er gedeiht mehrere Jahre lang und wird gewöhnlich nach 4 bis 5 Jahren ausgetauscht, wenn die verholzten Teile zu groß werden. Er blüht von Juni bis August in hellblauer, bläulich-violetter, weißer oder rosa Farbe.

Setzlinge werden ab Mai in lockere, eher trockene Erde gepflanzt. Salbei liebt die Sonne und verträgt keine sauren Böden.

Im Herbst wird der Strauch zurückgeschnitten und mit Zweigen bedeckt, damit die Pflanze vor der Kälte geschützt ist.

Blätter, die getrocknet werden sollen, erntet man an einem Blütentag, denn sie sollen möglichst viel ätherisches Öl enthalten. Am besten schneidet man den Salbei kurz vor der Blüte. Haben Sie einmal den richtigen Zeitpunkt verpasst und die Pflanze blüht schon, ist es gut zu wissen, dass auch die frischen Blüten verwendet werden können. Man gibt sie frisch zu Salaten oder trinkt sie in Form eines Aufgusses, der einen anderen, etwas balsamischeren Geschmack als der Tee aus Salbeiblättern hat. Weil die Blätter so gesund sind und die Blüten nicht nur wunderschön, sondern im Garten auch von praktischem Nutzen sind, weil sie nützliche Insekten anlocken, schadet es nicht, etwas mehr Salbei im Garten anzupflanzen. Ein paar Sträucher für die Ernte der Blätter und ein paar für den Genuss der Blüten.

Die Römer hatten besondere Rituale für die Ernte des Salbeis. Sie war für die Römer eine geweihte Handlung, die sie in besonderen Gewändern, gereinigt und barfuß verrichteten. Interessant ist auch die Tatsache, dass man dabei keine metallischen Hilfsmittel verwendete, denn Eisen ist mit der Natur des Salbeis nicht vereinbar. Wie Sie in diesem Buch schon mehrmals lesen konnten, haben viele der alten Bräuche einen wahren Kern. Man sollte sich dieses Wissen zu Herzen nehmen und den Salbei mit den Händen ernten und die Pflanze möglichst ohne Eisen bearbeiten. (Die biodynamischen Gärtner verwenden Werkzeug aus Kupfer, das die Pflanzen und Mikroorganismen in der Erde viel besser vertragen als Eisen.)

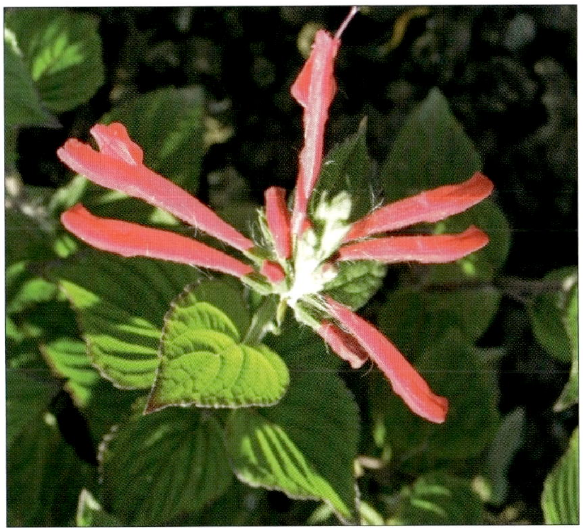

Solange der Ananas-Salbei noch frisch ist, duftet er nach der süßen Südfrucht.

Der Salbeistrauch wird nach der Blüte zurückgeschnitten, damit seine Form erhalten bleibt.

Einkauf

Im Handel gibt es viele Arten und Sorten von Setzlingen. Alle sind genießbar und haben auch heilende Wirkstoffe, jedoch nicht alle im gleichen Maße. Von der Kraft des Salbeis überzeugt man sich am besten, indem man ein Blatt abzupft und zwischen den Fingern reibt.

So wie bei Thymian und Basilikum gibt es immer mehr Kreuzungen mit anderen Aromen.

So riecht der Ananas-Salbei im Garten zwar schön nach der süßen Tropenfrucht, aber diese Eigenschaft verliert sich beim Trocknen und Kochen.

Alle hier erwähnten heilenden und kulinarischen Eigenschaften beziehen sich vor allem auf die klassische Form des Salbeis (schmalblättriger, roter oder ausgebreiteter Salbei). Arten mit goldfarbigen Flecken haben einen milderen Duft und damit weniger Wirkstoffe, sind aber dennoch sehr nützlich, insbesondere, wenn Sie das starke Aroma des klassischen Salbeis stört.

Salbei gibt es selten als Gewürz zu kaufen. Greifen Sie daher zu Tee und verwenden Sie die getrockneten Blätter auch in der Küche.

SELLERIE

Apium graveolens L.

Der botanische Name des Selleries stammt vom keltischen Wort apon, was so viel bedeutet wie Wasser. Von den Spaniern und Portugiesen wird er noch heute so genannt. In allen anderen Ländern (und darin sind sie sich erstaunlich einig) wird diese Pflanze mit der lateinischen Variante des griechischen Worts σέλινον (selinon) bezeichnet, aus dem die Namen celer, celery, celeri, seler, zeller, celler, selleri usw. hervorgingen.

Die Geschichte der Verwendung von Sellerie

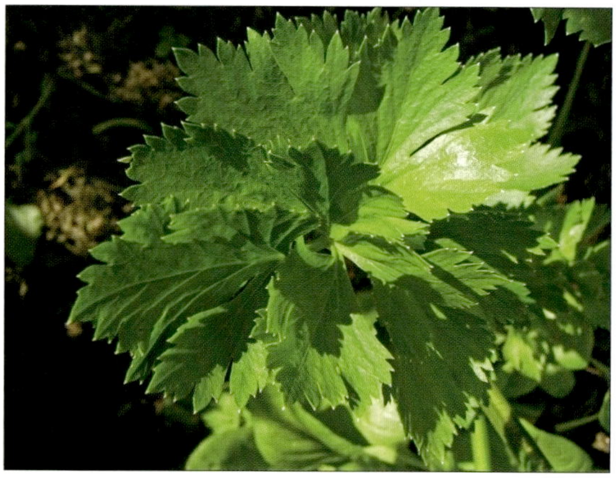

Es gibt nichts Neues unter der Sonne, denn auch Sellerie gehört zu den Gewürz-Pionieren, die schon vor vielen Jahrtausenden bekannt waren. Aufzeichnungen über seine Beliebtheit im alten Ägypten sind schon mehr als 3000 Jahre alt und entsprechende Quellen aus der traditionellen chinesischen Medizin werden über 2500 Jahre zurück datiert.

Felder mit wildwachsendem Sellerie (die wir uns heute nicht einmal mehr vorstellen können) wurden schon in Homers Ilias und Odyssee beschrieben.

Wie schon erwähnt, stammt die botanische Bezeichnung des Selleries vom keltischen Wort *apon*, das „Wasser" bedeutet. Die Kelten wussten sehr gut, dass Wasser Leben ist und dass die Qualität des Wassers im Körper einen großen Einfluss auf unser Leben ausübt. Auch anderen alten Völkern war bekannt, dass Sellerie eine der wichtigsten Pflanzen zur Reinigung der Nieren und zur Abführung von überflüssigem Wasser aus dem Körper ist. Man verwendete ihn bei Nieren- und Blasenentzündungen, reinigte Nierengrieß mit ihm und linderte Menstruationsbeschwerden.

Sellerie gilt schon seit jeher als Aphrodisiakum und auch alle traditionellen Medizinrichtungen bestätigen diese Wirkung. In der Heilkunde schätzt man die Eigenschaft der Pflanze, die essentielle

Körperenergie (die in den Nieren gespeichert wird) zu steigern und die Geschlechtsfunktionen positiv zu beeinflussen.

Weniger bekannt ist, warum diese Pflanze bei Totenzeremonien verwendet wurde. Bei den Griechen und Römern fand man zahlreiche Gräber, die mit Sellerieblättern geschmückt waren. Die Legende besagt, dass dieser Brauch auf folgenden tragischen Vorfall zurückzuführen ist: Der Sohn des Nemëischen Königs wurde in der Zeit des antiken Griechenlands von einer Schlange gebissen, die sich in einem Selleriestrauch versteckt hatte. Von da an trug man die Sellerieblätter als Zeichen der Trauer. Interessant ist allerdings, dass keine Legende erklären kann, warum man den Sellerie später auch in den ägyptischen Grabkammern fand; unter anderem im Grab des Pharaos Tutanchamun, das noch vor der Zeit des antiken Griechenlands angelegt wurde.

Da mir diese Unstimmigkeit keine Ruhe ließ, machte ich mich auf die Suche und fand in sehr aufschlussreichen Schriften, dass der Sellerie aus dem Blut des Vaters der Kabiren gewachsen sein soll. An diesem Punkt wird die Sache interessant. Die Kabiren sollen vor langer Zeit Gottheiten gewesen sein, die man in unterschiedlichen Kulturen antraf. Man verehrte sie als Götter, die aus Flammen bzw. aus einem Vulkan geboren wurden. Alle hohen Götter der indoarischen Rassen stammen aus diesen Reihen. Da sie sich insbesondere auf der griechischen Insel Samothraki (von wo auch der Sellerie stammen soll) in einem Vulkangebiet aufgehalten haben sollen, hatten sie den Ruf, aus der Unterwelt zu kommen. Der Sellerie wurde dadurch zum Symbol für die Verbindung dieser beiden Welten. Ob die Kabiren überlebende Angehörige einer Hochkultur waren, die die Sintflut überlebten und dort, wo sie hinkamen, ihr Wissen hinbrachten und schnell ein mächtiges Königreich begründeten, oder ob es Außerirdische sind bzw. Mischwesen zwischen Erdbewohnern und anderen Rassen waren, bleibt der Fantasie überlassen. Wir wissen, dass die Sellerieblätter ihre Kraft symbolisierten, nur ist uns heute nicht mehr bekannt, warum das so war. Vielleicht gingen die Erklärungen im Laufe der Zeit verloren, aber die Kraft des Selleries steht uns noch immer zur Verfügung, wenn wir sie erkennen und zu nutzen wissen.

Die Legenden können uns einen anderen Weg aufzeigen, denn sie geben uns die Möglichkeit, das, was allein aufgrund von Fakten nicht rekonstruiert werden kann, auf andere Weise wahrzunehmen. Wenn wir bisher etwas aus den Legenden über die Gewürze gelernt haben, dann die Tatsache, dass es immer einen wahren Kern gibt. Auch die Geschichte von der Schlange ist wahrscheinlich nicht nur ein Zufall. In der Pharmazie wird sie nicht grundlos als Symbol für die Medizin verwendet. Im Osten wird die Lebensenergie Kundalini in Form einer Schlange dargestellt. Das ist eine Energie, die uns antreibt, und der Sellerie ist der Schlüssel zur Befreiung dieser Energie. Indem er das energetische Potential der Nieren anhebt und die Sexualhormone anregt, gibt er uns im wahrsten Sinne des Wortes mehr Leben. Ist diese Energie nicht mehr vorhanden, kommt auch die Zeit des körperlichen Abschieds.

Es ist also nicht verwunderlich, dass diejenigen, die das Geheimnis des menschlichen Energieflusses kannten, auch die Rolle des Selleries verstanden, der zur Anregung dieser Energie beitragen kann.

Was ist Sellerie?

Sellerie gehört zur großen Familie der Doldenblütler (Apiaceae), zu der auch Anis, Dill, Fenchel, Koriander, Kümmel, Liebstöckel und Petersilie gehören. In seiner Wirkung ist er der Petersilie und dem Liebstöckel am ähnlichsten. Die komplette Pflanze ist genießbar. Die Blätter sind ein ausgezeichnetes Gewürz, die Stängel werden roh, gebraten oder gedämpft als Gemüse gegessen und die Knolle ist eine wahre Köstlichkeit, die man im Winter als Gemüse verwendet. Die Samen haben die meiste Kraft, sind am salzigsten und gleichzeitig sind sie auch der aromatischste Teil der Pflanze.

Sellerie ist eine der seltenen Pflanzen, die auch Salz enthalten. Aus diesem Grund benötigt man umso weniger Salz, je mehr Sellerie man verwendet. Dabei ist er, ähnlich wie Liebstöckel und Petersilie, ein Geschmacksverstärker, was den Salzbedarf zusätzlich reduziert.

Was steckt im Sellerie?

Die gesamte Pflanze ist reich an ätherischem Öl. Am meisten davon befindet sich wie auch bei der Petersilie in den Samen. Das ätherische Öl enthält hauptsächlich Monoterpene (bis zu 85 %) - davon vor allem Limonen (60-80 %) - Sesquiterpene (beta-Selinen) mehr als 20 % Phthalide wie 3-n-Butylphthalid und Sedanolid. Cumarin und einige andere Stoffe kommen in schwankenden Mengen vor.

Die Wirkung von Sellerie ...

Obwohl Sellerie vor allem eine wasserabführende Pflanze ist, erschöpft sich ihre Wirkung damit noch lange nicht.

... auf die Sexualität

Sellerie enthält den Stoff Apiin, der die Bildung von Sexualhormonen aktiviert. Energetisch trägt er zu einer besseren Sexualität bei, indem er die Vitalenergie der Nieren stärkt. Dabei hilft auch das Zink, das im Sellerie enthalten ist.

... auf die Knochen

Die traditionelle chinesische Medizin weiß, dass Sellerie das energetische Potential der Nieren stärkt, das für die Konsistenz unserer Knochen verantwortlich ist. Deshalb wird er auch bei Osteoporose empfohlen. Dazu möchte ich noch eine weniger bekannte Tatsache anführen: Sellerie ist eine ausgezeichnete Kalziumquelle. In den Blättern findet man davon zwölfmal mehr als in der Knolle. Das sollte ein Grund mehr sein, ihn zu grünen Smoothies zu geben.

... auf die Nieren

Der Sellerie ist als Antiseptikum für den urogenitalen Bereich bekannt. Er verhindert und heilt Nieren- und Blasenentzündungen.

... auf die Leber

Wahrscheinlich spielt bei der Leber seine Fähigkeit der Zellregeneration und der umfangreichen Drainage von angesammelten Abfallstoffen eine wichtige Rolle. Dazu werden vor allem das ätherische Öl in Form standardisierter Präparate und die Samen der Pflanze verwendet. Da ein erhöhter Cholesterindurchfluss und die Ausscheidung des Cholesterins durch die Gallenblase auch eine Cholesterinsenkung im Blut hervorrufen, ist der Sellerie bei der Senkung des Cholesterinspiegels ein gutes Hilfsmittel.

... gegen Rheuma

Mit den grünen Sellerieblättern linderte man schon vor Jahrtausenden rheumatische Beschwerden. Da Sellerie dabei hilft, überflüssige Harnsäure aus dem Körper auszuscheiden, vermindert er auch die Schwierigkeiten, die im Körper durch die Ansammlung von Säure entstehen. Aus diesem Grund tut er allen gut, die an Arthritis, Rheuma oder Gicht leiden.

... beim Abnehmen

Sellerie ist sehr sättigend, enthält viele Ballaststoffe und wenig Kalorien. Daher ist vor allem die

Knolle ein sehr wertvolles Nahrungsmittel, wenn Sie ein paar überflüssige Pfunde loswerden und Cellulite bekämpfen möchten.

... in anderen Bereichen

In den Sellerieblättern stecken viele Bitterstoffe, die das gesamte Verdauungssystem anregen. Sellerie hat auch einen positiven Einfluss auf die Nebenniere, das Nervensystem und auf den gesamten Stoffwechsel. Interessant ist, dass Sellerie einen Überschuss an Magensäure neutralisiert.

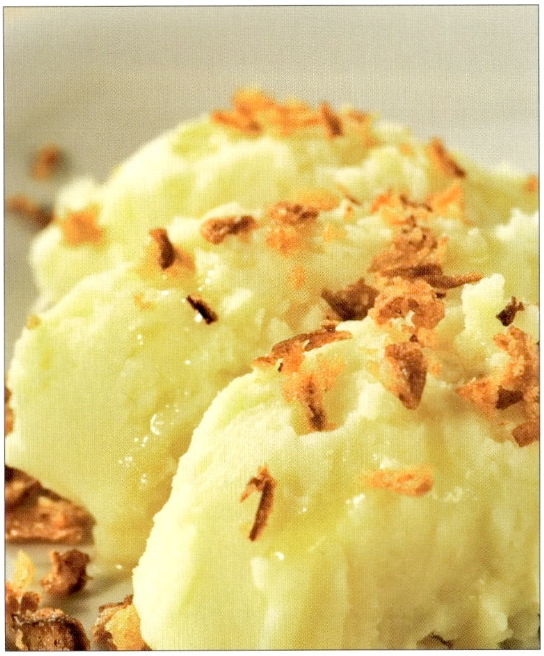

Die Sellerieknolle ist ein ausgezeichneter Kartoffelersatz. Sellerie hat einen niedrigen Glykämischen Index und im Unterschied zur Kartoffel belebt er den Körper. In Würfel geschnittener Sellerie wird in Fett (am besten Kokos- oder Palmfett) angebraten. Wenn er verführerisch duftet, gibt man noch etwas Wasser hinzu und kocht ihn weich. Dann stampft man das Ganze zu Püree. Bis man sich an den Geschmack gewöhnt hat, kann man in Kartoffelbrei die Hälfte der Kartoffeln durch Knollensellerie ersetzen.

Wie die Blätter enthält auch die Knolle alle Vitamine der Gruppe B. Damit erhöht sich das Energieniveau des Körpers und die Nerven werden gestärkt. Sellerie liefert uns auch Eisen und die Vitamine A und C. Außerdem ist er reich an beta-Carotin und Folsäure.

Was sagt die moderne Wissenschaft?

Wirkung auf Nieren und Leber

In der Pharmakologie schreibt man dem Sellerie eine Leberzellen regenerierende und nierenstärkende Wirkung zu. Er wird für eine beschleunigte Entwässerung beider Organe eingesetzt. Indische Wissenschaftler konnten nachweisen, dass ein alkoholischer Auszug aus Selleriesamen die Leber von Ratten vor giftigen Nebenwirkungen des Arzneimittels Paracetamol (Benuron®, Paracetamol STADA®, Paracetamol-ratiopharm® usw.) schützt *(Journal of Ethnopharmacology. 1995; 49 (3): 119-126)*.

Außerdem stellten serbische Wissenschaftler im Jahr 2010 fest, dass der Saft aus der Knolle und den Blättern des Selleries mit seinen antioxidativen Eigenschaften bei Krebs sogar vor den negativen Auswirkungen einer Chemotherapie mit dem Medikament Doxorubicin (Adriblastina®, CP Caelyx® usw.) schützt. Der Saft aus der Knolle hatte auch bei anderen Formen der Chemotherapie eine entgiftende und schützende Wirkung auf die Leber der Ratten *(Molecules. 2009; 14 (4): 1627-38* sowie *Molecules. 2010; 15 (9): 6193-6204)*.

Schon allein daraus können wir schließen, dass Sellerie eine wunderbare Pflanze mit außergewöhnlichen Heilkräften ist. Außerdem gilt er als eines der basischsten (alkalischsten) grünen Lebensmittel, denn er hilft, Säuren im Körper zu neutralisieren.

Wirkung gegen Krebskrankheiten

Eine Untersuchung indischer Wissenschaftler bestätigte, dass der alkoholische Auszug aus Selleriesamen Leberkrebs auf natürliche Weise stark hemmt *(Cancer Letters. 2005; 221 (1): 11-20)*. Die schwerste Form von Hautkrebs, das Melanom, und die Streuung seiner Metastasen werden vor allem durch das Apigenin im Sellerie gehemmt, das ein 1,5-mal stärkeres Antioxidans als Vitamin C ist.

Phthalide, wie 3-n-Butylphthalid (3nB) und Sedanolid, die aus Selleriesamen isoliert wurden, wirken ebenfalls chemoprotektiv. Ihre tumorbekämpfenden Eigenschaften wurden in einer amerikanischen Untersuchung mit Mäusen nachgewiesen, bei denen sich Magentumore bei einer Behandlung mit 3nB um 67 % und bei einer Behandlung mit Sedanolid um 83 % verkleinerten *(Nutrition and Cancer Care. 1993; 19 (1): 77-86)*.

Diuretische Wirkung

Sellerie ist ein Diuretikum, das die Ausscheidung von Urin verstärkt und pathogene Bakterien aus dem Harntrakt spült. Die diuretischen Eigenschaften des Selleries werden vor allem Apiol und Isoquercetin zugeschrieben.

Die Selleriesamen setzt man als Hilfe zur Gesunderhaltung der Gelenke ein. Sie sollen auch die altersbedingte Degeneration der Gelenke vermindern. Da Sellerie entzündungshemmend wirkt, lindert er Unbehagen in den Gelenken, das eine Folge von Entzündungen ist. Daher werden die Samen zur Behandlung von Rheuma, Arthritis und Hyperurikämie eingesetzt. Die Samen des Selleries fördern auch die Ausscheidung von Harnsäure durch die Nieren, weshalb sie ein effektives Mittel im Kampf gegen Gicht sind und folglich dazu beitragen, Arthritis und Nierensteine vorzubeugen und vor einem Nierenversagen zu schützen.

Wirkung gegen Entzündungen und Schmerzen

Überlieferungen aus dem Orient besagen, dass Selleriesamen gut gegen Kopfschmerzen helfen. Sie haben nachweislich eine analgetische und fiebersenkende (antipyretische) Wirkung *(Pharmaceutical Biology. 2006; 44 (8): 581-584)*.

Zwei ganz aktuelle klinische Studien bestätigten die analgetische, entzündungshemmende und die Harnsäure-Ausscheidung verstärkende (urikosurische) Wirkung des Selleries. Im Shifa-ul-Mulk Memorial Hospital im pakistanischen Karatschi stellte man in einer Studie mit 50 Patienten fest, dass ein Naturheilmittel (Gouticin®), das auch Sellerie enthält, bei der Behandlung von akuter Gicht und Arthritis gute Erfolge zeigt *(Journal of Medicinal Plants Research. 2011; 5 (8): 1494-1496)*.

Die Studie wurde fortgeführt und man verglich das pflanzliche Präparat Arthritin® (eines der sechs Kräuter in diesem Arzneimittel ist Sellerie) mit dem synthetischen Medikament Metotreksat® (Immunsuppressivum, Antirheumatikum, Cytostatikum). Bei der Behandlung rheumatoider Arthritis erwies sich das natürliche Arzneimittel als wirksamer als das synthetische *(Pakistan Journal of Nutrition. 2011; 10 (1): 51-53)*.

Wirkung auf die weiblichen Geschlechtsorgane

Sellerie ist emmenagog. Das heißt, dass er die Durchblutung des Beckens und der Gebärmutter anregt, was die Menstruation fördern kann. Außerdem ist er ein Antilaktogen, hemmt also die Bildung von Muttermilch.

Wirkung auf die Verdauung

In der traditionellen Medizin werden die Selleriesamen für eine gute Verdauung und bei Magenproblemen verwendet. Vier Gramm Selleriesamen verhindern das Entstehen von Darmgasen. Im

Jahr 2010 untersuchten Wissenschaftler aus Saudi Arabien die Wirkung von Sellerie bei Magenbeschwerden. Sie konnten nachweisen, dass ein alkoholischer Auszug aus Sellerie (250 und 500 mg/kg Körpergewicht) die grundlegende (basale) Sekretion des Magens wahrscheinlich aufgrund des antioxidativen Potentials des Selleries hemmt und gleichzeitig die Magenschleimhaut sehr gut schützt *(Pharmaceutical Biology. 2010; 48 (17): 786-793).*

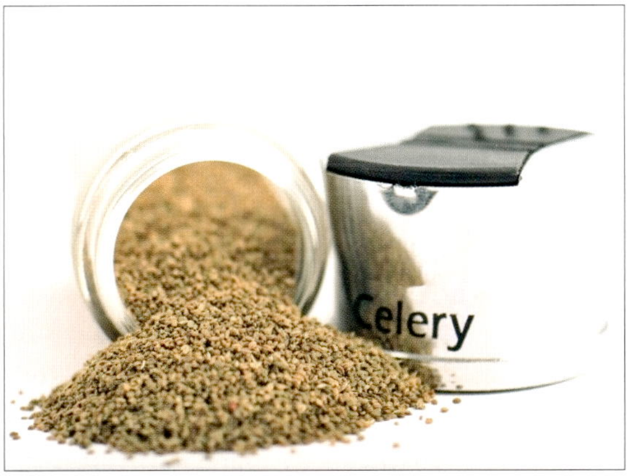

Nur wenige Menschen wissen, dass Selleriesamen ein ausgezeichneter Ersatz für Salz sind. Sie geben den Speisen einen salzigen Geschmack, verstärken andere Aromen und sind gleichzeitig eine Wohltat für die Nieren.

Außerdem konnten italienische Wissenschaftler *in vitro* nachweisen, dass das ätherische Sellerieöl, vor allem seine wichtigste Komponente Limonen, die für den Magen gefährlichen Bakterien *Helicobacter pylori* bekämpft *(Journal of Medicinal Food. 2010; 13 (1): 228-230).*

Wirkung auf den Blutdruck

Das ätherische Öl und der Saft des Selleries senken nachweislich erhöhten Blutdruck. Eine ähnliche Wirkung stellten iranische Wissenschaftler bei den Selleriesamen fest. Sie senken schnell, effektiv und sicher hohen Blutdruck. In einer Studie, die mit Hypertonie-Patienten im Alter von 45 bis 65 Jahren durchgeführt wurde, verabreichte man den Probanden 6 g Selleriesamen in Pulverform zwischen den einzelnen Blutdruckmessungen. Der durchschnittliche Blutdruck wurde von 171/94 auf 154/90 mmHg gesenkt *(Teheran University Medical Journal. 2000; 58 (3): 67-69).*

Bluthochdruck kann auch die Folge einer Verengung oder Verstopfung der Nierenarterien (renovaskuläre Hypertonie) sein und chinesische Wissenschaftler konnten nachweisen, dass Knollensellerie auch in diesem Fall hilft *(Chinese Journal of Experimental Traditional Medical Formulae. 2010; 11).*

Dass es sich hierbei vor allem um die heilende Wirkung des Phthalids 3nB handelt, bestätigen mehrere Studien. 3nB entspannt die Gefäße und senkt den Blutdruck, es hilft bei Arthritis, reduziert fibröse Plaque in den Arterien und senkt den Cholesterinspiegel. Genau diese chemische Verbindung verleiht dem Sellerie seinen charakteristischen Duft und Geschmack. In Untersuchungen mit Tieren wurde festgestellt, dass 3nB schon in sehr geringen Mengen den Blutdruck um 12-14 % und den Cholesterinspiegel um 7 % senkt *(Phytotherapy Research. 1997; 11 (8): 576-582).*

Wirkung auf das Nervensystem

Amerikanische Wissenschaftler im Zentrum für neurologische Krankheiten in Boston betonten, dass 3nB ein sehr vielversprechendes potentielles Medikament zur Prävention und/oder Behandlung der Alzheimer-Krankheit ist, denn es hat eine neuroprotektive Wirkung bei vaskulärer Demenz *(The Journal of Neuroscience. 2010; 30 (24): 8180-8189).*

Eine andere Gruppe chinesischer Wissenschaftler wies die neuroprotektive Wirkung von 3nB bei der Parkinson-Krankheit nach *(Neuroscience Letters. 2010; 475 (2): 89-94).*

Das ätherische Öl in den Selleriesamen - insbesondere das Limonen darin - wirkt beruhigend auf das zentrale Nervensystem. Es ist ein Antikonvulsivum, das heißt, es verhindert epileptische Krampfanfälle. Vielleicht ist genau das der Grund, warum Sellerie in der traditionellen Kräutermedizin bei Gereiztheit, Nervosität und auch bei Hysterie eingesetzt wurde. Er erwies sich auch als Aphrodisiakum.

Wirkung gegen Candida und Insekten

Eine Untersuchung zweier Forscher des Zentrums für nationale Lebensmittelsicherheit und Toxikologie im amerikanischen Bundesstaat Michigan zeigte, dass Selleriesamen im Kampf gegen Stechmückenlarven, Nematoden (*Panagrellus redivivus, Caenorhabditis elegans*) und Candida (*Candida albicans, Candida parapsilasis*) einen Wirkungsgrad von bis zu 100 % erreichen. Diese Studie aus dem Jahr 2001 war die erste derartige Untersuchung von Phthaliden (Sedanolid, Senkiunolid-N, Senkiunolid-J) aus dem Sellerie, die diese Pathogene bekämpfen (*Journal of Agricultural and Food Chemistry. 2001; 49 (1): 142-145)*.

Antioxidative Wirkung

Eine interessante kulinarische Studie spanischer Wissenschaftler zeigte, dass bei der am meisten verbreiteten Zubereitungsart (Kochen, Sieden) die antioxidativen Eigenschaften des Selleries am stärksten verloren gehen und zwar um 14 % mehr als im Vergleich zu Dampfgaren, Frittieren, Grillen und Backen im Ofen *(Journal of Food Science. 2009; 74 (3): H97-H103)*.

Mögliche Gefahren bei der Anwendung

Die gute Nachricht ist, dass der Sellerie bei vielen verschiedenen Lebensmittelallergien Abhilfe geschaffen kann. Die schlechte Nachricht ist, dass man bei einer Allergie gegen Sellerie einem der gefährlichsten Allergene ausgesetzt ist. Bei Menschen mit einer Sellerieallergie kann es beim Verzehr zu sehr starken Reaktionen kommen, die zu einem anaphylaktischen Schock führen können (ähnlich wie bei Erdnüssen). Die meisten allergenen Stoffe befinden sich in den Samen und Wurzeln, die Blätter hingegen enthalten wesentlich weniger davon. Möglich ist das Auftreten einer allergischen phototoxischen Dermatitis, wenn die Haut beim Kontakt mit Sellerie auch Sonnenlicht ausgesetzt ist. Der Grund dafür sind die Furanocumarine wie Bergapten und Psoralen des Selleries.

Achtung!

Verzichten Sie auf Sellerie während der Schwangerschaft und bei einer Nierenentzündung bzw. -schädigung. Es ist nämlich nicht bekannt, ob Sellerie die Wirkung von Medikamenten beeinflusst, ganz besonders was therapeutische Mengen und den Verzehr der Samen betrifft. Vor allem Menschen, die Präparate zur Ausschwemmung von Wasser aus dem Körper (Diuretika) einnehmen, sollten Sellerie meiden. Er kann nämlich die Wirkung dieser Medikamente verstärken, was zu einer Dehydrierung des Körpers führen kann. Sellerie kann weiterhin die Wirkung von blutverdünnenden Arzneimitteln steigern, was das Risiko für Blutungen erhöht.

Wie Sie in den wissenschaftlichen Ergebnissen gelesen haben, ist es bei einigen gesundheitlichen Problemen wirklich sinnvoll, die Kraft und die Wirkung des Selleries für eine ganzheitliche Behandlung von Beschwerden zu nutzen.

In den Blättern, der Knolle und insbesondere in den Samen steckt schon eine große Kraft. Das ätherische Öl wird daher nicht verwendet!

Verwendung in der Küche

Viele kennen Sellerie nur in Form von Knollenstückchen in Suppen und können sich eine andere Anwendung kaum vorstellen. Weil schon eine kleine Menge Sellerie der Suppe ein starkes Aroma verleiht, kommen wir gar nicht auf den Gedanken, mehr davon zu essen. Die Verkäuferinnen auf dem Markt schauen mich immer ganz verwundert an, wenn ich ein paar Kilogramm Sellerieknollen für den Winter kaufe. Selbst sie wissen nicht, was man damit alles machen kann.

In Verbindung mit Flüssigkeit verhält sich Sellerie vollkommen anders, als wenn man ihn frisch oder wärmebehandelt isst. Einfacher gesagt, wenn ein Stückchen der Sellerieknolle oder einige Blätter in die Suppe gegeben werden, entfaltet sich ein ganz anderes Aroma, als wenn die Blätter oder Knollen im Backofen zubereitet werden. Gebacken oder frittiert unterscheidet er sich stark vom frischen Sellerie. Er ist süßer und in seiner Konsistenz eher Kartoffeln ähnlich. Daher können Sie problemlos ein Kilogramm Knollensellerie kaufen, in Würfel schneiden und auf die gleiche Art wie Kartoffeln anbraten. Nur salzen brauchen Sie dieses Gericht kaum, denn der Sellerie hat schon einen salzigen Eigengeschmack, der sich beim Braten sogar noch verstärkt.

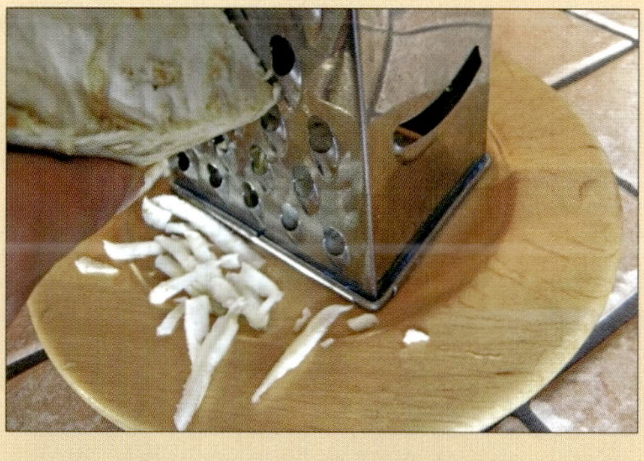

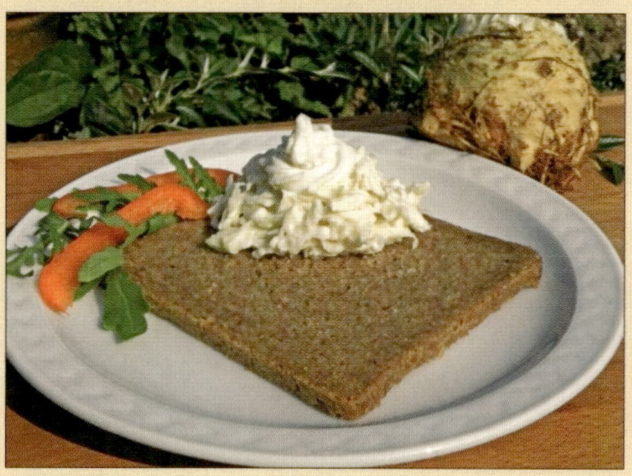

Viele sind überrascht, wenn sie feststellen, dass roher Sellerie viel aromatischer und milder ist als der gekochte. Man kann Selleriestangen einfach in Stücke schneiden und in Dips tauchen oder geriebenen Knollensellerie mit etwas Mayonnaise vermischen (dazu empfehlen wir Bio-Mayonnaise ohne Ei). Diese Speise gilt in vielen Ländern als Spezialität und Aphrodisiakum.

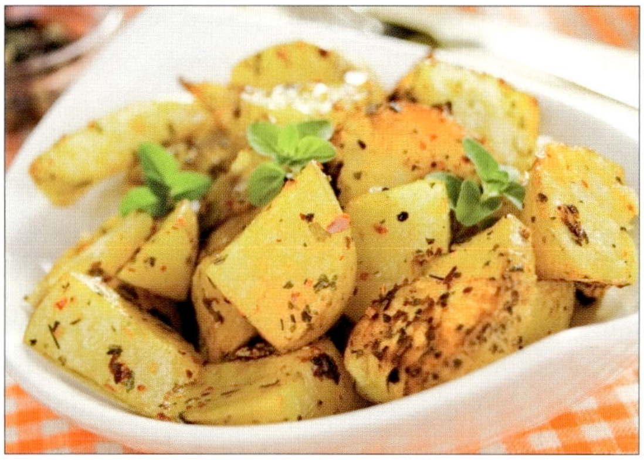

Die meisten Menschen würden sagen, dass auf diesem Bild Bratkartoffeln zu sehen sind. Knollensellerie, der im Backofen gegart wird, ist überraschend aromatisch und man darf ruhig etwas mehr davon essen, denn er ist ein diätisches Lebensmittel.

Wenn man ihn aber in solchen Mengen kochen würde, würde ihn niemand mehr essen wollen. Dasselbe gilt für rohen Sellerie. Wenn Sie

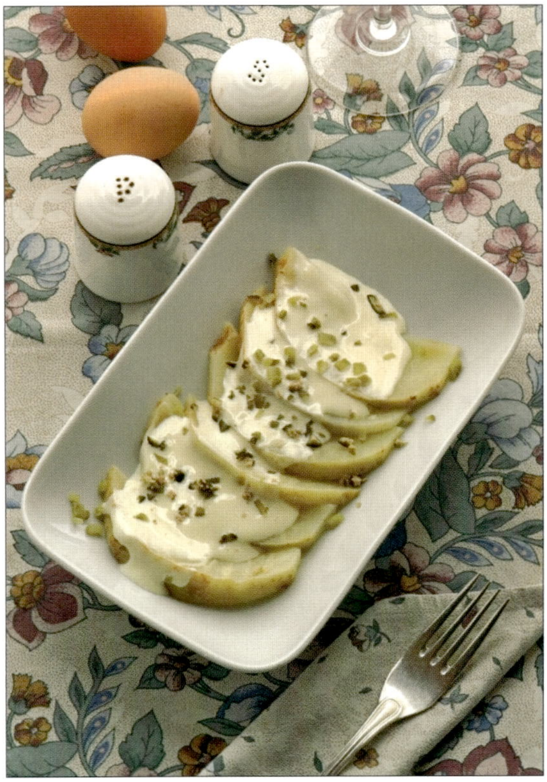

Knollensellerie ist ein erstklassiger Ersatz für Schnitzel. Dazu wird er in der Pfanne angebraten und mit Sahne-, Käse- oder Tofusauce angerichtet. Großartig passen dazu geröstete und klein gehackte Walnüsse.

erwarten, dass er einen ausgeprägten Geschmack hat, irren Sie sich. Ganz im Gegenteil; er schmeckt mild und erinnert an Nüsse. Wird er wie ein Apfel gerieben und mit Mayonnaise vermischt (wir empfehlen die Variante ohne Cholesterin, auf der Basis von Erbseneiweiß), entsteht ein herrlich nährender Aufstrich. Zum Abschmecken können Sie noch etwas Petersilie, Schnittlauch oder Bärlauch daruntermischen.

Stangensellerie schmeckt frisch am besten. Dazu können verschiedene Dips zubereitet werden (beispielsweise aus Quark, Tofu, Nüssen usw.), in die man die Stangen dann eintaucht und anschließend knabbert.

Sellerieblätter und Selleriesamen sind ein fantastisches Gewürz für Speisen mit Tomaten sowie in allen gebundenen Suppen und Eintöpfen. Sellerie kann zu Fleisch und Gemüse aller Art verwendet werden. Die Samen passen gut zu selbstgebackenem Brot und Gebäck.

Passt gut zu ...

... Bärlauch, Dill, Paprika, Petersilie, Pfeffer, Zwiebeln und den meisten anderen Gewürzen.

Anbau

Sellerie liebt salzhaltige Böden, daher ist er ideal für salzhaltige Wiesen. Wenn er im Garten angebaut wird, freut er sich über Feuchtigkeit und nährstoffreiche Erde. Er wächst gern in Gesellschaft von Tomaten, Erbsen, Bohnen, Kohl, Lauch und Gurken. Im Gegensatz dazu mag er die Nähe zu Salat, Mais und Kartoffeln eher nicht.

Sellerie ist eine zweijährige Pflanze, die im ersten Jahr vor allem Blätter und Knollen bildet und im zweiten Jahr einen etwa einen Meter hohen Stängel treibt, an dessen Ende die Blüten wachsen.

Sellerie hat erstaunliche regenerative Fähigkeiten. Wahrscheinlich haben Sie schon einmal beobachtet, dass seine Blätter bei Frost erfrieren, sich aber nach einigen Tagen wieder erneuern. Das können nicht alle Pflanzen. Sellerie beherrscht offensichtlich das Reparieren beschädigter Zellen (was auch die festgestellte Schutzwirkung nach einer Chemotherapie beweist), weshalb diese Fähigkeit auch bei unserem Körper genutzt werden kann.

Stangensellerie steht im Garten den ganzen Sommer über zur Verfügung. Die Stangen und Blätter sind ein perfektes Gewürz für Suppen und

Saucen. Knollensellerie aus dem Garten wird im Herbst geerntet und an den kalten Tagen zubereitet. Sowohl die dunklen Blätter des Knollenselleries als auch die hellen Blätter des Stangenselleries sind nicht nur ein äußerst aromatisches Kochgewürz, sondern können auch als natürliches Heilmittel eingesetzt werden.

Die Sellerieblätter können getrocknet oder eingefroren werden, sehr interessant sind sie auch in Form eines Pestos mit Olivenöl und Salz. Der Knollensellerie kann getrocknet werden, wie es früher üblich war. Dazu schneidet man ihn in Würfel und trocknet sie im Dörrgerät. Am besten bewahrt man diese Würfel in einem Glas auf und verwendet sie für Suppen und Saucen. Die einfachste und raffinierteste Methode ist es, Sellerie zusammen mit anderen Suppengewürzen (Pastinaken, Karotten sowie Liebstöckelblättern, Petersilie und anderen Gewürzen) zu zerkleinern. Die Gewürzmischung vermengt man mit der gleichen Menge Salz, füllt sie in kleinere Gläser und übergießt das Ganze mit Öl, bevor der Deckel verschlossen wird. Pasteurisieren ist hierbei nicht notwendig. Dieses Kräutergewürz hält sich ein ganzes Jahr lang. Die angebrochenen Gläser sollten im Kühlschrank aufbewahrt werden.

Da bei der Aufbewahrung so viel ätherisches Öl wie möglich erhalten bleiben soll, werden die Blätter, die konserviert werden sollen, an einem Blütentag geerntet. Die Wurzeln sollte man an einem Wurzeltag, am besten nachmittags und wenn möglich während des abnehmenden Mondes ausgraben. Auf diese Weise bewahren sie ihre Frische am längsten.

Wahrscheinlich hatten Sie bisher nicht vor, so lange zu warten, bis der Sellerie Samen bildet. In Anbetracht der wohltuenden Eigenschaften dieser Samen sollten Sie aber einmal darüber nachdenken, die Knollen im Herbst auszugraben und im Keller zu lagen, wo sie nicht erfrieren. Die Knollen werden dann an einem Blütentag im Frühling

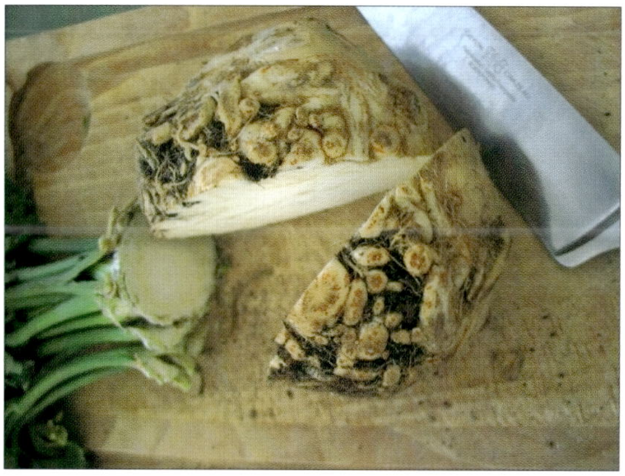

wieder eingepflanzt und gepflegt (alle Arbeiten sollten an einem Blütentag verrichtet werden), damit möglichst hochwertige Samen gebildet werden. *(Die Empfehlungen für die Zeit der Gartenarbeit beziehen sich auf den Saatkalender von Maria Thun!)*

Einkauf

Heute kann man Sellerieknollen das ganze Jahr über kaufen. Natürlich ist sein Aroma von Herbst bis Frühling am intensivsten. Wenn Sie erst einmal den überschwänglichen Geschmack des biologisch angebauten Selleries kennen gelernt haben, werden Sie sehen, dass der säuerlich-bittere Geschmack des kultivierten Selleries nur ein fahler Abklatsch dessen ist, was der Sellerie eigentlich sein sollte. Dasselbe gilt auch für seine heilenden Wirkstoffe.

Sellerieschreiben kann man auch als getrocknetes Gewürz kaufen, was eine gute Wahl ist, wenn Sie keinen eigenen in Ihrer Speisekammer haben.

THYMIAN

Thymus vulgaris L.

Dieses Kraut war das Antibiotikum der armen Leute und für die Mächtigen die Eintrittskarte in die Ewigkeit. Das kleine Gewürz überrascht mit großer Kraft. Natürlich nur, wenn es zur richtigen Zeit und am richtigen Ort eingesetzt wird.

Die Geschichte der Verwendung von Thymian

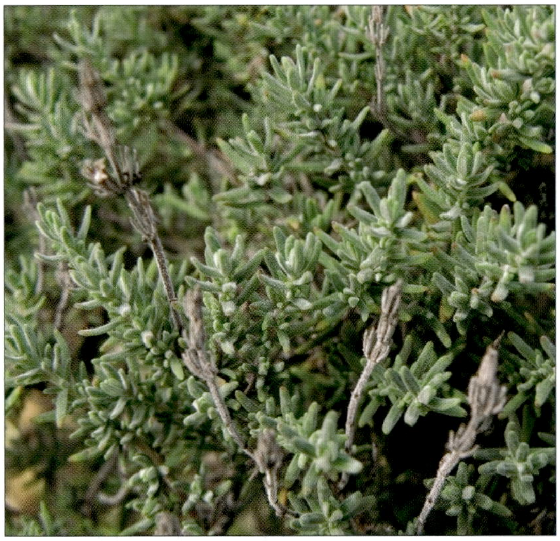

Der botanische Name der Art *Thymus* stammt vom griechischen Wort *thumon*, das so viel bedeutet wie Mut. Es überrascht daher nicht, dass die Soldaten einst in Thymianwasser badeten, sich den Körper mit Thymian einmassierten oder ihn zum Bier gaben, um sich bei Volksfesten mutiger zu fühlen. Im schottischen Gebirge trank man Thymiantee, um den Geistern in den Burgen tapfer entgegentreten zu können. In der Zeit der Kreuzzüge stickten die Burgfräulein ihren geliebten Rittern Thymianzweige auf Taschentücher. Den mutigsten Kämpfern schenkte man auch aus Thymian geflochtene Kränze.

Zweifellos ist Thymian eines der stärksten natürlichen Antiseptika und Antibiotika. Wenn man Pharaonen und Kaiser mit ihm einbalsamierte und ihre Körper dadurch Jahrhunderte lang erhalten blieben, ist er sicherlich auch dem lebenden Menschen nützlich.

Auf jeden Fall war es kein Fehler, Soldaten zum Baden zu animieren oder sie anstelle von Bier und Wein mit Thymiantee zu versorgen. Vielleicht ist die Geschichte über den Mut nur ein antiker Marketingtrick, der den Mut als Lockmittel benutzte, um die Beliebtheit des Thymians zu steigern. Dieses Kraut hat aber tatsächlich desinfizierende Eigenschaften und stärkt unsere Gesundheit. So hat diese Legende wie auch bei vielen anderen Gewürzen einen wahren Kern. Uns fehlt nur ein Stückchen des Mosaiks, um ihn zu erfassen.

Im Mittelalter hatte Thymian einen sehr hohen Stellenwert als wunderheilendes Kraut. Worauf aber seine Zauberkraft basierte, wissen wir nicht.

Bekannt ist nur, dass er bei der Verhinderung der Ausbreitung der Pest und anderer ansteckender Krankheiten eine bedeutende Rolle spielte. In der Zeit, in der die Pest wütete, war Thymian der naheliegendste Schutz der breiten Volksmasse. Daher auch sein Name „Antibiotikum der Armen".

Was ist Thymian?

Thymian ist eine mehrjährige Pflanze aus der Familie der Lippenblütler mit niedrigem, strauchigem Wuchs und sehr aromatischen Blättern. Hinter diesem Namen verbirgt sich eine komplexe Gattung von Pflanzen, die sich in ihrem Aussehen und auch der Zusammensetzung teilweise stark unterscheiden. Für eine noch größere Verwirrung sorgt die nicht immer konsequente Benennung. Der geläufigste Name ist Gartenthymian, den viele als Oberbergriff für alle Thymiane verwenden, andere hingegen nur für die Thymianart, die auf Wiesen für Tee gesammelt wird (*Thymus serpyllum* L.). Der Echte Thymian (*Thymus vulgaris*), der als Gewürz bekannt ist, zeigt bei Husten eine bessere Wirkung als der Gartenthymian. Das ist ein Grund mehr, ihn im Garten anzubauen.

Im Europäischen Arzneibuch sind die Arten *Thymus vulgaris* und *Thymus zygis* L. gleichwertig in der Phytotherapie aufgeführt, daher dürfen beide unter dem Namen Thymian angeboten und verkauft werden.

Der Thymian bereitet vor allem den Aromatherapeuten Kopfzerbrechen. Für sie ist die Bezeichnung Thymian sehr unbestimmt, solange sie nicht wissen, um welchen Chemotyp es sich handelt. Davon gibt es mehr als bei jeder anderen Pflanze. Es gibt sechs grundlegende Chemotypen und noch drei zusätzliche, die aber selten vorkommen. Wenn Sie ätherisches Thymianöl verwenden möchten, ist es sehr wichtig zu wissen, auf welche Weise die einzelnen Chemotypen wirken und wo ihre Einschränkungen liegen.

Was steckt im Thymian?

Die Antwort auf diese Frage hängt davon ab, von welchem Thymian wir sprechen. Die Pflanzen enthalten normalerweise 1-2,5 % ätherisches Öl, wobei die Zusammensetzung des Öls vom Chemotyp abhängt, der durch den Standort und andere Wachstumsbedingungen bestimmt wird.

Chemotyp Thymol: Dieses ätherische Öl enthält 70 % Thymol sowie Carvacrol und p-Cymen. Der Chemotyp Thymol ist eines der stärksten Antiseptika, aber er reizt auch und ist nicht für die innerliche Anwendung geeignet. Bewährt hat es sich vor allem für die Inhalation (in der Duftlampe oder in einem tragbaren Inhalator). Wird dieses ätherische Öl in Salben für das Gesicht verwendet, wird es zu einer 1-prozentigen Konzentration mit einem Basisöl verdünnt. Für den Körper kann eine 2-prozentige Mischung und für Salben zur kurzzeitigen therapeutischen Anwendung eine maximal 5-prozentige Konzentration verwendet werden.

Chemotyp Carvacrol: In diesem ätherischen Öl sind mehr als 50 % Carvacrol enthalten.

Chemotyp Linalool: Das ätherische Öl enthält 50-80 % Linalool. Es ist viel milder und weniger gefährlich als das Öl der Chemotypen Thymol und Carvacrol.

Chemotyp Geraniol: Geraniol und Geranylacetat sind die Hauptbestandteile dieses ätherischen Öls.

Chemotyp Thuyanol-4: Dieses ätherische Öl enthält mehr als 50 % trans-Thuyanol-4.

Chemotyp p-Cymen: In diesem ätherischen Öl finden sich mehr als 40 % p-Cymen und weniger als 10 % Phenole.

Neben dem ätherischen Öl enthält die Pflanze auch Triterpensäuren, Rosmarinsäure, Flavonoide, Saponine und andere Stoffe.

Die Wirkung von Thymian ...

... auf die Verdauung

Seine grundlegenden Eigenschaften zeigen sich in der desinfizierenden und krampflösenden Wirkung und er beschleunigt die Absonderung von Schleim und Verdauungssäften. Thymiantee hilft bei einem erkälteten Magen, bei Darmentzündungen und Durchfall. Auch die Tatsache, dass er Würmer vertreibt, ist nicht zu unterschätzen. Alle diese Eigenschaften sind sowohl in der Ernährung als auch in der Medizin nützlich.

... auf die Atemwege

Seine verbreiteteste Anwendung findet er bei Erkältungen. Besonders heilsam wirkt er bei Bronchialbeschwerden (er entspannt verkrampfte Bronchien) und er stillt Husten. Das Thymiankraut enthält ätherisches Öl, das desinfiziert und Schleim löst. Da es alles weich und zart macht, empfinden ihn Menschen mit niedrigem Blutdruck möglicherweise als beruhigend. Der Thymian ist ein starkes Kraut, achten Sie deshalb darauf, mit der Anwendung nicht zu übertreiben.

... auf die Harnwege

Seine desinfizierenden Eigenschaften können auch im Fall von Harnwegsbeschwerden genutzt werden.

... auf Zähne und Zahnfleisch

Eine Thymiantinktur (alkoholischer Auszug) ist bei Parodontose, Zahnfleischentzündungen und bei Zahnschmerzen sehr wirksam. Die verdünnte Tinktur wird dazu einige Minuten lang gegurgelt.

... auf Gelenke und Entzündungen

Bei Rheuma gibt man Umschläge mit gehacktem und erwärmtem Thymian auf die schmerzende Stelle. Bewährt hat sich auch ein Bad, dem starker Thymiantee zugegeben wird, der vorher als Aufguss zubereitet wurde.

... auf die Haut

Seine desinfizierenden und beruhigenden Eigenschaften finden auch in der Kosmetik Anwendung. Thymiantee kann als Spülung für die Kopfhaut oder zum Waschen bei Problemen mit Akne und Pickeln verwendet werden. Er verfeinert erweiterte Poren und belebt die Haut.

Ein Aufguss aus Thymian und Rosmarin ist ein ausgezeichnetes Mittel gegen Schuppen.

Was sagt die moderne Wissenschaft?

Trotz der weitverbreiteten Anwendung gibt es in wissenschaftlichen Archiven kaum klinische Studien über den Thymian. Unabhängig davon wird er in der traditionellen Medizin vor allem aufgrund seiner antiseptischen, antibakteriellen und fungiziden Eigenschaften geschätzt.

Wirkung auf die Atemwege

Er wird zur Behandlung von Schmerzen und Entzündungen im Rachen, an der Mundschleimhaut (antimikrobielle Mundhygiene) und an den oberen Atemwegen sowie bei Fieber und Koliken (Schmerzen im Bauch, vor allem bei Säuglingen) eingesetzt.

Thymian ist ein Hustenlöser (Expektorans) und bewirkt eine erhöhte Ausscheidung von bronchialem Schleim. Da Thymol und Carvacrol zähen Auswurf in den Lungen verdünnen, wird das Abhusten selbst bei sehr krampfhaftem Husten erleichtert, denn die Flavonoide im Thymian wirken beruhigend. Er hilft bei erschwerter Atmung, die eine Folge verengter Atemwege ist. Thymol und Carvacrol lösen auch Krämpfe in den

Bronchien, weshalb Thymian bei Bronchitis eine willkommene Hilfe bietet.

Untersuchungsergebnisse zeigen, dass Thymian am häufigsten als Mittel gegen Bronchienkrämpfe (Bronchospasmolytikum) und zur Hemmung des Hustenreizes (Antitussivum) untersucht wurde. Zu diesen Eigenschaften tragen Thymol und Carvacrol am meisten bei, die im Thymian mit dem höchsten Anteil enthalten sind. Obwohl die Untersuchungen die krampflösende Wirkung dieser Stoffe sowohl im Darm als auch in der Luftröhre bestätigen, schreibt die WHO, dass ihr Gehalt in einer wässrigen Zubereitung (Thymiantee) nicht für eine solche Wirkung ausreicht *(WHO Monographs on Selected Medicinal Plants. 1999; 1: 259-266)*.

Wirkung bei Krebserkrankungen

Es gibt viele Untersuchungen über den Thymian, die seine antioxidative Wirkung aufzeigen. Die Wissenschaftler schreiben sie mindestens sechzehn Stoffen im Thymian zu. Die wichtigsten darunter sind Apigenin, Kaffeesäure, Eugenol, Chlorogen- und Ferulasäure, Campherol, Luteolin und Limonen. Aufgrund dieser Antioxidantien verhindert Thymian auch die Entstehung von Krebs. Viele Inhaltsstoffe des Thymians haben nachweislich tumorbekämpfende Eigenschaften bei verschiedenen Krebserkrankungen. Außerdem konnten amerikanische Wissenschaftler belegen, dass das Glykosid Acetophenon im Thymian die DNS-Synthese in leukämischen Zellen hemmt *(Journal of Agricultural and Food Chemistry. 1999; 47 (5): 1911-1914)*.

Wirkung auf Aflatoxine

In Versuchen mit Laborratten konnten ägyptische Wissenschaftler des Nationalen Forschungszentrums in Kairo die antioxidativen Eigenschaften des Thymians gegen Aflatoxine nachweisen. Es handelt sich dabei um teratogene und hepatokarzinogene Gifte von Schimmelpilzen der Gruppe *Aspergillus*, die in Nahrungsmitteln, in der Luft von Krankenhäusern und Feuchträumen sowie in Lagerräumen vorkommen. In einem zweiwöchigen Versuch wurden Ratten, die mit Aflatoxinen vergiftete Nahrung fraßen, verschiedene Dosen des ätherischen Thymianöls oral verabreicht. Es zeigte sich, dass das ätherische Thymianöl vor den Aflatoxinen schützt, denn man konnte wesentliche Verbesserungen im Lebergewebe und bei anderen Blut- und biochemischen Testparametern feststellen. Die Verbesserung war in der Gruppe, die eine hohe Dosis des ätherischen Thymianöls zu sich nahm (7,5 mg pro Kilogramm Körpergewicht) stärker ausgeprägt *(Toxicon. 2011; 57 (7-8): 984-991)*.

Antibakterielle Wirkung

Thymian wirkt nachweislich antimikrobiell. Thymianauszüge und die einzelnen Inhaltsstoffe daraus zeigten in *in-vitro*-Studien eine Wirkung gegen verschiedene für den Menschen pathogene Bakterien. Das ätherische Öl des Thymians und Thymol sind bei grampositiven Bakterien (*Pseudomonas aeruginosa, Staphylococcus aureus, Escherichia coli, Salmonella typhimurium* und *Shigella*) wirkungsvoller als bei gramnegativen Bakterien *(WHO Monographs on Selected Medicinal Plants. 1999; 1: 259-266; Journal of Agricultural and Food Chemistry. 2006; 54(5): 1822-1828)*.

Pilztötende Wirkung

Ätherische Thymianöle der Chemotypen Carvacrol, Thymol und p-Cymen zeigten eine sehr gute fungizide Wirkung bei Candida und *Aspergillus*, aber auch bei anderen pathogenen Pilzen der Arten *Cryptococcus, Saprolegnia* und *Zygorhynchus* *(WHO Monographs on Selected Medicinal Plants. 1999; 1: 259-266)*. Eine Untersuchung französischer Wissenschaftler zeigte sogar, dass das ätherische Thymianöl des Chemotyps Thymol die fungizide Wirkung des Medikaments Amphotericin B potenziert, weshalb sie eine gleichzeitige äußerliche Anwendung von ätherischem Thymianöl (0,2 µl/ml) bei der systematischen Behandlung von Pilzerkrankungen empfehlen *(Phytotherapy Research. 2004; 18 (12): 990-995).*

Wirkung auf den Blutkreislauf

Thymian enthält zahlreiche Verbindungen, die das Herz schützen. Eine davon ist die essentielle Omega-3-Fettsäure alpha-Linolensäure. Diese verhindert das Verkleben der Thrombozyten und hilft bei der Senkung von hohem Blutdruck. Die gleiche Wirkung zeigt das ätherische Thymianöl. Ähnlich wirken auch die Kaffee- und Ferulasäure sowie Campherol und Thymol. Eine japanische Studie zeigte, dass Thymol- und Biphenylauszüge aus Thymian ebenfalls eine Verklebung der Thrombozyten verhindern *(Phytotherapy Research. 2002; 16 (4):398-399).* Eugenol und Oleanolsäure senken den Cholesterinspiegel. Auszüge von Rosmarin- und Chlorogensäure aus dem Thymian hemmen die Entstehung von Arteriosklerose *(Scott, K., 2006. Medicinal Seasonings. Cape Town, Medspice Press: 136 S.).*

Mögliche Gefahren bei der Anwendung

Die Anwendung des Thymiankrauts ist unabhängig von der Art, der Unterart oder dem Chemotyp sicher. Bei der Verwendung des ätherischen Öls sollten Sie aber sehr vorsichtig sein, denn die Anwendungsbereiche sind streng definiert und vom Chemotyp abhängig.

Menschen mit Schilddrüsenerkrankungen wird von größeren Thymianmengen abgeraten, aber auf Thymiantee müssen auch diese Personen nicht verzichten.

Wenn das ätherische Öl auf die Haut oder Schleimhäute aufgetragen wird, kann es Reizungen und Entzündungen hervorrufen. Daher darf das ätherische Öl nur in einer Konzentration von 1 % in einem Basisöl (wenn es im Gesicht verwendet wird), in einer Konzentration von 2 % in einem Basisöl für die Anwendung auf dem Körper und in einer maximal 5-prozentigen Konzentration für eine therapeutische, lokale und kurzzeitige Behandlung verwendet werden.

Die Einnahme von Thymolauszügen in Form von Arzneimittelpräparaten kann Bauchschmerzen und auch Erbrechen auslösen. Er stört die Atmung und die Herzfunktion, weshalb ihn Menschen mit geschwächtem Herzen und hohem Blutdruck nicht verwenden sollten. Dasselbe gilt auch für Personen mit akuten und chronischen Verdauungskrankheiten.

In verschiedenen Quellen findet man unterschiedliche Angaben über die Anwendung von ätherischem Thymianöl während der Schwangerschaft und in der Stillzeit. Manche raten strikt von ihm ab, andere halten eine Verwendung in Maßen für unproblematisch und wieder andere berichten, dass es in der traditionellen Medizin zur Anregung von Wehen und zur Geburt der Plazenta verwendet wird. Klinische und pharmakologische Informationen gibt es darüber nicht, daher sollte man in der Schwangerschaft und während der Stillzeit Maß halten und bei der Anwendung von ätherischem Thymianöl sehr vorsichtig sein.

Verwendung in der Küche

Aufgrund seiner antibiotischen Wirkung (er hemmt das Wachstum einer großen Zahl von Bakterien) darf Thymian in eiweißreichen Gerichten, an denen sich die Bakterien gütlich tun, nicht fehlen. Bei allen Fleischspeisen und Fleischprodukten ist der Thymian doppelt nützlich. Er desinfiziert die Lebensmittel und stärkt gleichzeitig die Verdauungsorgane, damit sie der schwierigen Aufgabe der Verdauung von tierischen Eiweißen gewachsen sind. Zudem verhindert er, dass es zu Blähungen kommt. Aus diesem Grund ist er eine unentbehrliche Zutat in französischen Pasteten.

Auch wenn Sie keine tierischen Lebensmittel essen, ist Thymian ein willkommener Helfer in allen schwerverdaulichen Speisen wie Pizza, Lasagne, Gnocchi mit Käse, Vollfettkäse, Bratkartoffeln, Pilzen, gebratenen Auberginen, Zucchini oder Hülsenfrüchten; also in allen Gerichten, die viel Fett und/oder Eiweiß enthalten. Er wird erst am Ende der Kochzeit hinzugegeben, damit er sein Aroma bewahrt.

Probieren Sie Zitronen-Thymian in Obstsalaten; eine sehr interessante und erfrischende Kombination.

Passt gut zu ...

Die Kombination Thymian + Lorbeer + Petersilie wird zu Kräutersträußen gebunden, die man *Bouquet garni* nennt.

Die Mischung Thymian + Rosmarin + Salz ergibt ein ausgezeichnetes Kräutersalz für fett- und eiweißreiche Speisen.

Thymian eignet sich auch bestens zur Aromatisierung von Essig oder Öl.

Anbau

Thymian ist relativ winterfest, wenn er eine ausreichend windgeschützte und sonnige Lage hat. Wenn Sie ihn als Zierpflanze im Garten ziehen, können Sie ihn ruhig verwöhnen. Legen Sie aber Wert auf seine heilenden Eigenschaften, pflanzen Sie ihn lieber an einen möglichst sonnigen, kalkhaltigen, und nicht gedüngten Standort ohne Staunässe.

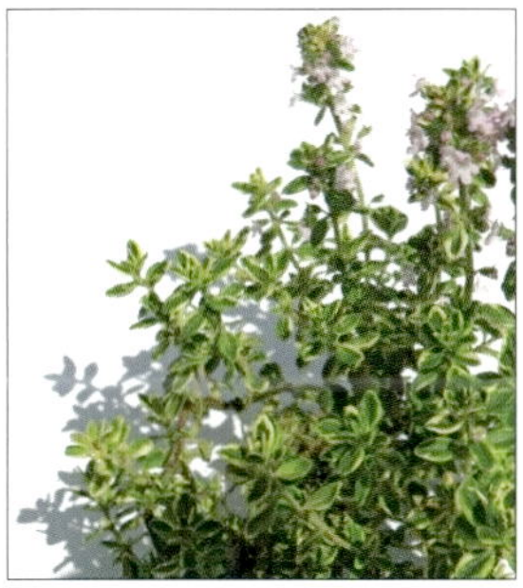

Da seine Blüten gerne von Bienen besucht werden, ist es sehr nützlich, wenn Sie ihn in die Nähe von Pflanzen setzen, bei denen Ihnen die Hilfe der Bienen bei der Bestäubung von Nutzen ist. Sein Duft schützt vor dem schädlichen Kohlweißling und Blattläusen, was Ihnen im Garten sehr zu Gute kommen kann.

Die Blätter werden von Frühling bis Herbst geerntet. Soll er getrocknet werden, schneidet man ihn am besten an einem Blütentag, bevor die Pflanze blüht. Dann ist das Aroma am ausgeprägtesten und es verstärkt sich beim Trocknen sogar noch. Interessant ist auch, dass der Thymian je nach Erntezeit eine unterschiedliche Zusammensetzung hat. Wird die Pflanze im Juni geschnitten, enthält sie mehr Carvacrol, beim zweiten Schnitt am Ende des Sommers jedoch mehr Thymol. Da Thymol etwas giftiger ist, sollte das Kraut, das Sie für den Winter benötigen, schon im Juni gesammelt und getrocknet werden.

Sehr dekorativ und gleichzeitig desinfizierend sind Thymiansträußchen, wenn sie im Raum aufgehängt werden. Die Pflanze kann das ganze Jahr über mit Absenkern vermehrt werden. Nur im Winter hat sie lieber ihre Ruhe.

Einkauf

Wenn Sie keinen eigenen Thymian haben, kaufen Sie ihn am besten in einer Apotheke, wo er als Tee verkauft wird, oder in gut sortierten Gewürzläden.

VANILLE

Vanilla planifolia Jacks. (ex Andrews)

Was ist das Geheimnis der Vanille, dass insbesondere Frauen jede Diät auf morgen verschieben, wenn sie eine leckere Cremeschnitte, Tiramisu oder ein Vanilleeis sehen?

Die Geschichte der Verwendung von Vanille

Die Vergangenheit der Vanille ist sehr viel länger als der uns bekannt Teil der Geschichte. Hernán Cortés brachte sie im Jahr 1520 als Teil seiner Beute von der „Entdeckung“ Mexikos mit nach Europa. So kam die Vanille zusammen mit Gold und Schokolade über den Seeweg zu uns und hinterließ unzählige Tote.

Die Spanier lernten den zauberhaften Geschmack der Vanille bei den Azteken kennen, die sie zur Veredelung ihres Getränks *Xocólatl* verwendeten, das man aus Kakaobohnen, Vanille und Honig zubereitete. Aus diesem Wort entstand dann unsere Schokolade, obwohl die Azteken sie nicht in Form von Tafeln herstellten, wie wir sie heute kennen.

Da ein Monopol immer viel Geld versprach, bewachten die Spanier ihre Vanilleplantagen gewissenhaft und beherrschten den Markt bis zum Jahr 1846. Die Anbau- und insbesondere Verarbeitungsweise war ein sorgfältig gehütetes Geheimnis, bis im Jahr 1846 einige Ableger, die eigentlich für botanische Gärten bestimmt waren,

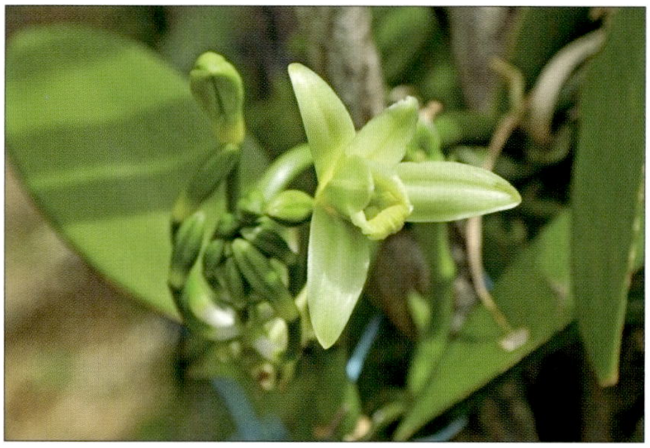

auf den Inseln Java und Réunion (die damals noch Bourbon hieß) landeten. Die gestohlenen Ableger hatten jedoch keinen großen Wert, weil es in der neuen Umgebung keine Bestäuber für die Vanilleblüten gab. Die Millionenfrage lautete also: Wie bestäubt man Vanilleblüten ohne Kolibris und spezielle Insekten, die nur in Mexiko leben? Erst als einer der Sklaven ein Stöckchen erfand, mit dem man die Blüten von Hand bestäuben konnte, kam die neue Produktion ins Laufen.

Was ist Vanille?

Die Vanille gehört zur Familie der Orchideen (Orchidaceae). Sie ist eine Kletterpflanze, die im

Boden wurzelt, und ist die einzige Orchidee mit essbaren Früchten. Weltweit werden drei Kulturformen am häufigsten angebaut:

1a) Die **Echte Vanille** (*Vanilla planifolia* aber auch *Vanilla fragrans* Ames) wächst auf Madagaskar, auf der Insel Réunion und noch einigen anderen Inseln im Indischen Ozean. Sie ist heute die weitverbreitetste Vanilleart. Man nennt sie Bourbon-Vanille (nach dem einstigen Namen der Insel Réunion) oder Madagaskar-Vanille.

1b) Die **Mexikanische Vanille** ist eigentlich die gleiche Art *(Vanilla planifolia)*, wächst aber an ihrem ursprünglichen Standort und wird in kleineren Mengen angebaut. Sie ist wirtschaftlich nicht mehr so bedeutend.

2) Die **Tahiti-Vanille** (*Vanilla tahitensis* J.W. Moore) wächst im Südpazifikgebiet. Sie ist vermutlich eine Kreuzung von *Vanilla planifolia* und *Vanilla odorata* C. Presl.

3) Die **Westindische Vanille** (*Vanilla pompona* Schiede) ist in Westindien sowie in Zentral- und Südamerika zu Hause.

Als Kletterpflanze entwickelt die Vanille 9-15 Meter lange Sprossen. Nach dem dritten Jahr beginnt sie zu blühen und erst dann können aus den bestäubten Blüten ihre Früchte, die Vanilleschoten, wachsen. Obwohl die Vanille eine Zwitterpflanze ist, muss der Blütenstaub vom Staubblatt zu den Stempeln kommen, indem die Membran durchbrochen wird, die diese beiden Organe trennt. Die Blüten bleiben nur einen Tag lang geöffnet, sind sehr tief und eng und müssen am Morgen bestäubt werden, damit sich daraus Vanilleschoten bilden können.

Bei der Vanille ist die Bestäubung die größte Schwierigkeit, denn Kolibris und die besonderen Bienenarten, die diese Aufgabe normalerweise übernehmen, gibt es nur in ihrer Heimat Mexiko. Die Plantagen, die andernorts angepflanzt wurden, sind von der Bestäubung von Hand abhängig. Dies geschieht mit speziell angespitzten Bambusstäbchen.

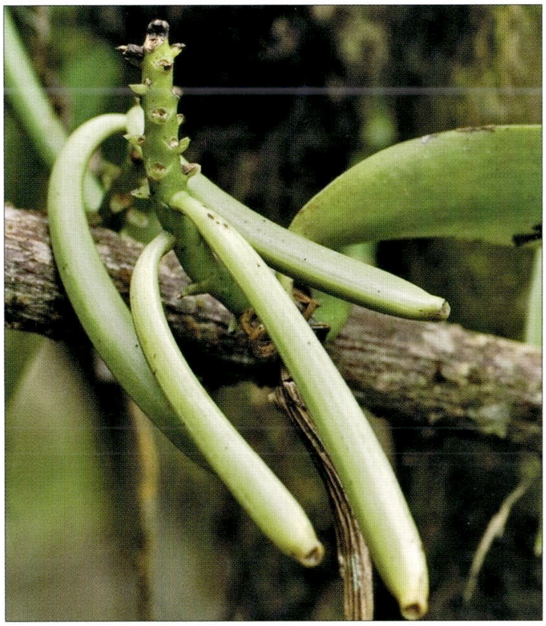

Die grüne Vanille erinnert ein bisschen an Bohnen.

In großen Plantagen bearbeitet ein „Bestäuber" bis zu 1000 Blüten pro Tag mit diesen Stäbchen. Da die Blüten oft schwer zu erreichen sind und sich teilweise in ein paar Metern Höhe befinden, ist das eine sehr anspruchsvolle Tätigkeit. Man kann sich nur schwer vorstellen, mit welcher Geschwindigkeit die Arbeiter diese Aufgabe erledigen, weil die Blüten ja nur in den Morgenstunden bestäubt werden können. Wenn sie also 5 Stunden lang arbeiten, sind das 200 Blüten pro Stunde bzw. mindestens 3-4 pro Minute.

Abhängig von den Klimabedingungen reifen die Schoten fünf bis neun Monate lang. Danach werden sie sofort zu Beginn der Reife, wenn sie noch grün sind bzw. leicht gelb werden, von Hand geerntet.

Und das ist nur die erste Halbzeit im Wettkampf um das wunderbare Vanillearoma. Die geernteten Schoten haben weder einen besonderen

Duft noch das typische Aroma. Wenn Sie vor Ort wären und man Ihnen die Schoten in die Hand gäbe, würden Sie wahrscheinlich davon ausgehen, Bohnen vor sich zu haben. Der Trocknungs- und Fermentierungsprozess ist der zweite Teil der Verarbeitung, der die folgenden sechs Monate in Anspruch nimmt. In dieser Zeit entwickelt sich durch ein besonderes Verfahren das charakteristische Vanillearoma.

Die geernteten Früchte werden zuerst kurz in Wasser eingeweicht, dann erfolgt der Fermentierungsprozess, der 15 Tage lang dauert. Tagsüber legt man die Schoten in die Sonne, abends werden sie dann eingewickelt und an einer warmen Stelle gelagert. Während des Fermentierungsprozesses entsteht der Stoff Vanillin – der Duft und das Aroma, das uns allen wohlbekannt ist. Nach dem Ende dieses Vorgangs beginnt der einige Monate dauernde natürliche Trocknungsprozess. Dabei verlieren die Vanilleschoten 80 % ihres ursprünglichen Gewichts.

Die endgültige Qualität hängt davon ab, wie viel Aroma während des gesamten Verfahrens erhalten werden konnte. Daher sind Erntezeit und Fermentierungsprozess von ausschlaggebender Bedeutung für die Qualität des Produkts.

Mit dem gleichen Verfahren wird auch der natürliche Vanilleextrakt gewonnen.

Jetzt wissen Sie, weshalb Vanille neben Safran und Kardamom noch heute zu den teuersten Gewürzen gehört und warum die Industrie lieber auf das künstliche Vanillinaroma zurückgreift.

Aus demselben Grund war die Vanille immer (und ist es auch heute noch) eine beliebte Beute für Räuber. Schon allein die Kosten für den Schutz dieses aromatischen Golds, in das man sehr viel Arbeit und Wissen investiert, sind enorm.

Stellt man sich den gesamten Prozess vor, den ich hier beschrieben habe, muss man sich fragen, wie die Azteken und Inder bereits damals wissen konnten, wie man das edle Vanillearoma gewinnt.

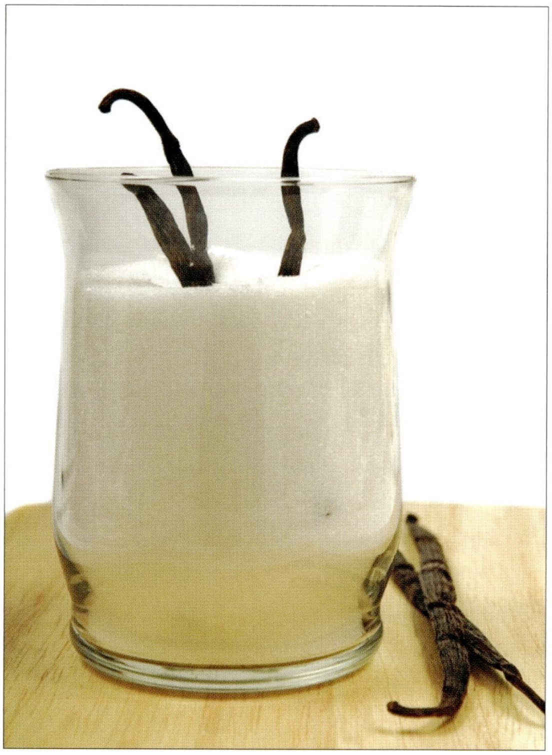

Anstelle des künstlich aromatisierten Vanillinzuckers, sollten Sie lieber selbst hergestellten verwenden. Zwei Schoten reichen für ein Kilogramm Fructose, Zucker oder Honig aus.

Was steckt in der Vanille?

Das, was wir als Vanille kennen, ist der Stoff Vanillin (4-Hydroxy-3-methoxybenzaldehyd), welcher der Vanille ihr charakteristisches Aroma und den unverwechselbaren Duft verleiht. Ein weiterer Inhaltsstoff ist das Piperonal (Heliotropin), das zur Komplexität des Duftes beiträgt.

Die Wirkung von Vanille …

Als wir uns an die Arbeit für dieses Buch gemacht haben, wussten wir (wie wahrscheinlich die meisten unserer Leser auch) nur, dass die Vanille ein herrliches Gewürz zum Verwöhnen unseres Gaumens ist. Wir waren daher ziemlich überrascht, dass uns diese Pflanze neben dem Genuss noch anderen großen Nutzen bringt.

... auf die Potenz

Kräuterkundige und Heiler schrieben ihr hauptsächlich eine potenzsteigernde Wirkung zu, was aber nicht überrascht, denn die teuersten Gewürze mussten fast immer auch als Aphrodisiakum angepriesen werden, weil sie sich sonst schwer verkaufen ließen.

... auf das Nervensystem

Erstaunlicher ist hingegen die Feststellung, die man schon vor Jahrhunderten machte, dass die Vanille das Nervensystem leicht beeinflusst und ein „Tonikum für das Gehirn" ist.

In der Aromatherapie wird ein Absolut oder ein CO_2-Extrakt der Vanille zur Entspannung und zur Hebung der Stimmung eingesetzt.

... auf die Entgiftung

Vanille wurde auch als Gegengift für verschiedene Arten von Giften und als Hilfe bei Fieberzuständen verwendet.

... in anderen Bereichen

In der europäischen Heiltradition findet man über diese Pflanze fast keine Aufzeichnungen. Der Grund dafür liegt wahrscheinlich darin, dass man die Vanille im Altertum und im Mittelalter in Europa noch gar nicht kannte.

Die Zeit des größten Vanilleverbrauchs fällt mit den Anfängen der modernen Pharmazie zusammen, weshalb sie in der Naturheilkunde niemals einen hohen Stellenwert bekam. Wie Sie nachfolgend lesen werden, ist auch die Vanille ein Gewürz mit vielen Heilkräften. Es lohnt sich also, sie kennen zu lernen.

Was sagt die moderne Wissenschaft?

Obwohl es in den PubMed-Archiven sehr viel weniger Studien über die Vanille als über andere Gewürze gibt, sind die Informationen mehr als erstaunlich.

Wirkung auf die Stimmung

Moderne Untersuchungen geben eine Antwort auf die Frage, warum wir Cremeschnitten, Vanilleeis und andere Süßspeisen mit Vanillearoma so gern haben. Einige Ergebnisse zeigen, dass die Vanillinsäure aus der Vanille den Gehalt an Katecholaminen wie Adrenalin und Noradrenalin erhöht. Aus diesem Grund hat die Vanille eine belebende Wirkung und kann in größeren Mengen sogar zu einer leichten Abhängigkeit führen. Sie wirkt ganz ähnlich wie echter Tee oder Schokolade, weshalb sie nicht am Abend verzehrt werden sollte.

Wirkung auf das Blut

In einer amerikanischen Untersuchung an Tieren stellte man fest, dass das Vanillin möglicherweise ein gutes Heilmittel zur Behandlung von Sichelzellenanämie ist. Der Bericht erklärt, dass Vanillin die Polymerisation von anormalem Sichelzellenhämoglobin hemmt und damit verhindert, dass die Erythrozyten eine anormale Form annehmen, welche eine Anämie verursacht. Die Wirkung zeigt sich schon ab einer Tagesdosis von 1-4 g Vanillin *(Blood. 1991; 77 (6): 1334-1341)*.

Wirkung auf das Nervensystem

In einer klinischen Studie aus China wurde nachgewiesen, dass Vanillin einen positiven Einfluss auf Epilepsie-Patienten hat, denn es verhindert epileptische Krämpfe. Im Versuch verbesserten sich die Messergebnisse des

Elektroenzephalogramms (EEG), mit dem die elektrische Aktivität der Nervenzellen im Gehirn gemessen wird *(Chinese Journal of Practical Nervous Diseases. 2005; 8 (4): 78)*. Jetzt wissen wir, was sich die Heilkundigen dachten, als sie die Vanille „Tonikum für das Gehirn" nannten, wir wissen nur nicht, wie sie das zu jener Zeit herausfinden konnten.

Wirkung als Konservierungsmittel

Mehrere *in-vitro*-Studien zeigten die antioxidative Wirkung der Vanille. Interessant ist auch ein Bericht indischer Wissenschaftler, der belegt, dass reines Vanillin eine geringere antioxidative Wirkung hat, als der Auszug aus den ganzen Vanillefrüchten. Man stellte außerdem fest, dass die Verwendung von Vanille als Nahrungsergänzungsmittel zur Erhaltung der Gesundheit sinnvoll ist und die Vanille gleichzeitig andere Lebensmittel gut konserviert *(Journal of Agricultural and Food Chemistry. 2007; 55 (19): 7738-7743)*. Diese Studie ist vor allem deshalb beachtenswert, weil sie nahelegt, dass die Vanille viel mehr ist, als nur die beiden Hauptbestandteile, die als Inhaltstoffe am häufigsten angegeben werden.

Antioxidative Wirkung

Vanillin hat eine ähnliche antioxidative Wirkung wie die Ascorbinsäure (synthetisches Vitamin C) *(Molecular and Cellular Biochemistry. 2000; 209 (1-2): 47-53)*.

Antimikrobielle Wirkung

Mehrere Studien bestätigen auch die antimikrobielle Wirkung des Vanillins. Schottische Wissenschaftler untersuchten die Wirksamkeit von Vanillin bei der Hemmung des Mikrobenwachstums in gekühltem, frischem Gemüse und Obst. Man stellte fest, dass Vanillin das Wachstum der Mikroben bei einer Temperatur von 4 °C über einen Zeitraum von 19 Tagen um 37-66 % senkte. *In-vitro*-Studien zeigten, dass Vanillin die Vermehrung verschiedener pathogener Organismen hemmt. Dazu zählen die Bakterien *Escherichia coli, Pseudomonas aeruginosa, Enterobacter aerogenes, Lactobacillus casei, Salmonella enterica,* die Hefen *Candida albicans, Saccharomyces cerevisiae* und die Pilze *Penicillum expansum (Food Research International. 2006; 39 (5): 575-580)*.

Auf der anderen Seite berichten Wissenschaftler aus Thailand, dass das Vanillin bei der Behandlung von systematischen Pilzerkrankungen durch Candida beim Menschen selbst in der maximal erlaubten Dosis von 125 mg/kg Körpergewicht nicht effektiv wirkt *(Canadian Journal of Microbiology. 1982, 28 (11): 1235-1241)*.

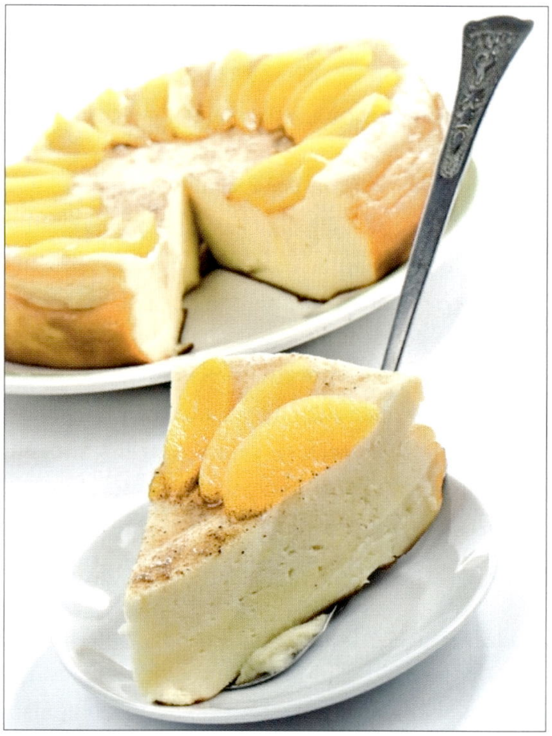

Süßspeisen sind eine beliebte Nahrung für Krebszellen. Zum Glück hemmt die Vanille ihre Vermehrung. So sind die Leckereien nicht nur ein Genuss, sondern auch gut für unsere Gesundheit.

Wirkung auf die Blutfette

Indische Wissenschaftler konnten in einer Untersuchung mit Laborratten nachweisen, dass Vanillin den Fettgehalt in der Leber und im Blut senkt. Es senkt zwar den Triglyzerid-Gehalt, nicht aber den Cholesterin- und Phospholipidwert im Blut *(The Indian Journal of Medical Research. 1992; 96: 133-135).*

Wirkung auf die Verdauungsorgane

Eine der neueren Studien, die in Taiwan durchgeführt wurde, zeigt, dass Vanillin auch bei chronischen Darmentzündungen eine heilende Wirkung hat *(The Journal of Pharmacology and Experimental Therapeutics. 2009; 330 (2): 370-376).*

Wirkung bei Krebskrankheiten

Japanische Wissenschaftler des Instituts für Naturmedizin der Universität von Toyama stellten in einem Versuch, in dem Mäusen oral Vanillin verabreicht wurde, fest, dass die Migration von bösartigen Adenokarzinom-Zellen durch die Inhibition des Enzyms MMP-9, das von den Krebszellen ausgeschieden wird, gehemmt wird. So wird die Migration der Krebszellen unterbunden und dadurch die Invasivität des Krebses reduziert. Man berichtet, dass Metastasen in der Lunge deutlich verkleinert wurden. In der gleichen Untersuchung wies man *in vitro* nach, dass Vanillin auch das Wachstum der Krebszellen selbst hemmt. Beides bestätigt die antimutagene Wirkung des Vanillins und legt den möglichen Einsatz in der Behandlung von Krebs mit Metastasen nahe *(European Journal of Pharmaceutical Sciences. 2005; 25 (1): 57-65).*

Mögliche Gefahren bei der Anwendung

Vanille ist relativ ungiftig. In großen Mengen kann sie Kopfschmerzen hervorrufen, aber auch Schlaflosigkeit, wenn sie am Abend verzehrt wird.

Man geht davon aus, dass Vanille bei der normalen Verwendung in der Küche für Schwangere und stillende Mütter unbedenklich ist. Über therapeutische Dosen gibt es aber keine ausreichenden Informationen in Bezug auf diese Gruppe von Frauen. Die maximale Tageverzehrmenge liegt bei 125 mg pro Kilogramm Körpergewicht, was bei einer 50 kg schweren Person etwa 6 g Vanille entspricht.

Verwendung in der Küche

In der Küche findet man Vanille in unterschiedlicher Form. Die beste (jedoch am wenigsten verbreitete) Anwendungsart ist die ganze Frucht (Schote).

Die Echte Vanille sollte am besten in Form von Schoten gekauft werden, die man der Länge nach aufschneidet. Die aromatischen Samen werden herausgeschabt und zu den Speisen gegeben. Möchte man Honig oder Zucker aromatisieren, reicht es schon aus, eine Schote in Stücke zu schneiden (eventuell auch in Hälften zu teilen), und diese kleinen Stangen dann in Gläser mit Fructose, Zucker oder Honig zu geben. Das Ganze sollte 14 Tage ziehen, damit der Zucker das Aroma aufnimmt. Eine Vanilleschote reicht auf diese Weise für etwa ein halbes Kilogramm Zucker aus. Wenn Sie den Zucker aufgebraucht haben, können Sie die gleichen Schoten noch einmal für dieselbe Menge Zucker verwenden. Oder aber Sie geben die verwendeten Schoten in Kaffee, Kakao oder Tee, damit auch sie einen herrlichen Duft bekommen.

Kauft man Vanillepulver (getrocknete Vanillesamen), sollte es so bald wie möglich mit Zucker oder Honig vermischt werden, damit sein Aroma erhalten bleibt.

Viele Köche verwenden lieber den Extrakt, den man durch das Einweichen der zerkleinerten Schoten in heißem Wasser und 35-prozentigem

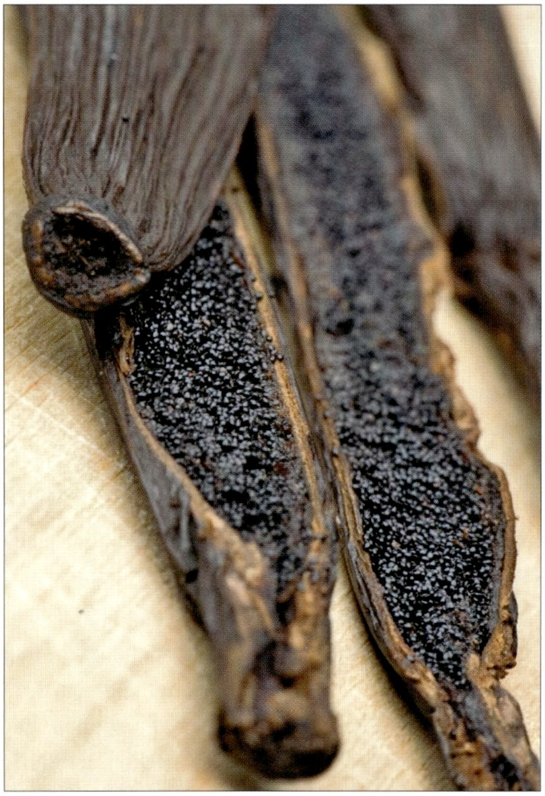

Die aromatischen Samen verstecken sich in der Schote. Vor der Anwendung wird sie daher der Länge nach aufgeschnitten. Für Cremes verwendet man die Samen aus der Schotenmitte, zur Aromatisierung von Zucker oder Honig gibt man einige Stückchen der ganzen Schote in ein Glas mit Zucker oder Honig.

Alkohol gewinnt. Von diesem konzentrierten Auszug sorgen schon wenige Tropfen für einen ausgeprägten Geschmack. Im Unterschied zu den synthetischen Extrakten, die nur aus künstlichem Vanillin und Ethanol bestehen, findet man im natürlichen Auszug mehrere Hundert Inhaltsstoffe.

Vanille ist in Süßspeisen, Gebäck, Eiscremes und verschiedenen Cremevariationen unverzichtbar.

Auch Getränke können mit ihr aromatisiert werden; so zum Beispiel Kuh- oder Sojamilch, Joghurt (einen Löffel mit Vanille aromatisierten Zucker oder Honig zugeben), Kaffee oder Schokoladencreme. Sie rundet auch ausgezeichnet den Geschmack von feinem Carob-Pulver ab.

Da die Vanille den Geschmack des Süßen verstärkt, können Sie sie auch in Obstsalaten, Marmeladen und Kompotts probieren. Sie benötigen in diesem Fall weniger Zucker.

Beim Kochen hat sich die Verwendung der aufgeschnittenen Schoten am besten bewährt. Für einen Liter Pudding, Milch oder Ähnliches reicht es aus, ein Viertel der längs aufgeschnittenen Schote mitzukochen. Die Vanille sollte nach dem Kochen noch mindestens eine Stunde in der Flüssigkeit verbleiben, um ausreichend Aroma freizusetzen. Die Schote wird dann herausgenommen, gewaschen und wenn sie noch Aroma enthält, bis zur nächsten Gelegenheit - am besten in

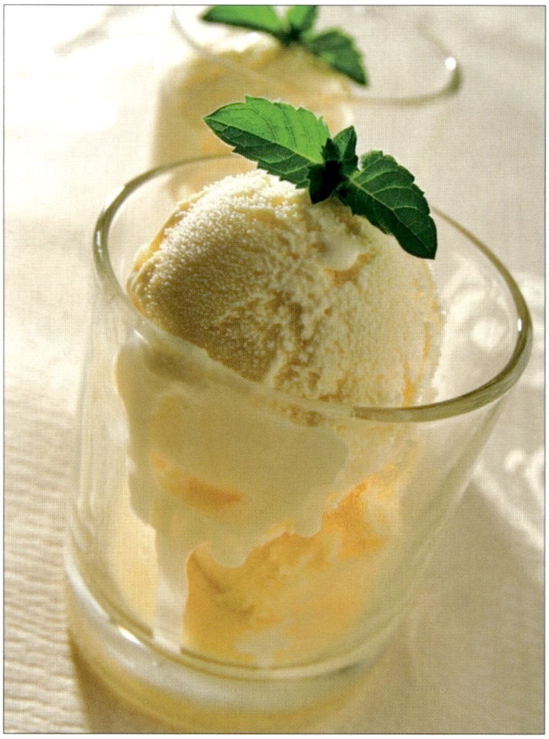

Vanilleeis und gekaufte Süßwaren werden zu 99 % mit künstlich gewonnenem Vanillin aromatisiert.

Zucker - aufbewahrt. Hochwertige Schoten können mehrmals verwendet werden, darum zahlt sich der Kauf von erstklassiger Vanille aus!

Anbau

Die Vanille braucht viel Feuchtigkeit, Sonne und genügend Raum, wenn sie so groß werden soll, dass sie beginnt, Schoten zu bilden. Da für sie die Temperatur nicht unter 15 °C fallen darf, ist das in unseren Breiten eine echte Herausforderung. Sie ist sicherlich keine Pflanze, die man sich einfach zu Hause ziehen kann. Auch wenn es Ihnen gelingt, sie zu ziehen, wäre die nächste Hürde der Fermentierung und der Bearbeitung der Schoten nahezu unüberwindlich.

Einkauf

Die Vanille ist aufgrund ihres Preises und der eingeschränkten Anbaumöglichkeiten das am häufigsten gefälschte Gewürz der heutigen Zeit. In Süßwaren, Eiscremes, Puddings, Parfums, Potpourris, Seifen und anderen Produkten findet man daher zu 99 % nichts anderes als synthetisch hergestelltes Vanillin, das den Körper nur belastet und geschmacklich nur ein Abklatsch des natürlichen Aromas ist.

Sogar beim Kauf von Vanille-Zucker müssen Sie aufmerksam sein, denn die meisten Anbieter verkaufen nur Zucker mit künstlichem Vanillearoma, der kein einziges Gramm der Echten Vanille enthält.

Das Vanillin, ein kristalliner Inhaltsstoff der Vanille, wurde schon im Jahr 1858 isoliert. Das war der Auftakt der synthetischen Produktion von Vanillin, das aus Holz oder Teer gewonnen wird. Wenn Sie auf einem Produkt lesen „Vanille-Geschmack", handelt es sich immer um synthetisiertes Vanillin. Nur in ökologisch zertifizierten Lebensmitteln muss natürliche Vanille verwendet werden.

Nicht alle Schoten sind von gleicher Qualität. Man unterscheidet vor allem zwischen der biologisch angebauten Vanille, die ein intensiveres Aroma hat und denjenigen, die unter Verwendung von Düngemitteln und Insektiziden hergestellt werden.

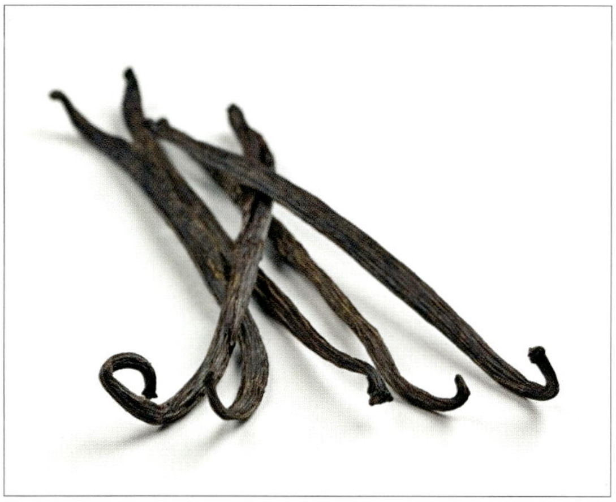

Gute Schoten erkennen Sie an ihrer Biegsamkeit, sie sind saftig und voller Samen.

Ein weiteres Unterscheidungsmerkmal ist die Verpackung. In Tüten werden normalerweise zu trockene Schoten verkauft. Die saftigsten und edelsten werden in Glasröhrchen angeboten. So kann die Schote nach Bedarf dosiert werden und ist vor dem Austrocknen geschützt.

Auf dem Weltmarkt gelten Schoten, die etwa 20 cm lang, biegsam und aromatisch sind und voll aussehen, als hochwertigste Ware.

Die höchste Qualität versprechen die Mexikanische und die Bourbon-Vanille. Als schlechter und weniger aromatisch hingegen gilt die Vanille aus Indien, Indonesien und Tahiti.

ZIMT

Cinnamomum verum J.S. Presl oder *Cinnamomum zeylanicum* Blume/Nees

Schon mindestens 6000 Jahre vor der Erfindung des Internets reiste der Zimt um die Welt. Alle großen Kulturen kannten und verwendeten ihn. Auch die mittelalterlichen Stadtbewohner wussten mehr über dieses Gewürz als die meisten Menschen der heutigen Zeit.

Die Geschichte der Verwendung von Zimt

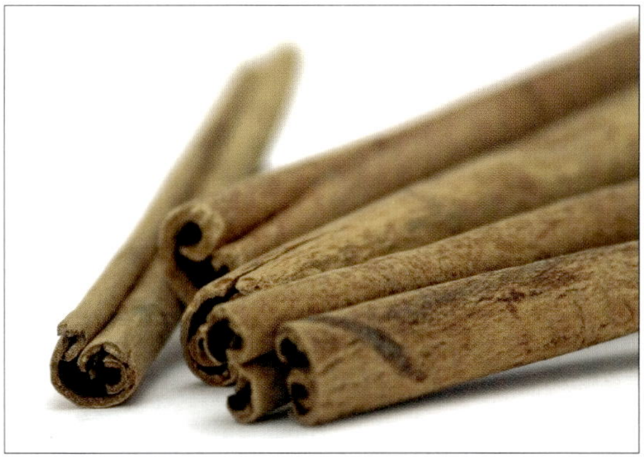

Viele behaupten, dass Zimt eines der ersten Produkte in der Geschichte der Menschheit war, mit dem Handel getrieben wurde. Ganz sicher war er eines der ersten Gewürze, das über Handelskarawanen und Schiffe die Welt verband. Davon zeugt auch der Name des ältesten uns bekannten Handelswegs, den man „Zimtweg“ nannte. Alle Kulturen, die uns aus den letzten 6000 Jahren bekannt sind, verwendeten Zimt: von den Chinesen, Sumerern, Phöniziern und Persern über die Ägypter und Griechen bis hin zu den europäischen Kulturen, die wir heute kennen. Wenn man noch weiter zurückblicken könnte, würde man den Zimt wahrscheinlich auch schon in den Epochen davor finden.

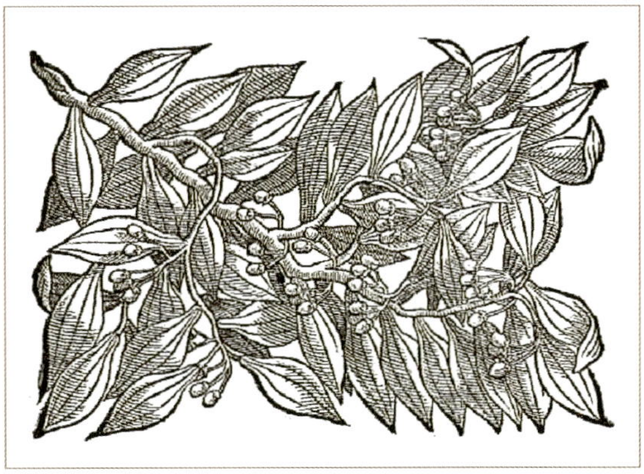

Damals gab es noch keine Fotografien. Bei der Suche nach Zimt half man sich mit Zeichnungen.

Für viele ist Zimt heute einfach nur ein Gewürz, mit dem man Apfelstrudel und Glühwein das gewisse Etwas verleiht. Wenn Sie aber mit einer Zeitmaschine einige Jahrtausende zurückreisen und dort einen Apfelstrudel mit Zimt bestellen könnten, würden Sie wahrscheinlich wegen dieser groben Beleidung getötet werden. Zimt war damals nur den Göttern und den Zeremonien zu ihren Ehren vorbehalten. Er wird sogar schon im Alten Testament erwähnt. Im zweiten Buch Moses trägt der Herr Moses auf, Myrrhe und Zimt aus Ägypten mitzubringen. Könige, Pharaonen und die höchsten Priester wurden mit diesem Gewürz gesalbt. Die normalen Sterblichen dachten nicht einmal daran, ihn zu essen.

Auch im Osten war er hoch verehrt, jedoch wurde er dort sowohl für den Körper als auch für den Geist verwendet. Er wurde als Heilmittel, bei religiösen Zeremonien, für die Einäscherung der Toten und auch in der Küche eingesetzt. Im Westen hatte sein Status auch großen Einfluss auf seinen Preis.

Im 15. Jahrhundert war er so kostbar, dass man ihn auf den arabischen Märkten gegen Eunuchen und Sklavinnen eintauschte. Heute würde wahrscheinlich niemand mehr auf die Idee kommen, als Hochzeitsgeschenk ein Kilogramm Zimt mitzubringen. Aber vor nur wenigen Jahrhunderten war dies selbst für die prunkvollsten Hochzeiten ein angemessenes Geschenk und sogar ein standesgemäßes Präsent für die Könige.

Erst im 18. Jahrhundert, was im Hinblick auf die gesamte Geschichte „erst gestern" war, wurde Zimt auch für die Allgemeinbevölkerung erschwinglich.

Was ist Zimt?

Es gibt mehrere Zimtarten, die sich aber nur geringfügig voneinander unterscheiden. In der Küche wird seit jeher der echte, der so genannte Ceylon-Zimt (*Cinnamomum verum* J.S. Presl) oder der Cassia- bzw. China-Zimt (*Cinnamomum cassia* Blume) verwendet. Der Cassia-Zimt ist ein naher Verwandter des Echten Zimts, hat jedoch ein intensiveres und scharfes Aroma und keinen so vollen Geschmack, weshalb er etwas günstiger

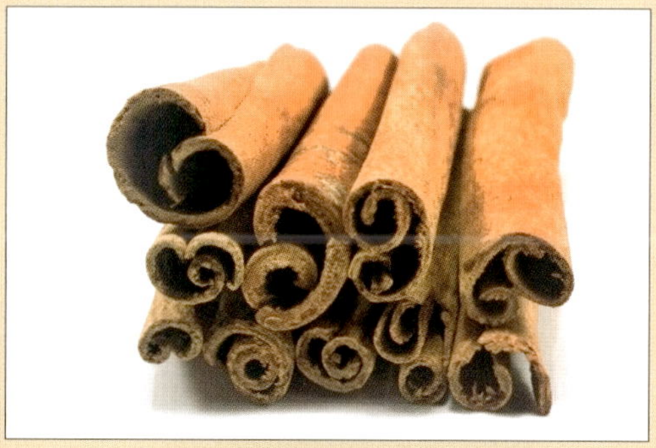

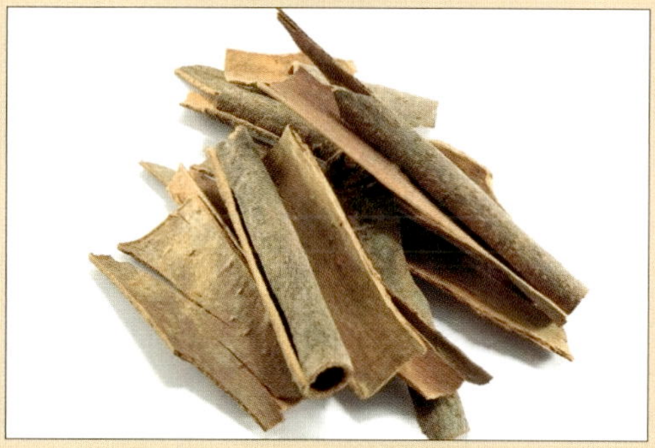

In der Küche werden seit jeher der echte, der so genannte Ceylon-Zimt (Bild oben) und der Cassia-Zimt (Bild unten) verwendet.

ist. Genau aus diesem Grund ist fast alles, was wir in der heutigen Zeit des globalen Handels kennen, Cassia-Zimt.

Zimt ist ein tropischer Baum aus der Familie der Lorbeergewächse (lat: Lauraceae), der 8 bis 12 Meter hoch wird. Auf den Plantagen wird er aber meist als Monokultur in Form von Büschen angebaut, die nicht mehr als zwei Meter hoch werden. Was wir als Gewürz und Heilmittel der traditionellen Medizin kennen, ist in Wirklichkeit eine Innenschicht der Baumrinde, die in regelmäßigen Abständen von ein- bis zweijährigen Trieben abgetrennt wird. Diese Rinde fermentiert 24 Stunden lang, dann wird die äußere Rinde entfernt und die Innenrinde abgeschält. Die dünnen Innenrinden werden dann ineinander gelegt und getrocknet.

Diese Schichten rollen sich zu den Zimtstangen zusammen, die man bei uns kennt.

Versetzen Sie sich einmal in die Lage eines solchen Baums und Sie werden erkennen, dass es einen großen Unterschied macht, ob Sie dieses „Peeling“ ein paar Mal im Jahr oder ein paar Mal im Monat über sich ergehen lassen müssen. Im zweiten Fall wäre Ihre Haut sehr bald mit Wunden übersät. Ein ähnliches Schicksal erleidet auch der Zimtbaum. Nur ein kleiner Teil des Zimts wird biologisch angebaut. Dieser Zimt stammt von Ästen, die in ihrem natürlichen Rhythmus wachsen dürfen und sich daher erneuern können. Der Zimt für den Massenmarkt wird aber sehr viel erbarmungsloser gewonnen. Die Rinde wird zu oft geschält und die Äste zu häufig geschnitten, so dass die Gesundheit des Baumes darunter leidet und er von zahlreichen Parasiten befallen wird. Dann helfen sich die Landwirte mit moderner Chemie, vor allem mit Fungiziden und Insektiziden, die den Baum vor Schädlingen schützen sollen. Das Pulver, das wir im Geschäft kaufen, enthält also auch viele Pestizidrückstände, von denen wir wissen, dass sie oft krebserregend sind.

Interessant ist auch, dass über diese „Details“ kaum jemand berichtet.

Bisher haben wir keine genauen Informationen darüber, inwieweit sich die Zusammensetzung des biologisch angebauten Zimts vom konventionellen unterscheidet. Es ist aber gar nicht unbedingt notwendig, dass wir alle Lebensmittel genau untersuchen, um das Prinzip zu verstehen. Heute weiß man, dass künstlicher Dünger den natürlichen Stoffwechsel von Obst und Gemüse stört, die Bildung von Antioxidantien und Vitamin C hemmt und die Entstehung vieler heilender Wirkstoffe in der Pflanze verhindert. Wir können also davon ausgehen, dass auch der konventionell angebaute Zimt viel weniger Wirkstoffe - auf denen seine ursprüngliche, seit Jahrtausenden nachgewiesene Wirksamkeit basiert - enthält.

Wie unterscheidet man Ceylon- und Cassia-Zimt?

Die beste Qualität haben die dünnen Stangen des Ceylon-Zimts, die von beiden Seiten eingerollt sind und mehrere Schichten aufweisen. Dieser Zimt ist aromatisch und hat einen warmen und angenehm süßen Geschmack. Den gleichen Duft hat auch der Ceylon-Zimt in Pulverform.

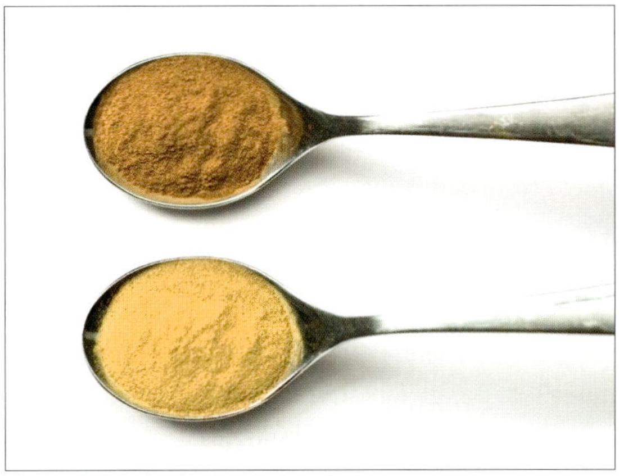

Der biologisch angebaute Zimt unterscheidet sich von konventionellem durch seine hellere Farbe.

Der Cassia-Zimt stammt aus der Rinde eines anderen Baums. Sie ist viel gröber, dicker und härter. Auch dieser Zimt ist eingerollt, aber man erkennt ihn an den sehr viel dunkleren und dickeren Stangen. Fast alle industriell verarbeiteten Lebensmittel werden mit Cassia-Zimt gewürzt. Man geht davon aus, dass beim Zimt, wenn er einmal gemahlen ist, nicht mehr unterschieden werden kann, ob es sich um Ceylon- oder Cassia-Zimt handelt. Wer aber das Aroma des einen und auch des anderen kennt, wird dem nicht zustimmen, denn man kann sie an Geruch und Geschmack sehr wohl unterscheiden. Cassia-Zimt hat ein eher stumpfes, bitteres und einfaches Aroma. (In letzter Zeit trifft aber auch das nicht mehr unbedingt zu, denn das Zimtaroma und der Duft können mit künstlichen, in Labors hergestellten Aromen nachgeahmt werden).

Was steckt im Zimt?

Im echten Ceylon-Zimt steckt ein wunderbares Aroma, das an edles Holz, Lorbeeren und Nelken erinnert. Wenn man feinfühlig genug ist, kann man auch einen Hauch von Vanille und Orangenschalen wahrnehmen.

Die wissenschaftliche Sicht auf seine Zusammensetzung ist aber weniger poetisch. Zimt enthält 4 % ätherisches Öl, davon ist ein Großteil Zimtaldehyd (60-75 %), es folgen Benzaldehyd und Cuminaldehyd, Phenole (davon ist mit 4-10 % Eugenol das wichtigste), Methyleugenol, Pinen, Phellandren, p-Cymen und Caryophyllen, Eugenolacetat, Cinnamylacetat sowie Benzylbenzoat und Linalool.

Das, was unsere Nase beim Zimt riecht, ist das Eugenol. Der gleiche Geruch ist auch charakteristisch für Nelken. Der Cassia-Zimt (China-Zimt) enthält kein Eugenol, dafür aber höhere Zimtaldehyd- und Gerbstoffanteile, die für den eher bitteren Geschmack verantwortlich sind. Zimt enthält den Duftstoff Cumarin, der in geringen Mengen ungefährlich ist, aber in großen Mengen Kopfschmerzen und Schwindel verursachen kann. Cassia-Zimt enthält mehr Cumarin als Ceylon-Zimt, aber in keiner der beiden Sorten stellt die Menge eine Gefahr für die Gesundheit dar.

Die offizielle Zimtdosis, die in pharmazeutischen Fachbüchern noch als ungefährlich eingestuft wird, bestimmt man auf Grundlage des Zimtaldehydgehalts. Von diesem Stoff dürfen maximal 700 Mikrogramm pro Kilogramm Körpergewicht verzehrt werden. Da ein Gramm Zimtpulver 0,03 g Zimtaldehyd enthält, sind bis zu zwei Gramm pro Tag unbedenklich. Bei speziellen Therapien kann die Dosis auch höher sein.

Die Wirkung von Zimt …

Aus den vielfältigen Inhaltsstoffen des Zimts geht ein breites Spektrum an Anwendungsmöglichkeiten hervor.

… auf den Blutkreislauf

Zimt belebt den peripheren Blutkreislauf. Er ist für alle geeignet, die oft kalte Füße und Hände haben, insbesondere für Menschen mit einer niedrigeren durchschnittlichen Körpertemperatur.

… bei Frauenleiden

Zimt hilft auch bei Menstruationsschmerzen, Zwischenblutungen und einer zu schwachen Menstruation.

… auf die Verdauung

In der Volksmedizin werden die Zimtrinden bei erhöhten Cholesterinwerten, zur Erleichterung der Fettverdauung, zur Anregung der Verdauung, bei Entzündungen und für die Lösung von Krämpfen angewandt. Das ätherische Öl der Zimtrinde fördert die Bildung der Magensäfte. Da er potentiell krankmachende Organismen, die gerne unsere Verdauungsorgane angreifen, unmittelbar hemmt, ist Zimt ein ausgezeichnetes Mittel gegen Durchfall, der durch Hefen, Rotaviren oder andere pathogene Organismen verursacht wird. Aus demselben Grund hilft er auch bei Erbrechen, Übelkeit und Entzündungen der Magen-Darm-Schleimhaut.

… bei Diabetes

Als die Menschen noch im Einklang mit der Natur lebten, war Diabetes kein großes Thema. Erst mit der industriell verarbeiteten Nahrung begann seine Ausbreitung, deren Folgen wir heute sehen können. Daher wird Zimt in den alten Aufzeichnungen der Volksmedizin nicht sehr oft im Zusammenhang mit dieser Krankheit erwähnt.

Heute aber wissen wir, dass auch dies einer seiner wichtigen Wirkungsbereiche ist. Nachfolgend können Sie mehr dazu lesen.

... auf Pilze

Die Wirkstoffe des Zimts sind effektiv bei der Behandlung von Pilzinfektionen (Antimykotika), denn sie machen den lästigen Candida-Pilzen das Leben schwer Regelmäßig angewandt ist Zimt ein willkommener Helfer bei der Vertreibung dieser Tunichtgute. Wenn die Candida-Pilze überhandnehmen, gibt es auch Präparate mit höheren Wirkstoffkonzentrationen.

... auf die Atemwege

In der Aromatherapie gilt das ätherische Öl aus der Rinde des Ceylon-Zimts als das ätherische Öl mit der stärksten antibakteriellen Wirkung. Bei Grippe und Bronchitis wirkt es sogar gegen Viren. Zimt kann bei Entzündungen der Nasennebenhöhlen, bei angeschwollener Nasenschleimhaut, Nasenpolypen, bei abgestumpftem Gehör, Geruch oder Geschmack sowie zur Reinigung der Körpersäfte im Kopfbereich angewandt werden. In diesen Fällen ist das Inhalieren des ätherischen Öls am effektivsten, jedoch kann auch die Kraft von Teemischungen mit Zimt genutzt werden. Das ätherische Zimtöl darf jedoch keinesfalls direkt auf den Körper oder auf die Schleimhäute aufgetragen werden!

... auf die Potenz

Zimt gilt in den Volksüberlieferungen als Aphrodisiakum. Aktuelle Studien zeigten in Versuchen an Mäusen, dass der Verzehr von Zimt die Anzahl und die Beweglichkeit der Spermien verbessert.

Energetische Wirkung

Weil Zimt ein besonders warmes Gewürz ist, das Wärme und Trockenheit in den Körper bringt,

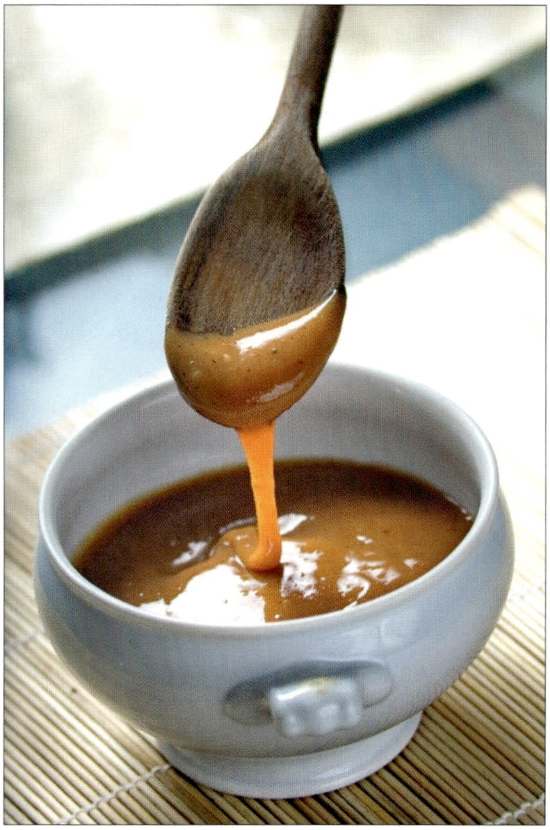

ist es hervorragend dazu geeignet, alle Unannehmlichkeiten des Winters zu vertreiben. Die TCM betont ausdrücklich seine Bedeutung bei Kälteempfindlichkeit und Erkältungen.

In der Ayurveda-Medizin schätzt man ihn für seine Stärkung der Immunabwehr.

Selbst Hildegard von Bingen hob seine wärmende Wirkung hervor: „Zimt ist sehr warm und hat viel Kraft. Er enthält nur mäßig Feuchtigkeit. Seine Wärme ist so stark, dass sie die Feuchtigkeit überdeckt. Wer Zimt isst, vermindert seine schlechten Körpersäfte und stärkt die guten."

Er hilft sowohl bei Rheuma, Arthritis und auch Depressionen. Vielleicht fragen Sie sich, warum wir diese drei Indikationen gemeinsam anführen. Die Antwort ist einfach: Alle drei weisen im ganzheitlichen Verständnis des Menschen auf einen Mangel an Licht und Wärme hin – und genau davon hat Zimt eine ganze Menge.

Was sagt die moderne Wissenschaft?

Zimt ist eines der wenigen Gewürze, mit denen sich auch Wissenschaftler und die moderne Medizin ernsthaft beschäftigen. Deshalb gehört er zu den seltenen Gewürzen mit nachgewiesener Heilwirkung.

Wirkung auf Mikroben und Parasiten

Das ätherische Zimtöl wurde meist als Antiseptikum und natürliches Antimykotikum untersucht, es wirkt aber nachweislich auch gegen Bakterien, Viren und Parasiten. Der modernen Pharmazie ist es in ihrer gesamten Geschichte bislang nicht gelungen, einen Stoff zu erfinden, der bei Bakterien, Viren, Pilzen und Parasiten gleichzeitig wirksam ist.

Ein Auszug aus Zimtrinde mit einer Konzentration von 0,1 % zeigte in den Studien, dass er das Wachstum zahlreicher Mikroorganismen, einschließlich *Escherichia coli*, *Staphylococcus aureus* und *Candida albicans* vollkommen unterbindet. Schon eine Konzentration von 0,1 Prozent des ätherischen Zimtöls stoppt das Myzelwachstum und die Bildung von Aflatoxinen des gefährlichen Schimmelpilzes *Aspergillus parasiticus*.

Ähnliches bestätigt auch eine Studie von Dr. Paul Belaiche, in der er den Einfluss von 40 ätherischen Ölen auf pathogene Organismen detailliert untersuchte. Auf seiner Liste steht das ätherische Zimtöl im Hinblick auf die Mikroben tötende (antimikrobielle) Wirkung sehr weit oben, nämlich an dritter Stelle direkt nach den ätherischen Ölen aus Oregano und Thymian.

Wirkung bei zahlreichen Beschwerden

Da es ein so breites Spektrum pathogener Organismen bekämpft, überrascht es nicht, dass sein Anwendungsbereich so breit gefächert ist. Klinische Versuche an Patienten zeigten, dass Zimt auch bei Harnwegsinfektionen hilft und Durchfall lindert. Es wurde nachgewiesen, dass Zimtaldehyd im Zimt den peripheren Blutkreislauf anregt, den Herzschlag verlangsamt und den Blutdruck senkt. Dabei ist seine Wirkung eher sanft. Weil aber Zimtaldehyd in einem heißen Medium (Tee, heiße Speisen) schnell verdunstet, geht bei einer solchen Zubereitungsweise ein Teil seiner heilenden Wirkung verloren. Als effektiver erwiesen sich alkoholische Zimtpräparate.

Die Kombination aus Honig und Zimt zeigt ihre wohltuende Wirkung auch bei zahlreichen anderen Beschwerden: bei Arthritis, erhöhten Cholesterinwerten, Erkältung, Grippe, geschwächtem Immunsystem, schwachem Herzen, chronischer Müdigkeit und schlechtem Atem.

Wirkung auf das Nervensystem

Zimtaldehyd, das 60-80 % des ätherischen Zimtöls ausmacht, wirkt in geringen Dosen stimulierend auf das zentrale Nervensystem. In größeren Mengen hat es hingegen eine beruhigende Wirkung (*Newall CA, Anderson LA, Philpson JD. 1996. Herbal Medicine: A Guide for Healthcare Professionals. London, Großbritannien, The Pharmaceutical Press*).

Es ist bekannt, dass Mononatriumglutamat (E621) einer der häufigsten Zusatzstoffe in industriell verarbeiteter Nahrung und Fast Food, aber auch in Kaugummis ist. Dieser Geschmacksverstärker hat zahlreiche negative Einflüsse auf unseren Körper, unter anderem verursacht er ein Absterben von Nervenzellen. In Anbetracht des immer häufigeren Einsatzes dieser Substanz sind die Ergebnisse einer Studie japanischer

Wissenschaftler sehr erfreulich. Man stellte fest, dass Cassia-Zimt die Nervenzellen vor einem Absterben schützt, das unter anderem durch Mononatriumglutamat in Lebensmitteln hervorgerufen werden kann (*Phytotherapy Research. 2000; 14 (6): 466–468*).

Es liegen auch wissenschaftliche Erkenntnisse darüber vor, dass gerade Glutamat für die Entstehung und Ausbreitung der Alzheimer-Krankheit verantwortlich ist. Hier ist Zimt der Retter in der Not. Eine amerikanische Gruppe von Wissenschaftlern stellte nämlich fest, dass ein wässriges Präparat aus Zimt das Fortschreiten dieser degenerativen Nervenkrankheit unterbindet (*Journal of Alzheimer's Disease. 2009; 17 (3): 585–597*).

Wirkung bei Männerbeschwerden

Koreanische Wissenschaftler konnten nachweisen, dass Zimt (in Form einer Zubereitung mit anderen Pflanzenextrakten wie Ginseng, Engelwurz, Nelken usw.) gegen einen verfrühten Samenerguss hilft. An dieser klinischen Studie nahmen 530 Männer teil, die Probleme mit verfrühtem Samenerguss hatten. Den Männern wurde eine Stunde vor dem Geschlechtsverkehr entweder das Präparat mit der Zimtrinde oder aber ein Placebo auf die Eichel aufgetragen. Die Creme wurde unmittelbar vor dem Geschlechtsverkehr abgewaschen.

Im Vergleich mit dem Placebo konnte das Zimtpräparat die Zeit bis zum Samenerguss wesentlich verlängern und zwar um 82 %, d. h. die Dauer erhöhte sich von durchschnittlich 1,4 Minuten auf durchschnittlich 11 Minuten. In der Gruppe, die das Placebo verwendete, verlängerte sich die Zeit bis zum Samenerguss um 20 % bzw. 2,5 Minuten (*Urology. 2000; 55 (2): 257–261*).

Wirkung auf die Knochen

Koreanische Wissenschaftler konnten *in vitro* nachweisen, dass Zimt einen unmittelbaren Einfluss auf die Knochen hat. Interessanterweise stimuliert Zimt die Knochenbildung, weshalb die Wissenschaftler diesem Gewürz eine wichtige Rolle bei der Vorbeugung von Osteoporose und verschiedenen Knochenentzündungen zuschreiben (*Phytotherapy Research. 2006; 20 (11): 952–960*).

Wirkung bei Krebserkrankungen und auf das Immunsystem

Zimt hat nachgewiesenermaßen nicht nur eine antioxidative und entzündungshemmende Wirkung. In Untersuchungen wurde auch bestätigt, dass Zimt das Immunsystem reguliert und normalisiert, d. h. er ist ein sogenannter Immunmodulator.

Unterschiedliche Studien berichten auch darüber, dass Zimt verschiedene Arten von Krebskrankheiten, einschließlich Blutkrebs (Leukämie) verhindert. Regelmäßige, niedrige präventive Dosen Zimt verhindern Dickdarmkrebs. (*Inte-Pharmaceutical Biology. 2009; 47 (12): 1168–1173; International Journal of Immunopharmacology. 1998; 20 (11): 643–660*; *Clinical Laboratory Science. 2008; 21 (3): 151–157*)

Wirkung bei Diabetes

Die größte Aufmerksamkeit in der breiten Bevölkerung (und die größte Panik in der Pharmaindustrie) erregten Studien über die unterstützende Wirkung von Zimt bei Diabetes. Amerikanische Forscher aus Beltsville (Maryland) wiesen darin nach, dass Zimt den Stoff MHCP enthält, der über dieselbe biologische Aktivität wie das Hormon Insulin verfügt. Im Grunde genommen ahmt MHCP die Wirkung von Insulin nach, wobei es andererseits auch in Synergie mit Insulin wirkt. Dieser Stoff unterstützt den Zuckerstoffwechsel und sorgt dafür, dass der Zucker schneller aus dem Blut in die Zellen gelangt. Etwas einfacher ausgedrückt, Zimt ermöglicht dem Körper dank seines hohen MHCP-Gehalts die richtige Regulierung des Blutzuckerspiegels auch wenn die Bauchspeicheldrüse nicht ausreichend Insulin produzieren kann. Die Wirkung des Zimts wurde auch bei Untersuchungen an Tieren mit Diabetes bestätigt. Eine Untersuchung deutscher Wissenschaftler an Tieren erbrachte den Beweis, dass der Cassia-Zimt im Vergleich zum Ceylon-Zimt die Zellen der Bauchspeicheldrüse wirkungsvoller dazu anregt, Insulin auszuscheiden (*Phytotherapy Research. 2005; 19 (3): 203–206*).

Bei unserem Projekt treffen wir viele Diabetiker, die uns berichten, dass sie dank des Zimts ihre Krankheit besser im Griff haben und sogar einige Medikamente absetzen konnten. Jeder Diabetiker, der die innere Kraft findet, seine Krankheit zu besiegen oder zumindest ohne Arzneimittel und Insulin mit ihr zu leben, bedeutet aber für die Pharmaindustrie einen Gewinnverlust.

Mögliche Gefahren bei der Anwendung

Kurz nachdem die Wirkung des Zimts auf die Insulinrezeptoren in der Öffentlichkeit bekannt wurde, tauchten in den Medien immer wieder Warnungen über die Gefahren des Zimtbestandteils Cumarin auf, der die Leber schädigen kann. Amtliche Behörden, Anbieter und Verbraucherverbände konnten sich aber nicht darauf einigen, welche Menge Zimt noch unbedenklich für die Gesundheit ist. Ihre Empfehlungen reichen von einem Drittel bis zu einem ganzen Teelöffel pro Tag.

Dabei beschäftigte sich aber niemand mit der Frage, welche Zimtsorten überhaupt in unseren Regalen stehen und aus welcher Herstellung sie stammen. Das Einzige, was in all diesen Berichten unstrittig ist, ist die Tatsache, dass in den konventionellen Produkten ziemlich hohe Cumarin-Gehalte festgestellt wurden. Von unabhängigen Stellen wurde auch nachgewiesen, dass Cumarin die Leber und die Nieren schädigt. Die Schädlichkeit wurde dabei in den Untersuchungen anhand von synthetisiertem, isoliertem Cumarin belegt. Dieser Stoff wird auch in der Parfumindustrie und in der Seifenproduktion eingesetzt.

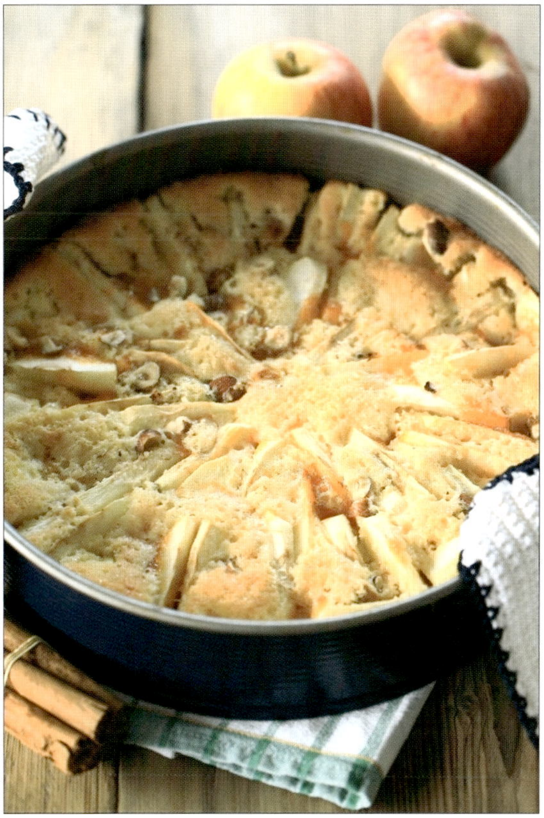

Man wollte also mit einem isolierten synthetischen Stoff beweisen, dass auch das Naturprodukt, in dem Cumarin vorkommt, schädlich ist.

Auf diese Weise wurde der Öffentlichkeit weisgemacht, dass Zimt potentiell schädlich und daher nicht für eine Eigenbehandlung geeignet ist. Nach diesen Veröffentlichungen haben wir sofort überprüft, was die Experten über eventuelle Gefahren schreiben. In der Ausgabe des Sammelbands von

Herbal Medicines aus dem Jahr 2007 werden eventuelle Gefahren von Cumarin mit keinem Wort erwähnt. Das Buch benennt ausschließlich die erlaubten Höchstdosen von Eugenol (bis 2,5 mg pro kg Körpergewicht) und Zimtaldehyd (700 µg pro kg Körpergewicht). In der Rubrik Nebenwirkungen und Giftigkeit lesen wir nur, dass bei der Zimtrinde keine solchen Wirkungen bekannt sind. Gewarnt wird lediglich vor dem ätherischen Zimtöl, das zu stark ist, um es direkt auf die Haut aufzutragen oder zu schlucken. Es bleibt also die Frage, woher die Geschichten über das Cumarin, die uns vom Zimt fernhalten wollen, überhaupt kamen.

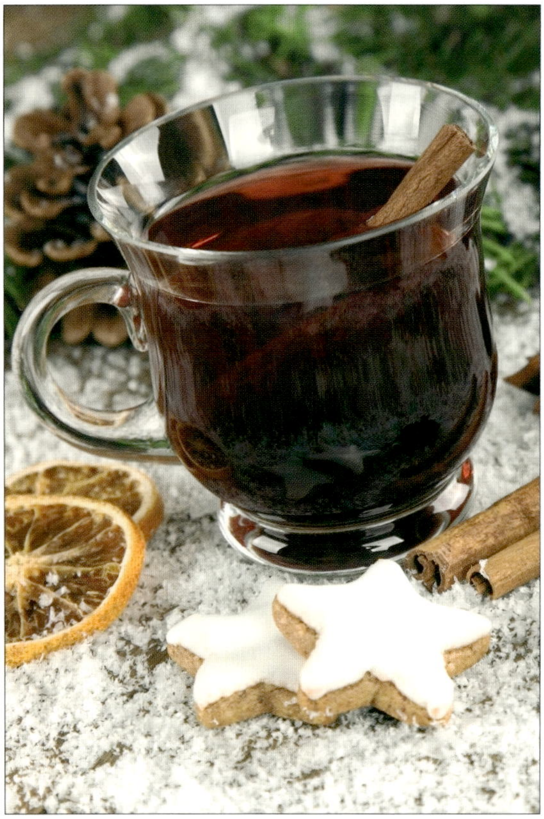

Interessant ist auch, dass die meisten Rezepturen, in denen Zimt in relativ großen, therapeutischen Mengen verwendet wird, aus der TCM und der Ayurveda-Medizin stammen. Ist es möglich, dass die Menschen bei der Anwendung von Zimt zur Behandlung einer ganzen Reihe von Beschwerden Jahrtausende lang übersahen, wie sehr er der Leber und den Nieren schadet? Oder aber, und das ist wahrscheinlicher, hatte der Zimt, den sie anbauten, verarbeiteten und richtig mit anderen Stoffen kombinierten, keine schädlichen Nebenwirkungen?

Unsere wissenschaftliche Denkweise basiert nur auf dem Sezieren und Untersuchen einzelner Teile, aus denen wir versuchen, Rückschlüsse auf das Ganze zu ziehen. Die Liste der Stoffe, die in isolierter Form sehr gefährliche Wirkungen zeigen, im integralen Nahrungsmittel aber keine Probleme bereiten, ist unendlich lang. Isoliertes Beta-Carotin ist giftig, aber Karotten, die ein ganzes Spektrum an Carotinen enthalten, sind äußerst gesund. Isoflavone aus Soja haben in isolierter Form nicht die gleiche Wirkung wie im vollwertigen Lebensmittel. Alkylamide in alkoholischen Auszügen aus Sonnenhüten wirken vollkommen unterschiedlich, je nachdem, wie viele andere Stoffe dem Auszug beigemischt werden. Weidenrinde reizt den Magen nicht, aber die Acetylsalicylsäure, die daraus synthetisiert wurde, ist sehr viel gefährlicher für den Magen. Denken Sie wirklich, dass die Auswertung eines isolierten Inhaltstoffs die Wirkungsweise des ganzen Zimts darstellen könnte? Der gleiche Stoff findet sich übrigens auch in den Wurzeln von Löwenzahn und Kamille. Sind also auch diese beiden Pflanzen schädlich für Leber und Nieren? Oder wird ihre schädliche Wirkung erst dann bekannt, wenn sich ihre Anwendung so weit verbreitet, dass sie die Verkaufszahlen eines einträglichen Medikaments gefährdet?

Vielleicht ist Zimt wirklich eine Gefahr für die Gewinne der Pharmaindustrie, schon allein wegen seines breiten Wirkungsspektrums. Wenn es den Pharmazeuten gelingen würde, Stoffe, die gleichzeitig antibiotisch, antimykotisch und auch gegen Viren und Parasiten wirken, in einem Arzneimittel zu vereinigen, wäre das eine goldene Gans für die Industrie.

Die Wirkungsweise von Zimt so kompliziert, dass wir ihn ein Leben lang anwenden können, ohne dass ihn Bakterien, Viren und Hefen „entschlüsseln" und dadurch eine Resistenz gegen ihn entwickeln könnten. Bei synthetischen Medikamenten durchschauen die Bakterien den Wirkmechanismus eines bestimmten Antibiotikums schon nach wenigen Einnahmen und entwickeln dann eine Resistenz dagegen. Können Sie sich das erklären? In Anbetracht dieser Fakten verstummt selbst die Pharmaindustrie!

Wenn es sich nur um eine Ansammlung verschiedener Stoffe handeln würde, könnte unsere Wissenschaft dieses Rätsel sehr schnell lösen. Aber allein durch das Analysieren der einzelnen heilenden Wirkstoffe kommt man nicht weit. Wann endlich wird die Wissenschaft die Tatsache anerkennen, dass jede Pflanze ein Symphonieorchester ist, in dem auch die leisesten Instrumente eine wichtige Rolle spielen? Solange wir die Stars, die ersten Geigen unter den Aktivstoffen, suchen, sie aus dem Orchester reißen und erwarten, dass sie das gesamte Stück alleine spielen können, sind wir auf dem Holzweg. Die Pharmazie begreift einfach nicht, wie vielschichtig die so genannten Wirk- und Hilfsstoffe miteinander verbunden sind. Die Natur aber weiß, dass das Erfolgsgeheimnis in ihrem Zusammenspiel und der gegenseitigen Ergänzung liegt.

Wir müssen wissen, dass es sich bei dieser komplexen und selektiven Wirkungsweise um eine außerordentliche Intelligenz handelt, die wir jedoch in unserem Hochmut den Pflanzen nicht zugestehen wollen. Das sehr breite Wirkungsspektrum des Zimts zeigt, dass er viel mehr als nur eine Ansammlung verschiedener Stoffe ist. Fachleute der ganzheitlichen Medizin können Ihnen erklären, dass die Wirksamkeit des Zimts auf seinem ganzen Energiefeld und seinem „energetischen Fingerabdruck" beruht. Einige Absätze zuvor erwähnten wir, dass das Geheimnis in den ätherischen Ölen liegt, die (vor allem) durch ihre Schwingungen wirken. Natürlich haben diese Schwingungen nur dann eine Heilkraft, wenn das Lebensmittel noch Energie in sich trägt. Die ausgelaugten, verstümmelten und von Chemikalien durchdrungenen Bäume auf den Plantagen hingegen sind nichts anderes mehr als „Zimtleichen".

Verwendung in der Küche

Wir verbinden Zimt meist mit Süßspeisen und mit dem Winter. Der erdig-holzige, süße Geschmack der Zimtrinde passt vorzüglich zu Apfelstrudel, Milchreis, Kompott und Gebäck. Das Gewürz harmoniert mit fast allen Trockenobstsorten. Auch bei der Zubereitung von Glühwein ist er unersetzlich. Bei uns hat der Zimt im Winter Hochsaison. In den restlichen Jahreszeiten vergessen wir ihn einfach.

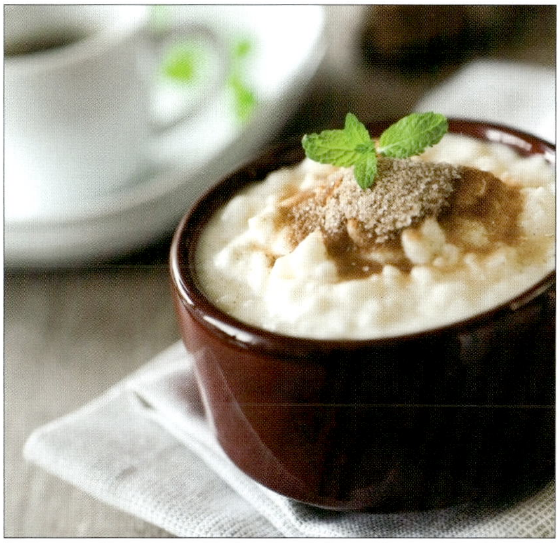

Ganz anders sieht es in China, Indien und im Orient aus, wo der Zimt das ganze Jahr über sowohl in süßen als auch pikanten Gerichten eine wichtige Rolle spielt. Zimt ist Bestandteil zahlreicher arabischer und indischer Gewürzmischungen. Die Inder dünsten die Zimtstangen vor der Anwendung in Öl oder in *Ghee* an, damit sie ihr Aroma besser entfalten.

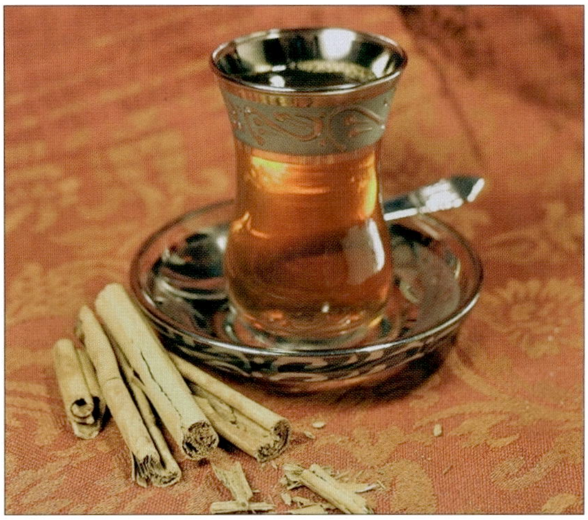

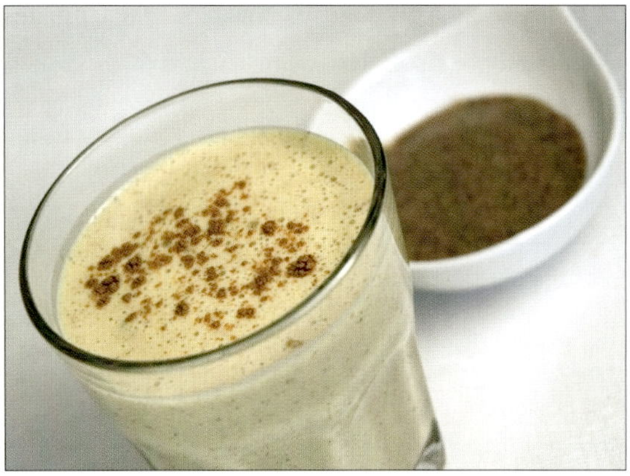

Eine besonders leckere Süßspeise ist Couscous mit Trockenobst, Äpfeln, Zimt und Zitronensaft. Und auch Großmutters Aprikosenknödel schmecken mit Zimt noch besser. Eine Prise des braunen Pulvers verleiht Kaffee und Getränken aus Schokolade ein herrliches Aroma.

Vielleicht wird es Sie überraschen, aber Zimt kommt auch bei einigen Fleischgerichten zum Einsatz. Neben seiner desinfizierenden Wirkung (was in Ermangelung von Kühlschränken in Afrika und Asien lebenswichtig ist), macht er das Fleisch leichter verdaulich. Daher findet man ihn in der Türkei, Griechenland und in den Ländern des Nahen Ostens in fast allen Fleischspeisen, von Mousakka, gefüllten Paprikas über Schmorgerichte und Lammfleisch bis hin zu verschiedenen Eintöpfen. Wenn Sie sich vegetarisch ernähren, haben Sie vielleicht schon festgestellt, dass manchmal auch Seitan schwer verdaulich ist. Wenn Sie ihn das nächste Mal zubereiten, geben Sie doch einfach ein bisschen Zimt hinzu und Sie werden den Unterschied merken.

Probieren Sie auch den interessanten Geschmack, den der Zimt Linsen, Kürbissen, Tomaten, Karotten und sogar Scampi und Garnelen verleiht.

Passt gut zu ...

... Ingwer, Kardamom, Koriandersamen, Kurkuma, Kümmel, Muskatnuss und Nelken.

Möchten Sie aus therapeutischen Gründen größere Mengen Zimt (einen halben Teelöffel) verzehren, mischen Sie ihn am besten in Nahrungsmittel mit cremiger Konsistenz (Joghurt, Pudding usw.). Dadurch verteilt sich der Zimt gut und Ihre Geschmacksknospen kommen nur mit kleinen Mengen in Kontakt. So können Sie viel mehr essen, als wenn Sie ihn über die Speisen streuen oder zu Tee oder Kaffee geben.

Anbau

Zimt können Sie nicht selbst anbauen und in unseren Breiten gibt es auch nichts, was ihn ersetzen könnte.

Einkauf

Wahrscheinlich haben Sie beim Lesen dieses Buchs schon festgestellt, dass man sich beim Einkauf immer genau über ein Produkt informieren sollte. In dieser Hinsicht wusste ein durchschnittlicher Käufer im Mittelalter mehr über den Zimt als der moderne Mensch heute. Weil er damals ein ganzes Vermögen kostete, wusste man sehr genau, ob man Ceylon- oder Cassia-Zimt kaufte. Verstehen Sie mich nicht falsch, Cassia-Zimt ist kein schlechterer Zimt, in der chinesischen Medizin wird nämlich genau diese Zimtsorte als Heilpflanze verwendet. Man muss nur wissen, was man kauft. Die Anbieter von hochwertigem Zimt geben deshalb immer genau den Namen der Pflanze an, die im Produkt verwendet wird.

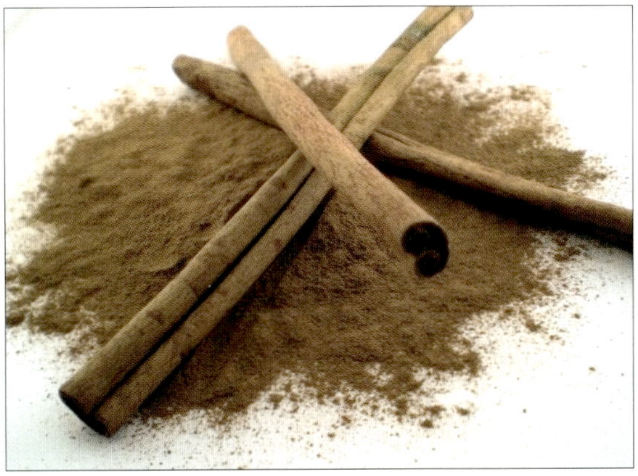

Das zweite wichtige Kriterium ist der biologische Anbau. Auf den konventionellen Plantagen sind die Bauern durch die Monokulturen dazu gezwungen, große Mengen an chemischen Mitteln einzusetzen, die jedoch die Entfaltung der Wirkstoffe in der Pflanze hemmen. Wenn Sie keinen minderwertigen Zimt verzehren möchten, der obendrein noch mit Pestizidrückständen belastet ist, greifen Sie lieber nach Zimt aus biologischem Anbau.

Achten Sie beim Zimteinkauf auf eine möglichst helle Farbe, denn sie zeugt von höherer Qualität. Man sagt, dass die dunkle Farbe durch den höheren Schwermetallgehalt entsteht. Jeder, der etwas über den Einfluss der Anbauweise auf die Wirkung eines Lebensmittels weiß, kann erahnen, dass ein solcher Unterschied im Aussehen und Geschmack auch eine unterschiedliche Zusammensetzung bedeutet. Ähnliches wurde schon beim Kakao nachgewiesen. Konventionell angebauter Kakao ist dunkler und enthält nachweislich mehr Schwermetallrückstände. In letzter Zeit kann man beobachten, dass konventionell angebauter Zimt eine viel hellere Farbe bekommen hat. Haben also die Anbieter eine Möglichkeit entdeckt, den Zimt aufzuhellen, oder stammt er tatsächlich von besseren Lieferanten?

Das können wir leider nicht wissen. Nehmen Sie also lieber Zimt mit einem Zertifikat über den biologischen Anbau.

Wie Sie nun wissen, basiert die Wirkung des Zimts auf seinem ätherischen Öl. Er kann also nur wirken, solange er noch duftet. Wirklich frischer Zimt bewahrt sein Aroma und damit auch seine Heilkraft über längere Zeit, wenn Sie ihn in einem luftdicht verschlossenen Gefäß nicht direkt neben dem Herd aufbewahren.

Wenn Sie Zimt kaufen wollen, der sein Aroma lange behält, kaufen Sie am besten Zimtstangen. Sie entfalten ihr Aroma erst, wenn sie gemahlen, gerieben oder in Fett erhitzt werden.

Zimt, der schon seit Jahren in der offenen Packung in Ihrer Küche steht und nicht mehr duftet, ist nur noch der materielle Überrest dieses Gewürzes. Darin werden Sie nichts mehr von dem finden, was wir Ihnen auf diesen Seiten versprochen haben.

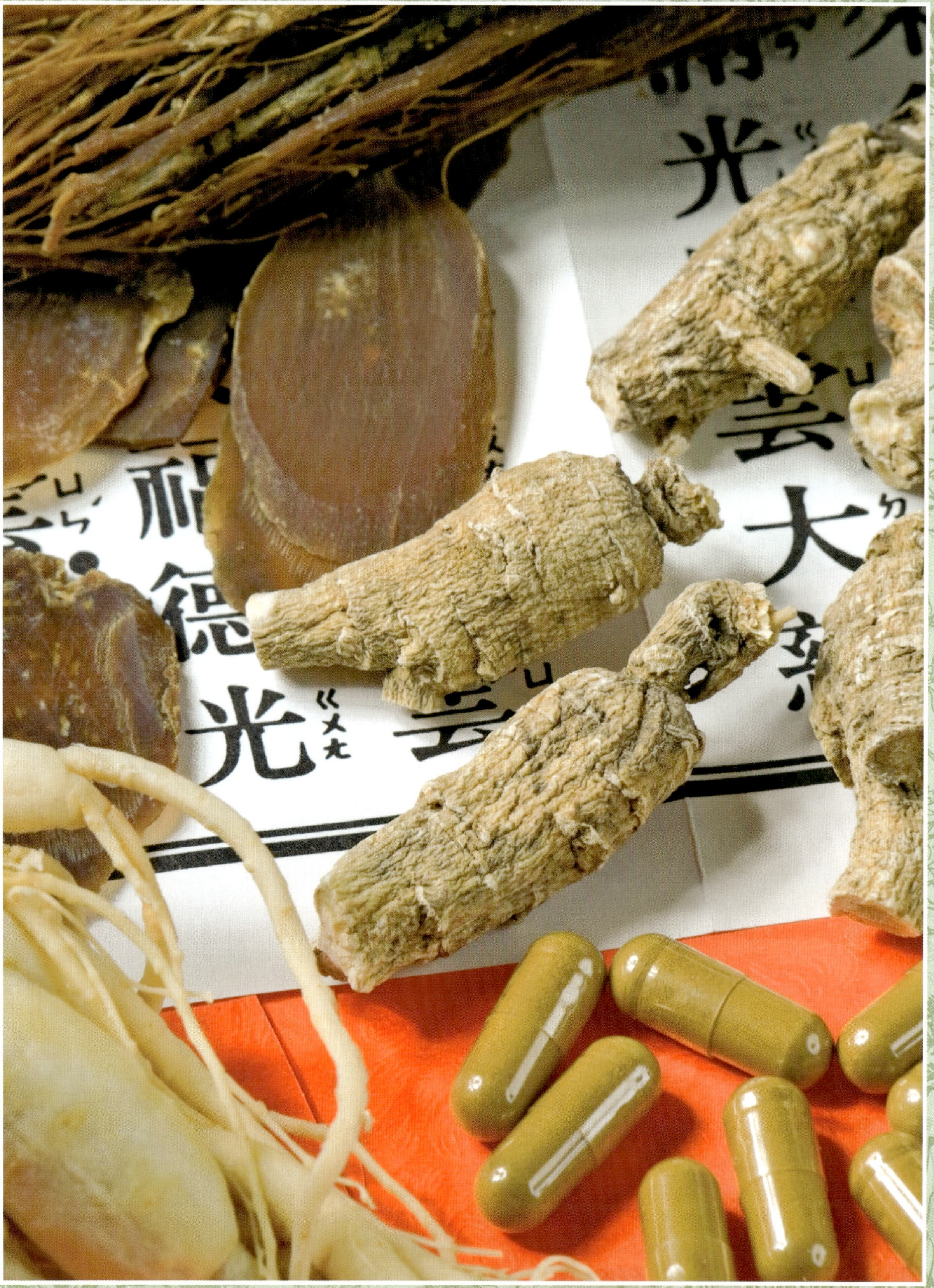

III. Kapitel

DIE HEILKRÄFTE DER GEWÜRZE

Sanja Lončar

WIE KÖNNEN GEWÜRZE MAGENBESCHWERDEN LINDERN?

Um eventuelle Probleme mit dem Magen zu verstehen, sollte man zunächst die eigentliche Aufgabe dieses Organs betrachten. Die von uns aufgenommene Nahrung gelangt in einen „Beutel", den wir Magen nennen. Registriert der Magen neue Nahrung (nämlich alles außer Wasser, einschließlich Getränken), verengt sich der untere Schließmuskel, der Magen prüft, welche Lebensmittel aufgenommen wurden, und er bemisst dementsprechend die Menge der Säfte, die er ausscheiden muss.

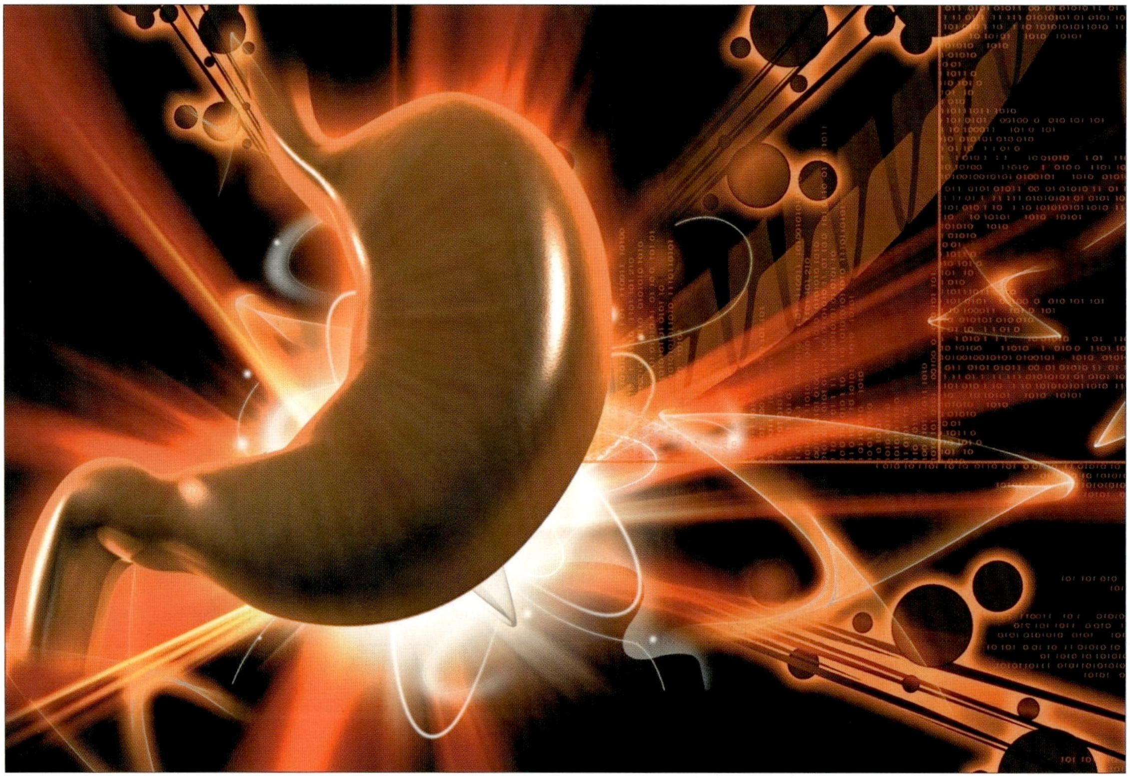

Der Magen arbeitet nicht nur mit Verdauungssäften, sondern auch durch Bewegung (Kontraktionen), was jedoch viele nicht wissen. Die Peristaltik seiner Muskulatur ist sein Hauptwerkzeug. Allein durch das Einweichen eines Schnitzels in Magensäure würde noch kein Speisebrei entstehen. Da der Magen im Gegensatz zu einer Küchenmaschine keine Messer hat, um schlecht zerkaute Nahrung zu zerkleinern, verlässt er sich ganz auf die richtigen Bewegungen, welche die Nahrung ununterbrochen durchwalken, damit sie gleichmäßig mit Säure (oder Base) durchmischt wird, bis die erste Verdauungsphase beendet ist.

Unterschiedliche Beschwerden können entstehen, wenn bei diesem Prozess nicht alles glattläuft:

- zu viel oder zu wenig ausgeschiedene Säure,
- zu starke Kontraktion der Magenmuskulatur,
- schlaffe Magenmuskulatur und somit eine Stauung der Nahrung, denn die Bewegung des Magens verhindert die richtige Durchmischung des Speisebreis.

Je nach Art der Beschwerden bieten sich verschiedene Maßnahmen an. Zunächst muss jedoch erwähnt werden, dass keines der Gewürze helfen kann, wenn die Funktion des Magens durch die Aufnahme übergroßer Nahrungsmengen sabotiert wird. Wussten Sie, dass die Natur den Magen mit einem Volumen von 0,8 bis 1,2 Liter geschaffen hat? Wenn Sie alles verspeisen, was Ihnen der Gastwirt zu einem typischen Sonntagsessen auftischt, fehlt im Magen das Volumen, das für das Durchwalken der aufgenommenen Nahrung und damit die Verdauung notwendig ist.

Die harmonische Funktion des Magens wird auch gestört, wenn man seinen Rhythmus nicht berücksichtigt. Es würde Ihnen wohl kaum in den Sinn kommen, die Waschmaschine während des laufenden Programms zu öffnen, um noch mehr Wäsche hineinzutun, oder? Und wenn Sie Bohnen kochen, geben Sie nicht alle 15 Minuten noch eine Handvoll hinein, denn Sie wissen nur zu gut, dass dann ein Teil der Bohnen zerkocht und ein anderer Teil nicht fertig gekocht wäre.

Ebenso hat auch der Magen sein Programm. Die zu verdauende Nahrung gibt er erst dann zur weiteren Verarbeitung frei, wenn das Programm „Säurebearbeitung“ abgeschlossen ist. Ihr Mittagessen befindet sich nun kurz davor, den Magen zu verlassen, aber wenn Sie noch den einen oder anderen Happen zu sich nehmen, erhalten Sie das gleiche Ergebnis wie beim Beispiel mit dem Bohneneintopf. Der Magen hat keine Schubladen, um die alte und fast verarbeitete Nahrung von der neuen und unbehandelten zu trennen. Vermischen Sie all das in einem Topf, kann es passieren, dass der fast verarbeitete Teil noch unnötig lange im Magen bleibt. Liegt die Nahrung zu lange im sauren Umfeld, beginnt sie zu gären, was die Vermehrung der Bakterien *Helicobacter pylori* am unteren Schließmuskel, d. h. am Magenausgang, fördert. Dadurch wird der obere Schließmuskel angehoben – die Folgen sind Aufstoßen und Rückfluss der Säure.

Unter Sabotage des Magens verstehen wir aber auch das Löschen des „Verdauungsfeuers“ durch Trinken kalter Getränke nach der Mahlzeit. Erreicht der Magen eine gewisse Arbeitstemperatur und ist die entsprechende Säuremenge ausgeschieden, unterbricht das eine halbe Stunde nach dem Essen eingenommene Getränk den laufenden Prozess, die Säure wird verdünnt und die Arbeitstemperatur sinkt. Könnten Sie nur hören, was Ihr Magen in dem Augenblick über Sie denkt ...

Wenn diese Verhaltensweisen auf Sie zutreffen, brauchen Sie von Gewürzen und Heilkräutern keine Hilfe zu erwarten. Sind Sie aber zur Zusammenarbeit bereit, warten die duftenden kleinen Helfer bereits auf Sie.

Die Wirkung von Gewürzen bei Magenbeschwerden

Gewürze wirken ganzheitlich, wie eine Melodie, die Sie dem Magen vorspielen, damit er besser funktioniert. Ist er angespannt, nervös und zieht er sich zu oft zusammen, benötigt er entspannende Musik. Erscheint er müde, können ihm die Gewürze etwas Schwungvolles aufspielen.

Vielleicht denken Sie, das sei nicht ernst gemeint, aber genau so funktionieren die Gewürze. Die wichtigsten Instrumente der Gewürze, die ätherischen Öle, sind vor allem Schwingungen. Und zu den richtigen Schwingungen wiegt sich der Magen im richtigen Takt.

Sollte dies noch immer zu poetisch für Sie sein, kommen wir jetzt zu den Fakten über die Wirkung der Gewürze auf den Magen. Die Liste der hilfreichen Gewürze ist sehr lang. Allerdings ist nicht alles, was allgemein wohltuend wirkt, in jedem Fall und für jedermann geeignet.

Dirigenten

Am intelligentesten sind jene Gewürze, die ihre Wirkung den Bedürfnissen anpassen und genau dort helfen, wo sie sollen. Ihr Magen ist heute vielleicht müde, obwohl er gestern noch hyperaktiv war. Heute mangelt es ihm an Säure, gestern hingegen gab es davon im Überschuss. Ist es nicht wunderbar, dass einige Gewürze genau wissen, worin das Problem liegt und dass sie es auch beheben können?

Ingwer ist eines der Gewürze, das man so intensiv erforschte, dass es in zahlreichen Ländern sogar ein offizielles Medikament ist. Ingwer bewirkt eine optimale Magenperistalitik. Ist der Magen zu unruhig (Übelkeit, Nervosität im Magen) bringt er ihn wieder in den richtigen Rhythmus. Das gleiche vermag er auch, wenn die Magenmuskulatur zu schlaff ist. So könnte man den Ingwer als eine Art persönlichen Fitnesstrainer bezeichnen, der für die bestmögliche Bewegung der Magenmuskulatur sorgt.

Aus diesem Grund erwähnen wir ihn auch im Kapitel Übelkeit und Brechreiz. Erstaunlich ist, dass Ingwer eines der seltenen scharfen Gewürze ist, das von Menschen mit Magen- und Zwölffingerdarmgeschwüren vertragen wird.

Fenchel fördert die Schleimausscheidung, schützt auf diese Weise die Magenschleimhaut und regt ihre Funktion an. Ähnlich dem Ingwer passt er seine Wirkung den Umständen an. Verkrampft sich der Magen zu sehr, kann ein Stückchen Fenchel bereits Erleichterung verschaffen, ist er zu schlaff, so bringt er ihn in Schwung. Der Fenchel ist ein weiteres Gewürz, das weise eingreifen kann und deshalb „schlauer" als jedes synthetische Präparat ist.

Über den **Kardamom** liest man in letzter Zeit mehr und mehr in seriösen Studien. Das Journal of Ethnopharmacology *(Volume 115, Issue 3, 12. Februar 2008, S. 463-472)* veröffentlichte eine Studie von Anwarul Hassan Gilinije und seinen Mitarbeitern, in der die Wirkung des Kardamoms auf die Magenperistaltik, die Senkung des Blutdrucks und seine krampflindernde Wirkung untersucht wurden. Ihre Arbeit ergab, dass Kardamom die Bewegung der Verdauungsorgane durch cholinergische Rezeptoren beeinflusst und die Mechanismen mit Ca++ hemmt.

Zur Beruhigung des Magens

Von **Basilikum** weiß man, dass es sehr magenfreundlich ist. Es unterstützt den Fettabbau und wirkt beruhigend auf einen nervösen Magen. Es hat wie Ingwer die interessante Eigenschaft, Wunden zu heilen und Magengeschwüre zu lindern. Dabei wirkt es keimtötend, wodurch Komplikationen bei der weiteren Verdauung verhindert werden. Da Basilikum auf energetischer Ebene die innere Harmonie stärkt (mehr darüber im Kapitel über das Basilikum), ist seine beruhigende Wirkung nicht nur chemisch bedingt. Basilikum hilft dem Menschen, zu sich selbst zurückzufinden, wodurch auch Magenkrämpfe nachlassen und die Verdauung erleichtert wird.

Starke Magenkrämpfe können außerdem durch **Zimt** gelindert werden. Wie auch Basilikum wirkt Zimt auf mehreren Ebenen gleichzeitig und harmonisiert das innere Bewusstsein. Da er die Verdauung anregt und die Verdauungsorgane erwärmt, erweist er sich im Winter in Süßspeisen, die den Körper ansonsten verschleimen, als sehr nützlich. Im Sommer wird er besonders als Antibiotikum, Antiseptikum und Antimykotikum geschätzt, weshalb er in vielen Ländern zu Fleischgerichten gegeben wird, insbesondere, wenn die hygienischen Bedingungen mangelhaft sind.

Gute Hilfsmittel bei einem nervösen Magen sind auch **Safran, Melisse** und **Majoran**. Jedes dieser drei Gewürze hat seinen ganz eigenen Charakter. Daher sollten Sie für sich herausfinden, welches am besten zu Ihnen passt. Verwendet werden sie sowohl als Gewürze als auch als Tee nach den Mahlzeiten.

Auch **Liebstöckel** und **Muskatnuss** lindern übermäßige Magenkrämpfe.

Minze beruhigt ebenfalls und entspannt gleichzeitig den gastroösophagealen Sphinkter, der Schluckauf verursachen kann. Wenn Sie Probleme mit Schluckauf haben, sollten Sie wissen, dass bei dieser Beschwerde Estragon ein wirkungsvoller Helfer ist. Kauen Sie ein paar Blätter und der Schluckauf verschwindet sofort.

Für eine stärkere Schleimbildung

Schleim ist sehr wichtig, damit der Magen „wie geschmiert" funktioniert. Bei ausreichender Schleimbildung kann die Nahrung besser eingeweicht werden und der Magen sondert mehr Säure ab, ohne dass die Gefahr besteht, die Magenwand dadurch zu beschädigen.

Senf, Ysop, Anis und **Kalmus** regen die Schleimproduktion an.

Für mehr Verdauungssäfte

Kardamom unterstützt den Magen, indem er die Absonderung der Magensäfte anregt. Daher ist er das richtige Gewürz, wenn Sie der Meinung sind, in Ihrem Magen ist zu wenig Magensäure. Und umgekehrt sollten Sie es mit Kardamom nicht übertreiben, wenn Sie schon jetzt zu viel Säure haben.

Obwohl die direkte Wirkung von **Kümmel** auf den Magen nicht bekannt ist, wissen wir, dass er als starkes Antibiotikum die Vermehrung verschiedener pathogener Organismen hemmt, die durch die Nahrung in den Körper gelangen. In der Volksmedizin wird Kümmel bei einem „verdorbenem Magen" empfohlen. Wenn Sie also verdorbene Lebensmittel zu sich genommen haben, sorgt Kümmel für die Desinfektion und Desinsektion des Magens. In einem solchen Fall empfiehlt sich ein Kümmeltee oder das Kauen von ein paar Kümmelsamen.

Piment beschleunigt die Ausscheidung von Magensäften und verbessert dadurch den Appetit. Auf ganz ähnliche Art und Weise wirkt auch eine Pflanze, die am Meer wächst: Der Bockshornklee (*Trigonella gladiata* Stev., *Trigonella foenum-graecum* L.) regt die Verdauung an und stärkt den Magen.

Für weniger Magensäure

Bei Sodbrennen haben sich **Liebstöckel** und **Sellerie** gut bewährt und gegen Aufstoßen ist **Beifuß** eine wirksame Hilfe. Treten diese Beschwerden auf, sollten Sie einen Tee aus Beifuß zubereiten.

Eine Gruppe iranischer Wissenschaftler bestätigte, dass sowohl der wässrige als auch der alkoholische Auszug aus **Dillsamen** die Ausscheidung von Magensäure reduziert und damit den Säuregrad im Magen herabsetzt (mehr dazu lesen Sie im Kapitel über Dill).

Anregende Gewürze

Für einen müden Magen benötigen Sie Gewürze, die ihn anregen. Neben den beiden bereits erwähnten Gewürzen Ingwer und Fenchel, die sich der jeweiligen Situation anpassen, gibt es noch eine Reihe anderer Gewürze, die sich bei der Anregung eines müden Magens bewährt haben.

Chili (Cayennepfeffer) beschleunigt den Verdauungsablauf und verkürzt dadurch die Verarbeitungsdauer der Nahrung im Magen. Als starkes natürliches Antibiotikum hilft er gleichzeitig pathogene Bakterien, die in eiweißreicher Nahrung vorkommen können, abzutöten.

Auf ähnliche Weise wirkt auch **Zimt**, weshalb seine Anwendung nicht nur auf Süßspeisen beschränkt ist. Bei Fleischgerichten erweist sich seine antibiotische und keimtötende Wirkung als besonders nützlich.

Die **Muskatnuss** wird wegen ihrer Wirkung auf die Verdauung seit Jahrtausenden geschätzt (und teuer bezahlt). Sie löst Krämpfe, vermindert ein Völlegefühl, desinfiziert und hemmt Entzündungen. Muskat erwärmt den Magen und beschleunigt die Verdauung. Interessant ist, dass die Muskatnuss besonders wohltuend wirkt, wenn Sie mit geistiger Arbeit belastet sind, der Magen aufgrund von Stress verkrampft ist oder in der kalten Jahreszeit. Im Sommer könnte eine zusätzliche Erwärmung des Magens dazu führen, dass die Nahrung schneller gärt. Aus diesem Grund sollte man in der warmen Jahreszeit eher ein Gewürz bevorzugen, das die Verdauungsorgane kühlt, wenn sie überhitzt sind.

Rosmarin regt die Durchblutung des Magens stark an und wirkt auf diese Weise einer Müdigkeit des Magens entgegen. Gleichzeitig verringert er Krämpfe in der oberen Bauchregion. Seine lindernde Wirkung bei Magen- und Zwölffingerdarmgeschwüren wurde wissenschaftlich nachgewiesen.

Wärmeregulierung des Magens

Verdauung und Stoffwechsel funktionieren nicht, wenn die Temperatur der Verdauungsorgane und folglich des Speisebreis, der verarbeitet werden muss, nicht stimmt. Einige Enzyme sind so empfindlich, dass sie bei einem halben Grad unterhalb der optimalen Temperatur überhaupt nicht funktionieren, andere wiederum vertragen keine überhitzten Verdauungsorgane.

Deshalb sind Gewürze, die die Verdauungsorgane je nach Bedarf wärmen oder kühlen, eine große Hilfe.

Wärmend wirken: **Ingwer**, **Chili, Pfeffer, Zimt, Liebstöckel, Muskatnuss usw.** Wenn Sie einen unterkühlten Magen haben, werden Sie die Beschwerden am besten mit **Nelken** lindern. Für Leiden dieser Art empfahl man im Mittelalter Pfeffer. **Pfeffer** erwärmt in der Tat die Verdauungsorgane und in kleinen Dosen hilft er, die Verdauung anzuregen. Zu viel Pfeffer hingegen bewirkt genau das Gegenteil; die Verdauungsorgane werden zu sehr gereizt und die Schleimhäute geschädigt.

Soll der Magen gekühlt werden, empfiehlt sich vor allem Minze. Die **Minze** (besonders die mentholhaltigen Sorten) ist als Gewürz, das den Magen kühlt, vor allem in den Sommermonaten zu empfehlen. Sie lindert Blähungen und Völlegefühle, die Folgeerscheinungen eines überhitzten Magens sind. Deshalb sollten Sie im Winter oder wenn Sie erkältet sind keinen Minzetee trinken, da er trotz seiner Wärme den Körper auskühlt.

Zum Schluss wird noch sauber gemacht

Ab und zu reinigen wir die Wasch- und Spülmaschine sowie andere Maschinen, die uns fleißig unterstützen. Auch im Magen sammeln sich mit der Zeit Reste, welche die Verarbeitung der frischen Nahrung stören. Hier kommt der Schnittlauch zum Einsatz. Im Vergleich zu Zwiebel und Knoblauch ist er ein milderes Gewürz und für Menschen geeignet, denen die beiden anderen zu stark sind. Allgemein darf aber seine Wirkung nicht unterschätzt werden, denn er ist besonders bei der Entfernung von Rückständen aus dem Magen sehr nützlich.

Schnittlauch funktioniert wie eine Putzfrau, er räumt Reste aus dem Magen und säubert ihn vorsichtig.

Sie haben die Wahl!

Wie Sie beim Lesen erfahren haben, steht Ihnen eine ganze Armee an Hilfskräften zur Verfügung, die Magenbeschwerden lindern oder sogar heilen können. Welche Gewürze Sie schlussendlich auswählen, ist Ihre Wahl, aber auch Ihre Verantwortung.

Allein die Erkenntnis, Magenbeschwerden zu haben, reicht nicht aus. Sie sollten genau beobachten und herausfinden, was nicht in Ordnung ist.

Kein medizinisches Gerät und kein Spezialist kann das besser feststellen als Sie selbst. Sie allein wissen, was Sie zu sich genommen haben, wie lange und wann Sie etwas gegessen und getrunken und miteinander vermischt haben und welche Beschwerden dabei aufgetreten sind. Die Zusammenarbeit mit Ihrem Körper macht Ihnen sehr schnell bewusst, was in ihm vorgeht. Und genau dabei sind die Gewürze eine große Hilfe.

Ich empfehle Ihnen, zu Beginn nur ein einzelnes Gewürz auszuprobieren. Sie werden rasch feststellen, dass Sie zum Beispiel nach dem Genuss einer Tasse Basilikumtee ein bestimmtes Gefühl verspüren, nach einer Tasse Kardamomtee jedoch ein völlig anderes Gefühl aufkommt. Beobachten Sie die Zeichen, die Ihnen Ihr Körper gibt. Beim Kennenlernen verschiedenster Gewürze in Speisen und Getränken „flüstert“ Ihnen Ihr Körper ganz von allein zu, was ihm behagt. Häufig gehe ich fest entschlossen in die Küche, um einen bestimmten Tee zuzubereiten, der mir soeben in den Sinn kam, doch dann meldet sich eine zarte innere Stimme, die mir eine vollkommen andere Pflanze ans Herz legt.

Wenn Sie sich nicht sicher sind, halten Sie einfach inne und geben sich selbst etwas Zeit. Öffnen Sie ein Tee- oder Gewürzglas nach dem anderen, schnuppern Sie ein wenig und entscheiden Sie sich dann.

Auf diese Weise können Sie auch das Hauptgewürz für Ihre Speisen wählen. Vielleicht verwenden Sie seit jeher immer die gleichen Gewürze für bestimmte Gerichte. Das heißt aber nicht, dass es für Ihren Magen stets die Richtigen sind. Wie wäre es, wenn Sie ihn lieber fragen, was er sich wünscht? Machen Sie kurz Halt und fragen Sie ihn nach seinen Bedürfnissen. Sie werden erstaunt sein, wie schnell Ihr Körper auf Ihre Fragen mit den entsprechenden Antworten reagiert.

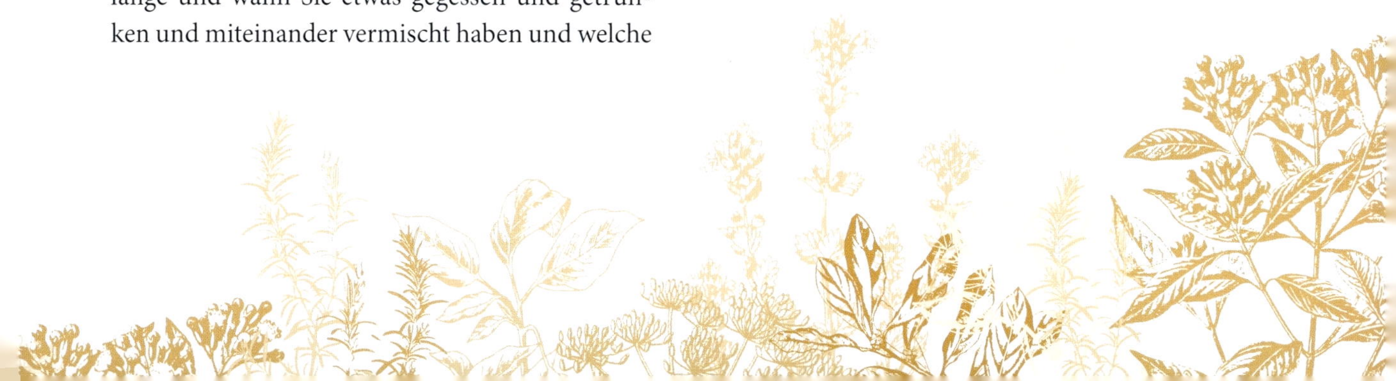

WIE HELFEN GEWÜRZE BEI ÜBELKEIT UND BRECHREIZ?

Funktioniert die Verdauung richtig, treten Probleme mit Übelkeit seltener auf. Deshalb sind Gewürze in diesem Bereich sehr hilfreich, vorausgesetzt man weiß, woher die Übelkeit kommt.

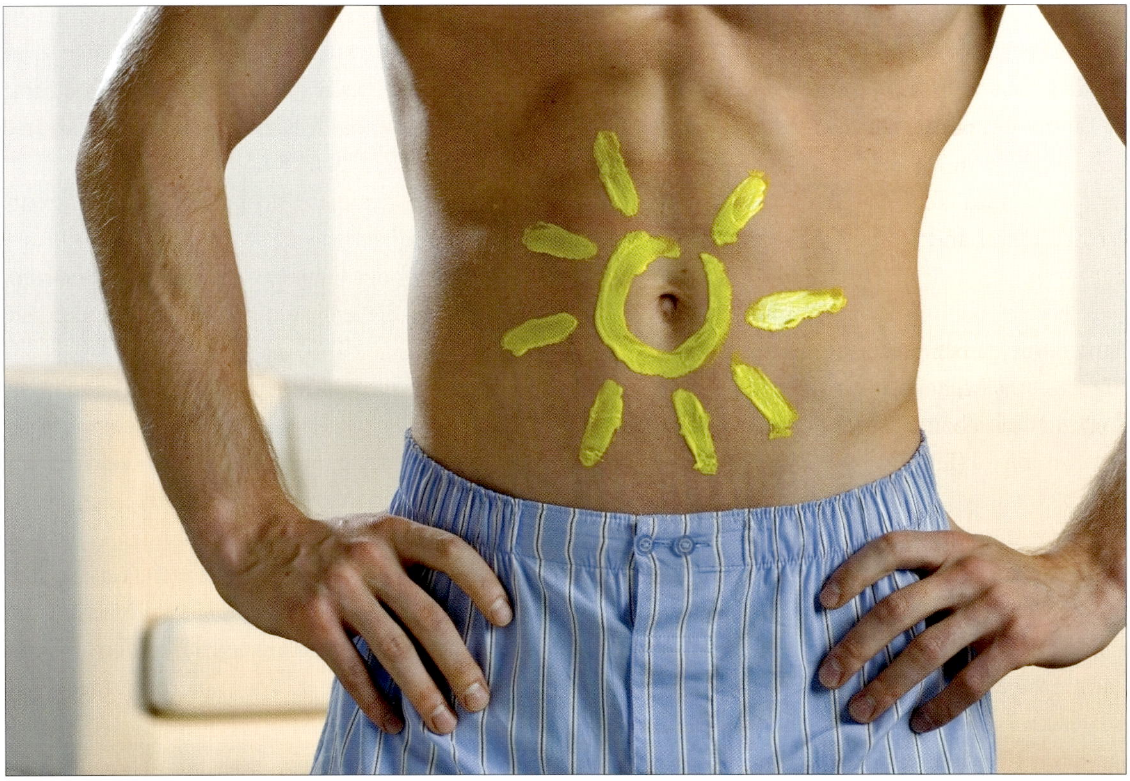

Wird die Übelkeit durch eine Lebensmittelvergiftung verursacht, hängt es von der Art der pathogenen Mikroben ab, welche Gewürze am wirksamsten sind. Welche Bakterien und Pilze mit Gewürzen bekämpft werden können, erfahren Sie im Kapitel über die antibiotische Wirkung von Gewürzen.

Sind Sie der Meinung, dass die Übelkeit durch eine Vergiftung mit Schwermetallen oder anderen Chemikalien verursacht wird, dann sind die entgiftenden Gewürze, die in den Kapiteln über Leber und Gallenblase aufgeführt sind, eine überaus wertvolle Hilfe.

Manchmal liegt es überhaupt nicht an der Nahrung, sondern an der verzehrten Nahrungsmenge oder der körperlichen Verfassung. Sind Sie sehr erschöpft und füllen in diesem Zustand Ihren Magen, bleibt die Nahrung mit großer Wahrscheinlichkeit darin liegen. Gleiches gilt für das Essen, das man am späten Abend, wenn sich die Verdauungsorgane bereits zur Ruhe begeben haben, zu sich nimmt. In diesem Fall helfen Gewürze, die die Verdauung anregen.

Die Wahl des besten Hilfsmittels hängt davon ab, was Sie zu sich genommen haben.

Wenn Sie spüren, dass der Fettabbau stagniert, können Sie dem Körper sofort etwas „Verdünner" in Form eines Tees aus Majoran, Salbei, abgekochtem Koriander, aus Dill oder Muskatnuss zuführen.

Wird die Übelkeit von unverdaulichen Eiweißen verursacht, helfen pikante Gewürze, die Proteine schnell abzubauen und Ihre Verdauung zu beschleunigen (Estragon, Chili, Pfeffer usw.).

Es gibt nur wenige Gewürze, die bei Brechreiz und Erbrechen unmittelbar helfen. An führender Stelle steht Ingwer. Aktuelle Studien konnten aber auch die Wirksamkeit von Nelken nachweisen.

Paracelsus empfahl zu diesem Zweck Muskatnuss. In kleiner Menge verwendet, unterbindet sie das Erbrechen. Soll hingegen ein Erbrechen hervorgerufen werden, empfiehlt sich der Genuss einer größeren Dosis (eine ganze geriebene Muskatnuss).

Gleiches gilt für die Kamille. Ein milder Aufguss beruhigt den Magen. Soll allerdings der Mageninhalt erbrochen werden (Ihnen jedoch der Mut fehlt, den Finger in den Hals zu stecken), kann ein stark konzentrierter Kamillenaufguss zubereitet werden.

Reisekrankheit

Diese Form unterscheidet sich wesentlich von der zuvor erwähnten Übelkeit. Sie entsteht durch einen „Kurzschluss" zwischen dem, was die Augen sehen und dem, was der Körper spürt. Beim Versuch, im Auto zu lesen, sehen Ihre Augen den Text, der Körper hingegen verspürt eine vollkommen andere Bewegung. Die Nerven, welche die Reize übertragen, sind auch mit dem Magen verbunden. Dieser beginnt sich plötzlich wie wild zu verkrampfen, wodurch zuerst die Speichelproduktion verstärkt wird und danach Übelkeit und Erbrechen ausgelöst werden.

Gegen diese Beschwerden hat die Natur offensichtlich den Ingwer vorgesehen, der besser als jede andere Pflanze erfolgreich verschiedene Arten von Übelkeit lindert. Sogar das Europäische Arzneibuch erkennt die erwiesene Wirkung von Ingwer bei einer Reisekrankheit an.

Versuche an Matrosen zeigten, dass die Einnahme von einem Gramm Ingwer in Pulverform im Vergleich mit einem Placebo das Gefühl von Übelkeit und Brechreiz auf dem Schiff wesentlich verringert.

1,88 Gramm des getrockneten Rhizoms war in den Versuchen wirksamer als 100 mg Dimenhydrinat (das ist ein aktiver Wirkstoff, der in Medikamenten wie Dramamin verwendet wird). Selbst wenn Ingwer auch nur gleich wirksam wäre, ist er im Vergleich zu chemischen Stoffen die bessere Alternative, da diese Müdigkeit und Schwindelgefühle hervorrufen und mit Sicherheit auch chemische Rückstände im Körper hinterlassen.

Der Versuch mit 500 mg Ingwer im Vergleich zu synthetischen Medikamenten unterschied sich von Studie zu Studie. In einigen erwies sich Ingwer als wirksamer, in anderen zeigte er zumindest annähernd die gleiche Wirkung wie die synthetischen Medikamente. Daraus lässt sich vielleicht schließen, dass der Genuss von einem Gramm Ingwer eine Stunde vor dem Reiseantritt empfehlenswerter ist. Helfen kann man sich auch mit kandiertem Ingwer, den man einfach mitnehmen kann, oder Ingwertee in der Thermoskanne.

Phytotherapeuten empfehlen auch Himbeerblätter. Obwohl sich die moderne Wissenschaft noch nicht mit ihrer Wirkung beschäftigte, können sie einfach mit dem Ingwertee vermischt werden. Sie harmonieren gut miteinander und viele behaupten, dass sie auch synergetisch wirken.

Übelkeit in der Schwangerschaft

Ingwer erwies sich auch bei morgendlicher Übelkeit in der Schwangerschaft als wirksam. Eine Testgruppe nahm dazu viermal täglich je 250 mg Ingwer in Pulverform ein; im Vergleich zur Placebogruppe verbesserten sich die Symptome von Übelkeit und Brechreiz wesentlich.

Das führte die Wissenschaftler zu einigen weiteren Empfehlungen für Schwangere, denen durch Übelkeit das Leben erschwert wird.

Morgens, noch vor dem Aufstehen, ist es gut, etwas Einfaches zu sich zu nehmen. Ein Stück Brot oder Gebäck soll zu starke Magenkrämpfe lindern.

Auch bei diesen Beschwerden kann Minze als Hilfsmittel verwendet werden. Ihre kühlende Wirkung beruhigt den Magen. Das ist übrigens der Grund, weshalb man in der arabischen Welt noch heute jede Mahlzeit mit einem sehr starken Minzetee beendet.

Krankheitsbedingte Übelkeit

In Bezug auf Übelkeit, die als Begleiterscheinung einer Chemotherapie oder eines postoperativen Genesungsprozesses auftritt, gibt es unterschiedliche Meinungen. Zwei von drei Studien zeigten auch in diesen Fällen eine positive Wirkung des Ingwers, allerdings nicht wesentlich besser als in der Placebogruppe oder in der Gruppe, die synthetische Medikamente einnahm. Natürlich ist aus unserer Sicht auch ein ähnliches Ergebnis wie bei den synthetischen Medikamenten eine sehr gute Nachricht. So kann man auch in diesen Fällen auf eine natürliche Lösung zurückgreifen, die mit Sicherheit weniger Nebenwirkungen hervorruft.

Übelkeit aufgrund eines zu niedrigen Blutdrucks

Menschen mit Beschwerden durch zu niedrigen Blutdruck wissen oft nicht, ob sie tatsächlich etwas Schlechtes gegessen haben, unter dem Wettereinfluss leiden oder ob es sich um etwas ganz Anderes handelt. Niedriger Blutdruck geht häufig mit Übelkeit und Speichelbildung einher. Die Gewürze schicken uns zu diesem Zweck Rosmarin als Hilfsmittel. Machen Sie sich umgehend einen heißen Aufguss mit einem halben Teelöffel getrockneten (oder frischen) Rosmarinblättern und schon können Sie aufatmen, denn der Blutdruck normalisiert sich.

Unter Umständen lässt sich auch Koriander dafür verwenden, denn er harmonisiert die Funktion des Herzens, des Blut- und Nervensystems und regt die innere Sekretion der Drüsen an. All diese Faktoren beeinflussen den Blutdruck und unser Befinden.

Andere Gründe für Übelkeit

Übelkeit und Erbrechen können auch durch Gallenblasenentzündungen, Migräne, Mittelohrentzündung, Hepatitis, eine fortschreitende Zuckerkrankheit und Herzinfarkte hervorgerufen werden. Suchen Sie in diesen Fällen nicht bei Gewürzen und Heilpflanzen Hilfe. Gehen Sie unbedingt und umgehend zum Arzt.

Handeln Sie ebenso, wenn Sie Übelkeit und Erbrechen innerhalb von 12 Stunden mit keinem der angeführten natürlichen Mittel lindern können.

Rezepte

Bei Erbrechen durch nervliche Anspannung

Einen Teelöffel getrocknete (oder einen Esslöffel frische) Minze mit 250 ml kochendem Wasser aufgießen und den Aufguss 10-15 Minuten abgedeckt ziehen lassen.

Basilikum, Melisse und Minze zu gleichen Teilen (zusammen ein Teelöffel getrocknetes oder ein Esslöffel frisches Kraut) mit 250 ml kochendem Wasser übergießen und den Aufguss 10-15 Minuten abgedeckt ziehen lassen.

Weil der Körper durch das Erbrechen sehr viel Flüssigkeit und Salze verliert, kann der Kräuteraufguss auch mit etwas Salz zubereitet werden (am besten hat sich Himalajasalz bewährt, und zwar aufgrund seiner kolloiden Molekülform), wodurch aus dem Tee ein „Kräutersüppchen" wird.

Bei Erbrechen aus ungeklärter Ursache

2-3 Teelöffel getrocknetes Bohnenkraut mit einem halben Liter Wasser überbrühen und den Aufguss 10-15 Minuten abgedeckt ziehen lassen. Ungesalzen schluckweise trinken.

Sie können den Aufguss auch mit einer Mischung aus Fenchel, Minze und Bohnenkraut zubereiten.

Um dem Körper Flüssigkeit zuzuführen, verwendet man eine milde Limonade mit etwas Salz. Die Zitrone und das Salz wirken im Körper basisch, sodass keine Gefahr besteht, den Magen zusätzlich zu belasten. Gleichzeitig regen sie die Tätigkeit der Bauchspeicheldrüse an und der Körper wird schnell rehydriert.

Ingwertee für eine sorglose Reise

Je nach Schärfe, die Sie bevorzugen, raspeln Sie ein bis zwei Teelöffel frisches und geschältes Ingwerrhizom und kochen sie einige Minuten lang in einem halben Liter Wasser. Decken Sie den Topf zu und lassen Sie die Flüssigkeit auf Trinktemperatur abkühlen. Geben Sie den Saft einer halben, frisch gepressten Zitrone und einen Teelöffel Honig hinzu.

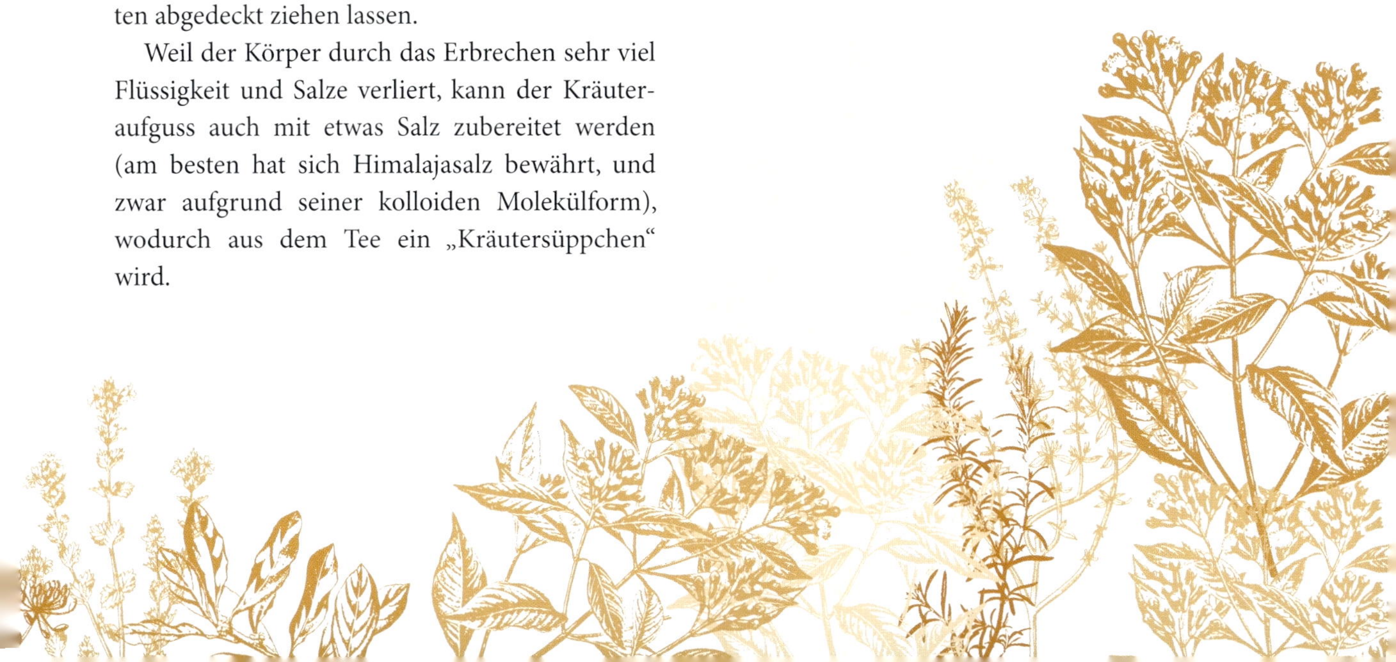

WIE HELFEN GEWÜRZE BEI WUNDEN AN DEN VERDAUUNGSORGANEN?

Sind Verletzungen an den Schleimhäuten entstanden, kann es zu ziemlich schweren Komplikationen kommen. Es ist nicht möglich, die Verdauung für 14 Tage anzuhalten, damit sich die Schleimhäute erholen, es sei denn man entscheidet sich für eine längere Fastenzeit. Deshalb sind Wege und Mittel zu finden, wie der Heilungsprozess der Schleimhäute - trotz Nahrungsaufnahme und Verdauung - ablaufen kann. Auch in diesem Bereich sind die Gewürze „eine Gabe Gottes", die Sie dankbar annehmen dürfen.

Nicht alle Salze sind gleich

Kristallisiertes Salz reizt die Schleimhäute am stärksten. Nach dem Verzehr trifft es auf die Schleimhäute und lässt sie „verschmoren". Stattdessen sollten Sie beginnen, aufgelöstes Salz zu verwenden, mit dem Sie die Speisen gegen Ende der Kochzeit würzen. Am besten nehmen Sie Himalajasalz oder Salzblüte aus Meeressalz, denn diese beiden Salze sind am reinsten und frei von schädlichen Verunreinigungen.

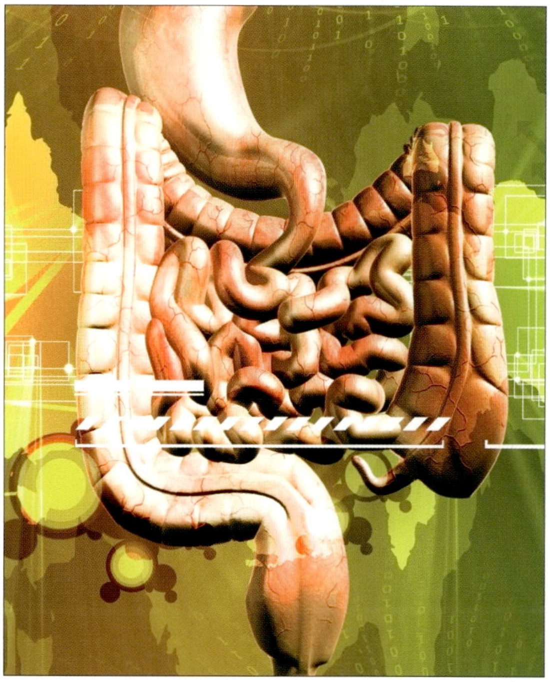

Es soll gesund und gut sein!

Wissenschaftlich ist bewiesen, dass die nachstehenden Gewürze bei Magenbeschwerden äußerst nützlich sind: **Basilikum, Ingwer, Schafgarbe, Ysop, Salbei, Kardamom, Kümmel, Fenchel,**

Oregano, Majoran, Minze, Melisse, Muskatnuss, ätherisches Orangenöl, Beifuß, Petersilie und **Rosmarin.** Kräuterkundige und Experten der traditionellen Medizin fügen diesem Verzeichnis oft auch noch nachstehende Gewürze hinzu: **Anis, Bärlauch, Schnittlauch, Galgant, Kalmus, Dill, Nelken, Koriander, Kubebenpfeffer, Kurkuma, Sellerie** und **Thymian.**

Natürlich haben nicht alle die gleiche Wirkung, deshalb ist es gut, ihre Funktionsmechanismen zu kennen und jene auszuwählen, die sich bei Magengeschwüren bewährt haben.

Wissenschaftlich ist bestätigt, dass **Basilikum** auf Magengeschwüre lindernd wirkt. Gleichzeitig ist es keimtötend und beugt Komplikationen bei der weiteren Verdauung vor. Eine ähnliche Wirkung zeigt der **Ingwer**, eines der seltenen scharfen Gewürze, die den Magen wohltuend beruhigen.

Zwiebel und Knoblauch sind vielleicht zu stark für eine verletzte Schleimhaut, aber **Schnittlauch** und **Bärlauch** wirken nachweislich lindernd. Schnittlauch hat zwar einen feinen Geschmack, verfügt aber dennoch über die interessante Eigenschaft, Rückstände aus dem Magen zu entfernen und ihn behutsam zu säubern. Besonders wichtig ist dies, damit an den entzündeten Stellen keine Nährböden für pathogene Organismen entstehen können.

Weiße Senfkörner, Anis, Ysop, Kalmus, Nelken und **Fenchel** beschleunigen die Ausscheidung von Bicarbonatlösung, die für den Schutz der empfindlichen Magenwände von immenser Bedeutung ist. All diese Gewürze helfen auch bei Blähungen und machen die Nahrung leichter verdaulich.

Petersilie ist in der Literatur nicht als Hilfsmittel bei Magengeschwüren angeführt. Das könnte sich möglicherweise nach den neuesten Ergebnissen des Universitätsforschungszentrums für heilende, aromatische und giftige Pflanzen in Saudi Arabien ändern. Dort hat man festgestellt, dass die Flavonoide aus den Blättern der Petersilie zu den aktiven natürlichen Wirkstoffen für die Behandlung von Magengeschwüren gehören. Durch das Injizieren des alkoholischen Auszugs aus dem oberirdischen Teil der Petersilie in die Bauchorgane (intraperitoneal) konnte die Gruppe arabischer Wissenschaftler nachweisen, dass Petersilie die Ausscheidung von Magensäure deutlich hemmt. Außerdem zeigten sie, dass die orale Einnahme des alkoholischen Auszugs aus Petersilienblättern Blutungen aus den Magengeschwüren, die aufgrund von Stress oder Alkoholgenuss entstehen, deutlich mindert. Sie schützt die Magenschleimhaut und vermindert Verletzungen durch die Einnahme aggressiver nichtsteroidaler Antirheumatika und entzündungshemmender Medikamente wie Indometacin. Außerdem trägt sie dazu bei, das Bakterium *Helicobacter pylori* zu hemmen. Tests der akuten Giftigkeit bestätigten den hohen Sicherheitsfaktor solcher Auszüge aus Petersilienblättern (2 g pro Kilogramm Körpergewicht) *(American Journal of Chinese Medicine. 2003, 31 (5): 699-711)*. Petersilie gibt es in Ihrem Garten bestimmt genügend, Sie brauchen also nur den alkoholischen Auszug herzustellen, was sicherlich kein Problem darstellt.

Kümmel hat nicht nur eine positive Wirkung auf den Darm und die ganze Verdauung, er kann sogar das hartnäckige und gefährliche Magenbakterium *Helicobacter pylori* (das chronische Magenschleimhautentzündungen, Magen- und Zwölffingerdarmgeschwüre und sogar Magenkrebs verursacht) vernichten. Die ständig zunehmende Resistenz des *Helicobacter pylori* gegen klassische Medikamente verursacht immer größere Komplikationen. Daraufhin haben Wissenschaftler versucht, eine effektive Alternative unter den traditionellen iranischen Pflanzen zu finden *(Iranian Journal of Basic Medical Sciences. 2009; 12 (2): 105111)*. Kümmel gehört zu den 20 untersuchten Pflanzen und erwies sich als eine der drei wirkungsvollsten gegen diese Bakterien; die beiden anderen sind eine Unterart der gewöhnlichen Spitzklette (*Xanthium brasilicum*) und das Gewürz Ajowan (*Trachyspermum copticum*).

Zu den am umfangreichsten erforschten Gewürzen gegen Magengeschwüre zählen **Kurkuma** und **Galgant.**

Kurkuma schützt nachweislich vor Magengeschwüren und wirkt gleichzeitig als Antioxidans hemmend auf Entzündungen und Tumore. Für all jene, die an einem Geschwür des Magens oder Zwölffingerdarms leiden, ist die Tatsache interessant, dass Kurkuma wissenschaftlich nachgewiesen den Heilungsprozess dieser Geschwüre beschleunigt.

Galgant (ein Verwandter von Ingwer und Kurkuma) ist bei uns noch wenig bekannt, aber auch dieser Pflanze schreiben die Wissenschaftler die Fähigkeit zu, zuverlässig bei chronischer Gastritis, Blähungen und allgemein bei Magenbeschwerden zu helfen.

Liebstöckel erwärmt den Magen, regt die Verdauung an, lindert Krämpfe und fördert die Ausscheidung von schützendem Schleim. Gleichzeitig ist er eines der seltenen Gewürze, die sehr schnell Sodbrennen lindern. Hildegard empfahl ihn aus diesem Grund ausdrücklich als Beigabe zum Brot. Deshalb sollten alle, die Magenbeschwerden haben, Brot essen, dem Liebstöckel, Fenchelsamen und Brennnessel beigemischt wurden.

Eine Studie arabischer Wissenschaftler (*American Journal of Chinese Medicine. 2009; 37(3):53145*) bestätigte, dass **Majoran** bei Ratten mit Magen- und Zwölffingerdarmgeschwüren entzündungshemmend und heilend wirkt. Der Majoran wurde in Mengen von 250-500 mg/kg bemessen, das bedeutet – auf die Größe eines Menschen umgerechnet – bis zu 30 Gramm für einen Erwachsenen (*PMID: 19606513 [PubMed – indexed for MEDLINE]*). Diese Dosierung lässt sich als Tee oder Kräuteraufguss erreichen.

Äußerst interessant ist auch eine slowakische Studie, in der man zu der Feststellung kam, dass die ätherischen Öle des **Thymians** und **Oreganos** entzündungshemmend wirken und Entzündungen und Geschwüre lindern. In der Studie wurde ebenso nachgewiesen, dass beide Öle am besten in Kombination miteinander wirken, und zwar im Verhältnis 0,1-prozentiges Oreganoöl und 0,2-prozentige Konzentration des Thymianöls. Das sind keine hohen Dosierungen und bedeutet in der Praxis, dass man auf einen Liter Öl ein Gramm des ätherischen Oreganoöls und zwei Gramm des ätherischen Thymianöls gibt und dann dieses Öl als Heilmittel verwendet. Auf ähnliche Weise kann man auch 500 g Oreganokraut und 500 g Thymian sammeln und mit Olivenöl übergießen. Das Ganze sollte vier bis sechs Wochen ziehen und dann abgeseiht werden. Das so zubereitete aromatische Öl hat das richtige Verhältnis, ist aber im Vergleich zu der getesteten Mischung milder.

Rosmarin fördert eine intensive Durchblutung des Magens. Damit ist er ein gutes Gewürz gegen einen ermüdeten Magen und löst gleichzeitig Krämpfe im oberen Bauchbereich. Wissenschaftlich konnte auch seine lindernde Wirkung bei Geschwüren des Magens und Zwölffingerdarms nachgewiesen werden.

Überaus wertvoll bei Beschwerden mit Geschwüren sind besondere ätherische Öle in den Blättern und Stängeln des **Stangenselleries**, die sogenannten Terpene, die dem Sellerie den starken Geschmack verleihen. Dabei handelt es sich um ätherische Senföle, die in Mund, Rachen, Magen, Darm und an den Schleimhäuten Bakterien, Pilze und Viren bekämpfen. Interessant ist, dass Sellerie einen Überschuss an Magensäure neutralisiert; das war in der traditionellen Medizin längst bekannt, konnte aber im Jahr 2010 auch durch eine wissenschaftliche Untersuchung nachgewiesen werden. Von Wissenschaftlern aus

Saudi Arabien wurde die Wirkung von Sellerie auf Magenbeschwerden untersucht. Sie bewiesen, dass der alkoholische Auszug des Selleries (250 und 500 mg/kg Körpergewicht) die grundlegende (basale) Sekretion des Magens höchstwahrscheinlich aufgrund des antioxidativen Potenzials des Selleries vermindert und gleichermaßen die Magenschleimhaut schützt *(Pharmaceutical Biology. 2010; 48 (17): 786-793).*

Außerdem konnten italienische Wissenschaftler in einem *in-vitro*-Versuch beweisen, dass das ätherische Sellerieöl, insbesondere seine Hauptkomponente Limonen, gegen das möglicherweise gefährliche Magenbakterium *Helicobacter pylori* wirkt *(Journal of Medicinal Food. 2010; 13 (1): 228-230).*

Die Forscher haben aus den Selleriesamen auch zwei Phthalide isoliert: 3nB und Sedanolid, die chemoprotektiv wirken. Ihre Antitumorwirkung zeigten amerikanische Wissenschaftler im Versuch mit Mäusen, bei denen sich Magentumore durch Behandlung mit 3nB um 67 % und durch Behandlung mit Sedanolid um 83 % verkleinerten *(Nutrition and Cancer Care. 1993; 19 (1): 77-86).*

Alle angeführten Gewürze haben neben den erwähnten Eigenschaften auch den Vorteil, den Gaumen zu erfreuen und den Bedarf an Salz um die Hälfte oder sogar mehr zu verringern.

Auch Getränke sorgfältig auswählen

Wenn Sie sich anstelle eines Glases Wein oder sauren Safts eine Tasse grünen Tee oder Salbeitee gönnen, wird sich der Magen über die heilsame Wirkung freuen.

Und ob Sie es glauben oder nicht, Magengeschwüre heilen am besten durch Wasser. Trinken Sie vor dem Essen als Aperitif ein großes Glas nicht zu kaltes Wasser und Ihr Körper wird sehr schnell eine ausreichende Menge des schützenden Bicarbonatschleims produzieren, um die Magenwand zu schützen. Wie von Dr. Batmanghelidj Hunderte Fälle von Magen- oder Zwölffingerdarmgeschwüren geheilt wurden, können Sie in dem Buch „Wasser, die gesunde Lösung“ nachlesen.

Zum Ausgleich einer zu großen Säuremenge empfiehlt sich unter den natürlichen Präparaten besonders das Gerstengras. Ein Getränk aus den grünen Gräsern der Gerste, das oft auch grünes Magma genannt wird, verdünnt die überschüssige Säuremenge umgehend und alkalisiert den Magen. Dies sollten Sie als perfekte Erste-Hilfe-Maßnahme nutzen, wenn Sie unter Sodbrennen leiden oder zu viel Magensäure haben. Das Chlorophyll im Gerstengras verhindert zudem degenerative Veränderungen an den geschädigten Zellen und trägt zu ihrer schnellen Heilung bei. Bei Magengeschwüren sollte das Gerstengras auf nüchternen Magen eingenommen werden, damit die lindernden Bestandteile genügend Zeit haben, ihre Arbeit zu verrichten, bevor der Magen zu seinen täglichen Aufgaben übergeht.

Wie zuvor bereits erwähnt, können Sie die Beschwerden durch zu viel Magensäure auch mit Tee aus **Liebstöckel** oder **Sellerie** lindern.

WIE HELFEN GEWÜRZE BEI DURCHFALL?

Meist werden diese Beschwerden von pathogenen Organismen wie Viren, Bakterien, Hefepilzen usw. verursacht. In diesem Fall sind Gewürze eine große Hilfe, da sie entgiftend und antimikrobiell wirken. Sie helfen auch durch ihre adstringierende Wirkung, was bedeutet, dass sie die Schleimhäute des Darms zusammenziehen und ihn somit schließen.

In der Praxis erwiesen sich **Heidelbeeren, Bohnenkraut, Salbei, Kapern, Thymian, Muskatnuss, Melisse, Minze, Majoran, Oregano und Pfeffer** als die besten Helfer.

Bei Durchfall ist es am wichtigsten, einen Wasserverlust zu verhindern. Dazu sind große Mengen Flüssigkeit notwendig (gesalzenes Wasser oder Kokoswasser ersetzen die verlorenen Elektrolyte ausgezeichnet), die damit die Grundlage dafür schaffen, dass auch andere Kräuter und Gewürze ihre Arbeit erledigen können.

Je nach der Ursache des Durchfalls bietet uns die Natur ein breites Spektrum an wirksamen Hilfsmitteln an.

Wenn der Durchfall von Parasiten verursacht wird (Bandwurm, Würmer usw.)

Gegen diese Plage haben sich **Bohnenkraut** und **Estragon** als äußerst wirksam erwiesen. Auch **Nelken** werden oft in diesem Zusammenhang erwähnt. Moderne Untersuchungen bestätigen zudem, dass **Muskatnuss** ein starkes Antioxidans und Larvizid ist.

Wenn der Durchfall durch eine Vergiftung bzw. Lebensmittelinfektion ausgelöst wird

Wenn Sie die Darstellung der einzelnen Gewürze bisher aufmerksam gelesen haben, waren Sie sicherlich wie wir überrascht, welche Kräfte in den Gewürzen verborgen sind. Sie bekämpfen Bakterien, Pilze und Viren, die uns mehr und mehr Schwierigkeiten bereiten. Wenn wir uns vor Schmerzen krümmen, besteht das Problem jedoch darin, dass wir nicht sofort wissen, welche Mikroben sich so übermäßig vermehrt haben. Beruhigend ist die Nachricht, dass die Gewürze ein breites Wirkungsspektrum gegenüber diesen ungebetenen Gästen haben und kein Risiko besteht, dass die Mikroben gegen sie resistent werden könnten.

Demzufolge gilt, je eher wir das Repertoire der natürlichen Helfer einsetzen, umso schneller werden wir wahrscheinlich auf eine geeignete Kombination treffen, um die richtige Wirkung zu erzielen.

Unter den heilenden Präparaten, die der kräuterkundige Pater Simon Ašič bei Durchfall empfahl waren auch einige Gewürze: **Nelken, Zimt, Zwiebel, Bohnenkraut, Salbei, Wacholderbeeren** und **Heidelbeeren**.

In einer Vergleichsstudie, die an einem indischen Institut durchgeführt wurde, testete man die antibakterielle Wirkung von 21 ätherischen Ölen der am häufigsten verwendeten Heilpflanzen auf grampositive (*Staphylococcus aureus* und *Bacillus subtilis*) und gramnegative Bakterien (*Escherichia coli, Klebsiella pneumoniae, Pseudomonas aeruginosa, Proteus vulgaris*), die pathogen auf den Menschen wirken. Die vier wirksamsten Präparate waren **ätherisches Zimtöl, ätherisches Limettenöl, das ätherische Öl des Storchschnabels** und **ätherisches Rosmarinöl** (*BMC Complementary and Alternative Medicine. 2006; 6: 39*).

Ähnlich ermutigende Ergebnisse erbrachte in *in-vitro*-Versuchen ein Methanolauszug aus **Majoran** bei sieben Pilzarten (*Fusarium solani, Candida albicans, Aspergillus niger, A. parasiticus, Rhizopus oryzae, Rhizoctonia otyzaesativae* und *Altemaria brassicicola*) und sechs Bakterienarten (*Bacillus subtilis, B. megaterium, Escherichia coli, Proteus vulgaris, Pseudomonas aeruginosa* und *Staphylococcus aureus*). Von den Wissenschaftlern konnte festgestellt werden, dass der Majoranauszug ein äußerst wirksamer pflanzlicher Schutz gegen pathogene Bakterien und Pilze ist *(Journal of Environmental Biology. 2007; 28 (1): 145-6)*.

Auch die **Pfefferminze** bekämpft mit ihren Gerbstoffen Darmbakterien und hilft bei Durchfall.

Außerdem zeigte sich, dass das ätherische Öl der Pfefferminze gut gegen pathogene Stämme des für den Menschen gefährlichen Bakteriums *Escherichia coli* wirkt. Weiterhin erwies sie sich hervorragend im Kampf gegen MSSA (auf das Antibiotikum Methicillin empfindlich reagierende Bakterien *Staphylococcus aureus*) und MRSA (gegen Methicillin resistente Stämme des Bakteriums *Staphylococcus aureus*) *(Microbios. 2001; 106 Suppl 1: 31-9)*.

Als nach wie vor effektiv, wenn auch etwas weniger, erwies sich das ätherische Öl der Minze gegen die Bakterien *Pseudomonas aeruginosa, Streptococcus faecalis* und *Klebsiella pneumoniae (Pharmacognosy Magazine. 2010; 6 (23): 147–153)*.

Da die heutige globale Nahrung immer problematischer wird, ist es gut zu wissen, dass folgende Gewürze Toxine und krebserregende Stoffe in der Nahrung neutralisieren: **Kümmel, Koriander, Kurkuma, Knoblauch, Bärlauch, Rosmarin, Nelken, Minze, Zimt, Piment, Thymian** und **Salbei.**

Wenn der Durchfall durch unterkühlte und erkältete Verdauungsorgane ausgelöst wird

Bei Durchfall, dessen Auslöser ein müder oder erkälteter Magen ist, helfen **Nelken** am besten. Aber werfen Sie unbedingt noch einen Blick auf andere Gewürze, die zur Wärmeregulierung der Verdauungsorgane beitragen (mehr dazu lesen Sie im Kapitel: Wie können Gewürze Magenbeschwerden lindern?).

Wenn der Durchfall von wuchernden Hefepilzen verursacht wird

Eine solche Erkrankung tritt häufig nach einer Behandlung mit Antibiotika auf. In diesem Fall ist eine Kombination von hochwertigen Probiotika, die die Darmflora schnell regenerieren, und Kräutern, die die Hefepilze unmittelbar bekämpfen und so ihre übermäßige Vermehrung einschränken, äußerst sinnvoll.

Wenn Sie über einen längeren Zeitraum von Candidapilzen geplagt werden und die Ursache nicht in einem akuten Zustand begründet ist (zum Beispiel nach einer Behandlung mit Antibiotika), muss systematisch gegen sie vorgegangen werden, wobei Ihnen die Gewürze eine hilfreiche Unterstützung sind.

Diese Problematik haben wir in einem eigenständigen Buch detailliert behandelt.

Wenn Durchfall aufgrund einer Schwächung der Milz auftritt

Wenn Durchfall durch Stress oder Erschöpfung der Milz verursacht wird (das so genannte Reizdarm-Syndrom, bei dem sich Phasen von Durchfall und Verstopfung abwechseln), müssen Sie der Hauptursache auf den Grund gehen. Verzichten Sie auf Süßes und Kaffee und vermeiden Sie Sorgen und Ängste, dann wird Ihr Darm bald in Hochform sein.

Nehmen Sie Lebensmittel und Gewürze zu sich, die die Milz und das Nierenpotenzial stärken (mehr im Kapitel: Wie Gewürze die Potenz steigern).

Möchten Sie die Symptome schnell beheben, steht Ihnen das natürliche Heilmittel aus Kräuterextrakten Iberogast zur Verfügung. Es unterstützt die Bewegung des Magens und wirkt nachweislich gleichzeitig auf die Linderung der Reizdarm-Syndrome.

Nehmen Sie mehr Hülsenfrüchte und **Bohnenkraut** in Ihren Speiseplan auf. Dieses Gewürz verwendet man in der traditionellen iranischen Medizin regelmäßig bei Durchfallerkrankungen.

In einem Versuch mit Laborratten wirkte das ätherische Öl des Bohnenkrauts lindernd bei zu starken Krämpfen des letzten, gekrümmten Teils des Dünndarms (Ileum). Aus der gleichen Untersuchung geht außerdem hervor, dass das ätherische Öl des Bohnenkrauts (0,1 ml/100 g) gegen Durchfall hilft *(Journal of Ethnopharmacology. 2000; 71 (1-2): 187-192)*.

Bei der Problematik des Reizdarms ist auch die **Minze** sehr interessant. So wurde der Einfluss des ätherischen Öls der Pfefferminze bei Bauchschmerzen und Blähungen sowie Störungen beim Stuhlgang gleich von mehreren Wissenschaftlerteams untersucht. Im Jahre 1998 veröffentlichten zwei britische Forscher eine Übersicht von acht randomisierten und mit Placebo kontrollierten klinischen Studien. Alle bestätigen, dass das ätherische Öl der Pfefferminze die Reizdarm-Symptome lindert, allerdings weisen die Wissenschaftler daraufhin, dass die meisten dieser Studien methodisch mangelhaft sind *(American Journal of Gastroenterology. 1998; 93 (7): 1131-1135)*. Von italienischen Wissenschaftlern wurden im Jahre 2007 Studienergebnisse veröffentlicht, die zeigen, dass bei 75 % der Patienten, die vier Wochen lang Kapseln mit dem ätherischen Öl der Pfefferminze einnahmen, eine 50 %-ige Minderung der Reizdarm-Symptome beobachtet werden konnte (im Vergleich zu einer 38 %-igen Verringerung in der Gruppe, die Placebo einnahmen) *(Digestive and Liver Disease. 2007; 39 (6): 530-536)*.

Rezepte bei Durchfall

TEES:

Nelkentee

4 Nelken mit 200-300 ml Wasser überbrühen, das Getränk 10 Minuten zugedeckt ziehen lassen und dann trinken.

Zimttee

Einen halben Teelöffel gemahlenen Zimt mit 200-300 ml Wasser überbrühen, das Getränk 10 Minuten zugedeckt ziehen lassen und dann trinken. Der Geschmack lässt sich durch das Mitkochen einer getrockneten Apfelspalte noch verfeinern.

Zwiebeltee

Eine Handvoll Zwiebeln (natürlich aus heimischem Anbau!) in einer Tasse Wasser aufkochen, das Getränk 10 Minuten ziehen lassen, abgießen und drei Tassen pro Tag trinken.

Bohnenkrauttee

Einen Aufguss aus einem Liter kochendem Wasser und zwei Esslöffeln Bohnenkraut zubereiten. 5 Minuten ziehen lassen, in eine Thermoskanne abgießen und dreimal täglich eine Tasse trinken.

Salbeitee

Einen Esslöffel Salbeikraut mit 200-300 ml kochendem Wasser überbrühen und den Aufguss 5 Minuten ziehen lassen. Abgießen und trinken.

SPEISEN:

Karottensuppe mit Bohnenkraut

Karotten leicht in Kokosfett anbraten, dann mit Wasser ablöschen und garkochen. Kräutersalz zugeben und zu einer dickflüssigen Suppe passieren. Außerdem einen kleinen Zweig Bohnenkraut und eine zerdrückte Knoblauchzehe hinzugeben.

Geröstetes Brot mit Knoblauch

Bei Durchfall muss es nicht immer nur fader Toast sein. Bestreichen Sie Ihren Toast mit Knoblauch, den Sie mit Olivenöl und etwas Salz mischen. So wird Ihre Schonkost zu einer leckeren Delikatesse. Anstelle von Knoblauch können Sie auch Bärlauch verwenden.

Kräuterkartoffeln

Die Kartoffel ist eines der wenigen Lebensmittel, die bei Durchfall gegessen werden kann. Da weder Frittieren noch Braten infrage kommen, bereitet man am besten einen Kartoffelbrei zu, dem Salzwasser und frisch geriebene Muskatnuss zugegeben wird.

Bei leichterem Durchfall können die Kartoffeln im Ofen gebacken werden (auf Backpapier, ohne Zugabe von Fett). Jede Kartoffel zuvor einschneiden und ein Lorbeerblatt hineingeben.

Reis mit Brennnesseln

Bei Durchfall ist Reis ein geeignetes Lebensmittel. Damit er nicht eintönig schmeckt, würzt man ihn mit Muskatnuss. Um die Stärke verdaulicher zu machen, gibt man in das Kochwasser einen viertel Teelöffel Kurkuma.

Milch mit Muskatnuss

In der Literatur stößt man häufig auf ein Rezept für ein Getränk, das bei länger andauerndem Durchfall hilft. Dazu mischt man in eine Tasse heiße Milch einen Teelöffel frisch geriebene Muskatnuss (das entspricht etwa einer halben Muskatnuss). Auf diese Weise erhalten Sie ein sehr würziges Getränk, das im Körper auf vielen Ebenen für Ordnung sorgt.

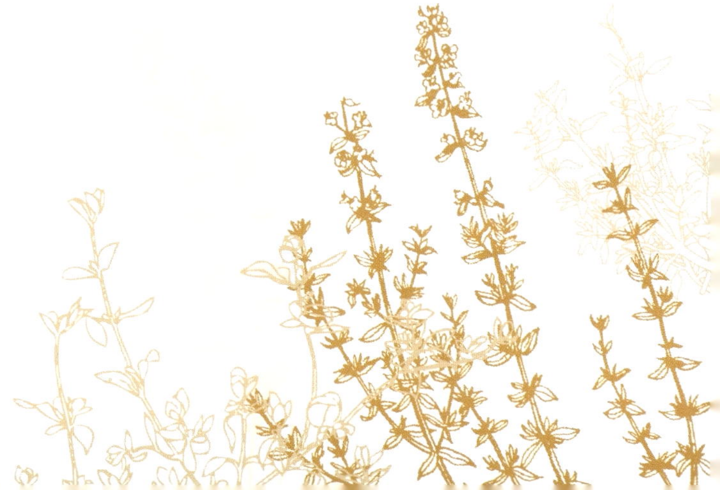

WIE HELFEN GEWÜRZE CHOLESTERIN UND TRIGLYCERIDE ZU REGULIEREN?

Die irreführende Propaganda über das Cholesterin sagt viel über die heutige Zeit aus. Bevor wir darüber schreiben, wie die Natur bei Cholesterinproblemen hilft, müsste zuerst erklärt werden, was Cholesterin überhaupt ist, welche Rolle es spielt und wie es entsteht.

Aber das ist ein so heikles Thema, dass wir uns entschieden haben, es in einem eigenständigen Buch zu behandeln. Der Grund dafür, dass dieses Buch, das eigentlich schon fast fertig ist, bereits seit mehreren Jahren auf dem Abstellgleis steht, liegt darin, dass wir selbst kaum glauben können, dass es möglich ist, die Öffentlichkeit so systematisch in die Irre zu führen. Wir brauchen Zeit, die glaubhaften Quellen nochmals zu überprüfen und die Wahrheit herauszufinden. Aus diesem Grund beschäftigen wir uns im vorliegenden Kapitel ausschließlich mit den Folgen: Sie haben erhöhte Cholesterinwerte und möchten diese ins Gleichgewicht bringen? Wie kann die Natur Sie dabei unterstützen?

Natürliche Maßnahmen

Bevor Sie Hilfe bei den Gewürzen suchen, sollten Sie sich fragen, wie viel Wasser Sie trinken. Ein erhöhter Cholesterinwert ist nämlich eine der ersten Reaktionen des Körpers bei Flüssigkeitsmangel.

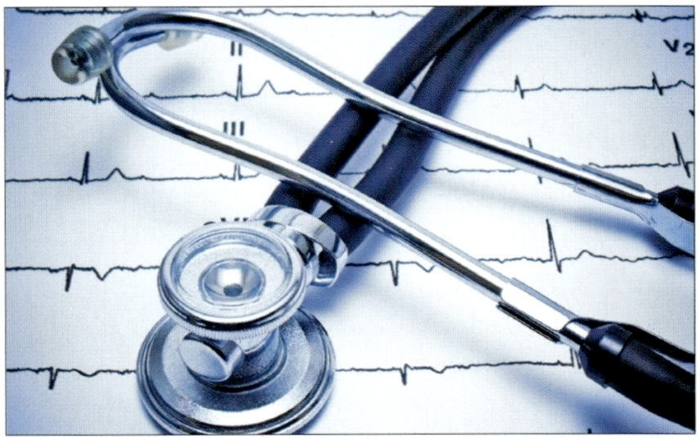

Wenn Sie dieses Problem nicht beheben, können auch die Gewürze keinen großen Nutzen bringen. Da die meisten Gewürze trocknend und wärmend wirken, kann dies zusätzlich zu einer Dehydratation beitragen.

Eine weitere wichtige Voraussetzung, damit Ihnen die Gewürze helfen können, besteht darin, degenerierte Stoffe aus Ihrem Speiseplan zu streichen. Dies sind vor allem gehärtete (hydrogenierte) oder homogenisierte Fette. Zu den degenerierten Lebensmitteln, gegen die sich der Körper mit einem Cholesterinanstieg wehrt, gehören auch Lebensmittel, die in der Mikrowelle erhitzt oder zubereitet werden sowie bestrahlte Lebensmittel.

Erst wenn Sie diese Dinge berücksichtigen, kommen die Gewürze an die Reihe, die sich bereits als gute Helfer bei der Regelung des Cholesterin- und Triglyceridspiegels erwiesen haben.

Bärlauch, Dill, Estragon, Ingwer, Knoblauch, Koriander, Kümmel, Kurkuma, Minze, Muskatnuss, Petersilie, Rosmarin, Sellerie und **Zwiebel** sind erwiesenermaßen Gewürze, die den Cholesterinspiegel ins Gleichgewicht bringen und die Senkung des LDL-Cholesterins begünstigen.

Bei erhöhten Triglyceridwerten gilt Ähnliches. Mit Ausnahme von Koriander und Kurkuma haben sich alle angeführten Gewürze auch auf diesem Gebiet bewährt.

Welchen Einfluss haben Gewürze auf die Menge und die Qualität der Fette in unserem Blut?

Faktisch handelt es sich um verschiedene Mechanismen, die man gut kennen sollte, wenn man die Gewürze auf die richtige Art und Weise einsetzen möchte.

Mehr Gewürze, weniger Cholesterin

BÄRLAUCH

Oft liest man, dass die heilenden Kräfte des Bärlauchs denen des Knoblauchs ähneln, doch in Wirklichkeit übertreffen sie sie sogar. Das liegt daran, dass der Bärlauch nach wie vor sein wildes Leben genießt, und zwar an Standorten, die er sich selbst aussucht, und ganz ohne chemische „Unterstützung".

Seine Zusammensetzung gleicht der des Knoblauchs (Alliin, das in Allicin umgewandelt wird), weshalb der Bärlauch auch wohltuend auf die Blutgefäße wirkt, das Blut reinigt und den Cholesterinspiegel senkt.

Weniger bekannt ist, dass die Bärlauch-Saison nicht endet, wenn die Blätter ihre Frische verlieren. Dann kommen die Knospen an die Reihe, anschließend die Blüten und ab Herbst bietet er uns seine kleinen Zwiebeln an, die so aromatisch wie Knoblauch, aber noch gesünder sind. Man muss eben nur wissen, wo man ihn finden kann.

CHILI

Chili erweitert die Blutgefäße, regt die Durchblutung an und wirkt unterstützend bei der Senkung des LDL-Cholesterinspiegels. Auch wenn man es mit Chili nicht übertreiben sollte, leistet er auf diesem Gebiet gute Hilfe.

DILL

Die orientalische traditionelle Medizin verwendet den Dill zur Senkung der Fette (Cholesterin) im Blut. Diesen Einfluss untersuchten iranische Wissenschaftler. In dem Versuch, in den auch eine Kontrollgruppe einbezogen war, gab man Ratten, die im Voraus (zwei Wochen) mit stark fetthaltigen Lebensmitteln ernährt wurden, verschiedene Auszüge von Dill (50 mg/kg, drei Wochen lang). Dill erhöhte die Konzentration der antioxidativen Enzyme SOD, CAT und GSH in der Leber und bewirkte eine Erhöhung des guten HDL-Cholesterinspiegels. So konnte der heilsame Einfluss dieses Gewürzes als Schutz der Leber vor Oxidationsprozessen bei einer sehr fettreichen Ernährung nachgewiesen werden (*American Journal of Chinese Medicine. 2009; 37 (4): 685-699*).

INGWER

In der indischen Heilkunde findet der Ingwer eine breite Anwendung. Unter anderem wird er erfolgreich zur Senkung des Cholesterinspiegels eingesetzt. Außerdem erwies er sich als sehr reich an Mineralstoffen, die heutzutage in konventionellem Gemüse kaum zu finden sind (Kalium, Kalzium, Phosphor, Magnesium und Eisen). Er enthält weiterhin Vitamin A und Niacin, das den Körper entsäuert. Die Entsäuerung des Körpers steht in direktem Zusammenhang mit der Regulierung der Cholesterinwerte.

KNOBLAUCH

In der Volksmedizin ist der Knoblauch ein grundlegendes Gewürz, das dafür bekannt ist, Cholesterin und Blutdruck zu regulieren. Hinzu kommt, dass Knoblauch entzündungshemmend wirkt und somit auch degenerative Veränderungen der Blutgefäße verhindert.

Knoblauch verändert die Struktur des Cholesterins, sodass es flüssiger wird und weniger klebt. Das hat einen positiven Einfluss auf die Blutgefäße und auch eine bessere Reinigung von Leber und Gallenblase zur Folge. Ähnlich wirkt Knoblauch auf das Blut, er verdünnt es und verhindert Blutgerinnsel, was sich heilsam auf die Gesundheit der Blutgefäße auswirkt.

Die bioaktiven Stoffe im Knoblauch wirken ausgezeichnet, aber nur auf längere Sicht. Essen Sie Knoblauch mindestens fünf Wochen lang und der Erfolg stellt sich ganz sicher ein.

Allerdings gilt hinzuzufügen, dass nur wirklich gesunder Knoblauch heilende Kräfte hat. In Massenproduktion hergestellter Knoblauch, bei dem mit krebserregenden Fungiziden und in letzter Zeit auch mit Konservierungsmitteln, die das Keimen verhindern, nicht gespart wird, oder der sogar bestrahlt wird, hat mit dem gesunderhaltenden Knoblauch nichts gemein. Deshalb sollten Sie zuerst überprüfen, welchen Knoblauch Sie essen, wenn er keine Wirkung zeigen sollte.

Eine weitere Voraussetzung, damit der Knoblauch seine Aufgabe erfüllen kann, ist die normale Funktion Ihrer Darmflora. Nur Milchsäurebakterien in Ihrem Darm können die Wirkstoffe des Knoblauchs aktivieren und aus ihm eine Medizin machen.

KÜMMEL

Kümmel bewirkt eine Senkung des Triglycerid- und Cholesterinspiegels im Blut, und das auch bei Diabetespatienten *(Journal of Ethnopharmacology. 2006; 106 (3): 321-326).*

KURKUMA

In letzter Zeit beschäftigt sich die Wissenschaft immer mehr mit der Untersuchung der heilenden Wirkung des ätherischen Kurkumaöls. Man fand heraus, dass Kurkuma die Blutfettwerte senkt und das Herz-Kreislaufsystem stärkt. Da Ihnen dieses Öl wahrscheinlich nicht zur Verfügung steht, ist es gut zu wissen, dass sich auch Kurkuma in der uns bekannten Gewürzform sehr positiv auf den Cholesterinspiegel auswirkt.

Wenn Sie drei Gramm einer gemahlenen Kurkumaknolle zu sich nehmen, verdreifacht sich die Ausscheidung der Gallenblase.

Das Cholesterin verlässt als Hauptbestandteil der Galle den Körper, wodurch der Cholesterinspiegel im Blutkreislauf sinkt und der Körper entlastet wird. Bestätigt wurde dies auch durch moderne Studien.

Ganz besonders wirksam ist Kurkuma in Kombination mit Ingwer. Versuche an Ratten zeigten, dass Kurkuma und Ingwer das Ansteigen des Cholesterinwerts auch bei fettreicher Nahrung verlangsamen. Begründet wird dies mit der Doppelfunktion ihrer Bestandteile: Zunächst blockieren sie den Übergang des Cholesterins in den Blutkreislauf und später beschleunigen sie seine Ausscheidung.

MINZE

Seit mehr als 45 Jahren ist wissenschaftlich nachgewiesen, dass sich Menthol positiv auf die Gallenbildung auswirkt. Mehrere Tierversuche zeigten, dass das ätherische Öl der Pfefferminze ähnlich wie verschiedene Flavonoide (Flavomentin) die Ausscheidung von Galle anregt und zu einer verringerten Konzentration von Gallensäuren, Bilirubin und Cholesterin führt. *(Phytomedicine. 2005; 12 (8): 612-616* und *Natural Product Radiance. 2004; 3 (4): 214-221).* Eine verstärkte Ausscheidung von Galle erreicht man bereits mit einem Tee aus Pfefferminzblättern. Der Tee lindert Verdauungsbeschwerden durch Störungen im Fettstoffwechsel.

MUSKATNUSS

Wissenschaftlich ist bestätigt, dass auch die Muskatnuss blutverdünnend wirkt und bei Bedarf die Triglycerid- und Cholesterinwerte senkt.

PETERSILIE

Petersilie ist ein sehr starkes Antioxidans. Beim Genuss der frischen Petersilienblätter ist ihre antioxidative Kraft noch größer. Die Hauptantioxidantien sind Apiol und Myristicin, neben denen Petersilienblätter auch Rosmarinsäure enthalten, die das Entstehen arteriosklerotischer Ablagerungen in den Arterien verhindert. Ihre Wirkung gegen die Verklebung der Blutplättchen (Aggregation der Thrombozyten) wurde *in vitro* nachgewiesen *(Journal of Ethnopharmacology. 2004; 94 (2-3): 317-322).*

ROSMARIN

Ähnlich wie Oregano schützt auch Rosmarin das Herz. Carvacrol und Rosmarinsäure verhindern direkt die Fettablagerung an den Wänden der Arterien (arteriosklerotische Plaque) und beugen somit ihrer Verengung vor. An der Senkung hoher Blutfettwerte sind außerdem Ursolsäure und Kaffeesäure beteiligt.

SELLERIE

Bei der Erforschung des Selleries widmeten sich die Wissenschaftler vor allem dem Phthalid 3-n-Butylphthalid (3nB). Mehrere Studien bestätigen, dass 3nB die Blutgefäße entspannt, den Blutdruck senkt, heilsam bei Arthritis ist, arteriosklerotische Plaque verringert und den Cholesterinspiegel senkt.

Diese Verbindung verleiht dem Sellerie im Übrigen den ihm typischen Geruch und Geschmack. Tierversuche ergaben, dass 3nB bereits in sehr geringen Mengen den Blutdruck um 12-14 % und den Cholesterinspiegel um 7 % senkt *(Phytotherapy Research. 1997; 11 (8): 576-582).*

ZWIEBEL

Vor kurzem hat man entdeckt, dass auch die Zwiebel die Fähigkeit hat, das Cholesterin und die Lipide zu senken. Sie sorgt für eine bessere Durchblutung, verhindert die Aggregation der Blutplättchen an den Blutbahnen und verlängert die Prothrombinzeit. Deshalb ist die Zwiebel ein unverzichtbarer Bestandteil des Speiseplans von Menschen mit Bluthochdruck, einem hohen Cholesterinspiegel und hohem Triglyceridwert sowie Personen, bei denen ein erhöhtes Risiko für einen Herzinfarkt oder Herz-Kreislauf-Erkrankungen besteht.

So kann Ihnen also ein Blick in den Garten zusätzliche Möglichkeiten bieten, auf Nahrungsergänzungsmittel oder Lebensmittel zu verzichten, die ansonsten als naheliegende Hilfsmittel bei der Kontrolle des Cholesterinspiegels propagiert werden.

Die Wissenschaft hat sich bislang nicht damit beschäftigt, welche Synergiekräfte bei der gleichzeitigen Anwendung mehrerer der angeführten Gewürze wirken. Erfahrungen auf dem Gebiet der Kräuterheilkunde und einige vorläufige Studien, die auch in diesem Buch angeführt werden, lassen erahnen, dass sich die Kraft der Gewürze bei ihrem Zusammenwirken multipliziert. Weshalb sollten wir das nicht ausprobieren und die Ergebnisse messen?

WIE REGULIEREN GEWÜRZE DEN BLUTZUCKER?

Als die Menschen noch im Einklang mit der Natur lebten, hatten sie kaum Schwierigkeiten mit Diabetes. Erst mit dem Vormarsch der industriell hergestellten Nahrung begann die Verbreitung der Zuckerkrankheit, wie wir sie heutzutage kennen.

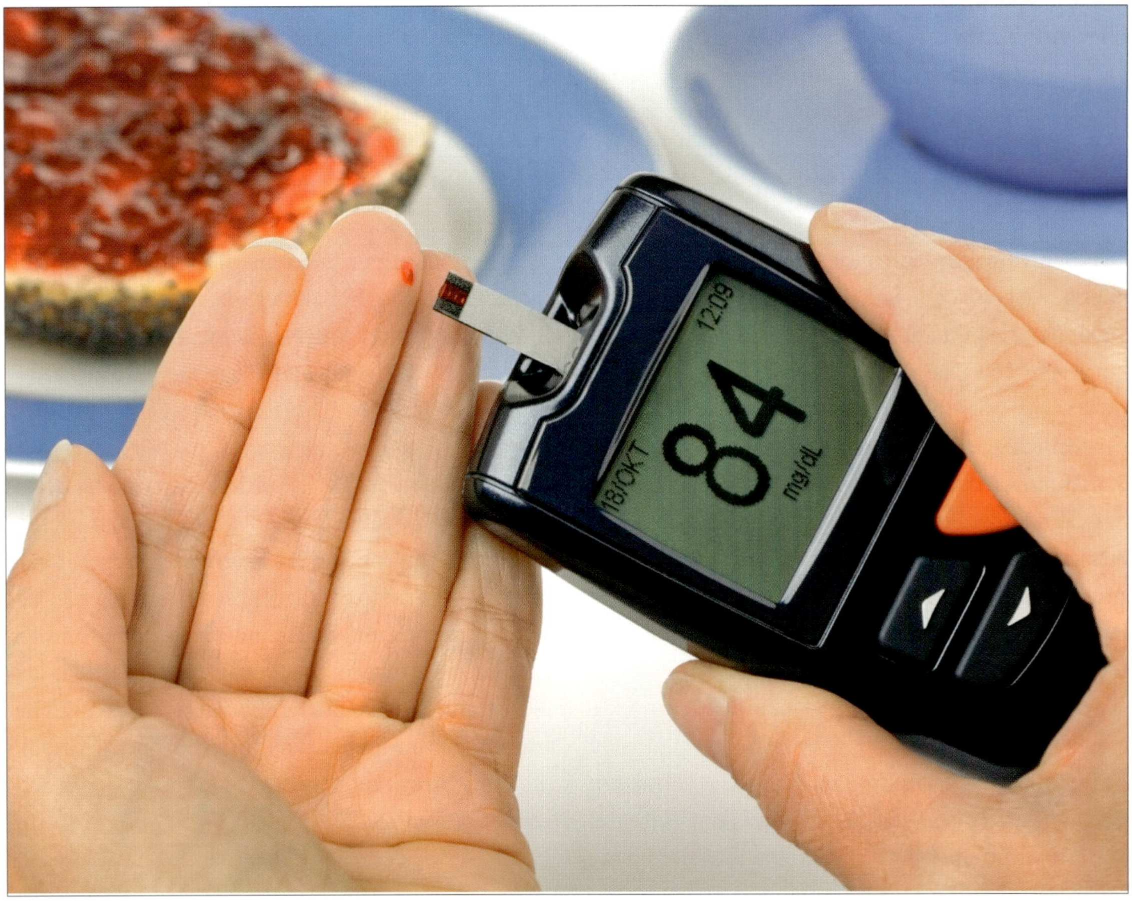

Häufig hört man, dass Diabetes eine genetisch bedingte Krankheit ist. „Meine Mutter litt daran, es ist also kein Wunder, dass ich es auch habe." Menschen, die die Gesundheit ganzheitlich zu erfassen versuchen, sehen die Gründe für eine solche Krankheitsgeschichte in einem größeren Zusammenhang. Es ist zwar tatsächlich so, dass Diabetes oft in mehreren Generationen einer Familie auftritt, allerdings ist dies in großem Maße mit beeinflussbaren Faktoren verbunden.

Wenn sich eine Mutter falsch ernährt und ihre Bauchspeicheldrüse mit tausenden Sorgen belastet ist, wird sie höchstwahrscheinlich auch ihren Kindern eine ähnliche Lebens- und Verhaltensweise mit auf den Weg geben. Haben die Kinder diese übernommen, bekommen sie als „Mitgift" natürlich auch alle Krankheiten, zu welchen solche Muster führen.

Die Pharmaindustrie übertreibt maßlos mit der Betonung der genetischen Komponente als etwas Unbeeinflussbares. Genetik wird zum wissenschaftlichen Synonym des Schicksals.

Noch viel mehr überrascht es mich, wenn Wissenschaftler nach wie vor behaupten, dass die moderne Ernährung nicht die Ursache für das Auftreten von Diabetes ist. Nur zu gern würde ich von ihnen die Begründung hören, weshalb fast die gesamte Bevölkerung der einst gesündesten Volksstämme im Himalaja oder im Amazonasgebiet, deren idealer Gesundheitszustand noch vor einigen Jahrzehnten von den Wissenschaftlern untersucht wurde, mit der Einführung industriell gefertigter Nahrung an Diabetes erkrankte. Was haben die Gene damit zu tun?

Offensichtlich ist es eine der Hauptstrategien der Pharmaindustrie die Menschen dazu zu bringen, ihre Verantwortung für die eigene Gesundheit abzugeben. Unter Prävention versteht sie vor allem die immer häufigere Durchführung kostenloser Tests, mit denen Sie sogar in Einkaufszentren dazu verlockt werden, Ihren Blutzucker messen zu lassen. Das hat für mich nichts mit Prävention zu tun. Prävention ist alles, was wir als Gesellschaft und Individuen tun können, damit es gar nicht erst zu gesundheitlichen Beschwerden kommt.

Prävention wäre ein Verkaufsverbot von stark gesüßten Getränken und Tees für Kinder oder zumindest eine Einschränkung der Werbung, die solche Produkte als gesund darstellt. Prävention würde auch heißen, die Kinder in den Schulen, in welchen ihnen die Mahlzeiten bereitgestellt werden, ausschließlich mit frisch zubereiteter Nahrung mit viel Obst, Gemüse und Vollkorn zu versorgen, wie es in England schon praktiziert wird. Stattdessen werden ihnen Hörnchen, Gebäck, süße Säfte und andere Erzeugnisse angeboten, die den Körper übersäuern und den Zuckerspiegel schnell ansteigen lassen.

Kostenlose präventive Blutzuckermessungen betrachte ich deshalb als Teil einer Kampagne, bei der man schnellstmöglich die noch „unentdeckten" Diabetiker finden will, um ihnen bis ans Ende ihrer Tage teure Medikamente zu verkaufen.

Wussten Sie, dass die Krankenversicherungen die regelmäßige medizinische Versorgung eines Patienten mit Diabetes, bei dem es keine besonderen gesundheitlichen Komplikationen gibt, zwischen 150 und 300 Euro pro Monat kostet? Vor diesem Hintergrund können Sie vielleicht die erhitzten Gemüter in den Medien und der fachlichen Öffentlichkeit besser verstehen, wann immer natürliche und einfache Lösungen bei Beschwerden durch zu hohe Zuckerwerte thematisiert werden.

Nach dem Medienmord am Zimt widerfuhr auch Stevia ein ähnliches Schicksal. Wie Sie sehen werden, gibt es viele wertvolle Gewürze zur Unterstützung unserer Bauchspeicheldrüse.

Deshalb sollten Sie darauf vorbereitet sein, dass eines von ihnen demnächst als gefährlich oder „ungenügend erforscht“ und somit als riskant eingestuft oder für den freien Verkauf verboten werden könnte.

Wie beeinflussen Gewürze die Verdauung des Zuckers?

Unterschiedliche Gewürze regulieren diesen Prozess auf unterschiedliche Weise.

Die Gewürze der ersten Gruppe helfen der Bauchspeicheldrüse direkt, mehr Insulin auszuscheiden (Unterstützung der Bauchspeicheldrüse).

Die zweite Gruppe hemmt durch verschiedene Mechanismen den Übergang des verdauten Zuckers aus dem Darm ins Blut und verhindert dadurch ein zu schnelles Ansteigen des Blutzuckerspiegels (Verlangsamung der Absorption).

Eine dritte Gruppe von Gewürzen regt die Zellen dazu an, den Zucker schneller aufzunehmen, wodurch der Blutzuckerspiegel schneller sinkt (Beschleunigung der Zuckeraufnahme der Zellen).

Wieder andere Gewürze lindern die Folgen, die der erhöhte Zuckerspiegel auf andere Organe ausübt (Linderung der Folgen).

Unterstützung der Bauchspeicheldrüse

Ein typischer Vertreter der ersten Gruppe ist der **Koriander**, der laut Studienergebnissen die Produktion der Verdauungsorgane anregt und die Insulinproduktion in der Bauchspeicheldrüse fördert.

Zu dieser Gruppe gehört auch **Kurkuma**, die die Bauchspeicheldrüse bei der Aufspaltung der Kohlenhydrate unterstützt. Gerade deshalb ist es für Diabetiker wichtig, Kurkuma zu Kartoffeln, Reis und Teigwaren zu geben und so der Bauchspeicheldrüse die Arbeit zu erleichtern und gleichzeitig den Übergang des Zuckers ins Blut zu verlangsamen.

Verlangsamung der Absorption

Zahlreiche Gewürze verfügen über die Eigenschaft, die Aufnahme des Zuckers zu verlangsamen und so zumindest teilweise den größten Fehler in unserer Ernährung, den Genuss raffinierter Lebensmittel mit zu hohem Glykämischen Index, zu korrigieren.

Dabei helfen: **Heidelbeeren, Knoblauch, Ingwer, Kapern, Nelken, Koriander, Kümmel, Lorbeer, Zwiebel** und **Myrte**. Diese Gewürze sollten reichhaltig auf dem Speiseplan eines Diabetikers vertreten sein. Geben Sie sie in Milch, zu Kartoffeln, Karotten, Roter Bete, Teigwaren und anderen Speisen mit einem hohen Glykämischen Index.

Beschleunigung der Zuckeraufnahme der Zellen

Zimt kombiniert die erste und dritte Wirkungsweise. Er erleichtert vor allem die Zuckeraufnahme der Zellen indem er die Insulinrezeptoren anregt. Damit hilft er der Bauchspeicheldrüse, mit einer übermäßigen Zuckermenge im Blut fertig zu werden und gleichzeitig stärkt er die Bauchspeicheldrüse unmittelbar. Amerikanische Wissenschaftler aus Beltsville (Maryland) wiesen nach, dass Zimt den Stoff MHCP enthält, der die Reaktion von Diabetiker-Fettzellen auf Insulin verbessert. Verständlicher ausgedrückt bedeutet das, Zimt ermöglicht dem Körper, den Zuckerwert auch in dem Fall richtig zu regulieren, wenn die Bauchspeicheldrüse nicht genügend Insulin ausscheiden kann. Bestätigt wurde diese Wirkung auch in Studien an Tieren mit Diabetes.

Genau diese Wirkung des Zimts löste allerdings in der Pharmaindustrie eine große Panik aus. Ich kann nur schwer einschätzen, wie viele Menschen, die Beschwerden mit Diabetes haben, den Zimt zur Regulierung ihrer Blutzuckerwerte zu Hilfe nehmen. Persönlich traf ich viele Menschen, die stolz darauf waren, gerade mit Zimt ihre Krankheit in den Griff bekommen zu haben und auf einige Medikamente verzichten zu können. Allerdings ist der Zimt nicht die einzige Veränderung in ihrem Leben und ihrer Ernährungsweise.

Linderung der Folgen

Einige Gewürze verschaffen Diabetikern eine Linderung der Folgeerscheinungen.

So hilft zum Beispiel **Kümmel** bei Nierenschäden, die durch Diabetes verursacht werden (mehr darüber im Kapitel über den Kümmel). Die größte Rolle spielen dabei Flavonoide und Carvon, die für den Schutz der Nieren sorgen. In einer Untersuchung wurde gezeigt, dass bereits nach zwei Monaten regelmäßiger Einnahme von Kümmel die Menge des Zuckers im Blut und der Eiweiße im Urin reduziert wurden. Das führte auch zur Verringerung des Körpergewichts und einer erhöhten Urinausscheidung. Das Potenzial des Kümmels wurde am besten in einer marokkanischen Studie nachgewiesen (auch darüber lesen Sie mehr im Kapitel über den Kümmel), die zeigte, dass Kümmel den Zucker bei Diabetiker-Ratten sehr stark senkte, aber auf den Zuckerspiegel bei gesunden Ratten keinen Einfluss ausübte. Interessant ist ebenso, dass bei den getesteten Tieren keine Änderungen in der Konzentration des Insulins im Blutplasma beobachtet wurden. Das bedeutet also, dass der Kümmel die Ausscheidung des Insulins nicht beeinflusst, den Zuckerspiegel bei einem Überschuss jedoch ausgleichen kann.

Ganz ähnlich kann die **Petersilie** bei Diabetes die Nieren stärken. Wissenschaftler aus Istanbul wiesen nach, dass Petersilie auch Leberschäden, die durch Diabetes hervorgerufen werden, vermeiden kann. Da Petersilie in der Türkei traditionell bei der Diabetesbehandlung angewandt wird, gibt es auf diesem Gebiet auch mehr Untersuchungen. Eine Studie zeigt, dass der Verzehr von Petersilie tatsächlich mit der Senkung des gemessenen Blutzuckers einhergeht (mehr darüber lesen Sie im Kapitel über die Petersilie).

Auch das **Bohnenkraut** ist für Diabetiker sehr empfehlenswert, insbesondere deshalb, weil es das Durstgefühl spürbar reduziert.

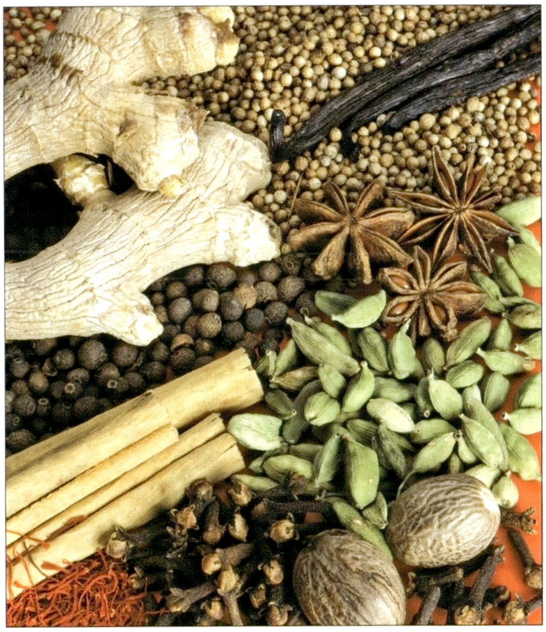

Bestätigte Wirkung, rätselhafter Mechanismus

Einige Gewürze haben nachgewiesenermaßen eine lindernde Wirkung, doch können die Wissenschaftler ihren Wirkungsmechanismus noch immer nicht erklären.

Wir wissen, dass **Knoblauch** den Zuckerspiegel senkt und für Diabetiker sehr empfehlenswert ist. Doch wie es ihm genau gelingt, wissen wir nicht.

Interessant ist auch die Information, dass **Oregano** bei Diabetes sehr nützlich ist, denn er hat nachweislich eine antihyperglykämische Wirkung. In der Studie eines marokkanischen endokrinologischen Labors wurde in einem Versuch mit Ratten ein wässriger Auszug verwendet (20 mg/kg Körpergewicht). (Einen solchen können Sie zu Hause selbst als Tee zubereiten.) Der Glukosewert (Zucker) im Blut verringerte sich bei den Ratten mit induziertem Diabetes nach einmal täglicher Anwendung des Auszugs über 15 Tage hinweg merklich. Die antihyperglykämische Wirkung des Oreganos beeinflusste die Insulinkonzentration im Plasma nicht, woraus wir schließen können, dass Oregano die Ausscheidung der Bauchspeicheldrüse nicht erhöht. Es handelt sich also um eine verlangsamte Freisetzung des Zuckers oder die beschleunigte Zuckeraufnahme der Zellen. Auch hierbei zeigt sich, wie intelligent die Natur ist und dass sie nicht mechanisch funktioniert.

In der Kontrollgruppe der Ratten, die keinen erhöhten Zuckerwert hatten, verringerte sich der Glukosewert im Blut nur unbedeutend. Das ist ein Hinweis darauf, dass Oregano den Bedürfnissen des Körpers entsprechend und nicht rein chemisch wirkt (*Journal of Ethnopharmacology. 2004; 92 (2-3): 251256*). Damit haben wir einen weiteren Beweis für die Intelligenz der Schöpfung, denn die Pflanzen wissen, wann, wie und wie viel gut für uns ist.

Ein ähnliches Rätsel und möglicherweise eine ausgezeichnete Lösung ist der **Estragon**. Bei Russischem Estragon konnten Wissenschaftler nachweisen, dass vor allem die polyphenolen Verbindungen den Glukosewert im Blut senken *(American Journal of Physiology Endocrinology and Metabolism. 2007; 293 (6): E1503-E1510)*.

Ein alkoholischer Auszug aus Estragon ist in Form eines Präparats zur pharmazeutischen Anwendung erhältlich (Marke Tarralin®). Amerikanische Forscher führten eine Studie durch, in der sie die Wirksamkeit dieses Auszugs mit bekannten Diabetesmedikamenten wie Metformin und Troglitazon verglichen. 500 mg des Estragonauszugs pro Kilogramm Körpergewicht, der in einem siebentägigen Versuch Labormäusen verabreicht wurde, verringerte den erhöhten Blutzucker um 24 % und die Konzentration des Insulins im Blut war im Vergleich zur Kontrollgruppe um 33 % niedriger. Bei der Anwendung synthetischer Medikamente sank der Blutzucker um 28-41 % und das Insulin um 48-52 % im Vergleich zur Kontrollgruppe. Dabei ist erstaunlich, dass Estragon, ähnlich wie Oregano, bei gesunden Mäusen keine Änderung des Blutzuckers hervorrief, was ein weiterer Beweis für die Weisheit der Natur ist *(Phytomedicine. 2006; 13 (8): 550-557)*.

Falls der Estragon in Zukunft die Finanzpläne der pharmazeutischen Industrie durchkreuzen und man Sie vor ihm warnen sollte, ist es gut zu wissen, dass Wissenschaftler seine toxikologische Unbedenklichkeit bereits bestätigt haben. Bei einer längeren Einnahme sind 1000 mg des alkoholischen Estragonauszugs pro Kilogramm Körpergewicht pro Tag eine ausreichend sichere Dosis. Auch bei einer einmaligen größeren Verzehrmenge von 5000 mg/kg wäre keine Toxizität gegeben.

Das botanische Forschungszentrum des amerikanischen Bundesstaates Louisiana führte eine weitere Untersuchung über die Wirkung des Russischen Estragons bei Diabetes Typ I durch. Es wurde *in vivo* festgestellt, dass der alkoholische Estragonauszug mit der Kennzeichnung PMI-5011 die Wirkung des Insulins erhöht und negative Veränderungen der peripheren Nerven (Neuropathie) in der frühen Phase der Zuckerkrankheit verhindert. Außerdem wurde eine randomisierte und mit Placebo kontrollierte Pilotstudie im Doppel-Blind-Versuch mit PMI-5011 bei Menschen durchgeführt (4500 mg Kapseln) *(Mediators of Inflammation. 2010; 2010: 268-547; The Journal of Nutritional Biochemistry. 2011; 22 (1): 7-78)*. Das ist ein weiterer Grund, dem Estragon mehr Platz im Garten und auf dem Speisezettel einzuräumen.

Anwendung in der täglichen Ernährung

ZIMT

Zimt ist ein Gewürz, von dem man schnell zu viel bekommt. Streut man ihn über Speisen, Tees und Äpfel, bleibt er auf der Oberfläche und lässt die Lebensmittel schnell bitter werden. Möchten Sie mehr Zimt zu sich nehmen (ein halber Teelöffel ist eine unbedenkliche und wirksame Menge), dann sollten Sie ihn unter cremige Speisen mischen, in denen er sich gut verteilt.

Am besten kombinieren Sie Zimt mit Joghurt, Pudding, Cremes, Milchreis, Breien und Ähnlichem. In Lebensmitteln dieser Konsistenz verteilt sich der Zimt gut und Ihre Geschmacksknospen werden nur ein Zehntel der tatsächlich aufgenommenen Menge wahrnehmen. Bei der Zubereitung von Gebäck empfiehlt es sich, die Gewohnheiten zu ändern und den Zimt anstatt in die Füllung lieber unter den Teig für Kuchen, Kekse und Pfannkuchen zu mischen.

PETERSILIE

Wenn Sie die beschriebene heilende Wirkung der Petersilie für sich nutzen möchten, sollten Sie mindestens eine Handvoll Petersilie zu sich nehmen. In Suppen kann sie schnell überdosiert werden. Wird die Petersilie aber - ähnlich wie Zimt - mit Risottos, Teigwaren, unter Salate oder in Aufstriche gemischt, können Sie viel mehr Petersilie zu sich nehmen und dennoch auch die anderen Gewürze herausschmecken.

OREGANO

Von diesem äußerst starken Gewürz genügt schon eine Prise. Möchten Sie jedoch eine größere Menge zu sich nehmen und so seine Heilwirkung genießen, machen Sie es sich zur Angewohnheit, nach dem Mittagessen eine Tasse Oreganotee zu trinken. Sie werden überrascht sein, wie gut er schmeckt, die Verdauung regelt und den Blutzuckerspiegel ausgleicht.

KÜMMEL

Wahrscheinlich gehen Sie davon aus, dass man Kümmel nicht in größeren Mengen verzehren kann. Er ist tatsächlich ein starkes Gewürz, sollte aber konsequent in kleinen Mengen zum Essen zugegeben werden. Bei der Zubereitung von pikantem Gebäck vergessen Sie nicht, zum Schluss etwas Kümmel darüber zu streuen. Beim Kochen von Gemüse empfiehlt es sich einen halben Teelöffel zerriebenen Kümmel in das Kochwasser zu geben. Und auf keinen Fall darf Kümmel bei Roter Bete fehlen – hier hilft er doppelt: Einerseits verhindert er das schnelle Ansteigen des Zuckerwertes und andererseits beugt er Blähungen vor.

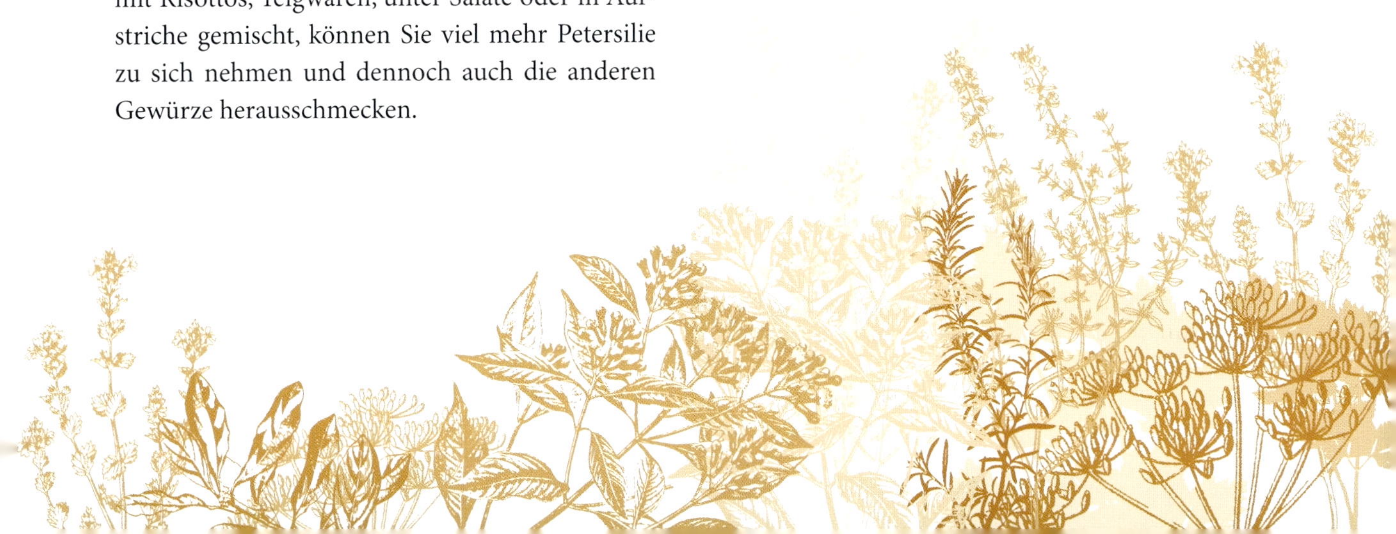

WIE UNTERSTÜTZEN GEWÜRZE DIE ZAHNGESUNDHEIT?

Es gab Zeiten, da waren Zahnbeschwerden viel unangenehmer als heutzutage. Versuchen Sie sich vorzustellen, mit Zahnschmerzen zum Dorfschmied gehen zu müssen, weil er der Einzige ist, der das passende „Werkzeug" hat, um Ihnen den Zahn zu ziehen. Dann fällt es Ihnen auch nicht schwer sich vorzustellen, wie unerträglich Zahnschmerzen sein müssen, wenn Ihnen sogar der Besuch beim Schmied als bessere Alternative erscheint.

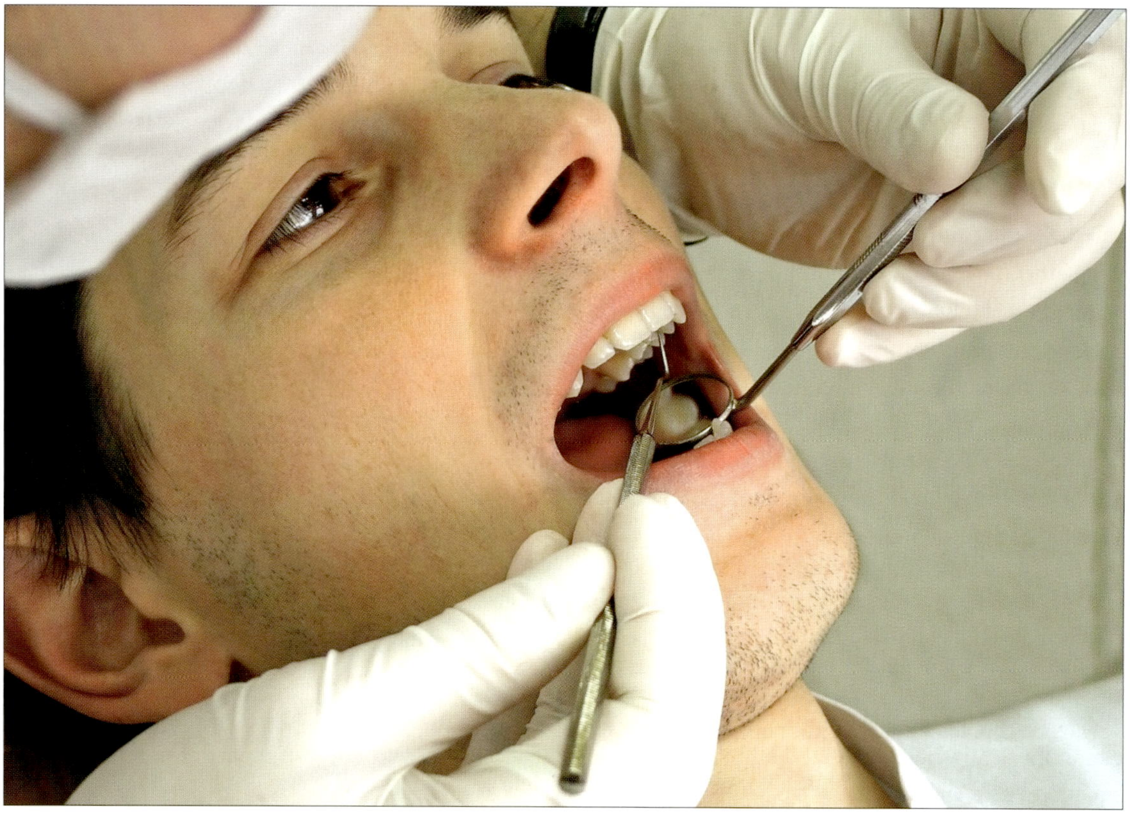

Zum Glück konnten sich die Menschen in den Jahrtausenden vor der Erfindung der modernen Stomatologie bei Zahnschmerzen und Zahnfleischbeschwerden auf die lindernde Wirkung der Gewürze verlassen.

Wie bei allen Gewürzen hatten wir auch beim Thema Zähne und Zahnfleisch alle Hände voll damit zu tun, die traditionelle Anwendung genauer unter die Lupe zu nehmen. Einige Gewürze lindern Schmerzen und andere verhindern die Ansiedlung von Bakterien, die Karies, Granulome, Zahnfleischentzündungen und ähnliche Beschwerden verursachen.

Da auch hier die finanzstarken Großunternehmen ihre eigenen Interessen vertreten, werden Gewürze für derartige Indikationen relativ selten untersucht. Ernsthafte wissenschaftliche Untersuchungen findet man nur in den Ländern, in denen Gewürze traditionell überaus hoch geschätzt werden.

Hilfe bei Zahnschmerzen

Das bewährteste und wirksame natürliche Schmerzmittel (Analgetikum) sind **Nelken**. Ein Tropfen des ätherischen Öls (höchstens zwei!) wirken lokal betäubend und gleichzeitig entzündungshemmend.

Auf die schmerzende Stelle können Sie aber auch eine gepresste oder leicht zerdrückte Nelke legen.

Für empfindliches Zahnfleisch hat es sich bewährt, ab und zu einen Tropfen des ätherischen Nelkenöls zur Zahncreme, mit der man sich die Zähne putzt, zu geben.

Eine ähnliche Wirkung hat die **Muskatnuss**. Auch in diesem Fall ist es am praktischsten, einen Tropfen des ätherischen Öls auf den schmerzenden Zahn zu geben. Haben Sie dieses Öl nicht zur Hand, können Sie eine Prise geriebener Muskatnuss auf den entzündeten Zahn oder das Zahnfleisch geben. Bricht Ihnen während einer Reise eine Füllung heraus, können Sie etwas Muskatnuss reiben, mit einem Stückchen Watte vermischen und als Ersatzfüllung in den Zahn legen.

Haben Sie aber keines dieser exotischen Gewürze zu Hause, dann können Sie **Estragon** aus Ihrem Kräutergarten holen. Das Kauen seiner Blätter hat sich nämlich ebenfalls als schmerzlindernd erwiesen; einmal abgesehen von seinem scharfen Geschmack, der Sie vielleicht zunächst überraschen wird (er erinnert überhaupt nicht an den Estragon in einer süßen Sahnesauce). Er lässt die Geschmacksknospen einfach taub werden.

Auch **Oregano** hat in der Hausapotheke einen Platz als Mittel gegen Zahnschmerzen verdient. Am wirksamsten ist ein Tropfen des ätherischen Öls. Sollten Sie dieses jedoch nicht zur Hand haben, dann kauen Sie zur Not ein paar Oreganoblätter.

Der Anbau von **Koriander** zahlt sich im Falle von Zahnschmerzen sicher aus. Zahlreiche Kulturen setzten ihn zu diesem Zweck ein und waren von seiner Wirkung überzeugt. Ein Sud aus Samen wurde für Mundspülungen genutzt. Er ist zwar nicht so stark wie die Nelken, aber wenn es richtig weh tut, ist Ihnen sicher jedes Mittel recht.

Hilfe bei der Vorbeugung von Karies

Wer von uns hat noch nicht gehört, dass ein absinkender pH-Wert im Mund nach den Mahlzeiten den Weg für gefährliche Bakterien frei macht? In der Regel wird diese Geschichte in der Kaugummi-Werbung aufgegriffen. Vielleicht fragen Sie sich daher, wie die Menschen all die Jahrhunderte ohne Kaugummi leben konnten. Aber wer sagt eigentlich, dass sie keinen hatten? In vielen

Kulturen sorgen die Menschen schon seit Jahrtausenden für die Gesundheit Ihrer Zähne, indem sie verschiedene kleine Zweige oder Gewürze kauen, die noch wirkungsvoller als unsere Zahncremes, Mundwasser und Kaugummis sein können.

Eine sehr interessante Studie bestätigt die traditionelle Anwendung der **Muskatnuss**. In dieser Nuss fand man einen interessanten antibakteriellen Stoff, den man Macelignan nannte. Er wirkt gegen das Bakterium *Streptococcus mutans* und verhindert äußerst wirksam die Entstehung von Karies. Dabei ist besonders erstaunlich, dass die Wirkung bereits bei immens niedrigen Konzentrationen gemessen werden konnte. Man sagt, dass dieser Stoff bereits in so geringen Mengen wirkt, dass man ihn unmöglich mit anderen natürlichen Stoffen vergleichen kann. So wirkt selbst eine noch so geringe Menge von Muskatnuss im Mund antibakteriell und schützt die Zähne. Man fand heraus, dass eine Konzentration von 20 Mikrogramm Macelignan pro Milliliter diese Bakterien binnen einer Minute unschädlich macht (*Chung, J. Y.; Choo, J. H.; Lee, M. H.; Hwang, J. K.: Anticariogenic activity of macelignan isolated from Myristica fragrans (nutmeg) against Streptococcus mutans. Phytomedicine. 2006, 13, 261-266. Quelle: www.elsevier.de/phymed*).

Nun verstehen Sie auch, weshalb die Inder diese Nuss zur Erfrischung des Atems nutzen. Und jeder, der die Muskatnuss zum Kochen verwendet, bereitet Speisen zu, die die Entstehung von Karies an den Zähnen verhindern.

Hilfe bei der Vorbeugung von Zahnfleischentzündung und Parodontose

Zahnärzte vertreten die Meinung, dass es uns zumindest in der westlichen Welt gelungen ist, Karies sehr einzuschränken. Das Problem der heutigen Zeit und auch der Zukunft wird Parodontose sein. Dabei handelt es sich um eine besonders lästige Form von Zahnfleischentzündungen, die das Zahnfleisch degenerieren und damit zu Zahnausfall führen können. Zum Thema parodontale Krankheiten sind nur äußerst wenige Untersuchungen über die antimikrobielle und entzündungshemmende Wirkung von Heilpflanzen durchgeführt worden. In Finnland widmete man sich einer ganz besonderen Studie. Es wurden fünf ätherische Öle getestet (Bohnenkraut, Salbei, Lavendel, Myrte und Wacholder) und nachgewiesen, dass das ätherische Öl des **Sommer-Bohnenkrauts** am wirksamsten das Wachstum des Parodontose-Bakteriums *Prevotella nigrescens* hemmte. Dafür wurde eine Konzentration verwendet, die die Keratinozyten (Grundzellen der Haut) nicht schädigt, weshalb der Einfluss des Bohnenkrauts auf den Biofilm der Bakterien eingeschränkt war. Bakterielle Biofilme sind häufig die Ursache chronischer Erkrankungen beim Menschen, weil diese Form des Bakterienwachstums gegenüber Antibiotika widerstandsfähiger ist als frei lebende Bakterien (*Anaerobe. 2009; 15 (4): 164-167)* ist.

Bei Parodontose hat sich ein alkoholischer Auszug aus **Thymian** ausgezeichnet bewährt.

Die traditionelle chinesische Medizin empfiehlt **Basilikum**, aus dem ein Tee (Aufguss) gekocht und damit die Mundhöhle ausgespült wird.

Bei eitrigen Entzündungen ist ein Aufguss aus **Ingwer** sehr empfehlenswert. Spülen Sie damit den entzündeten Bereich des Zahnfleischs.

Auch **Fenchelextrakt** findet man oft als Bestandteil von natürlichen Mundwässern. Fenchel verhindert Fäulnis und reinigt ausgezeichnet den Mund und die nachfolgenden Organe.

In der Literatur findet man Hinweise darauf, dass die Inder derartige Entzündungen auch mit **Kurkuma** lindern. Das wäre zusätzlich bei Schwellungen und Hämatomen empfehlenswert, denn Kurkuma ist bekannt dafür, Hämatome schnell zu verkleinern.

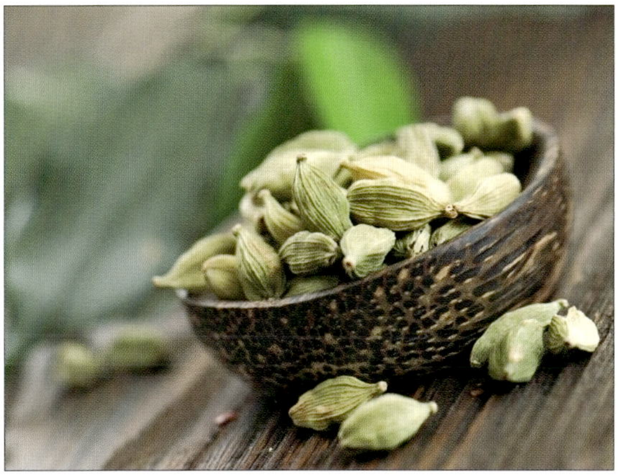

Haben Sie keine Lust Tee zu kochen, dann sollten Sie **Kardamomfrüchte** zur Hand haben. Das Kauen von Kardamomsamen hilft gegen schlechten Mundgeruch, weshalb man sie in Indien anstelle von Kaugummi verwendet. Dabei kann Kardamom viel mehr, als nur den Geruch nach Knoblauch oder schlechten Mundgeruch zu überdecken. Sein ätherisches Öl stärkt das Zahnfleisch und neutralisiert Bakterien, die Parodontose oder Gingivitis verursachen.

Bei Zahnfleischbluten

Bei diesen Beschwerden hat sich das Gurgeln eines Salbeiaufgusses gut bewährt. Wie Sie bereits im Kapitel über den Salbei lesen konnten, wirkt dieses Gewürz adstringierend. Dadurch werden die Blutkapillare zusammengezogen und Entzündungen gehemmt.

Aus dem gleichen Grund dürfen Sie es mit dem Salbei nicht übertreiben, da er ansonsten die Befeuchtung der Schleimhäute zu sehr behindern kann.

Zum Gurgeln den Salbei fünf Minuten lang im Wasser sieden lassen. Diese Zubereitung sollten Sie jedoch nicht trinken, weil sie zu stark ist und die Schleimhäute der Verdauungsorgane schädigen könnte. Sie hilft aber ausgezeichnet Blutungen und Eiterungsprozesse zu unterbinden.

Rezept

Wasser zum Gurgeln bei Zahnschmerzen

- 9 g Koriandersamen
- 5 l Wasser

Das Wasser zusammen mit den Samen kochen lassen, bis nur noch ein Liter der Flüssigkeit übrig bleibt. Nach Bedarf gurgeln.

Solche Zubereitungen sind etwa eine Woche lang haltbar, wenn sie an einem möglichst kalten und dunklen Ort aufbewahrt werden. Das muss nicht unbedingt im Kühlschrank sein.

WIE STÄRKEN UND HEILEN GEWÜRZE DIE LEBER?

Bereits Alfred Vogel schrieb, dass Krebskrankheiten nicht entstehen können, solange die Leber normal funktioniert. Damit wollte er sagen, dass erst die Ansammlung von Giftstoffen, die von der Leber nicht verarbeitet und ausgeschieden werden können, die Voraussetzungen für die Vergiftung des Körpers schafft, die dann zu degenerativen Veränderungen führen.

Heutzutage sind wir mehr und mehr von Giften umgeben. Laufend entstehen neue chemische Verbindungen, die mit der Atemluft, der Nahrung, dem Wasser, Medikamenten, Kosmetika aber auch durch Reinigungsmittel in unseren Körper gelangen. Deshalb lässt sich heute kaum eine Person finden, deren Leber hundertprozentig funktioniert.

Gleichzeitig sind viele Gewürze und Heilkräuter in Vergessenheit geraten und der moderne Mensch verzichtet auf das Fasten, mit dem sich unsere Vorfahren im alltäglichen Leben ihre Leberfunktion zu verbessern wussten. In der westlichen Welt dienen Gewürze meist nur noch zum Garnieren der Speisen und auch in der Lebensmittelindustrie fanden sie noch nie so wenig Verwendung wie heute. Die Finanziers der Lebensmittelindustrie kamen zu dem Schluss, dass es preiswerter ist, an ihrer Stelle synthetische Stoffe (mit den bekannten E-Nummern) zu verwenden, mit denen sich die Nahrungsmittel billig färben, würzen, stabilisieren und konservieren lassen. Im Gegensatz zu den Gewürzen, die auf natürliche Art und Weise Lebensmittel konservieren

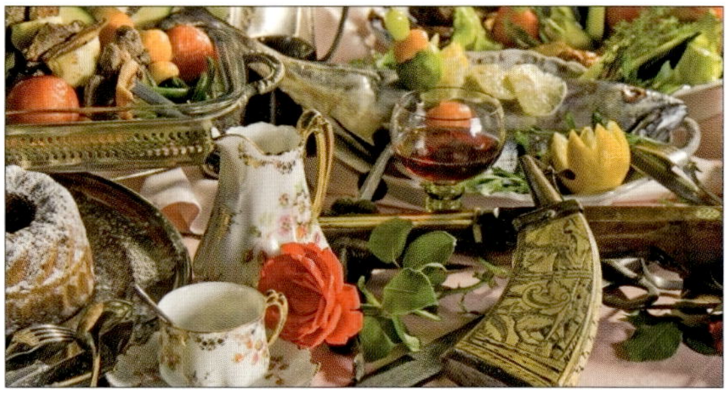

und dem Verbraucher zu Gute kommen, belasten die industriell hergestellten Speisen unseren Körper mit einer Vielzahl von Stoffen, die ihn noch zusätzlich vergiften.

Was können Gewürze für die Leber tun?

Vergiftungen waren in alten Zeiten eine der beliebtesten Arten politischer Vergeltung. Die Angst vor Vergiftungen führte offensichtlich dazu, dass man früher Pflanzen, die antitoxisch wirken, sehr gründlich untersuchte.

Wahrhaft verblüffend ist es, wie groß im Altertum und im Mittelalter das Wissen der Ärzte über Gegengifte war. Verblüffend deswegen, weil sich die Wirkung der Pflanzen auf die Leber nicht so einfach feststellen lässt, wie zum Beispiel ihre Wirkung bei einer Erkältung, bei der Wundheilung oder anderen Beschwerden, wo die Besserung oder möglicherweise auch eine Verschlechterung ganz offensichtlich ist.

Leberschäden treten nicht plötzlich auf (außer durch die Einnahme äußerst giftiger Stoffe) und auch die Erneuerung beziehungsweise Genesung dauert eine längere Zeit. Die Regeneration der Leber dauert durchschnittlich zwei Jahre und wenn Sie in dieser Zeit das falsche Kraut zu sich nehmen, kann das tragische Folgen haben.

Früher konnten sich die Menschen nicht bei Google schlau machen und den Begriff „Vergiftung“ eingeben oder in der Bibliothek einen Berg von Büchern zu diesem Thema ausleihen. Sie hatten weder Chromatografen, Mikroskope noch Computer, kamen aber dennoch zu Erkenntnissen, die in aktuellen Untersuchungen zum großen Teil bestätigt werden.

Versetzen Sie sich einmal in ihre Lage. Wie könnten Sie feststellen, dass die Mariendistel die Erneuerung der Leberzellen beschleunigt? Oder dass Kapern und Bärlauch die Aufnahme bestimmter Gifte im Körper verhindern? Wie sieht man, dass Kurkuma den Cholesterinumsatz beschleunigt oder Sellerie Gifte aus der Leber schwemmt? Auf diese Fragen finden wir keine Antwort und wir haben keine Ahnung, wie ihnen dies gelungen ist. Vielleicht deshalb, weil unsere heutige Betrachtungsweise der Schöpfung viel eingeschränkter ist, als sie es in der Vergangenheit war.

Unsere Vorfahren konnten offensichtlich die Ganzheit der Prozesse wahrnehmen und sie sahen in Pflanzen, Tieren und dem Menschen nicht nur materielle Körper. Ihr Wissen und ihre Weisheit spiegeln sich auch in den guten Ratschlägen für die Leber wider, die heutzutage dringender gebraucht werden als je zuvor.

Hilfe bei der Entgiftung

Ist die Leber mit Toxinen überlastet, können Gewürze helfen, die Ausscheidung bestimmter Stoffe zu beschleunigen. Der geheimnisvollste Wirkmechanismus einiger Gewürze (z. B. Kapern, Pfeffer, Rosmarin, Bärlauch, Wasabi usw.), die die Aufnahme verschiedener Gifte im Körper verhindern, konnte von der Wissenschaft bisher nicht erklärt werden. Wie ihnen das gelingt, ist nicht bekannt, aber man weiß, dass die Menschen bereits vor Jahrtausenden um diese Wirkung wussten.

Auf der Liste der leberregenerierenden Pflanzen stehen die Samen der **Mariendistel** ganz oben. Von der starken Wirksamkeit der Mariendistel als Gegengift zeugt ihre Anwendung in der Volksmedizin bei Schlangenbissen oder Hornissenstichen. Die Einnahme einer größeren Dosis (frisch gemahlener) Mariendistel half in solchen Fällen der Leber, die große Menge der stark leberschädigenden Gifte schneller abzubauen.

Über die Heilkraft des Lavendels bei Schlangenbissen berichtet auch der bekannte Naturmediziner und Kräutersammler Maurice Mességué. In seinem Buch „Die Natur hat immer Recht“ beschreibt er, wie die Jäger in der Provence ihren Hunden nach einem Schlangenbiss helfen, indem sie die Bissstelle mit frischem **Lavendel** einreiben. Die Kraft des ätherischen Lavendelöls habe ich persönlich ausprobiert und festgestellt, dass es tatsächlich Schmerzen lindert und Entzündungsreaktionen nach Mücken- oder sogar Bienenstichen verhindert. Ob jedoch frischer Lavendel auch bei ernsthafteren Vergiftungen so wirksam wäre, ist zweifelhaft.

Heutzutage sind für die Leber die „Schlangen“ aus den pharmazeutischen und chemischen Labors gefährlicher als jene, denen man in der

Natur begegnet. Es würde also niemandem schaden, die Leber zu einer schnelleren Regeneration ihrer Zellen anzuregen. Kaufen Sie sich eine gute hölzerne Pfeffermühle mit einem starken Mahlwerk aus Stahl und geben Sie ein paar Samen Mariendistel hinein. Vergessen Sie nicht, Eintöpfe, Suppen und andere cremige Speise damit zu „pfeffern". Für Salate und trockene Speisen empfiehlt sich dieses Gewürz allerdings nicht, denn es könnte Ihnen im Halse stecken bleiben. Mariendistel ist nicht scharf und deshalb auch für alle geeignet, die keine stark gewürzten Speisen mögen.

Aristoteles schrieb, dass eine Schildkröte, die eine Giftschlange frisst, sofort auch etwas **Oregano** knabbert, um nicht an dem Gift der Schlange zu verenden. Aristoteles war mit seiner Meinung über die entgiftende Kraft des Oreganos nicht allein; auch andere Heiler des Altertums empfahlen Oregano als starkes Gegengift.

Heute gehen die Wissenschaftler davon aus, dass seine Stärke vor allem in der antioxidativen Wirkung liegt. Nachweislich ist er auch für die schnelle Regeneration des Nervensystems sehr nützlich. Man weiß, dass Gifte neben der Leber auch häufig das Nervensystem schädigen, was möglicherweise das Geheimnis der Wirkung von Oregano gegen Gifte erklärt. Es wundert daher nicht, dass man den Oregano auch Wohlgemut nannte.

Im Zuge der Arbeiten an diesem Buch konnten wir keine modernen wissenschaftlichen Beweise für die Wirkung des Oreganos ausfindig machen. Aber wir fanden eine sehr aufschlussreiche Untersuchung, die sich mit der Wirkung des „Zwillingsbruders" des Oreganos, des Majorans (*Origanum majorana* L.), beschäftigte.

Eine Gruppe ägyptischer Wissenschaftler untersuchte die schützende Wirkung von **Majoran** bei einer Belastung des Körpers durch Schwermetalle *(Basic Clin. Pharmacol. Toxicol. 2005 Oct; 97 (4): 238-43.)*. Bei diesem Versuch testete man die Wirkung des ätherischen Öls, eines alkoholischen Auszugs und eines wässrigen Auszugs von Majoran an Mäusen, denen auch Bleiacetat in einer Konzentration von 0,5 Massenprozent verabreicht wurde. Die Mäuse der Testgruppe bekamen die Majoranauszüge einen Monat vor Beginn des Versuchs und im Versuchsmonat selbst. Alle Mäuse, die Majoran (egal in welcher Form) verabreicht bekamen, konnten ein viel besseres Blutbild bewahren und Leber und Nieren waren in einem besseren Zustand als bei den Mäusen, die Bleiacetat, aber kein Majoran einnahmen. Eine detailliertere Analyse zeigte, dass sich die einzelnen Wirkmechanismen der verschiedenen Präparate leicht voneinander unterscheiden, jedoch alle synergetisch in die gleiche Richtung wirken. Die Wissenschaftler schlossen daraus, dass Majoran Leber und auch Nieren wirksam schützt und die genotoxische Wirkung von Schwermetallen verhindert. Für die heutige Zeit ist das eine äußerst wertvolle Erkenntnis.

Bei der Linderung von Leberbeschwerden sind **Knoblauch** und **Bärlauch** sehr nützlich. Sie erleichtern der Leber die Ausscheidung von Schwermetallen und manch anderem Gift. Diese Wirkung wurde auch in neueren Untersuchungen *in vitro* und *in vivo* nachgewiesen. Sie zeigen, dass sowohl Knoblauch als auch Bärlauch über Inhaltsstoffe verfügen, die verschiedene potentiell leberschädigende Toxine (z.B. Kohlenstoff-Tetrachlorid, Aflatoxin B1) neutralisieren. Entsprechend der traditionellen Anwendung empfiehlt das Europäische Arzneibuch die Einnahme von 4 g frischen Knoblauchzehen pro Tag beziehungsweise 2-4 g getrocknetem Pulver bis zu dreimal täglich. (Quellen: *Hikino, H. et al.: Antihepatotoxic actions of Allium sativum bulbs. Planta. Med. 1986; 52: 163-168.*

Koch, H. P., Lawson, L. D., eds. Garlic.: The Science and Therapeutic Application of Allium sativum L. and Related Species, 2nd Ed. Baltimore, Maryland: Williams and Wilkins, 1996.

Sheen, L. Y. et al.: Effect of diallyl sulfide and diallyl disulfide, the active principles of garlic, on the aflatoxine B1induced DNA damage in primary rat hepatocytes. Toxicol Lett 2001; 122: 45-52)

Paracelsus behauptete, dass **Liebstöckel** eine ähnliche Wirkung zeigt. Deshalb empfahl er ihn nachdrücklich während des Fastens oder einer Blutreinigungskur. Paracelsus verwendete - wie viele andere Heiler - den Liebstöckel auch als Gegengift. Die Kräutersammler des Mittelalters schrieben außerdem der **Petersilie**, dem **Sellerie** und anderen Doldenblütlern eine entgiftende Wirkung zu. Neuere Untersuchungen ergaben, dass das Myristicin in der Petersilie in geringeren Dosen tatsächlich als Gegengift wirkt, in zu großen Mengen allerdings Halluzinationen hervorrufen kann. (Aber keine Sorge, beim Verzehr der Blätter können Sie nicht so viel zu sich nehmen, dass es schädlich wirken könnte.)

Zu den von Paracelsus zur Entgiftung der Leber empfohlenen Kräutern gehört auch das **Korianderkraut**. Er schrieb, dass es bei der Reinigung des Körpers von Schwermetallen hilft. Mit im Handel erhältlichen Tinkturen ist es möglich, viele Schwermetalle aus dem Gewebe erneut in den Blutkreislauf freizusetzen, von wo aus sie mithilfe von Chlorophyll und Bärlauchtinktur ausgeleitet werden können.

Im Osten verwendete man zur Entgiftung der Leber **Kurkuma**. Curcumin, das gelbe Pigment der Kurkuma, ist ein starkes Antioxidans, das vom Körper vollständig genutzt werden kann, weshalb es im Gegensatz zu anderen Farbstoffen (z. B. in Karotten oder Roter Bete) nicht durch den Stuhlgang oder über die Haut ausgeschieden wird. Curcumin verhindert die Bildung freier Radikale und regt gleichzeitig die Ausscheidung des natürlichen Antioxidans Glutathion an, das die Zellen vor Giften schützt.

Neuere Untersuchungen kamen zu dem Ergebnis, dass auch **Rosmarin** (insbesondere der Chemotyp Kampfer, der in Dalmatien wächst) die Leber vor einigen Giften schützt. Rosmarin hilft der Leber außerdem indirekt, da in seiner Gegenwart Vitamin E eine Wärmebehandlung besser übersteht. Vitamin E hat noch eine zusätzliche Bedeutung für die Gesundheit unserer Leber, es wirkt nämlich stark antioxidativ, antimikrobisch und tumorbekämpfend.

In einer Zeit, in der sich aufgrund der übermäßigen Ausbreitung von Hefepilzen (*Candida albicans*) immer mehr Gifte in unserem Körper ansammeln, ist unsere Leber mehr als je zuvor auch den Aflatoxinen ausgesetzt, die von diesen lästigen Hefepilzen produziert werden. Weil Aflatoxine unter anderem als Verursacher von Leberkrebs verdächtigt werden, ist es gut zu wissen, dass **Nelken** eine besonders große Kraft haben, ihre vernichtende Wirkung zu neutralisieren. Die Studie einer ägyptischen Universität, von der Sie im Kapitel über die Nelken mehr lesen können, bestätigte, dass Nelken ein äußerst wirkungsvolles Antioxidans sind, das die Hepatotoxizität verringert und somit die Leber schützt.

Die Hofärzte in Japan und China vertrauten bei Vergiftungen der heilenden Wirkung des Pilzes Glänzender Lackporling bzw. Reishi (*Ganoderma lucidum* (Curtis) P. Karst). Heute stellen Wissenschaftler fest, dass *Ganoderma lucidum* die Leber vor chemischen Schäden durch Alkohol, Medikamente, Chemotherapie und Chemikalien schützt. Er hilft effektiv, die toxische Wirkung von Giftpilzen, insbesondere des Fliegenpilzes, zu verringern und wirkt ebenso positiv bei allen anderen Arten von Vergiftungen.

Der japanische Arzt Dr. Mitsui Hashimoto gab in den Auszügen seiner Untersuchungen über die Anwendung von *Ganoderma lucidum* bei Vergiftungen und Lebererkrankungen an, dass dieser Pilz die antivirulente, antibakterielle und antitoxische Wirkung des Organismus durch die Aktivierung des Immunsystems (Polysaccharide) steigert und die Erneuerung sowie Aktivierung der Leberzellen (Triterpene) beschleunigt.

Unterstützung des Stoffwechsels

Entgiftungs- und Stoffwechselprozesse lassen sich nur schwer getrennt behandeln, weil sie überwiegend gleichzeitig ablaufen. Deshalb ist es besonders wichtig, auch die Rolle der Gewürze bei der Optimierung des Fettstoffwechsels zu kennen.

Die meisten Gewürze haben die Eigenschaft, die Leber durch die Steigerung der Gallenproduktion zu unterstützen. Dadurch helfen sie auf drei Arten gleichzeitig: Da Galle überwiegend aus Cholesterin produziert wird, wird es umgeleitet und verweilt nicht so lange im Blut (deshalb spricht man von der Senkung des Cholesterinspiegels), gleichzeitig wird der Durchfluss durch die Gallenblase erhöht (was die Bildung von Gallensteinen verhindert) und eine ausreichende Gallenmenge erleichtert den Abbau und den Stoffwechsel der Fette.

Am typischsten ist der beschriebene Mechanismus bei Kurkuma. **Kurkuma** hilft der Leber, eine größere Menge an Galle zu produzieren, und verursacht gleichzeitig, dass sie sich zusammenzieht. Dadurch werden die Leber und vor allem die Gallenblase besser „ausgewrungen" und dabei gereinigt (vergleichbar mit einem Spülschwamm, den man reinigt, indem man ihn ausdrückt und den Schmutz herausspült).

Durch die Einnahme einer zu großen Menge Kurkuma, kann die Bewegung zu stark werden und das Gefühl eines nervösen Magens entstehen. Die am häufigsten empfohlenen Mengen bewegen sich zwischen 1 und 3 Gramm gemahlene Kurkuma bis zu dreimal täglich, während oder direkt nach dem Essen. Es ist interessant, dass Kurkuma der Bauchspeicheldrüse gleichzeitig beim Abbau der Kohlenhydrate hilft; das macht sie zu einer unentbehrlichen Zutat in stärkehaltigen Speisen (Reis, Kartoffeln, Teigwaren usw.).

Das ätherische Öl des **Majorans** enthält viele antioxidative Polyphenole und antiseptische sowie antibakterielle Wirkstoffe. Außerdem sind Bitterstoffe und Gerbstoffe enthalten, die die Funktion von Leber und Galle und damit den Fettstoffwechsel unterstützen. Das ist auch der Grund, weshalb Majoran in fette Wurst und zu Braten gegeben wird. Er regt die Ausscheidung der Gallensäfte an, fördert den Fettstoffwechsel, lindert das Völlegefühl nach einer ausgiebigen Mahlzeit und konserviert die Lebensmittel.

Die Bildung und Ausscheidung von Galle wird nachweislich auch von der **Muskatnuss** unterstützt.

Außerdem gehört **Knoblauch** zu den Gewürzen, die den Fettstoffwechsel und die Bildung von Cholesterin beeinflussen. Knoblauch wirkt jedoch auf eine andere Weise. Seine Schwefelverbindungen S-Allyl-Cystein und S-Propyl-Cystein verlangsamen die Synthetisierung und Ansammlung von Fetten in der Leber. Ausführlichere Untersuchungen zeigten noch zahlreiche andere Stoffe, die im Knoblauch synergetisch in die gleiche Richtung wirken.

Hilfe bei Lebererkrankungen

Ist Ihre Leber von Viren (Herpes, Mononukleose und ähnliche) befallen, steht der **Kubeben-Pfeffer** (*Piper cubeba* L. F.) als helfendes Gewürz bereit. In wissenschaftlichen Untersuchungen wurde bestätigt, dass Kubeben-Pfeffer die Leber vor einigen Viren schützt, allerdings konnte der Wirkungsmechanismus noch nicht geklärt werden. Gegen das Herpes-Simplex-Virus hilft **Melisse**.

In zahlreichen Studien wurde bei akuter und chronischer Hepatitis (B, C und D) die überaus große Schutzwirkung des Pilzes **Glänzender**

Lackporling bzw. Reishi (*Ganoderma lucidum*) auf die Leber nachgewiesen.

Hilfe bei Leberkrebs

Die Liste der Pflanzen, deren Einfluss auf krebsartige Veränderungen der Leber überprüft und getestet wurde, ist nicht lang, aber sicher auch noch nicht vollständig. Die Pharmaindustrie ist ständig auf der Suche nach teuren Lösungen, die patentiert werden können. Demzufolge sind natürliche Lösungen, die keinen großen Gewinn versprechen, für Untersuchungen uninteressant.

In verschiedenen Studien konnte man die Wirkung von **Rosmarin** gegen Adenokarzinome (Krebs des Drüsengewebes) und Leberkrebs nachweisen *(Jounal of Ethnopharmacology. 2009; 12 (2): 255-267).*

Im **Knoblauch** gefundene Antioxidantien wirken gegen Tumore an der Leber, in der Mundhöhle, im Rachen, an der Brust, am Magen und am Darm. Hier muss aber darauf hingewiesen werden, dass auf derartige Wirkungen nur anhand einer kleineren Prozentzahl Erkrankter bei regelmäßig Knoblauch verzehrenden Personen geschlossen wurde. Ist die Krankheit aber in größerem Umfang ausgebrochen, dürfen Sie nicht erwarten, sie lediglich mit Knoblauch zu besiegen.

Die Einnahme des ätherischen Öls aus **Anis** (250-100 mg/kg) bei an Krebs erkrankten Mäusen zeigte, dass Anis bedeutend zu einer längeren Lebensdauer, zu positiven biochemischen Veränderungen im Körper sowie zur Regeneration der Leber beiträgt.

Hilfe bei Schäden durch Tabak und Alkohol

Sollten Sie rauchen, ist es gut zu wissen, dass der Verzehr von **Zwiebeln** Leber, Lunge und Herz vor Schäden durch Nikotin schützt.

Bei einer Belastung der Leber durch übermäßigen Alkoholkonsum ist **Petersilie** ein gutes Hilfsmittel. Petersilie hilft in erster Linie den Nieren, sie unterstützt aber auch die Funktion der Leber und beschleunigt ihre Entgiftung. Einen bedeutenden Anteil daran hat Mangan, das die dafür zuständigen Enzyme aktiviert. Wer viel Alkohol trinkt, sollte sehr viel Petersilie essen. Alkohol verursacht nämlich die Ausscheidung von Mangan aus dem Körper, was die Petersilie verhindert bzw. sie ersetzt das verlorene Mangan schnell. Da sie die Ausscheidung von Harnsäure beschleunigt, hilft Petersilie auch bei Gicht, Rheuma und Arthritis.

Französische Wissenschaftler konnten die schützende Wirkung eines wässrigen Auszugs aus jungen Blatttrieben von **Rosmarin** auf die Leber nachweisen. Das zeigte sich in der verstärkten Ausscheidung von Galle aus der Leber und einer starke Verminderung der Leberenzyme. Außerdem wurde im gleichen Versuch mit Laborratten festgestellt, dass die schützende Funktion nur in dem Fall eintritt, wenn der wässrige Auszug vor Auftreten der Hepatotoxizität verabreicht wird (Folgeerscheinung der Stoffwechseltransformationen in der Leber durch Medikamente wie Paracetamol, durch Alkohol, anabole Steroide usw.). Nachträglich gegebener Rosmarin blieb wirkungslos *(Planta Medica. 1990; 56 (2): 171-174).*

Gewürze sind also keine Wundermittel, die alle alten Sünden ausbügeln können. Werden sie aber regelmäßig und richtig verwendet, sind sie bei der Vorbeugung von Beschwerden sowie bei der Reinigung und Regeneration der Leber äußerst bedeutungsvoll und wirksam.

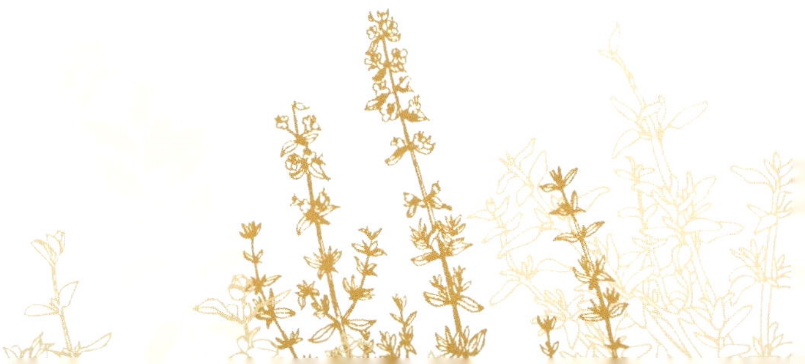

WIE STÄRKEN UND HEILEN GEWÜRZE DIE GALLENBLASE?

Besonders Frauen haben Probleme mit der Gallenblase, was ein Hinweis darauf ist, dass dominierende Gefühle unsere Organe beeinflussen. So wie zu viel Wut der Leber schadet (überwiegend bei Männern), blockiert zurückgehaltener und unausgesprochener Ärger die Entleerung der Galle in der Gallenblase. Dabei kann diese sie kristallisieren, was zur Bildung von Gallensteinen führen kann.

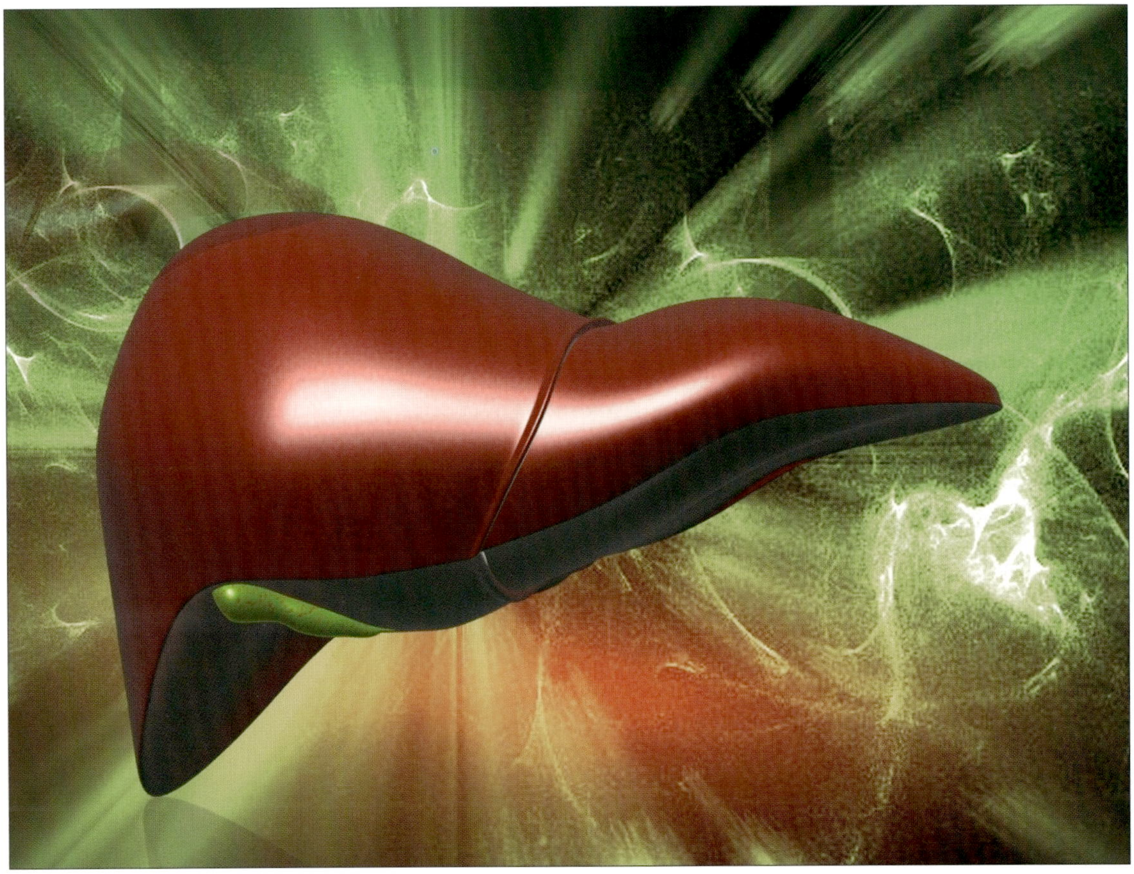

Die meisten Gallensteine in unserem Umfeld sind Cholesterinsteine. Es ist interessant, dass in anderen Gegenden der Erde und anderen Kulturen die Zusammensetzung der Gallensteine vollkommen anders ist als in den westlichen Ländern. Das ist ein Beweis dafür, dass der Körper sowohl die Nahrung als auch unsere Verhaltens- und Gefühlsmuster materialisiert.

Wenn die Gallenblase nicht genügend Galle ausscheidet

In der naturheilkundlichen Überlieferung gibt es viele Gewürze, denen eine wohltuende Wirkung auf die Gallenblase zugeschrieben wird. Zu dieser Gruppe zählen alle Gewürze, die Bitterstoffe enthalten, weil diese die Ausscheidung der Verdauungssäfte anregen und die Funktion der Leber und Gallenblase unterstützen. Dazu gehören: Anis, Bärlauch, Schwarzkümmel (*Nigella sativa* L.), Knoblauch, Galgant, Schafgarbe, Meerrettich, Kalmus, Salbei, Kümmel, Dill, Kardamom, Fenchel, Kurkuma, Majoran, Minze, Oregano, Muskatnuss, Beifuß und Rosmarin.

Besonders wohltuende Heilpflanzen sind außerdem Benediktenkraut, Artischockenblätter und Enzian (Gelber Enzian). Diese gibt man nicht in die Speisen, sondern trinkt sie als Tee (aufgrund der intensiven Bitterkeit ist es am ratsamsten, einen Kaltwasserauszug zuzubereiten und diesen über Nacht stehen zu lassen), aber auch als alkoholischer Auszug oder Kräuterlikör. In diesem Verzeichnis darf auf keinen Fall der Schwedenbitter fehlen.

Die moderne Wissenschaft schränkt die Aufzählung dieser Gewürze etwas ein und bestätigte die heilsame Wirkung folgender Gewürze auf die Gallenblase: Knoblauch, Schafgarbe, Kalmus, Koriander, Fenchel, Olivenöl, Beifuß und Rosmarin.

Knoblauch ist für seine Wirkung beim Prozess der Cholesterinbildung bekannt und unterstützt damit auch indirekt die Funktion der Gallenblase. Im Europäischen Arzneibuch lassen sich eine Reihe von *in-vitro*-Studien finden, die Aufschluss über den Wirkungsmechanismus des Knoblauchs in Bezug auf den Fettstoffwechsel geben. Alle kommen zu der Erkenntnis, dass Knoblauch auf verschiedene Arten in den Prozess der Fettbildung eingreift und diesen Vorgang hemmt bzw. die Zusammensetzung der Fette verändert. Das wiederum wirkt der Arterienverkalkung entgegen und verringert die Gefahr der Gallensteinbildung durch Cholesterin.

Das Europäische Arzneibuch empfiehlt in Anlehnung an die traditionelle Anwendung bis zu 4 g frischen Knoblauch täglich bzw. 2 bis 4 g getrockneten Knoblauch dreimal täglich. Dem Bärlauch schreibt man eine ähnliche Wirkung zu.

Rosmarin hat eine äußerst starke Wirkung auf die Gallenabsonderung. In Versuchen, bei denen man einen gefriergetrockneten (lyophilisierten) Ethanolextrakt aus Rosmarins (1 mg) in die Halsvene spritzte, stiegen Menge und Durchfluss der Galle in die Gallenblase binnen 30 Minuten auf 114 % und erreichten nach 40 Minuten 138 %. Die Versuche zeigten, dass dabei die aus jungen Trieben hergestellten Auszüge wirksamer waren als die Auszüge aus der ganzen Pflanze (*Hoefler, C. et al.: Comparative choleretic and hepatoprotective properties of young sprouts and total plant extracts of Rosmarinus officinalis in rats. Journal of Ehthnopharmacology, 1987; 19: 133-143*).

Es ist also sehr sinnvoll, sich bei Gallenbeschwerden eine alkoholische Tinktur aus jungen Rosmarinzweigen selbst herzustellen. Die Zubereitung erfolgt im Verhältnis 1:1 (z. B. 100 g Heilkräuter : 100 g Alkohol) mit 45-prozentigem Alkohol. Davon 2 bis 4 ml täglich einnehmen. Um die gleiche Wirkung beim Würzen von Speisen zu erreichen, benötigen Sie 4 bis 6 g des Gewürzes täglich. Sie können den Rosmarin zu gekochten Speisen geben, einen Tee als Aufguss daraus zubereiten oder gemahlenen Rosmarin mit Salz vermischen und als Kräutersalz verwenden.

Menschen mit Beschwerden nach dem Verzehr gebratener Speisen, zum Beispiel Fleisch oder Fisch, empfahl Hildegard von Bingen **Fenchel**. Nimmt man unverzüglich nach dem Genuss solcher Gerichte Fenchel oder Fenchelsamen zu sich, können die Schmerzen spürbar gelindert werden.

Kurkuma hilft, indem sie die Kontraktionen der Gallenblase verstärkt und dadurch ihre Entleerung fördert, allerdings sollte man sie nur zu Speisen hinzufügen, die diese Unterstützung auch benötigen. Andernfalls kann die Gallenblase zu sehr gereizt werden und es entsteht das Gefühl einer nervösen Reizung in den Verdauungsorganen.

Auch **Minze** (mentholhaltige Arten) beschleunigt die Bildung und den Durchfluss von Galle. Da sie gleichzeitig die glatte Muskulatur entspannt, wirkt sie spasmolytisch, denn sie lindert stechende Schmerzen, die für Beschwerden der Gallenblase typisch sind.

Den Fettstoffwechsel erleichtern aber auch **Basilikum** und **Majoran**.

Die Gallenabsonderung wird ebenso von **Lavendel** beschleunigt. Kopfschmerzen, die aufgrund von Gallenbeschwerden auftreten (im Nacken und unter den Augenbrauen), lassen sich mit Tee aus Lavendel, Minze, Baldrian, Weidenrinde und Echtem Mädesüß sehr gut lindern.

Wenn Sie bereits Gallensteine haben

In solchen Fällen können zusätzliche Komplikationen auftreten, denn ein zu großer Gallenabfluss kann die Steine verlagern und neue Probleme entstehen lassen. Dann empfiehlt sich zuerst eine Kur mit dem Naturheilmittel Rowachol, das häufig binnen einiger Monate die Steine auf natürliche Weise auflösen kann. Wenn die Steine aufgelöst oder wenigstens so weit geschrumpft sind, dass das Risiko, sich bei Bewegungen zu verkeilen, gebannt ist, können alle Gewürze, die bei Gallenbeschwerden angeführt sind, verwendet und so die Entstehung neuer Gallensteine verhindert werden. Natürlich sollten Sie auch die tieferen Ursachen, welche die normale Funktion der Gallenblase stören, herausfinden.

Wenn die Gallenblase entfernt wurde

Das Leben ohne Gallenblase wird nicht mehr sein, wie es zuvor war. Zwar übernimmt die Leber die Gallenproduktion, die somit vielleicht ungestört fortlaufen kann, aber die Galle wird normalerweise in der Gallenblase gesammelt und unter Druck in genau bestimmten Phasen der Verdauung abgegeben. Fehlt die Gallenblase, tropft die Galle aus den Gallengängen wie Wasser aus dem Wasserhahn. Das wiederum bedeutet, dass die Galle auch dann in den Zwölffingerdarm fließt, wenn er sie gerade nicht braucht. Kommen dann Fette in den Zwölffingerdarm, deren Abbau von der Galle unterstützt werden sollte, steht sie nicht in genügender Menge zur Verfügung.

Bei solchen Komplikationen sind alle Gewürze, die wir als Unterstützung für eine stärkere Gallenabsonderung beschrieben haben, äußerst nützlich, jedoch sind sie vor oder während des Essens einzunehmen, damit sie ihre Aufgaben rechtzeitig erfüllen können.

Positiv wirken auch all jene Gewürze, die die Fette beeinflussen und sie leichter verdaulich machen (Knoblauch, Bärlauch, Basilikum, Salbei, Majoran, Muskatnuss usw.).

Deshalb haben Gewürze und Heilpflanzen bei solchen Beschwerden eine dreifache Aufgabe.

1. Sie fördern unmittelbar die Fettverdauung oder sie unterstützen die Produktion von Galle, der diese Aufgabe zufällt.
2. Sie regen die Funktion der Bauchspeicheldrüse an, die rechtzeitig eine ausreichende Menge an Galle selbst abbauen und die Fette durch Enzyme verarbeiten muss.
3. Sie wirken sich kontinuierlich heilsam auf den Zwölffingerdarm aus, damit sich aufgrund des ständigen Gallenzuflusses keine Geschwüre bilden. In diesem Fall helfen alle Gewürze, die im Kapitel über Wunden an den Verdauungsorganen beschrieben sind.

Rezepte

Beschwerden der Gallenblase lassen sich nicht einfach und schnell beheben. Deshalb sollten Sie sich zu Hause Ihre eigene Gewürzmischung herstellen und so oft wie möglich verwenden.

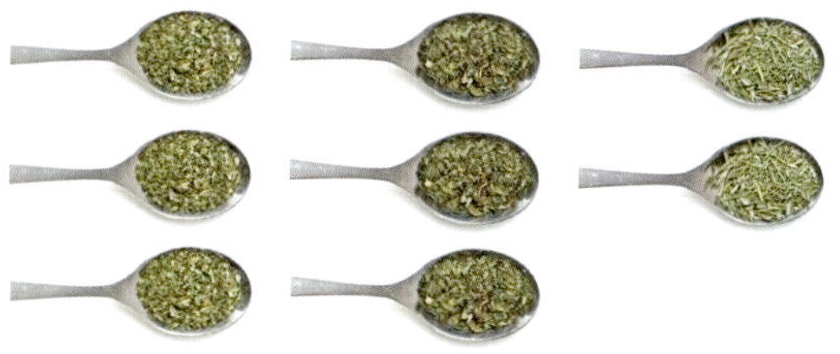

Majoran *Basilikum* *Rosmarin*

Wenn Sie an **niedrigem Blutdruck** und Beschwerden mit der Gallenblase leiden: Mischen Sie Majoran, Basilikum und Rosmarin im Verhältnis 3:3:2. Bei der Verwendung dieser Mischung benötigen Sie viel weniger Salz als sonst.

Wenn Sie einen **normalen oder hohen Blutdruck** haben, dann nehmen Sie anstelle von Rosmarin Thymian.

Rezept bei „Gallen-Kopfschmerz"

- 3 Teile Weidenrinde
- 3 Teile Echtes Mädesüß
- 2 Teile Minze
- 2 Teile Lavendel
- 1 Teil Baldrian

Die Teemischung mit kochendem Wasser übergießen und 10 Minuten ziehen lassen, dann abgießen. Als Heiltee bzw. bei Kopfschmerzen sollte dieser Tee dreimal täglich über 7 – 10 Tage frisch aufgebrüht getrunken werden.

Zur Linderung solcher Beschwerden können Sie auch ätherisches Lavendel- oder Rosmarinöl auf die Meridianpunkte der Gallenblase auftragen.

Wenn unverdaute fette Speisen zu einer Stauung in der Gallenblase geführt haben, können Sie sich als „Lösungsmittel" sofort einen Tee aus Rosmarin, Majoran oder Fenchel zubereiten.

Ebenfalls hilfreich ist ein Löffel Schwedenbitter oder ein Schluck Enzian- bzw. Wacholderschnaps.

WIE HELFEN GEWÜRZE BEI BLÄHUNGEN?

Blähungen sind nur eine äußerlich wahrnehmbare Folge von Verdauungsbeschwerden, die in der heutigen Zeit öfter vorkommen als je zuvor. Vor allem nachmittags beobachten die meisten Menschen einen größeren Taillenumfang als morgens. Das erklärt sich dadurch, dass die Nahrung, die im Laufe des Tages aufgenommen wird, anstelle einer Milchsäureverarbeitung einen Gärungsprozess durchläuft und folglich Blähungen verursacht.

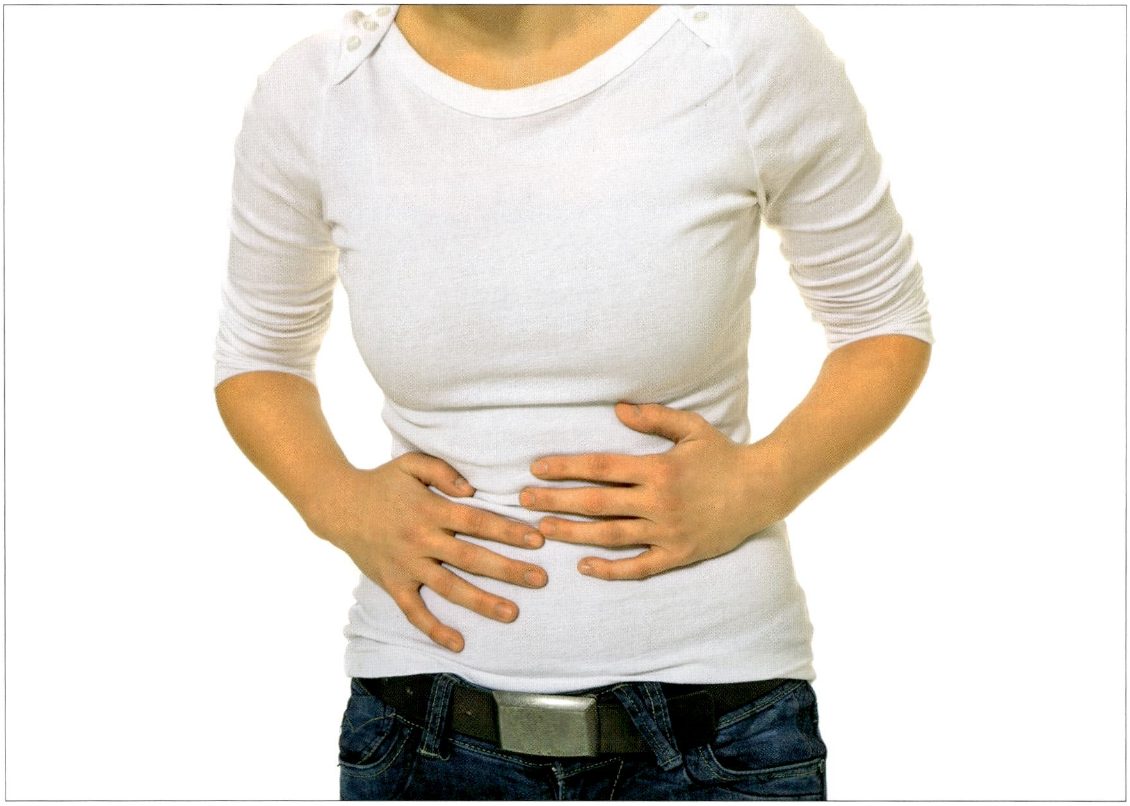

Nicht nur dass wir die Umwelt mit den Giften in unseren körpereigenen Gasen „verschmutzen", wir vergiften dadurch auch unseren eigenen Körper, insbesondere die Leber. Einige spüren das als Kopfschmerz, vor allem am Übergang vom Kopf zum Hals. Dieser Schmerz könnte als Leber- oder Gallenkopfschmerz bezeichnet werden, denn er tritt auf, wenn diese beiden Organe beeinträchtigt sind.

Die Frage, weshalb Nahrung zu Blähungen führt, lässt sich nicht leicht beantworten und es gibt auch kein einfaches Rezept dagegen. Dennoch können Gewürze bei solchen Beschwerden von großer Hilfe sein.

Manche Lebensmittel sind schon von bestimmten Bakterienarten besiedelt, die während des Verdauungsprozesses gute Bedingungen vorfinden, um sich zu vermehren. Das gilt für Hülsenfrüchte, Kohlpflanzen, Zwiebelgewächse usw. Aber die Natur schenkt uns für jedes Lebensmittel auch das richtige „Gegengift". Man muss es nur richtig und rechtzeitig einnehmen.

Blähungen durch Hülsenfrüchte (Bohnen, Erbsen, Linsen, Soja, Kichererbsen usw.)

Ein Großteil der Beschwerden kann bereits durch richtiges Einweichen der Lebensmittel vor dem Kochen verhindert werden. Hülsenfrüchte müssen mindestens über Nacht eingeweicht werden, besser noch einen ganzen Tag lang. Zwischendurch sollte das Wasser wenigstens einmal ausgetauscht werden. Man sollte sie in viel mehr Wasser einweichen, als ihr Eigengewicht beträgt, denn sie saugen viel davon auf. Das Wasser wird vor dem Kochen abgegossen und die Hülsenfrüchte gut gewaschen. Um sie noch leichter verdaulich zu machen, lässt man sie nach dem Einweichen (höchstens 24 Stunden) und Waschen noch einen Tag abgedeckt stehen, damit sie beginnen zu keimen. Der Keimungsprozess verändert die Zusammensetzung der Hülsenfrüchte und macht sie leichter verdaulich. Einige Hülsenfrüchte (z. B. Kichererbsen) kann man auch 2 bis 3 Tage lang keimen lassen, bis sich etwa einen Zentimeter lange Keime bilden. Auf diese Weise lässt sich die Hülsenfrucht am schnellsten kochen und ist am leichtesten zu verdauen.

Reagieren Ihre Verdauungsorgane empfindlich auf Hülsenfrüchte und leiden Sie schnell unter Blähungen, sollten Sie leicht verdauliche Sorten wählen. Bei Bohnen gilt, dass die kleinen roten Azukibohnen am besten, die weißen Bohnen mit der dicken Schale hingegen am schwersten zu verdauen sind. Auch Linsen gehören zu den leichter verdaulichen, Zuckererbsen jedoch (aufgrund ihrer dicken Schale) zu den schwerer verdaulichen Sorten.

Beim Kochen von Hülsenfrüchten sollte man unbedingt ein Lorbeerblatt hinzugeben. Dieses muss mindestens ein paar Tage lang getrocknet sein, weil frische Lorbeerblätter einen unangenehmen bitteren Beigeschmack haben, der aber durch das Trocknen verloren geht. Menschen mit ganz besonders empfindlicher Verdauung sollten das erste Wasser sofort nach dem Aufkochen abgießen. Normalerweise ist das allerdings nicht erforderlich.

Hülsenfrüchte werden stets in kaltes Wasser gegeben, damit die Bohnen langsam erwärmt und dadurch schneller gar werden. Gibt man sie in kochendes Wasser, werden sie hart. Wichtig ist auch, sie ohne Salz zu kochen, da sie andernfalls überhaupt nicht gar werden. Salz hindert die Stärke daran, sich aufzulösen. Daher sollten Sie es nur verwenden, wenn Sie lieber bissfeste Hülsenfrüchte haben möchten (z. B. für Salate).

Erst gegen Ende der Zubereitung werden Salz und andere Gewürze hinzugegeben, die synergetisch und geschmacksverbessernd wirken und gleichzeitig Blähungen verhindern: Bohnenkraut, Majoran, Basilikum, Minze, Thymian, Chili usw.

In der makrobiotischen Küche werden Hülsenfrüchte mit Kombu-Algen gekocht. Zwar verbreitet sich während des Kochens ein äußerst intensiver Geruch in der Küche, doch beeinflussen die Algen den Geschmack des fertigen Gerichts nicht.

In Indien gibt man zu Speisen, die Blähungen hervorrufen, insbesondere zu Hülsenfrüchten, häufig Asafoetida hinzu. Neben dem komplizierten Namen hat dieses Gewürz auch einen sehr intensiven Duft und ein ebensolches Aroma (persönlich erinnert es mich an faule Zwiebeln). Sie sollten es zu Beginn sehr mäßig dosieren, sonst kann Ihnen eventuell der Appetit vergehen.

Blähungen durch Kohlpflanzen (Kohl, Wirsing, Brokkoli, Blumenkohl usw.)

Auch auf diesen Pflanzen leben verschiedene Arten von Bakterien, die sich in unseren Verdauungsorganen im wahrsten Sinne des Wortes austoben und deshalb oft Blähungen verursachen. Das beste Mittel ist in diesem Fall der Kümmel, weil er die Bakterien unschädlich macht. Kümmel ist allgemein ein sehr starkes Antibiotikum, das sich bei diesen Lebensmitteln ganz besonders bewährt hat.

Da er einige Zeit benötigt, um seine Aufgabe erfüllen zu können, sollte er bereits beim Kochen hinzugegeben werden. Das meiste Aroma setzt er frei, wenn er vor der Verwendung zerdrückt oder gemahlen wird. Wenn Sie gemahlenen Kümmel verwenden, geben Sie ihn erst zum Schluss zu den Gerichten.

Zu Kohlgerichten können Sie zum selben Zweck auch andere Gewürze hinzufügen, wie zum Beispiel Basilikum (vor allem zu Erbsen oder Blumenkohl), Zimt (in Kohlrouladen), Chili, Anis usw. Zu gekochtem Kohl passen Nelken und Koriandersamen sehr gut.

Blähungen durch Zwiebeln oder Lauch

Die heilige Hildegard von Bingen empfahl Menschen, die Lauch schwer verdauen, sofort danach etwas Petersilie zu verzehren. Außerdem vertrat sie die Meinung, dass Lauch nicht in die gesunde Küche gehört. In roher Form ist er schwer verdaulich, übermäßig frittiert ebenso. Leicht angedünstet und dann gekocht ist er noch am ehesten akzeptabel, allerdings auch dann eher als würzende Beigabe und nicht als Hauptzutat.

Die Zwiebel ist ebenso ein Lebensmittel, das für einige sehr bekömmlich, für andere hingegen schwer zu verdauen ist. Sie lässt sich am schwersten verdauen, wenn sie nach Art unserer Großmütter zubereitet wird – geröstet und mit Mehl angeschwitzt für Suppen und Soßen. Soll die Zwiebel gebraten werden, macht man dies am besten in warmem Öl, aber nur bis sie etwas Farbe annimmt. Stark geröstet ist sie äußerst schwer verdaulich.

Blähungen durch Kürbis

Anis-, Dill- und Fenchelsamen bilden eine gute Kombination, die Blähungen durch Kürbis neutralisiert und in pikanten aber auch in süßen Gerichten gut mit Kürbissen harmoniert.

Sie können auch auf eine Standardmischung in Teebeuteln zurückgreifen (am besten aus der Abteilung für Babynahrung, denn dort ist die Chance größer, Biotees oder zumindest Tees ohne größere Pestizidrückstände zu bekommen). Geben Sie in das Wasser, in dem Sie Kürbis (oder andere Gemüse, die oft Blähungen verursachen) kochen, 1-2 Teebeutel und nehmen Sie sie nach 10-15 Minuten wieder heraus. Auf diese Weise wird Ihr Kohl in Tee gegen Blähungen gekocht, was eine viel bessere Strategie ist, als erst auf die wilden Gase in Ihren Verdauungsorganen zu warten. So werden mögliche Blähungen bereits im Keim erstickt.

Blähungen durch Brot

Brot zählte einst nicht zu den problematischen Lebensmitteln. Man stellte es meist aus frisch gemahlenem Vollkorngetreide her, knetete den Teig mit der Hand, ließ es durch Milchsäurefermentation gehen und backte es dann im Steinofen. Heutzutage besteht es zumeist aus altem, nährstoffarmem und mit Chemikalien bearbeitetem Mehl, es gärt mithilfe von Hefe, die eine alkoholische Gärung verursacht, und wird dann im Elektroherd gebacken. Während des gesamten Prozesses kommt es kaum mit der menschlichen Hand in Berührung.

Aus all diesen Gründen können wir schließen, dass es sich dabei nicht mehr um das gleiche Lebensmittel handelt, das unsere Vorfahren kannten. Es überrascht also auch nicht, dass das Brot von heute für die meisten Leute ein problematisches Lebensmittel darstellt. Es ist ein ausgezeichneter Nährboden für Candida, bringt aber dem Menschen herzlich wenig Nutzen. Am gesündesten ist es, wenn Sie so viel wie möglich hefefreies Brot essen, das durch Milchsäurefermentation gegangen ist. Der Übergang zum Verzehr solcher Brote kann allerdings durchaus zu Blähungen führen. Die Verdauung von Vollkornbrot ist anspruchsvoller als die von „leerem" Weißbrot, sodass sie mit der richtigen Gewürzmischung unterstützt werden sollte. Für ein Brot, das leichter verdaulich ist, länger frisch bleibt und auch besser schmeckt, geben Sie am besten eine Samenmischung aus Anis, Kümmel, Dill, Koriander und Fenchel zum Teig. In den Kapiteln über die einzelnen Gewürze sind Sie sicherlich einer Reihe von Samen begegnet, die es im Handel nicht zu kaufen gibt, die Sie aber selbst aufbewahren und verwenden können.

So übernehmen die Selleriesamen die Rolle des Geschmacksverstärkers, also des Salzes, und verhindern gleichzeitig die Säurebildung. Ähnliches lässt sich auch vom Liebstöckel sagen. Estragon ist nicht nur gut in Estragonsenf, sondern kann auch bei der Zubereitung von pikantem Gebäck verwendet werden, und zwar insbesondere dann, wenn Sie die schnelle Erhöhung des Blutzuckerspiegels verhindern wollen.

Blähungen durch Gurken

Frische Gurken beinhalten viele Mineralstoffe, sind aber unerwartet schwer verdaulich. Werden Sie jedoch mit Dill, Bohnenkraut, Ysop oder Pastinakensamen gewürzt, sind sie leichter verdaulich.

Ob Sie es nun glauben oder nicht, ganz im Gegensatz zu unseren Gewohnheiten lassen sich Gurken viel besser verdauen, wenn sie gekocht oder gedämpft sind. Lassen Sie Ihre Gäste darüber im Ungewissen, werden die meisten gar nicht bemerken, dass sich in der Suppe, im Risotto oder in der Beilage anstelle von Zucchini eben Gurken befinden. Nur die Verdauung wird den Unterschied spüren.

Und wenn keiner dieser Ratschläge hilft?

Dann zählen Sie zu den Menschen, bei denen Candida schon die Darmflora angegriffen hat und die systematisch an dieses Problem herangehen müssen. Darüber, wie Sie feststellen können, ob Candida tatsächlich das Problem ist und wie es sich bekämpfen lässt, haben wir in einem eigenständigen Buch geschrieben.

WIE WIRKEN GEWÜRZE GEGEN BAKTERIEN?

Antibiotika gehören zu den stärksten Medikamenten, die wir kennen. Daher scheint es oft übertrieben, wenn man hört, dass auch Kräuter und Gewürze natürliche Antibiotika sind. In Wahrheit jedoch findet sich kaum ein Gewürz, das keine antibiotische Wirkung hat.

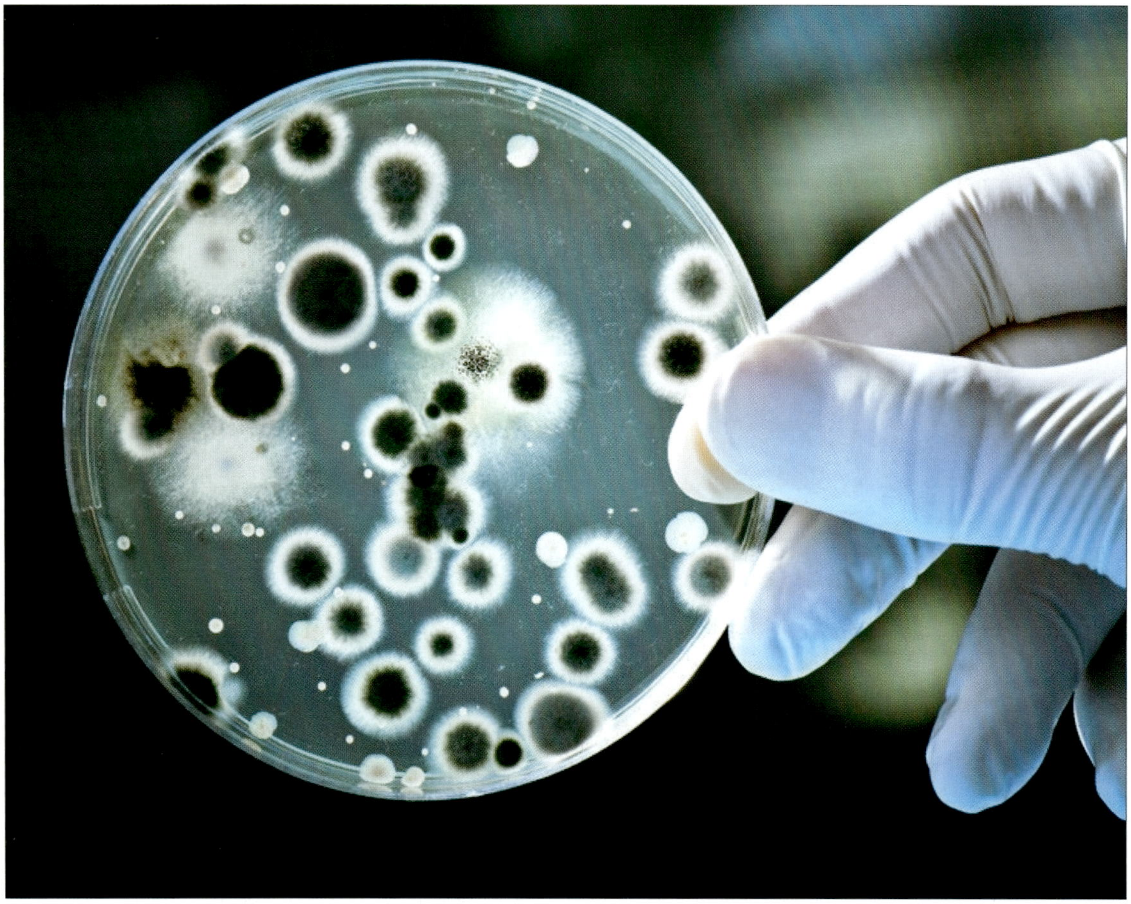

Natürlich hat jedes einzelne Gewürz seine spezielle Kraft und muss dementsprechend dosiert werden, um einen bestimmten therapeutischen Effekt zu erzielen. Dabei darf man aber auf keinen Fall die Kraft außer Acht lassen, die selbst in den küchenüblichen Mengen steckt.

Haben Sie sich schon einmal gefragt, wie es in Afrika und Asien möglich ist, auf Märkten ohne Elektrizität und Wasser frisches Fleisch zu verkaufen? Was würden unsere Gesundheitsämter nicht alles finden, wenn sie die bakterielle Reinheit dieses Fleisches analysieren würden. Das Fleisch ist schwarz vor Fliegen, die alle möglichen Mikroben und Parasiten übertragen. Und trotzdem essen es die Menschen und werden nicht krank.

Kühlschränke hielten erst vor ein paar Jahrzehnten Einzug in unsere Haushalte. Die hygienische Unbedenklichkeit der Speisen, vor allem von Fleisch und Fisch, beruhte in der Vergangenheit auf der umfassenden Verwendung von Gewürzen. Das bürgt überzeugend für ihre Wirksamkeit und beweist seit tausenden von Jahren ihre Kräfte. Wissenschaftliche Untersuchungen der letzten Jahrzehnte erklären insofern nur das, was unsere Vorfahren schon vor der Zeit der modernen Wissenschaft wussten.

Traditionelle Aufzeichnungen sind schwer vergleichbar

In der Literatur findet man zahlreiche Angaben über die Wirkung von Gewürzen auf Bakterien. Diese Aufzeichnungen stammen aus unterschiedlichen Epochen, sodass die Bezeichnungen der Krankheiten und die Klassifikation der Bakterien Ausdruck des jeweiligen Wissensstands sind. Untereinander lassen sich die Schriften nur schwer vergleichen, da wir nicht wissen, wie die Bakterien und Krankheiten im Laufe der Zeit verstanden und beschrieben wurden. So wussten die Menschen zwar nicht, dass die Pest von dem Bakterium *Yersinia pestis* und die Lepra (Aussatz) von *Mycobacterium leprae* verursacht wird, doch haben die Aufzeichnungen darüber, welche heilenden Präparate effektiv waren, ihre Gültigkeit nicht verloren.

Damit Sie den Angaben, die im Weiteren angeführt werden, leichter folgen können, sind einige Grundkenntnisse über Bakterien erforderlich, genauer gesagt über die momentan vorherrschende Theorie über sie.

Die Unterscheidung und damit Aufteilung der Bakterien erfolgte zunächst in grampositive und gramnegative. Das war das Einzige, was man in der Vergangenheit feststellen konnte. Man verwendete Farbstoffe und Ethanol und beobachtete die verschiedenen Färbungen, die durch die Reaktion der Bakterien mit unterschiedlichem Aufbau der Zellwände entstanden. Grampositive Bakterien unterscheiden sich von den gramnegativen durch den komplizierten Aufbau ihrer Zellwand, durch die Krankheiten, die sie hervorrufen und auch dadurch, wie sie bekämpft werden können. Aus diesem Grund wirken bestimmte Antibiotika, Gewürze oder ätherische Öle bei einer Art von Bakterien gut, bei anderen wiederum nicht.

Das Wissen über Bakterien ist heutzutage umfassender und meistens werden sie in Gattungen eingeteilt und innerhalb der Gattungen wiederum nach Arten und nach besonderen Stämmen.

Gattungen sind: *Staphylococcus, Streptococcus, Enterococcus, Enterobacter Pseudomonas, Vibrio* usw.

Innerhalb jeder Gattung gibt es zahlreiche Bakterienarten, von denen einige nochmals Unterarten aufweisen.

Am Ende dieses Stammbaums stehen die einzelnen Stämme und erst nach der Bestimmung des Stammes weiß man, mit welchem gefährlichen Bakterium man es zu tun hat.

Nur keine Panik!

Die meisten Bakterien sind für den Menschen ungefährlich, viele sind sogar dringend notwendig oder zumindest nützlich. Die pathogenen Bakterien bilden nur einen kleinen Anteil und auch sie führen nicht zwangsläufig zu einer Krankheit.

Damit Bakterien tatsächlich Krankheiten verursachen, müssen mindestens drei Voraussetzungen gegeben sein:

- die Bakterien müssen in ausreichender Anzahl vorhanden sein,
- die Bedingungen im Körper müssen günstig für die Vermehrung der Bakterien sein (Übersäuerung, Erschöpfung, schlechter Energiefluss usw.),
- ein geschwächtes Immunsystem des Körpers.

Die meisten Bakterien, die offiziell als pathogen gelten, sind bei fast allen Menschen schon im Körper vorhanden, was jedoch unter normalen Bedingungen keine Gefahr bedeutet. Erst wenn wegen Stress, Erschöpfung, Vergiftung oder einem anderen Energiemangel günstige Bedingungen in bestimmten Geweben oder Organen auftreten, wird den Bakterien die Möglichkeit gegeben, sich zu vermehren. So tragen mehr als 40 % der Menschen in der Nasenhöhle das Bakterium *Streptococcus pneumoniae*, das bedeutet aber nicht, dass sie an Lungenentzündung erkranken werden. Bei 50 % der Menschen findet man *Helicobacter pylori* der pathogensten Stämme, aber auch das heißt nicht, dass sie zwangsläufig an Gastritis, Ulcus oder an Magenkrebs erkranken. Gleiches gilt für den pathogenen Stamm *Escherichia coli*, den zwar alle Menschen in sich tragen, was aber noch lange nicht heißt, dass sich alle Harnwegs- oder Darminfektionen zuziehen.

Wie wirken Gewürze und ihre ätherischen Öle gegen Bakterien?

Würden Gewürze nur auf eine Art wirksam sein, käme es schnell zu Komplikationen, so wie es bei synthetisch hergestellten Antibiotika der Fall ist. Die Bakterien würden ihren Wirkungsmechanismus verstehen, diese Information an ihre Artgenossen weitergeben und schon die nächste Generation (die bereits in 15 bis 30 Minuten entstehen kann) könnte diese Erkenntnisse in ihr Abwehrsystem einbauen. Man bezeichnet diesen Vorgang als Entwicklung einer Resistenz.

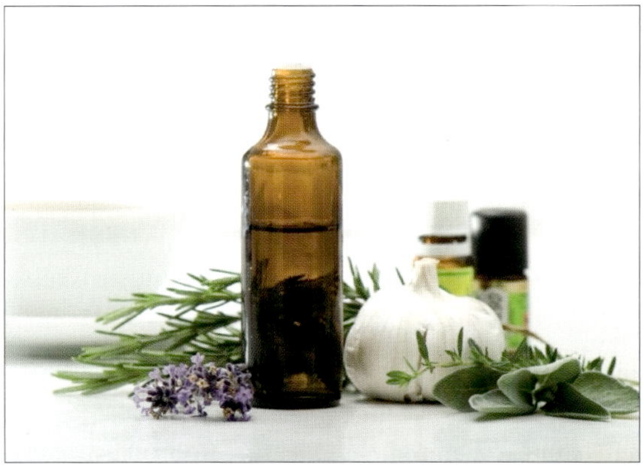

Der Grund, warum Bakterien keine Resistenz gegen natürliche Stoffe entwickeln konnten und Letztere nach wie vor wirksam sind, beruht auf der Tatsache, dass bei den natürlichen Stoffen viele Mechanismen gleichzeitig wirken. Sie bedienen sich dabei verschiedener Wirkstoffe und ihrer energetischen Eigenschaften, wie zum Beispiel der Schwingungen, die sich heute sogar messen lassen.

Gewürze in Form ätherischer Öle oder Extrakte können auf folgende Weise wirken:

Sie können eine **aseptische oder bakterizide Wirkung** haben, das bedeutet, dass sie die Bakterien direkt töten. Um eine solche Wirkung zu erzielen, ist eine größere Dosis an Gewürzen oder die Verwendung ätherischer Öle, in welchen sich solche Stoffe in hoher Konzentration befinden, notwendig.

Eine **inhibitorische Wirkung auf die Proliferation** (Verlangsamung der Bakterienteilung) lässt sich schon mit kleineren Mengen erreichen und genau das geschieht, wenn man die Gewürze bei der Zubereitung von Speisen richtig anwendet. Dadurch, dass die Vermehrung der Bakterien unterbunden wird, hat das Immunsystem die erforderliche Zeit, um selbst mit ihnen fertig zu werden.

Diese Wirkungsweise lässt sich nachprüfen, indem man in ein Gefäß, in dem Bakterien kultiviert werden, in ätherisches Gewürzöl getränkte Papierschnipsel gibt. Anschließend wird beobachtet, in wieweit das Wachstum der Bakterien gehemmt wurde. Je größer die Fläche ist, die das ätherische Öl von Bakterien freihalten konnte, desto stärker ist seine Wirkung. Wenn sich die Bakterien jedoch trotzdem erfolgreich vermehren, hatte das ätherische Öl keine Auswirkung auf sie.

Mit diesen Tests kann untersucht werden, wie aseptisch oder inhibitorisch bestimmte Gewürze sind, in wieweit ihre Wirkung von der verwendeten Konzentration abhängig ist und über welchen Zeitraum sie wirken.

Die Verringerung des pathogenen Potenzials bedeutet, dass die Gewürze die Kraft haben, die Bakterien daran zu hindern, sich an das Gewebe zu haften und es zu schädigen. Das gelingt den Gewürzen, indem sie die Bewegung der Bakterien einschränken, die Absonderung von Schleim (der die Schleimhäute schützt) beschleunigen oder den pH-Wert des Gewebes so verändern, dass es als Nährboden für die Vermehrung von Bakterien nicht mehr geeignet ist.

Anregung des Immunsystems. Viele Gewürze haben eine solche Wirkung. Schon allein indem sie das Blut verdünnen, Gifte ausschwemmen, die Vitalorgane anregen und eine gesunde Darmflora bewahren, leisten sie einen großen Beitrag dazu, dass unser Immunsystem in Form bleibt.

Hemmung des Entzündungsprozesses – viele Gewürze, wie Sie im Weiteren lesen werden, hemmen mit ihren Mechanismen die Rezeptoren, die einen Entzündungsprozess auslösen. Das bedeutet, dass sie den Entzündungsherd verhindern oder wenigstens lokal eingrenzen, wodurch sie dem Immunsystem die Arbeit erleichtern.

Wirkung auf das zentrale Nervensystem – so formuliert die Wissenschaft die Wirkung von Gewürzen auf die Verbesserung der Stimmung. Und an dieser Stelle fragen Sie sich bestimmt, in welchem Zusammenhang dies mit der Bekämpfung von Bakterien stehen soll. In sehr engem Zusammenhang! Gute Laune ist die beste Medizin, die auch direkt die Funktion des Immunsystems beeinflusst. Geistesabwesenheit, Depressionen und Lustlosigkeit geben den ohnehin geschwächten Körper kampflos auf. Präsenz, Bewusstsein und Annahme des Zustands hingegen motivieren das Immunsystem. Der japanische Alternativmediziner Masaru Emoto erbrachte den Beweis dafür unter anderem durch Aufnahmen der Kristallisierung von Wasser, das durch gute Schwingungen (Musik, Gebete usw.) auch vor ernsthaften pathogenen Einflüssen geschützt werden kann. Hier kommen wieder die Gewürze ins Spiel, denn sie sind wie Musik für den Körper (und die 75 % Wasser, aus dem er besteht). Es überrascht also nicht, dass vor allem Gewürze mit starken Lichtschwingungen (Thymian, Oregano, Winter-Bohnenkraut, Rosmarin usw.) auch in der Praxis die größten antibiotischen Potenziale aufwiesen.

Lange war man der Überzeugung, dass ausschließlich die bakterizide und inhibitorische Wirkung zählt. Deshalb neigten Antibiotika dazu, in kürzester Zeit einfach alle Feinde – ohne Rücksicht auf zivile Opfer – zu vernichten.

Die übertriebene Anwendung von Antibiotika führte aber in eine Sackgasse, da sie zur Entwicklung weitaus gefährlicherer und gleichzeitig gegen Antibiotika resistenter Bakterien beigetragen hat. Außerdem führten die Antibiotika teilweise zu ernsthaften Schwächungen des Immunsystems der Menschen. Sie verursachten eine übermäßige Vermehrung von Candida, Verdauungsbeschwerden und andere Probleme, die damit verbunden sind.

Die Erfahrung hat uns gelehrt, dass die stärkste Lösung nicht zwingend auch die klügste ist. Ätherische Öle, als wichtigster Wirkstoff der Gewürze, sind größtenteils keine Gifte, die alles zerstören, womit sie in Berührung kommen. Viele Untersuchungen konnten nachweisen, dass sogar nach rektalen Applikationen hoher Dosen ätherischer Öle die gesunde Darmflora nicht in Mitleidenschaft gezogen wurde.

Welche Bakterien lassen sich mit Gewürzen bekämpfen?

Im Folgenden lesen Sie über die Wirkung einzelner Gewürze, welchen man in glaubhaften historischen Quellen und modernen wissenschaftlichen Untersuchungen begegnet. Dabei fällt auf, dass derartige Untersuchungen insbesondere in Ländern durchgeführt werden, in denen die Verwendung von Gewürzen ohnehin weiter verbreitet ist und der traditionellen Medizin mehr Achtung entgegen gebracht wird als bei uns. Dort ist es auch nicht unter der Würde der Wissenschaftler, ein Gewürz aus dem Küchenregal entsprechend ernst zu nehmen. Für Ihre Arbeit können wir ihnen nicht genug danken, da so wissenschaftlich messbar nachzuvollziehen ist, welche Kraft sich in den Gewürzen verbirgt.

ANIS

Mit heutigen wissenschaftlichen Methoden wird das erklärt, was man bereits im Altertum über Anis wusste. So wurde bestätigt, dass das Anethol im Anis entzündungshemmend, antibakteriell und antioxidativ wirkt, die Ausscheidung von Schleim beschleunigt und Krämpfe löst. Außerdem beruhigt es den Magen, da es die Produktion der Enzyme, die die Verdauung anregen, unterstützt.

Versuche an Meerschweinchen zeigten, dass diese Wirkung mit einer Konzentration von 200 mg/l erreicht wird.

BÄRLAUCH

Neuere wissenschaftliche Studien bestätigen das Volkswissen über den Bärlauch, das von Generation zu Generation weitergegeben wurde. Untersuchungen zeigten, dass Bärlauch tatsächlich ein natürliches Antibiotikum (wirkt gegen Bakterien) und Antimykotikum (wirkt gegen Pilze) ist und dass es den Heilungsprozess bei Infektionen unterstützt. Bei Bronchialkatarrhen wirkt es krampflösend. Bärlauch enthält viele Stoffe mit antioxidativer Wirkung und bindet freie Radikale sehr gut. Mangan und Zink regen die Produktion von Enzymen an, beleben die Verdauung und stärken das Immunsystem.

BASILIKUM

Bereits die heilige Hildegard von Bingen hielt in ihren Aufzeichnungen die starke heilende Wirkung des Basilikums fest und empfahl es bei hohem Fieber, wie es bei Malaria und äußerst starken Lungenentzündungen (z.B. kruppöse Pneumonie), bei Röteln (Erysipel), Milzbrand, Trichinose und vielen anderen Infektionen auftritt. Dafür wird Basilikum in Wein gekocht, mit Honig gesüßt, abgegossen und mehrmals täglich getrunken.

Eine Ohrenentzündung lässt sich ergänzend mit einigen Tropfen Basilikumsaft, die ins Ohr geträufelt werden, behandeln. Seine positive Wirkung ist auch bei Nieren- und Blasenentzündungen, brennendem Urin oder Schmerzen beim Wasserlassen bekannt.

Die äußere Anwendung als Umschlag, Tinktur oder Creme hat sich bei Eiterungen und Prellungen bewährt und verhindert Blutvergiftungen.

Entzündungshemmend wirkt Basilikum bei der Behandlung von Zahnerkrankungen wie Parodontose aber auch bei Zahnfleischproblemen. Die Mundhöhle wird dazu mit Basilikumtee ausgespült. Aufzeichnungen, die mehr als eintausend Jahre alt sind, belegen, dass man damals mit den meisten Anwendungen richtig lag. Wenn man die Beschreibungen der heiligen Hildegard von Bingen mit den Namen der Bakterien, die bestimmte Beschwerden hervorrufen, vergleicht, lassen sie die Schlussfolgerung zu, dass Basilikum auf fast alle Bakteriengattungen wirkt. Als aufmerksamer Leser der Seiten, die wir dieser Heilpflanze gewidmet haben, werden Sie feststellen, dass seine Kraft ganz bestimmt nicht aus starken bakteriziden Inhaltsstoffen hervorgeht. Es handelt sich eher um eine Kombination anderer Mechanismen und vor allem der „göttlichen Gabe" des Basilikums, das energetische Gleichgewicht der Menschen wieder herzustellen.

BOHNENKRAUT

Carvacrol ist eine der wichtigsten Komponenten der ätherischen Öle in vielen Gewürzpflanzen; so auch im Bohnenkraut. Die größten Carvacrol-Konzentrationen sind in Majoran und Oregano enthalten, etwas weniger davon findet man im Thymian. Aus Studienergebnissen geht hervor, dass sich diese Phenol-Verbindung bei allen vier Kräutern als gutes Antiseptikum, Antimykotikum und Antinozizeptivum (reduziert das Schmerzempfinden) erweist. Es wirkt antibakteriell und entzündungshemmend. In einer iranischen Studie bestätigten Wissenschaftler die berechtigte Anwendung von Sommer-Bohnenkraut in der traditionellen Medizin als Analgetikum gegen Muskel- und Knochenschmerzen. Seine entzündungshemmende und antinozizeptive Wirkung gilt als erwiesen *(Journal of Ethnopharmacology. 2002; 82 (2-3): 83-87)*.

In der Türkei wurde eine weitere Untersuchung mit äußerst interessanten Ergebnissen durchgeführt. Es konnte nachgewiesen werden, dass ein alkoholischer Auszug aus Sommer-Bohnenkraut eine ausgezeichnete antimikrobielle Wirkung gegen alle 23 getesteten Bakterien (wie *Bacillus subtilis*, *Enterococcus fecalis*, *Pseudomonas aeruginosa*, *Salmonella enteritidis*, *Streptococcus pyogenes* usw.) sowie gegen 15 Pilze und Hefen hat. Die wichtigste Rolle bei der Wirkungsweise spielten die folgenden Komponenten des Bohnenkrauts: Thymol, Carvacrol, γ-Terpinen und p-Cymol *(Journal of Agricultural and Food Chemistry. 2003; 51 (14): 3958-3965)*.

In den Studienarchiven finden sich noch weitere Ergebnisse über die Anwendung von Bohnenkraut als antibakterieller und antimikrobieller Schutz für industriell verarbeitete Nahrungsmittel. Es wurde nachgewiesen, dass Bohnenkraut einige gefährliche Bakterien, die in industriell verarbeiteten und konservierten Lebensmitteln vorkommen können, effektiv bekämpft. Festgestellt wurde, dass man nicht ganz ohne chemische Konservierungsstoffe wie Natriumnitrit auskommt, doch diese Stoffe könnten mithilfe des Bohnenkrauts auf ein Minimum reduziert werden.

CHILI

Chili (Cayennepfeffer) gilt als starkes natürliches Antibiotikum. Er stärkt das Immunsystem, regt die Durchblutung an, wirkt fiebersenkend, antibakteriell und entzündungshemmend.

Da Chili in Bezug auf Lebensmittel eine starke

Reinigungskraft besitzt, wird er in einigen Teilen der Welt, wo es von pathogenen Organismen nur so wimmelt, sehr häufig zum Würzen verwendet.

DILL

Indische Wissenschaftler konnten nachweisen, dass ein wässriger Auszug aus Dillsamen bereits in verschwindend kleinen Konzentrationen (20-80 mg/ml) mit der Wirkung synthetisch hergestellter Antibiotika mithalten kann. Am wirksamsten ist der wässrige Auszug bei einer Temperatur von 40 °C, auf keinen Fall höher. (Ein solches Präparat können Sie sich zu Hause selbst als lauwarmen Tee herstellen!) Der Auszug hemmt die meisten Bakterien, die den menschlichen Organismus systematisch angreifen: Staphylokokken, Enterokokken, Salmonellen, *Escherichia coli* und andere. Nur die Bakterien *Klebsiella pneumoniae* (verursacht Krankenhausinfektionen, Lungenentzündung und Ozäna/Stinknase) sowie *Pseudomonas aeruginosa* (verursacht Entzündungen verletzter Haut oder anderer Gewebe, zum Beispiel der Verdauungsorgane und des Urintraktes, sowie systemische Infektionen) konnten nicht gehemmt werden (*BMC Complementary and Alternative Medicine. 2009; 9: 30*).

Eine andere Studie führt an, dass Dill weitaus effizienter als gewöhnliche Bakterizide ist (*Journal of Food Science. 2005; 70 (4): M208–M215*) und auch bei *Klebsiella pneumoniae* und *Pseudomonas aeruginosa* anschlägt, was in den zuvor angeführten Studien nicht nachgewiesen werden konnte. Woher also dieser Unterschied?

In der ersten Studie wurde ein Auszug auf Wasserbasis verwendet, in der anderen das ätherische Öl des Dills. Die Art des Auszugs ist also nicht unbedeutend und es ist offensichtlich, dass das ätherische Öl Träger eines breiteren Spektrums an Stoffen ist. So konnte in der gleichen Studie aus dem Jahre 2005 der Nachweis erbracht werden, dass das ätherische Öl sogar bei Lebensmittelvergiftungen hocheffektiv ist. Im Versuch wirkte es gut gegen die Pilze *Penicillium citrinum* und *Aspergillus niger* sowie gegen die Bakterien *Bacillus cereus*, die häufig Verursacher von Lebensmittelvergiftungen sind. So konnte das ätherische Öl auch den Pilz *Fusarium graminearum*, der Verursacher von Pilzinfektion bei Getreide ist, vollkommen hemmen, was vor allem für Öko-Landwirte eine gute Nachricht bei der Auswahl von Schutzmitteln ist.

ESTRAGON

Über die antimikrobiellen Aktivitäten des Estragons gibt es nicht viele Untersuchungen. Estragonauszüge, die man mit verschiedenen Extraktionslösungen gewann, wurden von türkischen Forschern auf ihre Wirkung gegen neun der am häufigsten vorkommenden Bakterien und vier Hefepilze getestet. Sie stellten fest, dass der alkoholische Auszug, der das Wachstum der Bakterien *Pseudomonas aeruginosa*, *Escherichia coli*, *Shigella spp.* und *Listeria monocytogenes* hemmt, am wirksamsten ist *(Cell Biochemistry and Function. 2006; 26 (6): 681-686)*.

FENCHEL

Ein wässriger Auszug aus Fenchelsamen erwies sich als ausgezeichnetes Hilfsmittel gegen die meisten klinisch bedeutenden Bakterien (Staphylokokken, Enterokokken, Salmonellen, *Escherichia coli* und Bakterien, die Diarrhöe verursachen). Am effizientesten war der Auszug bei 40 °C, schlechter hingegen wirkten die wässrigen Auszüge bei Zimmertemperatur und mit kochendem Wasser. In der gleichen Studie wurde die Wirkung des Fenchels mit synthetisch hergestellten Antibiotika verglichen. Es konnte nachgewiesen werden, dass der Fenchel (60 mg/ml) gegen Pneumokokken und Bakterien, die Verdauungsstörungen und Diarrhöe verursachen, sogar besser als klassische antibiotische Medikamente wirkt *(BMC Complementary and Alternative Medicine. 2009; 9: 30)*. In der alltäglichen Ernährung ist der Fenchel eine gute Quelle von Stoffen, die das Entstehen der häufigsten Bakterien in der Nahrung hemmen.

Von iranischen Wissenschaftlern wurde der Beweis erbracht, dass er in seiner Wirkung gegen Streptokokken und *Escherichia coli* im Vergleich zu Thymian etwas weniger, aber annähernd so effizient wie Kümmel ist (*Pakistan Journal of Biological Sciences. 2007; 10 (20): 3693-3697).*

INGWER

Ingwer ist ein Antiseptikum (das bedeutet, dass er Bakterien direkt vernichtet) und ein natürliches Antibiotikum. Gurgeln mit Ingwer lindert Halsentzündungen; besonders wirkungsvoll ist er, wenn sich Eiter im Hals angesammelt hat.

Eine andere bedeutende Eigenschaft ist, dass Ingwer Entzündungsprozesse hemmt, so dass er nachweislich auch bei Arthrose und Rheuma sowie Schmerzzuständen verwendet werden kann. Dr. Holly Phaneuf erwähnt in ihrem Buch *Herbs Demystified*, dass Ingwer einen ähnlichen Wirkungsmechanismus wie Aspirin® hat. Mehrere Bestandteile des Ingwers ähneln jenen, die in nichtsteroidalen entzündungshemmenden Medikamenten enthalten sind. In beiden Fällen handelt es sich um die Hemmung der Enzyme COX-1 und COX-2, wobei Ingwer sogar schon die Bildung von COX-2 verhindert.

KARDAMOM

Marokkanische Forscher (Jazila El Malti, Driss Mountassif und Hamid Amarouch) untersuchten die antimikrobielle Wirkung von Kardamom und fanden heraus, dass er sowohl gegen grampositive als auch gegen gramnegative Bakterien wirksam ist.

Versuche an Mäusen führten zu der Erkenntnis, dass eine extrem hohe Dosis Kardamom eine toxische Belastung und oxidativen Stress auslöst, allerdings handelte es sich dabei um eine Menge von 0,3 mg pro Gramm Gewicht, was bei einem 60 kg schweren Menschen dem Genuss von 200 Gramm Kardamom entsprechen würde.

KNOBLAUCH

Frischer Knoblauchsaft hilft bei Bronchitis und sogar Tuberkulose. Er vernichtet Bakterien und Viren, wodurch Erkältungen effektiv behandelt werden. Zu diesem Zweck nehmen Sie am besten Knoblauchsaft oder Knoblauchtinktur ein. Die gleichen Präparate helfen auch bei Akne und Entzündungen der Haut, solange diese unverletzt ist.

Auch der Knoblauch hat eine vielschichtige Wirkung. Er trägt die Schwingungen des Lichts und der Wärme in sich, weshalb pathogene Bakterien seine „Musik“ nicht ertragen. Darauf geht der Glaube unserer Vorfahren zurück, Knoblauch vertreibe böse Geister und Wesen der Nacht, wie die Vampire.

KORIANDER

Das ätherische Öl des Korianders ist seit jeher als bakterienhemmendes Mittel bekannt und hat außerdem eine antimykotische Wirkung. Aus der beschriebenen Wirkung des Korianders lässt sich schließen, dass er unter anderem auch die Schleimabsonderung an verletzten Schleimhäuten beschleunigt. Besonders wichtig ist dies bei Darmgeschwüren und Morbus Crohn, weil er dadurch ein Absetzen der Bakterien am Gewebe verhindert und so eine leichtere Heilung ermöglicht.

KÜMMEL

Kümmel wirkt antibakteriell und entzündungshemmend. Seine Wirkung gegen Bakterien, die sich häufig auf Kreuzblütengewächsen und Kohlpflanzen befinden, erfolgt unmittelbar. Finden die Bakterien im Verdauungstrakt günstige Bedingungen vor, werden sie regelrecht wild, was zu Blähungen führen kann, und Gase belasten unsere Leber noch zusätzlich. Der Kümmel nimmt es bereits beim Kochen mit den Bakterien auf und das Essen kann besser verdaut werden, ohne dass die Bakterien sich „zu Wort melden", das heißt, der Kümmel nimmt der Leber eine große Last ab.

Doch er hat nicht nur auf den Darm und die gesamte Verdauung eine günstige Auswirkung, er vernichtet vielmehr auch hartnäckige und gefährliche Bakterien wie das Magenbakterium *Helicobacter pylori* (das chronische Magenentzündungen, Magen- und Zwölffingerdarmgeschwüre, ja sogar Magenkrebs verursacht). Da das *Helicobacter pylori* zunehmend resistenter gegen klassische Medikamente ist und dadurch immer größere Beschwerden verursacht, begaben sich Wissenschaftler auf die Suche nach einer effizienten Alternative unter den traditionellen iranischen Pflanzen *(Iranian Journal of Basic Medical Sciences. 2009; 12 (2): 105-111)*. Von den 20 untersuchten Pflanzen erwies sich der Kümmel als eine der drei wirksamsten gegen diese Bakterien; die beiden anderen Pflanzen waren Unterarten der gemeinen Spitzklette (*Xanthium brasilicum*) und die Gewürzpflanze Ajowan (*Trachyspermum copticum*).

KURKUMA

Die Wirkung der Kurkuma gegen Entzündungen und Tumore ist vielseitig und steht in letzter Zeit zunehmend im Mittelpunkt wissenschaftlicher Untersuchungen. Zunächst ist sie ein starkes Antioxidans und nimmt es nebenbei auch mit den freien Radikalen, die oft Zellen zerstören, auf. Gleichzeitig regt sie die Ausscheidung des Stoffs Glutathion an, der die Zellen vor Giften schützt.

Kurkuma bekämpft Bakterien (und verhindert dadurch Entzündungen), indem sie direkt in die Bildung des Enzyms COX-2 eingreift, das mit den Entzündungsstoffen, wie den Prostaglandinen, in Verbindung steht. Dies macht sich unter anderem als Linderung bei Arthrosebeschwerden und rheumatoiden Erkrankungen bemerkbar.

In Tierversuchen wurde nachgewiesen, dass ein Auszug aus Ingwer und Kurkuma in seiner Wirkung mit einigen synthetisch hergestellten Medikamenten vergleichbar ist. In den Tests wurde den Labortieren der Auszug jedoch mit Spritzen injiziert, weshalb die Ergebnisse nicht direkt auf die Wirkungsweise der Kurkuma, die wir mit der Nahrung zu uns nehmen, übertragbar sind.

LIEBSTÖCKEL

In einer sehr interessanten Studie der Universität in Birmingham, GB, (*Garvey, M. I.; Rahman, M. M.; Gibbons, S.; Piddock, L. J.; School of Immunity and Infection, College of Medical and Dental Sciences, University of Birmingham, Birmingham, UK*) wurde die Wirkung von Pflanzen auf gramnegative Bakterien untersucht. Zum Vergleich standen Auszüge von 21 verschiedenen Pflanzen in Kombination mit unterschiedlichen Antibiotika und deren Wirkung auf Enterobakterien und das Bakterium *Pseudomonas aeruginosa*. Der Liebstöckelextrakt erwies sich hierbei als aktivster Stoff und wirkte ausgezeichnet mit den Antibiotika zusammen.

Die Forscher trennten dann den Auszug, um zwei Gruppen seiner heilenden Wirkstoffe einzeln zu beobachten. Auch in dieser Form konnte der Liebstöckel seine starke Wirkung und gute Synergie mit den Antibiotika unter Beweis stellen. Danach wurden einige seiner Wirkstoffe isoliert, insbesondere Falcarindiol und einige Fettsäuren (Ölsäure und Linolsäure). Dabei stellte man fest, dass mit der Verringerung der Wirkstoffzahl gleichzeitig die Effektivität des Präparats nachlässt. Die isolierten Moleküle, die in diesem Versuch ebenso beobachtet wurden, zeigten hingegen keine der gewünschten Wirkungen. Die Untersuchung ist äußerst aufschlussreich, denn sie bringt ans Licht, was alle ganzheitlich denkenden Menschen schon lange wissen, die Pharmazie jedoch nicht wahrhaben will. Das Geheimnis der

Heilpflanzen liegt nicht in ihren einzelnen Wirkstoffen. Das ist der Grund, weshalb mit dieser Art von Untersuchungen das Geheimnis ihres Wirkens nicht erklärt werden kann.

LORBEER

Auf der langen Liste der verschiedenen Wirkungen von Lorbeer muss auf jeden Fall auch seine antibiotische Wirkung stehen. Da er sowohl Bakterien als auch Pilze bekämpft, reinigt er die Nahrung und den Körper ausgezeichnet. Das Lorbeeröl kann aufgrund seiner entzündungshemmenden und analgetischen Wirkung mit einigen bekannten Analgetika und nichtsteroidalen synthetischen Medikamenten verglichen werden *(Phytotherapy Research. 2003: 17: 733-736)*, was von iranischen Wissenschaftlern bestätigt wurde.

Eine Gruppe türkischer Wissenschaftler belegte die äußerst starke Wirkung von Cineol gegen Bakterien, die sich auf Lebensmitteln vermehren (*Escherichia coli*, *Listeria monocytogenes*, *Salmonella Typhimurium* und *Staphylococcus aureus)*

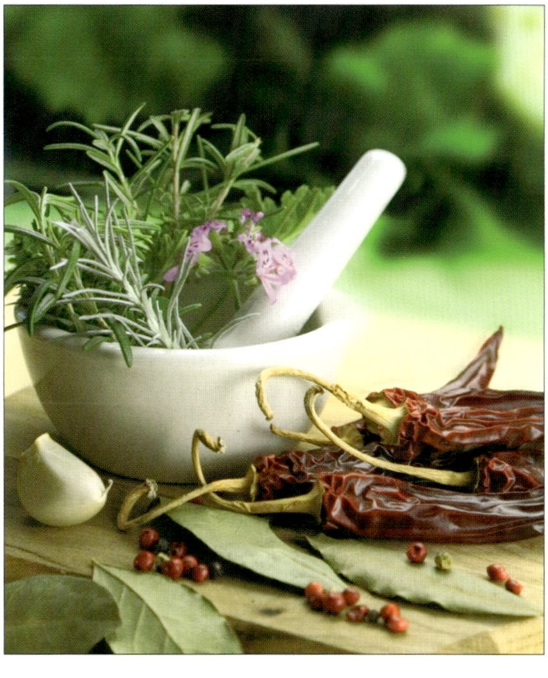

(Journal of Agricultural and Food Chemistry. 2004; 52 (26): 8255-8260).

Eine weitere Untersuchung türkischer Wissenschaftler bestätigte den positiven Einfluss des ätherischen Lorbeeröls auf die Schimmelpilze *Aspergillus fumigatus* und *Paecilomyces variotii*, die sie aus Margarine isolierten. Dabei stellte der Lorbeer seine Qualität als natürliches Konservierungsmittel unter Beweis. In der gleichen Untersuchung schnitten lediglich Oregano und Bohnenkraut noch besser ab *(Food Science and Biotechnology. 2010; 19 (5): 1241-1244)*.

MAJORAN

Das ätherische Öl des Majorans ist reich an antioxidativen Polyphenolen und antiseptischen sowie antibakteriellen Wirkstoffen. Deshalb wird es in Form von Salben oder Umschlägen in zahlreichen Präparaten verwendet, die der Linderung von Beschwerden der Atemwege dienen (Bronchitis, Sinusitis, Heiserkeit, Erkältung, Grippe, Asthma usw.). In der Volksmedizin kommen Aufgüsse aus Majoran auch bei Heuschnupfen zur Anwendung.

In der PubMed-Datenbank finden sich 132 Fachbeiträge zum Thema Majoran und Oregano.

Zahlreiche Studien belegen die Wirkung des Majorans gegen Bakterien und Pilze.

Es wurde direkt nachgewiesen, dass Majoran *Listeria monocytogenes*, ein Bakterium, das bei der Lebensmittelhygiene immer größere Probleme bereitet, effektiv hemmt.

Eine große Gruppe brasilianischer Wissenschaftler (*Food Microbiology, 2008; 25 (1): 207-211*), die die Wirkung des Majorans auf zehn Arten von Bakterien, die am häufigsten in Wurstsorten vorkommen, überprüfte, stellte fest, dass Majoran bereits in äußerst geringen Mengen die Vermehrung von Bakterien hemmt und sie bei Verwendung größerer Mengen sogar vernichtet.

Indische Wissenschaftler haben in einer

in-vitro-Studie die Wirkung eines methanolischen Majoranauszugs an sieben Pilzarten (*Fusarium solani, Candida albicans, Aspergillus niger, Aspergillus parasiticus, Rhizopus oryzae, Rhizoctonia otyzae-sativae* und *Altemaria brassicicola*) und sechs Bakterienarten (*Bacillus subtilis, Bacillus megaterium, Escherichia coli, Proteus vulgaris, Pseudomonas aeruginosa* und *Staphylococcus aureus*) überprüft und festgestellt, dass der Auszug aus Majorans ein sehr effektiver pflanzlicher Schutz vor pathogenen Bakterien und Pilzen ist. (*Journal of Environmental Biology. 2007; 28 (1): 14-16*)

MUSKATNUSS

Selbst in den geringen Mengen, die man von der Muskatnuss normalerweise verwendet, befindet sich viel Gutes. Die Stoffe im ätherischen Öl wirken antibakteriell und hemmen insbesondere im Magen-Darm-Bereich Entzündungen und lösen Krämpfe.

Die Muskatnuss ist heutzutage in einigen Ländern offiziell als Medikament anerkannt.

So konnten moderne Untersuchungen bestätigen, dass sie entzündungshemmende und analgetische Eigenschaften hat und ein starkes Antioxidans, Larvizid und ein Inhibitor von Prostaglandinen ist.

In der Muskatblüte fand man zwei Stoffe mit starker antimikrobieller Wirkung: Malabaricone B und Malabaricone C. Beide Stoffe zeichnen sich durch ihre besondere Wirksamkeit gegen Mikroorganismen wie *Candida albicans* und *Staphylococcus aureus* aus. Allerdings geht aus den Ergebnissen auch hervor, dass die Wirkung nicht nur diesen beiden Wirkstoffen zugeschrieben werden kann, denn der Effekt war in Verbindung mit anderen Stoffen aus dem gleichen Gewürz höher (*Orabi, K. Y.; Mossa, J. S.; El-Feraly, F. S.: Isolation and Characterization of Two Antimicrobial Agents from Mace (Myristica Fragrans). Journal of Natural Products. 1991; 54 (3): 856-859*).

Eine überaus interessante Studie bestätigte noch einen weiteren antibakteriellen Stoff, der in der Muskatnuss gefunden und Macelignan genannt wurde. Kennzeichnend für ihn ist die Wirkung gegen das Bakterium *Streptococcus mutans* und seine stark hemmende Wirkung bei der Entstehung von Karies. Dabei ist besonders erwähnenswert, dass diese Wirkung schon bei äußerst geringen Konzentrationen gemessen werden konnte. Man sagt sogar, dass dieser Stoff in derart geringen Mengen wirkt, dass er mit keinem anderen natürlichen Stoff zu vergleichen ist. Das bedeutet, dass auch jede noch so kleine Menge Muskatnuss im Mund eine antibakterielle Wirkung hervorruft und die Zähne schützt. Festgestellt wurde, dass bereits eine Konzentration von 20 µg/ml Macelignan dieses Bakterium innerhalb einer Minute unschädlich macht (*Chung, J. Y.; Choo, J. H.; Lee, M. H.; Hwang, J. K.: Anticariogenic activity of macelignan isolated from Myristica fragrans (nutmeg) against Streptococcus mutans. Phytomedicine. 2006; 13: 261-266; Quelle: www.elsevier.de/phymed*).

NELKEN

Nelken werden aufgrund ihrer antibakteriellen, antiviralen und desinfizierenden Wirkung sowohl in der europäischen als auch chinesischen und ayurvedischen Medizin verwendet. Ihre Vielseitigkeit ermöglicht die Behandlung beziehungsweise Linderung unterschiedlichster Beschwerden.

So zeigen gleich mehrere Studien, dass Nelken eine bakterizide Wirkung gegen Streptokokken, Staphylokokken und Pneumokokken haben.

Sie helfen bei Entzündungen im Hals und Mundraum. Wissenschaftler erwähnen sogar die Anwendungsmöglichkeit des ätherischen Nelkenöls in der Nahrung – als Schutz vor gefährlichen Bakterien wie *Escherichia coli* (*International Journal of Food Microbiology. 2004; 94: 223-253*) und *Listeria monocytogenes* in Käse und Fleisch (*Food*

Microbiology. 2001; 18: 647-650).

Verschiedene aktuelle Studien zeigten, dass dieses Öl zu den effektivsten ätherischen Ölen gegen den Bakterienstamm *Escherichia coli* gehört. So wurde unter anderem auch von einer niederländischen Wissenschaftlerin in ihrer Doktorarbeit nachgewiesen (*S. A. Burt, 2007*), dass das Nelkenöl die Darmaktivität bei einer Infektion mit *Escherichia coli* positiv beeinflusst.

OREGANO

Wir wissen heute, dass das ätherische Öl des Oreganos eines der wirksamsten Mittel gegen Bakterien, Viren und Hefepilze ist und deshalb sein Anwendungsspektrum besonders weit reicht.

Zur bereits erwähnten traditionellen Anwendung gesellen sich in jüngster Vergangenheit mehr und mehr Präparate gegen ein Übel der modernen Zeit, die Hefepilze (*Candida albicans* und andere), denn das ätherische Öl des Oreganos vernichtet bis zu 70 % der Candida-Pilze.

Oreganoöl wird in Kombination mit Massageölen auch zur Linderung der Beschwerden bei Arthrose, Handgelenksentzündungen, bei rheumatoiden Schmerzen sowie Schmerzen der Wirbelsäule angewendet. Dabei kommen nur äußerst geringe Konzentrationen zum Einsatz, denn das ätherische Öl des Oreganos enthält Phenole, die Hautreizungen verursachen können (ein Tropfen auf 30 ml Basisöl, auf eine kleinere Fläche und für kurze Zeit).

Dieses Öl sollte normalerweise nicht verzehrt werden! In Präparaten gegen Pilze ist es in minimalen Dosen Bestandteil von Filmtabletten, die so „programmiert“ sind, dass sie erst im Übergangstrakt vom Dünn- in den Dickdarm wirken.

Oreganoöl darf also nur in äußerst verdünnter Form eingenommen werden! 4 bis 5 Tropfen reichen für sieben bis zehn Tage vollkommen aus. Auf einen großen Löffel kalt gepressten Olivenöls gibt man einen Tropfen des ätherischen Oreganoöls. In dieser Form hilft es bei Halsentzündungen, Harnwegsinfektionen, Verdauungsstörungen und Pilzinfektionen.

Bei Fieberzuständen und Viruserkrankungen wirkt es besonders lindernd. Oregano gehört zu den effektivsten Kräutern, denn bei einem breiten Spektrum an Bakterien (Pneumokokken, Streptokokken, Mikrokokken und Enterobakterien (*Escherichia coli*, Salmonellen, ...)) liegt seine Wirksamkeit bei über 90 %.

In einer niederländischen Vergleichsstudie der zehn am meisten verwendeten ätherischen Öle zeigte Oregano die breiteste und stärkste antibakterielle Wirkung. Dabei stellte sich heraus, dass er auf grampositive Bakterien effizienter wirkte als auf gramnegative.

Bei Untersuchungen der antibakteriellen Wirkung kommt der Thymian direkt nach dem Oregano, gefolgt von der Grünen Minze, Pfefferminze, Basilikum, Lavendel, Zitrone, Orange und Kamille.

In der gleichen Studie wurde auch die Wirkung einzelner isolierter Komponenten dieser Pflanzen überprüft. Als stärkste Komponente in der Wirkung gegen Bakterien erwies sich Carvacrol, das gerade im Oregano am meisten vorhanden ist (*Molecules. 2010; 15: 7532-7546*).

Oregano wird häufig bei der Zubereitung industriell verarbeiteter Nahrung verwendet, weil er die Oxidation von Ölen und Fetten verhindert. Äußerst erfolgreich erwies sich das ätherische Öl des Oreganos beim Schutz der Nahrung vor Infektionen mit dem Bakterium *Clostridium botulinum*, welches Neurotoxine freisetzt , die die schwere Krankheit Botulismus verursachen. Für dieses Bakterium sind vor allem Fleisch und Fleischprodukte anfällig. Das ätherische Öl des Oreganos (400 ppm) zeigte in einer Untersuchung einen nachweislichen Einfluss auf Sporen in der Zeit der Keimung und verhinderte, dass sich die Sporen zu gefährlichen Bakterien entwickeln konnten (*Journal of Food Protection. 1990; 53: 958-960*).

Diese mehr als 20 Jahre alte Untersuchung wies bereits damals auf die Möglichkeit hin, dass klassische Nahrungsergänzungsmittel entweder durch natürliche, vor allem gesündere ätherische Pflanzenöle ergänzt oder sogar vollkommen ersetzt werden können.

PETERSILIE

Wissenschaftler aus dem Orient wiesen nach, dass das ätherische Öl der Petersilie die Aktivität von Schimmel bereits nach zwei Stunden unterbindet *(Foodborne Pathogens and Disease. 2010; 7 (4): 411-418)*, das heißt, es ist ein gutes Fungistatikum. Petersilienextrakte erwiesen sich zwar in *in-vitro*-Versuchen als leicht antibakteriell (gegen *Escherichia coli, Bacillus subtilis, Listeria monocytogenes, ...*), jedoch weiß man nicht, wie effizient Petersilie *in vivo* ist *(Journal of Food Protection. 1997; 60 (1):73-77)*.

PFEFFERMINZE

Obwohl einige Untersuchungen der Pfefferminze eine eher mäßige Wirksamkeit gegen menschliche Pathogene zubilligen *(Turkish Journal of Field Crops. 2010; 15 (2): 148-153)* und ihr eine viel bessere Wirksamkeit gegen Pathogene zugestehen, die Pflanzenkrankheiten verursachen *(Journal of Agricultural and Food Chemistry. 2002; 50 (14): 3943-3946)*, konnten japanische Wissenschaftler in einem *in-vitro*-Versuch nachweisen, dass Menthol und Menthon, die Hauptkomponenten des ätherischen Öls der Pfefferminze, sogar das Wachstum des hartnäckigen Magenbakteriums *Helicobacter pylori* (das chronische Gastritis verursacht) hemmen. Außerdem zeigte sich, dass das ätherische Öl der Pfefferminze gut gegen den für Menschen pathogenen Bakterienstamm *Escherichia coli* wirkt. Als ausgezeichnet erwies es sich ebenso gegen MSSA (auf das Antibiotikum Methicillin empfindlich reagierende Bakterium *Staphylococcus aureus*) und gegen MRSA (gegen das Antibiotikum Methicillin resistente Stämme des Bakteriums *Staphylococcus aureus*) *(Microbios. 2001; 106 Suppl. 1: 31-39)*.

Wenn auch etwas geringer, aber dennoch wirksam, war das Minzeöl gegen die Bakterien *Pseudomonas aeruginosa, Streptococcus faecalis* und *Klebsiella pneumoniae* *(Pharmacognosy Magazine. 2010; 6 (23): 147-153)*.

Einer Gruppe deutscher Wissenschaftler gelang es, in einem *in-vitro*-Versuch erfolgreich eine 99-prozentige Wirkung des Minzeöls gegen den Herpes-simplex-Virus Typ 1 (HSV-1) und Typ 2 (HSV-2) nachzuweisen *(Phytomedicine. 2003; 10 (6-7): 504-510)*.

Bei Mundgeruch ist es gut zu wissen, dass das ätherische Öl der Pfefferminze (sofort nach dem ätherischen Öl des Teebaums und effizienter als das Salbeiöl) gegen anaerobe Bakterien im Mund wirkt, und das bereits in geringen Dosen *(Oral Microbiology and Immunology 1994; 9 (4): 202-208)*.

ROSMARIN

Mehrere im PubMed Central veröffentlichte Untersuchungen belegen, dass Rosmarin eine äußerst gute Wirkung gegen Bakterien, Pilze und Viren hat. Dafür sind Kampfer, aber ebenso Verbena und Borneol verantwortlich. In Vergleichsstudien, die an einem indischen Institut vorgenommen wurden, testete man die antibakterielle Wirkung von ätherischen Ölen der einundzwanzig am meisten verwendeten Heilpflanzen auf sechs, für den Menschen pathogene grampositive (Staphylococcus aureus und Bacillus subtilis) und gramnegative Bakterien (*Escherichia coli, Klebsiella pneumoniae, Pseudomonas aeruginosa* und *Proteus vulgaris*). Rosmarinöl gehörte zu den vier, die die stärkste Wirkung erzielten. Eine stärkere antibakterielle Wirkung hatten nur das Zimtöl, Limettenöl und das Öl des Storchschnabels (*BMC Complementary and Alternative Medicine. 2006; 6: 39*).

Ähnlich wie Kümmel, Koriander, Kurkuma und Knoblauch kann Rosmarin Toxine und karzinogene Stoffe in der Nahrung sehr gut neutralisieren. Auch gegen Bakterien, die Fleisch verderben, erwies sich Rosmarin als eines von vier Gewürzen, die dies am besten verhindern. Die übrigen Gewürze waren Nelken (etwas besser als Rosmarin), Zimt und Piment *(International Journal of Food Microbiology. 1997; 37 (2-3): 155-162).*

SELLERIE

Von italienischen Wissenschaftlern ist in einem *in-vitro*-Versuch nachgewiesen worden, dass das ätherische Öl des Selleries, insbesondere seine Hauptkomponente Limonen, gegen das gefährliche Magenbakterium *Helicobacter pylori* wirkt *(Journal of Medicinal Food. 2010; 13 (1): 228-230).*

ZIMT

Das ätherische Öl aus der Rinde des Ceylon-Zimts gilt in der Aromatherapie als Öl mit der stärksten antibakteriellen Wirkung. Bei grippalen Infekten und Bronchitis hat es sogar eine antivirale Wirkung. Man verwendet es bei Entzündungen der Nasennebenhöhlen, bei Schwellungen der Nasenschleimhäute, Nasenpolypen, abgestumpftem Gehör, Geruch und Geschmack sowie zur Reinigung der Körperflüssigkeiten des Kopfes. In diesen Fällen empfiehlt sich besonders das Inhalieren des ätherischen Öls, aber auch Teemischungen und Speisen, denen Zimt beigegeben wurde, haben ihre Kraft, die man nutzen sollte.

Der Zimt ist eines der seltenen Gewürze, denen auch die Wissenschaftler und die moderne Medizin ihre Aufmerksamkeit widmen und er zählt somit zu den wenigen Gewürzen mit nachgewiesener Heilwirkung.

Das ätherische Öl des Zimts wurde als Antiseptikum und natürliches Antimykotikum gründlich erforscht und wirkt nachweislich gegen Bakterien, Viren und Parasiten. Die moderne Pharmazie hingegen kann nicht von sich behaupten, in ihrer Geschichte einen Stoff erfunden zu haben, der bei Bakterien, Viren und Parasiten gleichzeitig wirkt.

Ein Extrakt aus der Zimtrinde in einer Konzentration von 0,1 % zeigte in Studien die Kraft, das Wachstum zahlreicher Mikroorganismen vollständig zu unterbinden, darunter: *Escherichia coli, Staphylococcus aureus* und *Candida albicans.*

Ähnliches bestätigen die Forschungsarbeiten von Dr. Paul Belaiche, der die Wirkung von vierzig ätherischen Ölen auf pathogene Organismen intensiv untersuchte. Auf seiner Liste rangiert der Zimt hinsichtlich seiner mikrobiziden Kraft weit oben auf dem dritten Platz, direkt nach dem ätherischen Oreganoöl und Thymianöl.

Da seine Wirkung ein so breites Spektrum pathogener Organismen umfasst, überrascht es nicht, dass er auch in der Anwendung ein breites Feld abdeckt. So konnte in klinischen Untersuchungen an Patienten nachgewiesen werden, dass Zimt effektiv bei Entzündungen der Harnwege und leichtem Durchfall hilft.

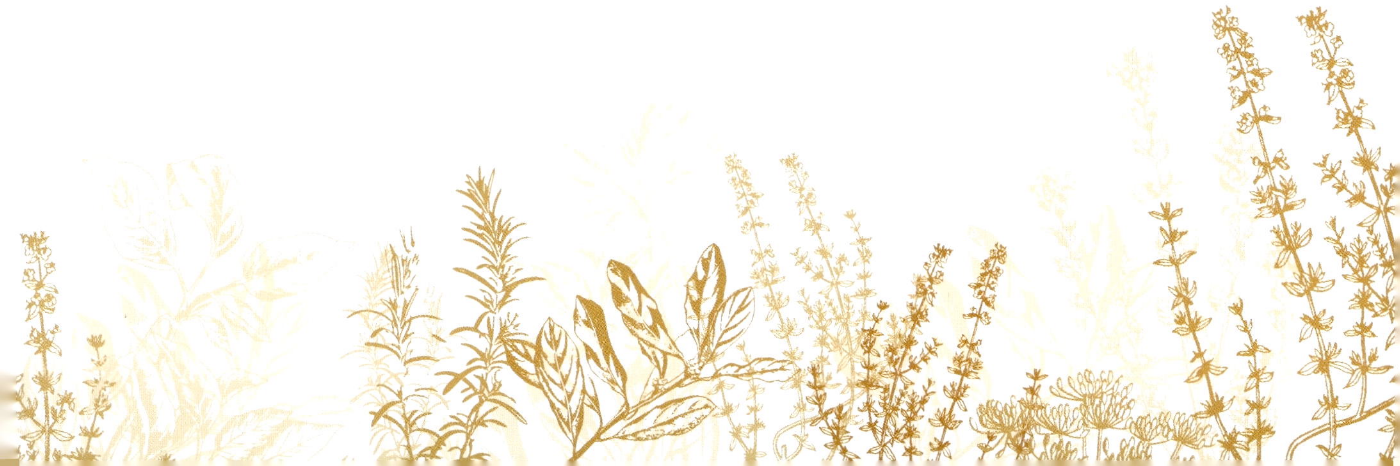

WIE BEKÄMPFEN GEWÜRZE KREBSZELLEN?

Die Menschen in den Entwicklungsländern nehmen durchschnittlich 10 Gramm Gewürze und die gleiche Menge grünen Tee pro Tag zu sich. Diese Tatsache erregte die Aufmerksamkeit der Wissenschaftler. Die Europäer hingegen kommen gerade auf ein einziges Gramm Gewürze und viele wissen nicht einmal, was grüner Tee überhaupt ist. Die Anzahl der Krebs-Neuerkrankungen ist in den Entwicklungsländern trotz der allgemein schlechten Hygiene, der mangelhaften Gesundheitsversorgung und der Unterernährung 10-30 Mal geringer als in den Industrienationen.

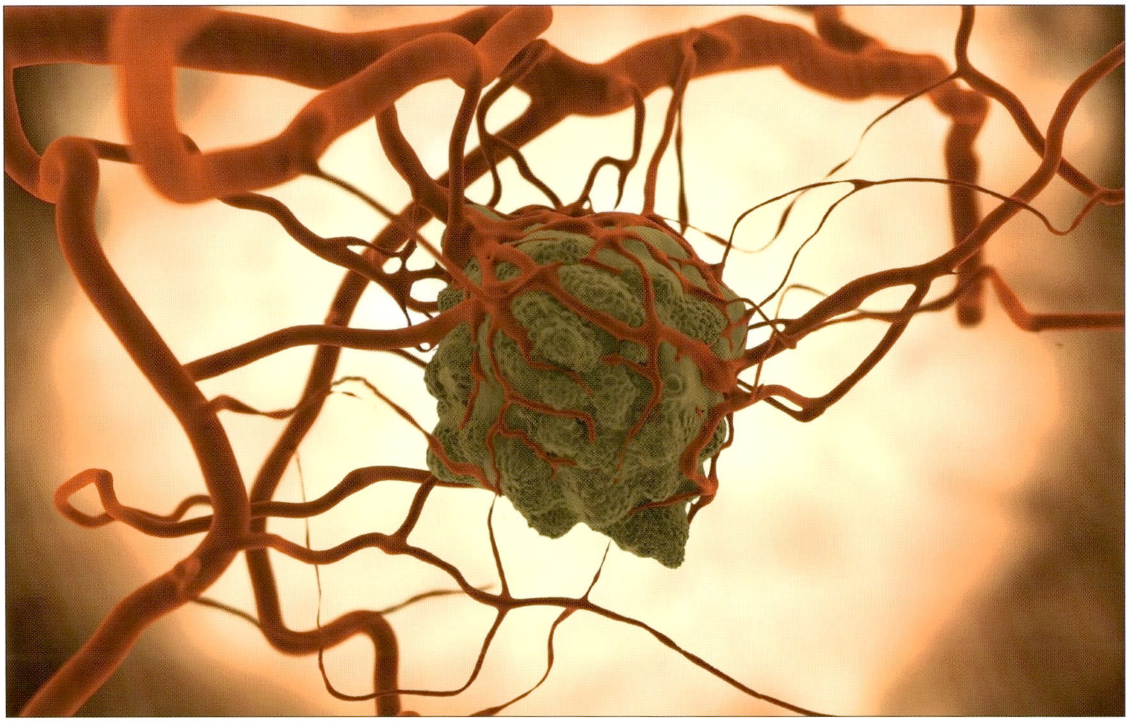

Wenn Sie erwarten würden, dass eine Prise Gewürze eine fortgeschrittene Krebserkrankung heilen kann, würden Sie sich sicherlich zu viel von ihnen versprechen. Ich kann jedoch mit Sicherheit sagen, dass ein Zusammenhang zwischen der Tatsache, dass heute in der westlichen Kultur viel weniger Gewürze verwendet werden als in der Vergangenheit, und der geschichtlich einmalig hohen Anzahl der Krebspatienten besteht.

Die Gewürze wirken sehr komplex. Deshalb wäre ein Versuch, den Wirkungsmechanismus jedes einzelnen Gewürzes genau zu bestimmen, sinnlos. Einzelne wissenschaftliche Entdeckungen dieser Art dienen daher eher unserem Verstand, der Zahlen benötigt, um das zu verstehen, was man früher einfach wusste oder glaubte. Die Liste der Gewürze, in welchen man wissenschaftlich ein stark antikanzerogenes Potential nachweisen konnte, ist daher umso überraschender. Auch die Kraft ihrer Wirkung lässt viele Wissenschaftler staunen.

Wie wirken die Gewürze?

An dieser Frage kommen wir offensichtlich nicht vorbei. Um zu verstehen, wie die Gewürze helfen, muss man aber zuerst wissen, wie Krebs überhaupt entsteht.

Wenn Krebs durch freie Radikale entsteht, die unsere Zellen beschädigen, ...

... dann ist bei der Wirkung der Gewürze von entscheidender Bedeutung, welches antioxidative Potential sie haben. Und tatsächlich sind viele Gewürze, die wir in diesem Buch beschreiben, außerordentlich starke Antioxidantien. Die meisten von ihnen stehen auf der ORAC-Liste ganz weit oben. Von allen bekannten Gewürzen dieser Welt stehen die Nelken auf Platz eins, an dritter Stelle kommt der Zimt, Oregano belegt Platz fünf, Kurkuma sechs und die Kümmelsamen den elften Platz. In der Praxis bedeutet das, dass schon mit dem Verzehr von wenigen Gramm dieser Gewürze pro Tag Antioxidantien-Mengen erreicht werden, die man erst mit einer zehnmal oder sogar hundertmal größeren Menge an durchschnittlichem Gemüse bekommen würde. Welches Potential die Gewürze beim täglichen Schutz unserer Zellen vor Schäden und degenerativen Veränderungen haben, zeigt dieser Vergleich: Mit dem Verzehr von 2 g Zimt erhält der Körper so viele Antioxidantien wie mit 250 g gedämpftem Brokkoli oder 250 g frischen Äpfeln.

Wenn man also systematischer an die Verwendung der Gewürze herangeht, kann man täglich mindestens die doppelte Menge an Antioxidantien als bisher auf den Speiseplan bringen. Sollten Sie im Garten nicht sehr viel Platz haben, pflanzen Sie lieber Gewürze als Salat, Spinat und Kartoffeln. Auch die Aufbewahrung für einen langen Winter ist bei Gewürzen viel einfacher.

Für einen besseren Überblick, wie wichtig Gewürze als Antioxidantien-Lieferanten sind, finden Sie im sechsten Kapitel eine ORAC-Tabelle.

Wenn Krebs durch Viren verursacht wird, ...

... dann liegt das Geheimnis darin, dass viele Gewürze starke antivirale Eigenschaften besitzen.

Auch wenn wir nicht alles wissen, was wir gerne möchten, sind die Gewürze eine viel sicherere Art der Prävention, als die modernen Impfstoffe gegen Viren, die angeblich krebserregend sein sollen.

Wenn Krebs durch Giftstoffe verursacht wird, ...

Auch denjenigen, die den Grund für eine Krebserkrankung vor allem in giftigen Stoffen sehen, bieten die Gewürze eine Menge unglaublicher Eigenschaften, mit denen die Ablagerung von

Giftstoffen im Körper verhindert wird. Sie können dem Körper jedoch auch bei einer schnellen Regeneration nach der Einnahme von Giftstoffen helfen. Darüber finden Sie im Kapitel über die Wirkung von Gewürzen auf die Leber detaillierte Informationen.

Wirkungsmechanismen von Gewürzen und Lebensmitteln

Die Wissenschaft interessiert sich glücklicherweise immer mehr auch für die Gewürze, weshalb ihr Einfluss und ihre Wirkmechanismen bei Krebs allmählich bekannter werden. So weiß man heute nicht nur, dass sie helfen, sondern auch, wie sie den Krebs bekämpfen.

- Man weiß, dass Kümmel und Pfeffer die Entstehung antioxidativer Enzyme im Körper beschleunigen und damit den allgemeinen Schutz vor freien Radikalen verbessern.
- Kümmel, Knoblauch, Ingwer und Pfeffer hemmen Entzündungsprozesse im Körper, die zu Krebs führen können (das bezieht sich vor allem auf den Verdauungstrakt). Kreuzblütler, Kreuzkümmel und Kümmel neutralisieren die kanzerogenen Giftstoffe im Körper.
- Ingwer, Kurkuma, Soja und Pfeffer wirken auch in eine andere Richtung: Sie vermindern nicht nur Entzündungen, sondern verhindern auch die Entstehung von entzündlichen Stoffen im Körper, die so genannten Zytokine oder COX-2.
- Ingwer, Pfeffer und Zitrusfrüchte zerstören die Krebszellen unmittelbar.
- Anis, Basilikum, Chili, Nelken, Kümmel, Fenchel, Knoblauch, Ingwer, Rosmarin und Kurkuma hemmen die $NF\text{-}_{K}B$-Faktoren. Das sind Proteine, die für das Überleben und die Teilung der Zellen verantwortlich sind. Bei krebsartigen Veränderungen ist dieses Protein zu aktiv und ermöglicht damit die Teilung und das Überleben von Krebszellen, die im Normalfall schon während ihrer Entstehung bekämpft werden müssten. Mit diesen Gewürzen erreicht man genau das: Die Hyperaktivität dieses Proteins wird gestoppt.
- Ein gut funktionierendes Immunsystem kontrolliert die Zellen und löst bei beschädigten einen programmierten Zelltod aus (Apoptose). Bedingung für die Entstehung von Krebs ist, dass die Krebszellen diesen Mechanismus erfolgreich umgehen. Wenn das Immunsystem nicht autoritär genug handelt und alle Krebszellen zerstört, kann es von einigen Gewürzen bei dieser Aufgabe unterstützt werden. Die Apoptose von Krebszellen wird erfolgreich von Senf und Kurkuma ausgelöst.
- Die Mechanismen, mit denen sich Krebszellen teilen und verbreiten, werden von Kohlgemüse (vor allem Brokkoli und Sauerkraut), Zitrusfrüchten, grünem Tee, Kurkuma und Soja gehemmt. Bei hormonabhängigen Tumoren spielen außerdem Kurkuma und Soja eine wichtige hemmende Rolle.
- Für die weitere Entwicklung müssen Krebszellen ein Gefäßsystem bilden, mit dessen Hilfe sie zu Nahrung kommen. Dieser Prozess wird von den Wissenschaftlern Angiogenese genannt. Auch auf dieser Stufe verhindern einige natürliche Stoffe erfolgreich, dass es zu diesem Vorgang kommt. Grüner Tee, Kurkuma, Vanille und Soja erwiesen sich als gute Hemmer (Inhibitoren) bei der Versorgung von Krebszellen, indem sie ihr Wachstum wesentlich einschränken.
- Das Geheimnis der Hartnäckigkeit der Krebszellen liegt in den Telomerasen. Es handelt sich dabei um besondere Enzyme, mit denen die Krebszellen im Gegensatz zu normalen Zellen ihre Vitalität bei der Teilung nicht verlieren und so viel länger leben als gesunde Zellen. Grüner Tee und Kurkuma sowie viele andere natürliche Stoffe helfen, indem sie die Telomerase hemmen und so dazu beitragen,

dass auch Krebszellen „sterblich" werden.

- Und wenn Sie in den frühen Entwicklungsstadien einer Krebserkrankung versäumt haben zu handeln und der fortgeschrittene Krebs schon behandelt wird, sollten Sie wissen, dass viele Gewürze und Heilpflanzen eine Therapie ausgezeichnet unterstützen können und die Nebenwirkungen konventioneller Therapien vermindern. Grüner Tee, Soja und Kurkuma steigern die Funktion von Zytostatika. Minze schützt blutbildende und regenerative Organe bei der Bestrahlung und Selleriesaft (aus Knolle, Stängel und Blättern) schützt die Leber vor den Folgen von Chemotherapie und Bestrahlung.

In Anbetracht all dieser Mechanismen schauen wir uns noch einige einzelne Gewürze und wissenschaftliche Feststellungen darüber genauer an.

ANIS

Die Einnahme des ätherischen Anisöls (100-250 mg/kg) verhalf Mäusen mit Krebserkrankungen zu einer deutlich längeren Lebensdauer, positiven biochemischen Veränderungen im Körper und der Regeneration der Leber. Da bei der Einnahme von ätherischen Ölen äußerste Vorsicht geboten ist, lesen Sie bitte die Hinweise im Kapitel über den Anis.

DILL

Zu den Hilfsmitteln bei der Prävention und Behandlung von Krebs gehört auch Dill. Zahlreiche Untersuchungen in den medizinischen Wissenschaftsarchiven bestätigen die antioxidative Wirkung von Dill. Es gibt auch Studien, die sich unmittelbar mit dem Einfluss von Dill auf Krebszellen beschäftigten und bestätigen, dass Dill antikanzerogen wirkt. Diese Wirkung soll eine Folge des hohen Monoterpen-Gehalts (vor allem Thujon) im Dill sein. Die Polyacethylene, von denen Dill eine große Menge enthält, wirken pilztötend und antibakteriell, was einige Experten indirekt mit der Krebsprävention in Verbindung bringen.

INGWER

In Studien zeigte Ingwer eine zytostatische und zytotoxische Wirkung auf Krebszellen. Das bedeutet, dass er das Wachstum von Krebszellen hemmt bzw. sie zerstört. Am wirksamsten erweis er sich im Vorstadium der krebsartigen Veränderungen *(Katiyar, S. K. et al.: Inhibition of tumor promotion in SENCAR mouse skin by ethanol extract of Zingiber officinale rizome. Cancer Res 1996; 56: 1023-1030.* und *Surh, Y. J. et al.: Anti-tumorpromoting activities of selected pungent phenolic substances in ginger. J. Environ. Pathol. Toxicol. Oncol. 1999; 18: 131-139).*

KARDAMOM

Aktuelle Forschungsarbeiten zeigen, dass Kardamom das Wachstum von Tumoren im Dickdarm verhindert. Nachgewiesen wurde auch seine starke antioxidative Wirkung.

KÜMMEL

Bei Dickdarmkrebs hat sich auch Kümmel sehr gut bewährt. Eine Studie indischer Wissenschaftler, die im Kapitel über Kümmel genauer beschrieben ist, zeigte, dass 60 mg Kümmel pro Kilogramm Körpergewicht (was bei einer 60 kg schweren Person etwa 3,6 g Kümmel entspricht) Schäden an der Darmwand verhindert, die eine Bedingung für die Entstehung von Krebskrankheiten in diesem Bereich sind.

KURKUMA

Die Wissenschaft beschäftigt sich in letzter Zeit immer mehr mit der Erforschung der entzündungs- und tumorhemmenden Wirkung von Kurkuma. Kurkuma wirkt in dieser Hinsicht auf mehrere Weisen. In erster Linie ist sie ein starkes Antioxidans und bindet freie Radikale, welche die

Zellen beschädigen können. Gleichzeitig fördert Kurkuma die Ausschüttung von Glutathion, einem Stoff, der die Zellen vor Giften schützt. Versuche an Zellen zeigten, dass Kurkuma bei Krebszellen einen programmierten Zelltod auslöst. Natürlich ist diese Wirkungsweise bei den Krebszellen des Verdauungssystems, mit denen Kurkuma in Kontakt kommt, am deutlichsten ausgeprägt. Da sie nur in sehr geringem Maße resorbiert wird, ist nicht zu erwarten, dass sie auf die gleiche Weise auch auf Krebszellen in Gewebe, zu dem sie keinen Zutritt hat, wirkt.

Kurkuma verhindert Entzündungen auch, indem sie unmittelbar in die Bildung des Enzyms COX-2 eingreift, das mit Entzündungsstoffen wie den Prostaglandinen zusammenhängt. Auf diese Weise wirkt sie entzündungshemmend, was sich in der Linderung von Arthrose- und Rheumabeschwerden bemerkbar macht. Versuche an Tieren zeigten, dass ein Auszug aus Ingwer und Kurkuma mit der Wirkung einiger synthetischer Medikamente verglichen werden kann. In den Tests wurde den Labortieren der Auszug mit Spritzen injiziert, daher sind die Resultate nicht unmittelbar vergleichbar mit der Wirkungsweise von Kurkuma, die in Speisen verzehrt wird. Die Ergebnisse sind allerdings ein guter Ausgangspunkt für weitergehende pharmazeutische Untersuchungen.

LAVENDEL

Auch Lavendel ist viel mehr als nur ein Duftstoff gegen Motten. Oft untersucht wurde der monoterpene Perillylalkohol, der aus Lavendel destilliert (er ist auch in der Minze und in Selleriesamen enthalten) und präventiv und kurativ gegen Krebs eingesetzt wird. Die Wissenschaftler erforschten mehrere Mechanismen, welche die chemotherapeutische Wirkung des Perillylalkohols erklären sollen. So geht beispielsweise eine der Theorien davon aus, dass Perillylalkohol den programmierten Zelltod im Falle einer stark beschädigten DNS (Apoptose) initiiert. Bei einer Krebserkrankung haben die Zellen diese selbstzerstörende Fähigkeit nicht mehr, weshalb es zu einem anormalen Wachstum der Zellen kommt *(Herbs for Health. 1998; Jan/Feb: 17)*. Mehrere Studien an Tieren zeigten sehr vielversprechende Ergebnisse über den Perillylalkohol bei der Hemmung von Krebs an Speicheldrüse, Leber und Lunge. In der Zeit, in der wir dieses Buch geschrieben haben, waren klinische Untersuchungen an Menschen mit Prostatakrebs sowie Eierstock- oder Brustkrebs im Gange. Man hofft jedoch, dass Lavendel auch andere Krebsarten heilen kann. Die Studie erfolgt unter der Schirmherrschaft des amerikanischen Nationalinstituts für Krebskrankheiten und der Universität in Wisconsin, Madison, aber bei der Erscheinung des Buchs lagen noch keine Resultate vor.

NELKEN

Neuere Untersuchungen enthüllen auch die krebshemmende Wirkung von Nelken.

Die Wissenschaftler sind der Ansicht, dass das Geheimnis ihrer Wirkung vor allem im Schutz der Leber liegt, welche die erste Abwehrlinie gegen Krebs darstellt. Nelken verhindern Zellbeschädigungen und können durch Krebs entstandene freie Radikale neutralisieren. Auf der anderen Seite wurde jedoch festgestellt, dass das Eugenol in den Nelken leicht tumorverursachend wirkt. In diesem Punkt sind die Wissenschaftler noch geteilter Meinung. Einige betonen, dass sie nicht mit Sicherheit behaupten können, wann es zu einem Ausgleich der Wirkung kommt und raten daher krebskranken Menschen lieber von ihnen ab. Eher ganzheitlich ausgerichtete Therapeuten haben hingegen keine derartigen Bedenken, denn sie sind sich bewusst, dass Nelken sehr komplex wirken. Und Untersuchungsergebnisse über die Wirkung von isoliertem Eugenol sind sicher nicht der richtige Maßstab zur Beurteilung der ganzheitlichen Wirkung der Nelken im Körper. (Das ist eine ähnliche Logik wie bei der Analyse von Zimt, Leinsamenöl und anderen Stoffe, denn die Wirkung der Inhaltsstoffe in isolierter Form ist nicht mit der Wirkung der ganzen Pflanze vergleichbar.)

Diese Denkweise bestätigt auch eine Studie amerikanischer Wissenschaftler *(Journal of Natural Products. 1992; 55 (7): 999-1003)*, in der Sesquiterpene aus Nelken als eventuell antikanzerogene Stoffe hervortraten, und sie empfehlen dieses Gewürz auch Krebspatienten.

PETERSILIE

Lungenkrebs gehört zu den Krebsarten mit weniger guten Heilungsaussichten. Daher ist es umso erfreulicher, dass selbst bei diesen Problemen die Hilfe sozusagen vor der Haustür wächst. Da ein Viertel der Bevölkerung immer noch keinen Tag ohne Zigarette überstehen kann, ist es gut zu wissen, dass Petersilie viel mehr als nur ein erfrischendes Kraut ist, das schlechten Mundgeruch beseitigt.

Petersilie erwies sich als starkes natürliches Chemotherapeutikum. Obwohl nach einigen Quellen das stark antikanzerogen wirkende Limonen in der Petersilie am meisten dazu beitragen soll, stellten amerikanische Forscher fest, dass die Hauptrolle hier in Wirklichkeit das Myristicin spielt. Myristicin regt die Enzyme an, die für die Entgiftung zuständig sind (Glutathion-S-Transferasen*)*. In einem Versuch beobachtete man seine Wirkung bei Mäusen mit Lungenkrebs. In der Gruppe, die einen isolierten Myristicin-Auszug erhielt, ging der Krebs um 65 % zurück. Die Wissenschaftler betonten weiterhin, dass Myristicin ein wirksames natürliches Chemotherapeutikum ist *(Carcinogenesis. 1992; 13 (10): 1921-1923)*.

PFEFFERMINZE

Die Pfefferminze hat nachweislich ausgeprägte antikanzerogene, antimutagene und antigenotoxische Eigenschaften. Diese Merkmale schrieben indische Wissenschaftler dem hohen antioxidativen Potential der Minze zu *(Mutagenesis. 2006, 47 (3): 192-198)*. In zwei Wochen verringerte der wässrige Auszug aus Pfefferminzblättern die Anzahl von Lungentumoren bei Versuchstieren um 61 % *(Mutagenesis. 2006; 21 (1): 61-66)*. Die Folgen der Bestrahlung von Krebs mit Gamma-Strahlen können mit dem Menthol der Pfefferminze abgemildert werden. Menthol hat dank seiner antioxidativen Eigenschaften ein hohes radioprotektives Potential und ist (bei 1000 mg pro kg Körpergewicht) gleichzeitig nicht so toxisch, wie einige der synthetischen Radioprotektoren. In einem Versuch mit Mäusen schützte der wässrige Auszug aus Pfefferminze die Organe, die am empfindlichsten auf Bestrahlung reagieren (Hoden, Verdauungsorgane, blutbildende Organe) *(International Journal of Radiation Biology. 2006; 82 (5): 331-337* und *Journal of Cancer Research and Therapeutics. 2010; 6 (3): 255-262)*.

ROSMARIN

Rosmarin enthält eine ziemlich große Menge unterschiedlicher Antioxidantien (Kaffeesäure, Ursolsäure), die eine starke tumorhemmende Wirkung zeigen. Bei einem Versuch mit Labormäusen konnten kanadische Wissenschaftler nachweisen, dass ein alkoholischer Auszug der ganzen Rosmarinpflanze das Wachstum von Tumorzellen bei Brustkrebs und Leukämie (Blutkrebs) hemmt *(Oncology Research. 2007; 17 (6): 1525-1531)*.

Verschiedene Untersuchungen beweisen die Wirkung von Rosmarin auch bei Drüsengewebekrebs (Adenokarzinom) und Leberkrebs *(Journal of Ethnopharmacology. 2009; 12 (2): 255-267)*.

SALBEI

Salbei besitzt neben seinen anderen positiven Einflüssen auch eine antimutagene und tumorbekämpfende Wirkung. In einer *in-vitro*-Untersuchung konnten slowakische Forscher nachweisen, dass das Diterpenoid Chinon aus den Wurzeln des Salbeis, das auch in den Salbeiblättern vorkommt, stark zytotoxisch auf menschliche Leukämie- und Leberkrebszellen wirkt *(Basic & Clinical Pharmacology & Toxicology. 2004; 94 (6): 282-290)*.

Iranische Wissenschaftler zeigten in *in-vitro*- und *ex-vivo*-Untersuchungen, dass Salbei das Wachstum von Blutgefäßen durch Sprossungs- oder Spaltungsvorgänge (Angiogenese) hemmt. Es handelt sich dabei um einen Schlüsselprozess, der das Wachstum von Gefäßen auslöst. Dadurch erhält der Gefäßtumor alle notwendigen Stoffe für sein Wachstum aus dem Blut und kann Metastasen bilden, was ein Fortschreiten der Krebserkrankung zur Folge hat. Ein alkoholischer Salbei-Auszug kann diesen Prozess unterbinden. Daher wird er bei Krebs präventiv und kurativ eingesetzt *(Phytotherapy Research. 2010; 24 (10): 1526-1531)*. Die Untersuchungen bestätigten damit auch die Behauptungen von Rudolf Breuß, der davon ausging, dass Salbei die wichtigste Pflanze zur Vorbeugung und Behandlung von Krebs ist.

SELLERIE

Sellerie macht seinem Namen als allgemeines Regenerationsmittel des Körpers auch in Bezug auf Krebskrankheiten alle Ehre. Sein Einfluss wurde bisher bei verschiedenen Krebsformen getestet.

Eine Untersuchung indischer Wissenschaftler bestätigte, dass ein alkoholischer Auszug aus Selleriesamen Leberkrebs auf natürliche Weise stark hemmt *(Cancer Letters. 2005; 221 (1): 11-20)*.

Die schwerste Form von Hautkrebs, das Melanom, und die Streuung seiner Metastasen werden vor allem durch das Apigenin im Sellerie gehemmt, das ein 1,5-mal stärkeres Antioxidans als Vitamin C ist.

Phthalide, wie 3-n-Butylphthalid (3nB) und Sedanolid, die aus Selleriesamen isoliert wurden, wirken ebenfalls chemoprotektiv. Die tumorbekämpfenden Eigenschaften dieser beiden Stoffe wurde auch in einer amerikanischen Untersuchung mit Mäusen nachgewiesen, bei denen sich Magentumore bei einer Behandlung mit 3nB um 67 % und bei einer Behandlung mit Sedanolid um 83 % verkleinerten *(Nutrition and Cancer Care. 1993; 19 (1): 77-86)*.

Neben der eigenständigen Wirkung bei Krebs ist Sellerie auch als Unterstützung der klassischen Therapien eine große Hilfe. So stellten serbische Wissenschaftlicher im Jahr 2010 fest, dass der Saft aus der Knolle und den Blättern des Selleries mit seinen antioxidativen Eigenschaften sogar vor den negativen Auswirkungen einer Chemotherapie mit dem Medikament Doxorubicin schützt (Adriblastina®, CP Caelyx® usw.). Der Saft aus der Knolle hat auch bei anderen Formen der Chemotherapie eine entgiftende und schützende Wirkung auf die Leber *(Molecules. 2009; 14 (4): 1627-38* und *Molecules. 2010; 15 (9): 6193-6204)*.

THYMIAN

Thymian ist als eines der besten Antibiotika bekannt, aber es gibt immer mehr Studien, die beweisen, dass er auch bei Krebs eine unterstützende Hilfe sein kann. Viele Untersuchungen belegen die antioxidative Wirkung des Thymians. Die Wissenschaftler schreiben sie mindestens sechzehn unterschiedlichen Stoffen im Thymian zu. Die wichtigsten darunter sind Apigenin, Kaffeesäure, Eugenol, Chlorogen- und Ferulasäure, Campherol, Luteolin und Limonen. Aufgrund dieser Antioxidantien verhindert Thymian auch die Entstehung von Krebs.

Viele Inhaltsstoffe des Thymians haben wohlbewährte tumorbekämpfende Eigenschaften bei verschiedenen Krebserkrankungen. Außerdem konnten amerikanische Wissenschaftler nachweisen, dass das Glykosid Acetophenon im Thymian die DNS-Synthese in leukämischen Zellen hemmt. *(Journal of Agricultural and Food Chemistry. 1999; 47 (5): 1911-1914)*.

In Versuchen mit Laborratten stellten ägyptische Wissenschaftler des Nationalen Forschungszentrums in Kairo antioxidative Eigenschaften des Thymians gegen Aflatoxine fest. Es handelt sich dabei um teratogene und hepatokarzinogene Gifte der Schimmelpilze *Aspergillus*, die in Nahrungsmitteln, in der Luft von Krankenhäusern und Feuchträumen sowie in Lagerräumen vorkommen. In einem zweiwöchigen Versuch wurden Ratten, die mit Aflatoxinen vergiftete Nahrung fraßen, verschiedene Dosen des ätherischen Thymianöls oral verabreicht. Es zeigte sich, dass Thymian vor den Aflatoxinen schützt, denn man konnte wesentliche Verbesserungen im Lebergewebe und bei anderen Blut- und biochemischen Testparametern feststellen. Die Verbesserung war in der Gruppe, die eine hohe Dosis des ätherischen Thymianöls zu sich nahm (7,5 mg pro Kilogramm Körpergewicht) stärker ausgeprägt *(Toxicon. 2011; 57 (7-8): 984-991).*

VANILLE

Die Vanille, von der wir bisher nur Genuss erwartet haben, steht ebenfalls auf der Liste der kleinen Helfer bei Krebs. Japanische Wissenschaftler des Instituts für Naturmedizin der Universität von Toyama stellten in einem Versuch, in dem Mäusen oral Vanillin verabreicht wurde, fest, dass die Migration von bösartigen Adenokarzinom-Zellen durch die Inhibition des Enzyms MMP-9, das von den Krebszellen ausgeschieden wird, gehemmt wird. So wird die Migration der Krebszellen unterbunden und dadurch die Invasivität des Krebses reduziert. Man berichtet, dass Metastasen in der Lunge deutlich verkleinert wurden. In der gleichen Untersuchung wies man *in vitro* nach, dass Vanillin auch das Wachstum der Krebszellen selbst hemmt. Beides bestätigt die antimutagene Wirkung des Vanillins und legt den möglichen Einsatz in der Behandlung von Krebs mit Metastasen nahe *(European Journal of Pharmaceutical Sciences. 2005; 25 (1): 57-65).*

* * *

Wir glauben, dass Sie genauso wie wir von dieser großen Bedeutung der Gewürze überrascht sind. Da die derzeitige Logik bei der Entwicklung von Arzneimitteln und auch die Suche von Behandlungsmethoden für Krebs keine Zukunft in nicht patentierbaren Stoffen sieht, die keinen Gewinn versprechen, ist nicht zu erwarten, dass das nächste Krebsmedikament aus dem Kräutergarten stammt. Im Anbetracht der Milliarden von Euro, die in die Forschung und Entwicklung neuer Medikamente investiert werden, gleichen die angegebenen Studien über die Gewürze nur einem Sandkorn in der Wüste. Trotz der sehr vielversprechenden Ergebnisse werden die meisten dieser Studien nicht weitergeführt, denn man findet nur schwerlich interessierte Investoren dafür.

Die Lösung ist ganz einfach zu simpel und günstig, als dass man sich ernsthaft mit ihr beschäftigen würde. Die Industrie, die vom Krebs lebt, reibt sich die Hände angesichts der vorhergesagten Gewinnsteigerung, die eine weitere Ausbreitung dieser Krankheit mit sich bringt. Stellen Sie sich vor, welche Krise Sie bei einigen Unternehmen in der Pharmaindustrie auslösen könnten, wenn sie nicht Teil dieser Statistik sein wollen.

Die Natur hat jedoch eine andere Logik. Sie bietet uns demokratisch, einfach und kostenlos eine Prise Gesundheit auch bei schweren Krankheiten wie Krebs. Prise für Prise etwas mehr Gesundheit.

WIE STEIGERN GEWÜRZE DIE POTENZ?

Der Begriff Aphrodisiakum trägt stets das Versprechen in sich, dass diese Lebensmittel die sexuelle Lust verstärken und die körperliche Leistungsfähigkeit steigern. Im Laufe der Jahrhunderte, ja sogar Jahrtausende ist ihre Beliebtheit nicht geringer geworden. Da die Liebeskraft anscheinend umgekehrt proportional zur technologischen und gesellschaftlichen Entwicklung steht, könnte man sogar sagen, dass heutzutage in der westlichen Welt die Suche nach den „verlorenen Welten der Sexualität" aktueller als je zuvor ist.

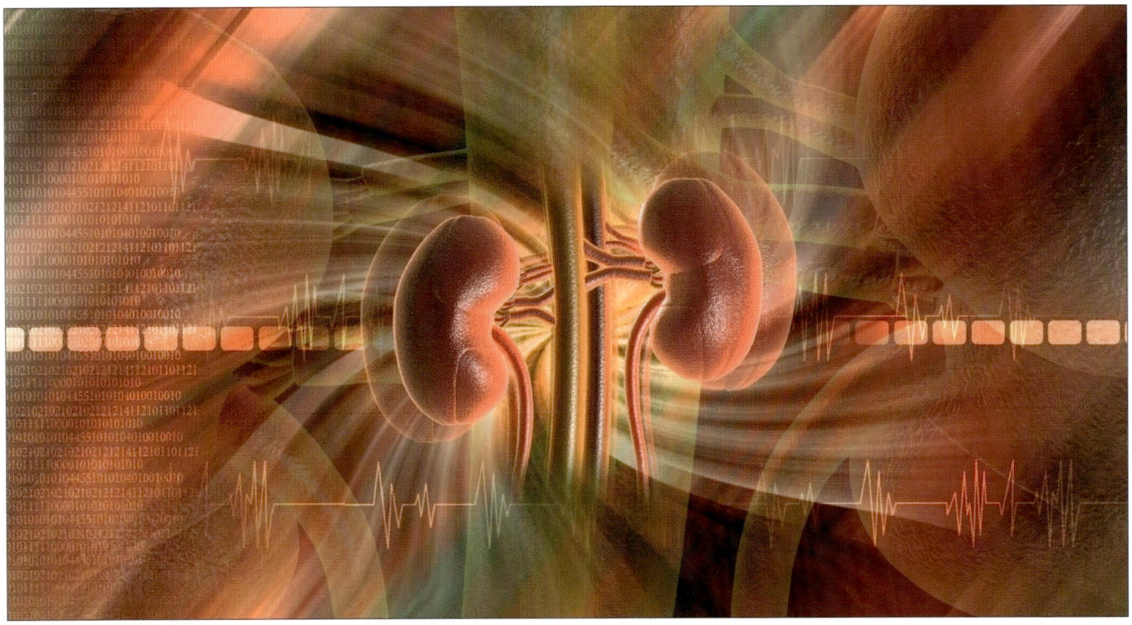

Der Begriff Aphrodisiakum soll sich von Aphrodite, der Göttin der **Liebe**, ableiten. Offensichtlich haben wir die Botschaft übersehen, dass Offenheit für die göttliche Energie der bedingungslosen Liebe die beste Energiequelle und damit das beste Aphrodisiakum ist.

Anstatt dem Mangel an Energie in sich selbst auf den Grund zu gehen, suchen die Menschen seit Jahrhunderten auf Märkten und in Apotheken nach Lösungen. Sie würden lieber dafür bezahlen, als selbst daran zu arbeiten. Und weil der Wunsch danach so groß ist, ist auch der Preis, den Liebeshungrige bereit sind zu zahlen, dementsprechend. Aphrodisiaka waren schon immer teuer. Und umgekehrt – von den meisten teuren Stoffen behaupten (selbst heutzutage noch) gewiefte Händler, dass sie eine aphrodisische Wirkung haben. Je größer das Versprechen, desto höher der Preis!

Ob Sie es glauben oder nicht, im Mittelalter (im 11. Jahrhundert) wurde das Buch *De coitu* (Über den Geschlechtsverkehr) geschrieben. Es war das wichtigste Handbuch zur Sexualität, das in den folgenden 500 Jahren gelesen wurde. Geschrieben hat es einer der führenden Intellektuellen dieser Zeit, Konstantin der Afrikaner (1020-1087), der nach einem ziemlich turbulenten Leben Benediktinermönch wurde. In fast allen seinen Rezepten sind Gewürze angeführt.

Das Mittelalter war in vielerlei Hinsicht anders, als wir es uns vorstellen. Überraschend ist unter anderem auch, dass bei einer Impotenz des Mannes die Frau berechtigt war, sich scheiden zu lassen. In einem solchen Fall entschieden Ärzte und Fachleute über den Zustand der männlichen Geschlechtsorgane. Sie konnten sogar fordern, dass die Männer vor Zeugen ihre Manneskraft bewiesen. Noch schlimmer war aber das Verfahren, zu dem auch Nachbarn und Freunde geladen wurden, um sich mit eigenen Augen davon zu überzeugen, ob der Mann „kann" oder nicht. So sind in Gerichtsunterlagen aus dem 15. Jahrhundert auch Berichte über eine Gruppe von Frauen zu finden, die kamen, um sich von der Unfähigkeit eines Mannes im Bett mit seiner Frau zu überzeugen. Wie kann und soll man so etwas in einer Zeit, in der die Inquisition ihren Höhepunkt erlebte und die Kirche die höchste Instanz der Macht darstellte, verstehen? Angeblich soll der Bedarf an Nachkommen derart groß gewesen sein, dass auch die Kirche den Standpunkt vertrat, die Fruchtbarkeit dürfe nicht unter der Impotenz leiden. In Wahrheit wurden die Kräuterkundigen (weise Frauen) zu Hexen erklärt, weil sie über die Methoden der Geburtenkontrolle Bescheid wussten und Abtreibungen auslösen konnten.

Je ungewöhnlicher, desto besser

In der Geschichte der Aphrodisiaka gibt es viele äußerst seltsame Rezepturen, für die unzählige Tiere völlig umsonst leiden mussten. Man stellte Essenzen her, deren Hauptbestandteile die Genitalien potenzstarker Tiere waren, wie Hirsche, Esel, Pferde, Tiger, Nashörner, ja sogar von Echsen und Krokodilen. Es ist allerdings sehr wahrscheinlich, dass den Menschen nach der Einnahme dieser Präparate eher nach Erbrechen als nach Sexualität zumute war.

Geschichte schrieben auch die Spanische Fliege, Elefantensperma, geriebene Regenwürmer, die Gallenblase von Giftschlangen und, von allen angeführten Mitteln am ehesten genießbar, Austern.

Demzufolge hatten Scheidungen und Scheiterhaufen das gleiche Motiv: möglichst viele Kinder.

Wie Sie sehen, war der Druck des Umfelds auf den Mann, seiner Aufgabe gerecht zu werden, keinesfalls geringer als heute. Aus diesem Grund waren Aphrodisiaka damals ein ebenso heißes Thema wie die heutigen Geschichten über Viagra® und ähnliche Wunderpillen.

Es überrascht also nicht, dass auch die

Ratschläge, wie sich dieses Ziel erreichen lässt, öffentlich zugänglich waren und in den damals zur Verfügung stehenden Medien zeitgemäß veröffentlicht wurden.

„Untersuchungen" in diesem Bereich gab es vor allem in der islamischen Welt, wo der Mann mehrere Frauen hatte und größeren Ansprüchen gerecht werden musste. Daher wusste man dort besonders viel über die aphrodisische Kraft von Gewürzen. Aphrodisiaka bekamen sogar ihren Platz im Hadith, den Überlieferungen des Propheten Mohammed. Der Gelehrte al-Ghazali (1058-1111) berichtet, dass der Engel Gabriel Mohammed *Harissa*, eine mit Pfeffer gewürzte Mischung aus Brei und Fleisch, empfahl, als er unter Potenzproblemen litt.

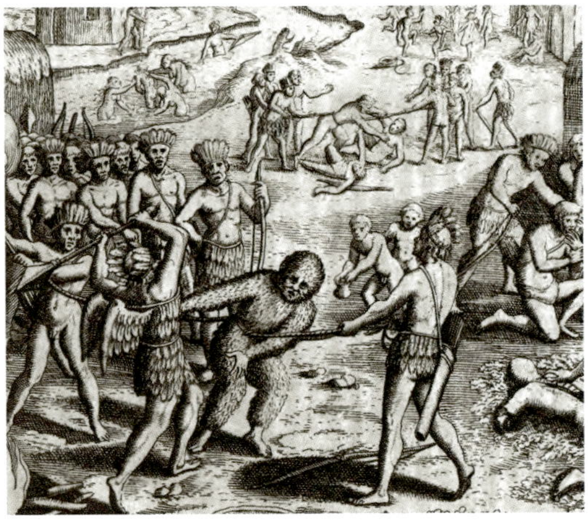

Alles ist Propaganda. Das Bild zeigt gefährliche Eingeborene, die einen toten Menschen fressen und eher Tieren ähneln. Es sollte ein ausgezeichneter Beweis dafür sein, dass Pfeffer seinen Preis wert ist. Die Werbebotschaft bezieht sich außerdem auf die Größe der Geschlechtsorgane und soll suggerieren, welche Auswirkungen der Genuss von Pfeffer auf sie hat. So werden die Inder von Hulsius Levinus in seiner Schilderung der Reise nach Indien aus dem Jahre 1629 dargestellt. (BNF C214299).

Das Geheimnis ist warm und feucht

Das damalige Verständnis der Beschwerden basierte auf der Beobachtung der Energie des Individuums. Verallgemeinert sind die Beschwerden in der Sexualität als Ungleichgewicht der Körpersäfte zu betrachten. Der Verlust des Interesses an der Sexualität war demnach ein Zeichen überschüssiger kalter Energie, weshalb es nicht überrascht, dass man Gewürze empfahl, die ihrer Natur nach heiß sind. Aber die Systematisierung war noch genauer. Ein warmes und feuchtes Temperament war am begehrtesten, denn es bedeutete Fruchtbarkeit und gesunde Samen. Warm und trocken hingegen signalisierte weniger Samen und mehr Feuer beziehungsweise Leidenschaft.

So machte man sich auf die Suche nach Rezepten, die gleichzeitig erwärmten und befeuchteten. Eines der seltenen Gewürze, das dieser Beschreibung vollkommen entsprach, war Ingwer, um den sich fortan also alles drehte.

In der heutigen Zeit sind wir von dieser ganzheitlichen Betrachtung des Gleichgewichts der Körpersäfte abgekommen. Man begegnet diesen Prinzipien nach wie vor in der Ayurveda-Medizin, der traditionellen chinesischen Medizin, der tibetischen Medizin usw. In der westlichen Welt entschieden sich die Menschen, die Wahrheit in Wirkstoffen anstatt in der ganzheitlichen Wirkung bestimmter Stoffe zu suchen.

Heutzutage wissen wir tatsächlich viel über die Bestandteile der Stoffe und auch ziemlich viel über die Effizienz bestimmter Wirkstoffe. Allerdings sind wir vom Gesamtzusammenhang viel weiter entfernt als in alten Zeiten.

Welchen Nutzen bringt es, wenn wir das traditionelle Wissen mit der modernen Wissenschaft vereinen?

Je nach Wirkung lassen sich alle Stoffe, die man Aphrodisiaka nennt, in drei Gruppen einteilen: Jene, die tatsächlich Energie geben, jene, die entspannen und so die blockierte Energie lösen und jene, die noch unsere letzten energetischen Reserven aufbrauchen.

Erst die Energie, dann das Vergnügen

Zur ersten Gruppe zählen nützliche Stoffe (Lebensmittel, Gewürze, ätherische Öle, Heilkräuter usw.), die tatsächlich das Energiepotenzial anheben, den Körper regenerieren, einen Mangel an wertvollen Stoffen ausgleichen und somit auf natürliche Art und Weise die Leistungsfähigkeit steigern. Der Genuss solcher Stoffe birgt kein Risiko, ganz im Gegenteil, er stärkt und das ungeachtet dessen, ob Sie eine ruhige oder aber eine wilde und schlaflose Nacht planen.

Zu diesen nützlichen Stoffen gehören allerlei Gewürze. Es ist auch nicht verwunderlich, dass die teuersten Gewürze immer den Ruf eines Aphrodisiakums hatten. So beruhen die gepfefferten Preise von **Pfeffer, Safran, Zimt, Nelken und Muskatnuss** in großem Maße auch auf dem Versprechen, dass sie im Bett wahre Wunder vollbringen werden.

In dem bereits erwähnten Buch *De coitu* lassen sich viele Rezepte finden, in denen zu einer Mischung aus Ingwer, Pfeffer, Galgant, Zimt und verschiedenen Heilpflanzen geraten wird. Oft erscheinen in diesen Rezepten auch Rucola und Karotten; für die morgendliche Stärkung nach einer anstrengenden Nacht empfiehlt das Buch Milch mit Nelken.

In dem Ratgeber werden auch Kichererbsen, gewürzt mit Ingwer, Honig und Zimt gelobt. Der Verfasser erklärt, sich persönlich von der Wirkung dieses Aphrodisiakums überzeugt zu haben!?

Der aphrodisische Ruhm von Safran und Pfeffer wurde von der Wissenschaft nicht bestätigt, bei den übrigen stellte man fest, dass sie tatsächlich die Regenerierung beeinflussen, die Energie steigern und die Qualität der Spermien verbessern. Ganz besonders interessant ist eine Untersuchung, die an einer indischen Universitäten durchgeführt wurde (Genaueres darüber lesen Sie im Kapitel über die Nelken) und in der die Wirkung des Medikaments Penegra (faktisch handelt es sich um eine Form des Medikaments Viagra®) mit Auszügen aus Muskatnuss bzw. Nelken verglichen wurde. Mäusemännchen, die in diesem Fall Gegenstand der Untersuchung waren, besprangen unter dem Einfluss von Nelken die weiblichen Mäuse um 430 % öfter als gewöhnlich, die Muskatnuss regte sie um das mehr als Siebenfache an (743 %). Überaus effizient, nicht wahr?

Zur Verteidigung des Pfeffers können wir anmerken, dass er zu den Nachtschattengewächsen gehört (ebenso wie Auberginen, Tomaten und Paprika), von denen wir wissen, dass sie die Leidenschaft wecken. Sollten Sie daran zweifeln, denken Sie nur an das Temperament der Menschen in den Ländern, in denen diese Lebensmittel auf dem täglichen Speiseplan stehen.

Auch der **Zimt** ist regelmäßig auf der Liste der Aphrodisiaka anzutreffen. Seine positiven Eigenschaften bestätigen in letzter Zeit auch Versuche an Mäusen, mit dem Ergebnis, dass der Genuss von Zimt die Menge und Beweglichkeit der Spermien verbessert.

Historisch gesehen wurde aber dem **Ingwer** die meiste Achtung entgegengebracht. Alle antiken Ärzte und Kräuterkundigen in den Klöstern waren überzeugt davon, dass er die Energie steigert, regeneriert und die Libido positiv beeinflusst. Aufgrund der bereits erwähnten vollkommenen Energie wirkt er gleichzeitig wärmend und befeuchtend und war die erste Wahl all jener, die an einem Überschuss an Kälte und Trockenheit litten.

Auch die heilige Hildegard von Bingen war der Meinung, dass Ingwer die Kraft hat, beinahe Tote wieder zum Leben zu erwecken. Sie empfahl ihn aber nur sehr erschöpften Menschen. Den Gesunden riet sie davon ab, da er ihrer Ansicht nach bei diesen Menschen zu viel Animalisches hervorruft.

In der aphrodisischen Küche begegnet man häufig auch dem **Chili**. Obwohl er derart „brennt", setzt der Chili im Gehirn Endorphine frei und schafft somit ein Wohlbefinden und wirkt anregend. Das ist der Grund, weshalb viele nicht auf ihn verzichten können und für das gleiche Wohlbefinden immer mehr Chili benötigen, auch wenn sie das Risiko eingehen, die Verdauungsorgane zu schädigen.

Mit dem Wissen über die Kräfte der Gewürze wuchs gleichzeitig auch die Erkenntnis über die Gefahren, die ihr Missbrauch in sich birgt. Wissenschaftliche Diskussionen über die Schädlichkeit von Gewürzen, die zu viel Leidenschaft entfachen, waren sehr beliebt. Insbesondere die Kirche sah es nicht gern, dass die Geistlichen zu Sachkundigen für Sexualfragen wurden. Deshalb waren einige Gewürze für sie verboten, außer für die Anwendung zu medizinischen Zwecken (deren Auslegung damals äußerst großzügig gehandhabt wurde). Anstelle des Pfeffers mussten die Geistlichen also den sogenannten Mönchspfeffer (*Vitex agnus-castus*) verwenden, der den Körper kühlt und trocknet. Sie nannten ihn so, weil er, wie sie selbst schrieben, „aus Männern brave Schäfchen" macht. Das gleiche Verbot galt für das Bohnenkraut, das nach Angaben der Männer, die ihre Erfahrung damit gemacht haben, die „Tugend unmöglich macht". Trotz offizieller Verbote bezeugen die Verzeichnisse der Gewürze, die Klöster und Kirchen als Geschenk oder Steuer erhielten, dass ihnen die heißen Gewürze oft von Jahr zu Jahr in größeren Mengen zur Verfügung standen.

Genuss oder Quälerei?

Neben dem oralen Genuss empfahlen viele Rezepte auch die lokale Anwendung. Dabei ist die Massage des Rückens oder Bauchbereichs logisch, heikel allerdings sind Ratschläge über das Auftragen scharfer Gewürze auf die Genitalien oder den After.

Für diese Art von Anwendung empfahl man Ingwer oder Gewürzöle mit Chili, Piment oder Pfeffer. Der „Angeschmierte" blieb nach einem solchen Präparat bestimmt nicht kalt, jedoch liegt zwischen diesem Gebrauch und den Aussagen, dass auf gleiche Art Gefangene gefoltert wurden, wirklich nur ein kleiner Schritt.

Geht es auch ohne Gold?

Wer nicht so vermögend war, um sich exotische Gewürze leisten zu können, fand eine Lösung in der Natur. Heute wissen wir, dass so manche Legende über Gewürze ihre Begründung hat.

Liebstöckel steigert die Energie der Nieren, sodass die Funktion der Harnorgane und Genitalien angeregt wird. Bekannt ist, dass er dabei hilft die Regelblutung auszulösen. Er enthält auch hormonähnliche duftende Lockmittel, sogenannte Pheromone, die über den Geruchssinn den Geschlechtstrieb beleben. In seinen Wurzeln ist das Energiemuster der Hoden wiedererkennbar. Er wurde also in allen Sprachen richtigerweise Liebling (Liebstöckel, *lovage*) genannt. Wenn die jungen Mädchen in Liebstöckel badeten, um auf die Männer anziehend zu wirken oder sie den Männern Wein mit Liebstöckelblättern zu trinken gaben, wussten sie anscheinend um diese Wirkung.

Ebenso war **Anis** immer der Allgemeinheit zugänglich. Er war bekannt als warmes Gewürz, das den Körper stärkt, die Funktion aller Organe anregt, vor Ansteckungen schützt und das Nervensystem stabilisiert. So wird er von der traditionellen chinesischen Medizin bei Potenzschwäche, Impotenz und Reizblase empfohlen.

Koriander war in Palästina und Ägypten das Aphrodisiakum Nummer eins.

Interessant ist, dass moderne klinische Studien bewiesen, dass auch **Bohnenkraut** seinen berechtigten Platz unter den Aphrodisiaka hat. Nachweislich hilft es bei zu frühem Samenerguss. Wird es zusammen mit dunklen Hülsenfrüchten eingenommen, die das Nierenpotenzial, die Harnorgane und Genitalien stärken, ist es besonders wirksam. Wie bereits erwähnt, wusste man das bereits vor Jahrhunderten, als man feststellte, dass es das Mönchsleben unmöglich macht. Auch Maurice Mességué vertritt die Meinung, dass dieses Gewürz vom Weg der Tugend abbringt. Er empfiehlt es gemahlen in Speisen, in Bädern oder als Sud, der in den Bereich der Wirbelsäule eingerieben wird. Dazu bereitete er einen Sud aus einer Handvoll Bohnenkraut und einer Handvoll Bockshornklee zu, den er 10 Minuten kochte. So half bereits sein Vater den Männern, die Potenzprobleme hatten, indem er diesen Sud entlang der Wirbelsäule in den Rücken einmassierte. Viele dankbare Männer kehrten zu ihm zurück und berichteten, dass sie ihre Männlichkeit zurückgewonnen hätten.

Rosmarin verdankt seinen Platz im Verzeichnis der Aphrodisiaka dem Rosmarin-Gesichtswasser der Königin von Ungarn. Die 72-jährige Königin, die an Gicht und Rheuma litt und allgemein „verrostet" war, gewann durch das Zauberwasser, dessen tragender Bestandteil ein Destillat aus Rosmarinzweigen war, sehr viel an Vitalität und kam erneut zu Kräften, dass sich der polnische König Hals über Kopf in sie verliebte. So erzählt es zumindest die Geschichte. Das bestätigen außerdem unzählige Anwender und Anwenderinnen aus dem Mittelalter, denen Rosmarin die Jugend und das Sexualleben zurückgeschenkt hat.

Mir ist nicht bekannt, wie die **Minze** ihren Platz in den meisten aphrodisischen Rezepten fand. Vielleicht durch die Tatsache, dass diese Rezepte meistens in arabischen Ländern entstanden sind, wo man sich keinen Sud ohne Minze vorstellen kann. Es könnten aber auch ihre belebenden Eigenschaften sein (wenn Sie sie am Abend genießen, werden Sie nur schwer einschlafen können). Oder liegt es an ihrem Geschmack, der stark genug ist, andere, manchmal sehr unappetitliche Bestandteile aphrodisischer Rezepte zu überdecken? Unbestritten ist, dass man sich vor allem in den arabischen Ländern die Genüsse aus 1001 Nacht nicht ohne Minze vorstellen kann.

Proviant für eine lange Nacht

In vielen Kulturen serviert man Jungvermählten vor der ersten Nacht traditionell Honig und Walnüsse. Dies geschieht vollkommen zu Recht, denn sowohl der Honig als auch die Walnüsse stärken die Energie der Nieren und Genitalien. In Marokko gab man zu Honig und Nüssen (bei ihnen verwendet man Mandeln) noch das wertvolle Arganöl hinzu, das reich an revitalisierenden Stoffen und Vitamin E ist. Auf diese Weise entstand das äußerst stärkende Aphrodisiakum *Amlou*. Im Mittelalter bereitete man in England für jungvermählte Paare als Wegzehrung *Posset* zu, das ist eine Mischung aus Milch, Eigelb, Zucker, Zimt und Muskatnuss. Solche und ähnliche Sitten und Bräuche gibt es auf allen Kontinenten der Erde.

Überall kam man zu dem richtigen Schluss, dass ein großer Energieverbrauch durch eiweißreiche Nahrung, sehr viel Vitamin E und gesunden

Zucker ausgeglichen werden sollte, was in allen derartigen Rezepten gegeben ist.

Zu den Heilpflanzen, die im Laufe der Geschichte die größte Heilwirkung zeigten, zählen **Ginseng** oder **weiblicher Ginseng** (*Angelica keiskei* Koidzmi, auch als japanische Angelika oder Ashitaba bekannt).

Für Männer in den reifen Jahren werden die Beeren der **Palmettopalme** aus Südamerika immer interessanter, die bei uns meistens in Form registrierter Naturheilmittel angeboten werden. Die Phytosterole aus diesen Pflanzen lindern nämlich Beschwerden der Männer beim Urinieren, die aufgrund einer gutartigen Vergrößerung der Prostata entstehen. Sie verbessern sogar die Produktion der Spermien und steigern die Liebeslust, weil sie angeblich den Testosteronspiegel beeinflussen.

Die **Macapflanze** (*Lepidium meyenii*) ähnelt äußerlich dem Radieschen und wird getrocknet aufbewahrt. Sie gedeiht unter extremen Bedingungen in den Anden in Höhenlagen von 4000 Metern und ist sehr widerstandsfähig. Schon vor 5000 Jahren kannte man die Eigenschaften der Pflanze, das Energieniveau anzuheben und die Fruchtbarkeit zu verbessern. Die Inka steigerten damit ihre Energie vor einem Kampf; nach dem Kampf war es allerdings verboten sie zu genießen, da sie das sexuelle Verlangen zu sehr stimulierte. Mit Sicherheit sind das nicht nur Märchen, denn auch moderne klinische Studien belegen, dass der Genuss der Macapflanze die Qualität und Beweglichkeit der Spermien verbessert. In der westlichen Welt hat man die Macapflanze erst kürzlich für sich entdeckt und sie wird zunehmend beliebter als stärkendes und vitalisierendes Nahrungsergänzungsmittel. Es gibt viele Erfahrungsberichte über ihre lindernde Wirkung bei Symptomen der Menopause. Dabei sind aber nicht alle Macapflanzen gleich wirksam, denn es gibt mehrere Arten (schwarze, purpurfarbene, gelbe, usw.). Ihre Effektivität ist sowohl von den Wachstumsbedingungen als auch der Art des Trocknens abhängig (am besten ist die Qualität, wenn die Pflanze bei nicht zu hohen Temperaturen getrocknet wird, da auf diese Weise ihre Wirkstoffe bis zu sieben Jahre erhalten bleiben). Hervorzuheben ist auch die vom Stärkegehalt abhängige Konzentration der Wirkstoffe, d. h. je weniger Stärke im Präparat, desto konzentrierter ist die Wirkung.

Auch **Gelée Royale** regeneriert den Körper, regt die Spermienbildung an und fördert das Begehren. Stellen Sie sich vor, dass die Bienenkönigin am Tag mehr Eier legt, als ihr Körpergewicht beträgt, und bei all der Anstrengung ausschließlich Bienenköniginnenfuttersaft zu sich nimmt; Dann können Sie sich in etwa vorstellen, welche Kraft sich in dieser Zaubernahrung verbirgt. Jedoch gilt es auch in diesem Bereich die Auswahl der Präparate gewissenhaft abzuwägen. Hinsichtlich der Wirkung gibt es nichts Besseres als den Genuss von frischem Gelée Royale direkt aus dem Bienenstock. Die nächstbeste Alternative ist roher Bienenköniginnenfuttersaft, der in Honig konserviert wurde, oder gefriergetrocknetes lyophilisiertes Gelée Royale in Flüssigkeit beziehungsweise Kapselform.

Weniger Blockaden, mehr Genuss

Andere Stoffe, mit denen sich die Menschen oft zu helfen versuchen, lösen Hemmungen und setzen mehr Energie für den Genuss frei. Zu dieser Gruppe gehören viele Stoffe, die zwar tatsächlich Hemmungen beseitigen, aber nur scheinbar mehr Energie freisetzen.

Alkohol, verschiedene Drogen und Tabletten beeinflussen in Wirklichkeit nur unser Gehirn, wobei dem Körper zusätzlich Energie geraubt wird.

Unsere Vorfahren verstanden es weitaus besser,

sich auf natürliche Art körperlich und seelisch auf die sexuellen Genüsse einzustimmen. Ätherische Öle haben die Kraft, mit ihren Schwingungen unsere Hirnwellen zu beeinflussen. So hat heute auch die Wissenschaft nachgewiesen, dass Sandelholz, Vanille, Zimt, Muskatellersalbei, Jasmin oder der Duft von Damaskus-Rosenöl intensiv die Entspannung, die Schwingungsangleichung beider Partner und das Lösen der Hemmungen fördern. Ähnliche Wirkungen erzielen auch Musik, Licht und ausgewählte Farben.

Schwarz und rot sind Farben mit Schwingungen, die auf das Wurzelchakra und Sexualchakra wirken. Im ältesten Gewerbe der Welt beherrschte man dies auch ohne Kenntnisse der Theorie. Vor einem Bordell brannte immer eine rote Lampe und am erotischsten wird nach wie vor rote und schwarze Unterwäsche empfunden.

Chemie, die keine Rücksicht auf den Körper nimmt

Und was bleibt uns, wenn wir die Bedürfnisse des Körpers missachten, der nach Regeneration und sanfter Beeinflussung durch Düfte und ihrer heilenden Wirkungen verlangt, die es uns erleichtern, mit uns selbst ins Gleichgewicht zu kommen? Rohe Kraft, natürlich!

Zu dieser dritten Gruppe zählen die modernen Errungenschaften der Pharmazie, welche die Beschwerden, die unsere Abwesenheit verursacht (z. B. Erschöpfung vom Nachdenken, Berechnung, Ängste und Sorgen), nicht behandeln will, sondern sie einfach übergeht. Zu Recht erkennt die moderne Medizin, dass immer mehr Menschen Schwierigkeiten mit der Sexualität haben. Sie schreibt diese Personen dauerhaft krank, investiert große Geldsummen, startet Werbekampagnen und teilt den Menschen in übertriebenen Statistiken mit, dass sie sich keine Sorgen machen sollen, denn sie sind nicht allein mit diesem Problem. „Schauen Sie, wie viele Menschen die gleichen Beschwerden wie Sie haben." Zugegebenermaßen gibt es immer mehr Probleme; was aber mein Verstand ganz und gar nicht akzeptiert, ist, dass ein Arzt all dies mit einer Zaubertablette „heilen" kann. Es ist also vollkommen nebensächlich, ob Sie keine Lust auf Sexualität haben, weil Sie erschöpft, traurig oder besorgt sind – die Tablette macht aus Ihrem Körper „auf Knopfdruck" ein sexuelles Werkzeug. In Wirklichkeit findet eine zusätzliche Auszehrung des ohnehin erschöpften Körpers statt, den wir mittels chemischer Tricks zum Funktionieren zwingen.

Sexualität hat ihren eigenen Schutzmechanismus vor Missbrauch, der bei „Abwesenheit" nicht funktioniert. Geschlechtsverkehr ist kaum möglich, wenn Sie gleichzeitig an die Arbeit denken, Börsennachrichten lesen, sehr traurig oder um die Zukunft besorgt sind. Die Geschlechtsorgane funktionieren nur, wenn Sie an die Energiequelle des „Hier und Jetzt" angeschlossen sind. Sind Sie innerlich woanders, merken Sie es ebenso wie Ihr Partner und auch Ihr Körper begreift es und reagiert darauf. Genau das versucht die Pharmazie mit Chemikalien zu „reparieren", die keine Rücksicht auf den Zustand Ihres Körpers und Ihrer Psyche nehmen, sondern einfach die gewünschte Reaktion einiger Organe provozieren, auch wenn der Körper dabei überhaupt nicht mitwirkt. Stellen Sie sich vor, was dabei für eine Spaltung zwischen dem, was das Bewusstsein **weiß**, und dem, was der Verstand mit „magischen Tabletten" **erzwingt**, entsteht. Glauben Sie wirklich, dass ein solcher Missbrauch ungestraft bleibt? Die Rechnung mit Zinsen kommt bestimmt, nur mit etwas Aufschub.

WIE HELFEN GEWÜRZE BEI MENSTRUATIONSBESCHWERDEN?

Dieses Kapitel bereitete uns einiges Kopfzerbrechen. Wie soll man sich mit einem Buch helfen, in dem lediglich geschrieben steht, dass bestimmte Gewürze bei Menstruationsbeschwerden helfen? Und wer kommt überhaupt auf die Idee, ein solches Buch zu schreiben, das zwar im Bücherregal schön anzusehen ist, doch nicht weiterhilft, wenn man einen praktischen Rat benötigt? So wie Sie, haben natürlich auch wir uns gefragt, wie die Gewürze konkret helfen. Vermindern oder verstärken sie Blutungen, wirken sie krampflösend oder lindern sie Schmerzen? Wir danken allen Therapeuten, Kräutersammlern und erfahrenen Frauen, die uns bei der Zusammenstellung der konkreten Anwendungsmöglichkeiten geholfen haben.

Unter Menstruationsbeschwerden versteht man zu schwache, zu starke oder unregelmäßige Monatsblutungen und unterschiedliche Arten von Schmerzen. Die Ursachen der Schmerzen sind vielseitig, sodass man bei der Linderung bzw. Behandlung vor allem die Ursachen bekämpfen muss.

So können die Schmerzen von physischen Hindernissen in den Geschlechtsorganen verursacht werden, vor allem von Zysten, verstopften Passagen, Polypen oder anderen Abweichungen in der Beschaffenheit der Organe. Oft scheint alles in Ordnung zu sein, jedoch fehlt es den Organen an Elastizität. Sie passen sich während der Menstruation oder Geburt nicht an oder werden nicht so geschmeidig, wie es nötig wäre. Dadurch entstehen die Schmerzen beim Fluss des Menstruationsblutes oder bei der Geburt.

Die Beschwerden beruhen manchmal auch auf der Konsistenz der Flüssigkeit, die durch den Gebärmutterhals kommt. Schmerzen können entstehen, wenn das Blut zu dick oder klumpig und die Öffnung daher zu eng ist.

Interessant ist, dass die Gewürze auch auf diesem Gebiet eine hilfreiche Unterstützung sein können. Ihre Wirkung wurde durch die Jahrtausende sowohl von der Naturheilkunde als auch durch die Erkenntnisse der modernen Wissenschaft bestätigt.

Wenn die Schmerzen durch Abweichungen in der Beschaffenheit und Funktion der weiblichen Organe hervorgerufen werden

Bevor ich auf die einzelnen Gewürze eingehe, möchte ich noch das Gelée Royale erwähnen, das ein ausgezeichnetes Mittel zur Stärkung und Regenerierung der Genitalien und zur Regulierung der hormonellen Funktion des Körpers ist. Das **Gelée Royale** ist ein wahres Wunder der Natur.

In anderen Teilen der Erde nutzt man auf ähnliche Art und Weise die Eigenschaften der **Maca-Pflanze**.

Die unterschiedlichen Gewürze, die im Weiteren aufgeführt werden, sind eine wertvolle Hilfe für die Vitalität der weiblichen Organe. Das **Bohnenkraut** stärkt zwar bekanntlich die Gebärmutter, jedoch sollten Frauen während der Schwangerschaft auf dieses Gewürz verzichten.

Wenn die Schmerzen von Krämpfen in den Organen, insbesondere im Gebärmutterhals, hervorgerufen werden

Wenn psychische Anspannung die Ursache der Schmerzen ist, empfiehlt sich der Genuss von **Rosenblüten**, die Körper und Seele aufeinander einstimmen.

Minze, die Menthol enthält, macht die glatten Muskeln weich, wodurch die Schmerzen gelindert werden und das Menstruationsblut leichter abfließen kann. Die spasmolytische Wirkung des Menthols wird auch im Europäischen Arzneibuch

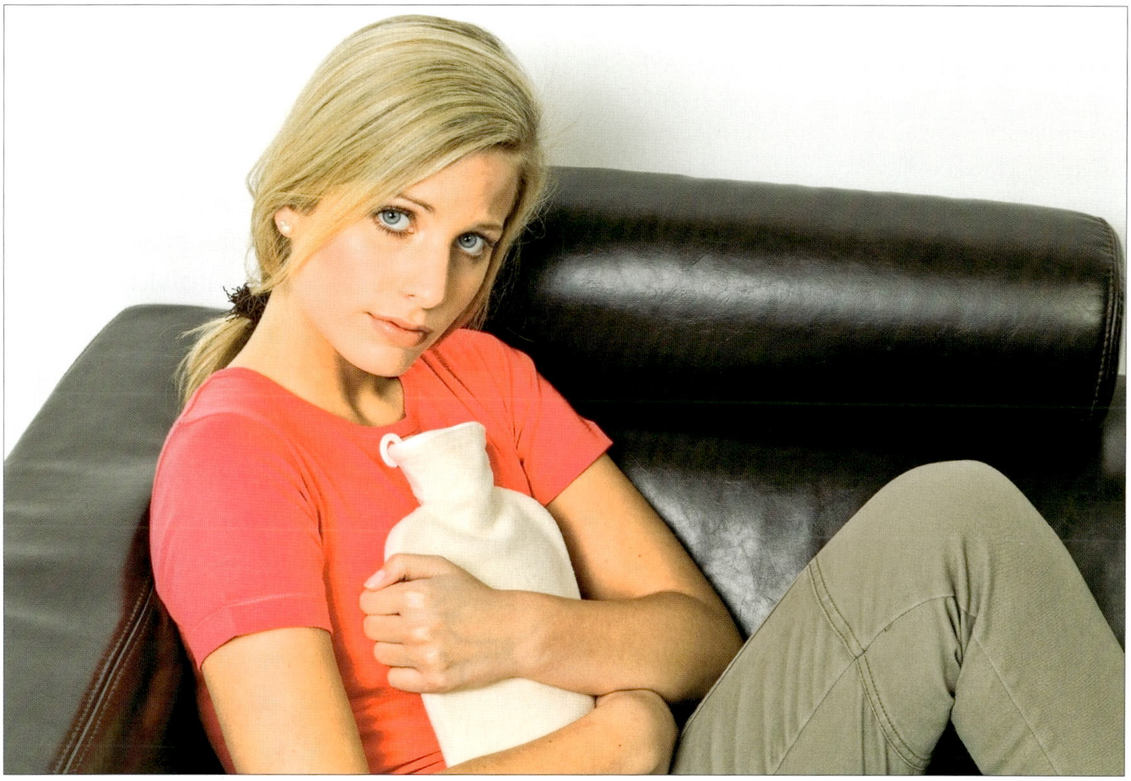

bestätigt, weshalb es häufig als krampflinderndes Mittel für alle glatten Muskeln eingesetzt wird.

Wenn Sie eine größere Menge Minzetee zubereiten, hilft die Pflanze sogar doppelt. Der Darmbereich grenzt an die Geschlechtsorgane und eine warme Flüssigkeit, die schnell zu diesen Organen gelangt, wirkt wie ein warmer Umschlag, der die Fortpflanzungsorgane weich und geschmeidig werden lässt. Ebenso wohltuend wirken warme Umschläge oder das Auflegen von warmen Naturmaterialien (Wärmekissen mit Dinkelhülsen oder verschiedenen Samen, Wärmflaschen, erwärmte Steine, Karneol-Steine usw.).

Wenn die Schmerzen von einer zu groben Konsistenz des Blutes verursacht (zu dickes Blut, Blutklumpen) werden

Schmerzen werden oft durch zu dickes Blut als Folge einer Dehydrierung verursacht. Wenn Sie zu wenig Wasser trinken, schaltet der Körper ein Sparprogramm ein und es kann im Blutkreislauf zu einem Wasserverlust von bis zu 8 % kommen. Dickes Blut transportiert weniger Sauerstoff, es verschleißt das periphere Gewebe und kann es nur unzureichend ernähren.

Deshalb sollten Sie zuerst überprüfen, ob Sie genügend Flüssigkeit zu sich nehmen, insbesondere vor und während der Monatsblutung, weil der Körper für diese große „Reinigungsaktion“ sehr viel Wasser benötigt.

Damit das Blut nicht zu dick wird und sich keine zu großen Klumpen bilden, die bei Bewegungen Schmerzen verursachen, können Sie auf die Hilfe aller Gewürze, die eine blutverdünnende Wirkung haben, zurückgreifen.

Ingwer nimmt hier einen besonderen Platz ein, denn er hilft bei Übelkeit, hemmt gleichzeitig Entzündungen und lindert Schmerzen.

Aber auch alle anderen heißen Gewürze, wie **Rosmarin, Sommer-Bohnenkraut** und **Majoran**, haben sich bei diesen Beschwerden bewährt.

In einer iranischen Untersuchung verglich man die blutverdünnende Wirkung von **Estragon, Sommer-Bohnenkraut** und **Majoran**. Alle drei Gewürze werden in der traditionellen iranischen Medizin als Gerinnungshemmer verwendet. Diese Wirksamkeit konnte bestätigt werden, denn der alkoholische Estragonauszug stoppte die Adhäsion der Thrombozyten zu 51 Prozent, das Bohnenkraut zu 48 Prozent und Majoran zu 40 Prozent *(Vascular Pharmacology. 2008; 48 (1): 32-37).*

Zitronenmelisse lindert ebenfalls Krämpfe, hilft also auch bei Menstruationsbeschwerden. Hildegard von Bingen betonte die positive Auswirkung der Melisse auf die Seele: „Die Melisse ist eine wärmende Pflanze, die das Herz und die Milz erfreut. Sie macht die Patienten wieder froh.“ Vor allem die Milz ist in den Tagen der Menstruation zusätzlichen Belastungen ausgesetzt, sodass man ihr mit Melissentee etwas Gutes tun kann. Die traditionelle chinesische Medizin geht davon aus, dass Melisse auch bei der Beseitigung von Blockaden des *Qi* hilft.

Zu guter Letzt sollten wir noch erwähnen, dass alle Öle mit essenziellen Fettsäuren einen positiven Einfluss auf die Blutverdünnung im Falle einer Dehydrierung haben. Insbesondere die Gamma-Linolensäure (GLA) verhindert äußerst erfolgreich die Bildung von Blutklumpen.

Die höchste Konzentration dieser Fettsäuren findet man im Öl der Nachtkerze und des Borretsch. Am hilfreichsten ist eine Kur, die mindestens eine Woche vor der erwarteten Monatsblutung beginnen sollte.

Wenn die Menstruation zu stark ist

Die Gebärmutter kann auch durch **Salbei** gestärkt werden, der den Hormonhaushalt ausgleicht und bei einem zu kurzen Zyklus hilft. Er hat sich bei zu dünnem und hellrotem Blut bewährt, weshalb er auch bei anderen Formen von Blutungen verwendet wird. Die gleiche Wirkung können sich auch stillende Mütter zunutze machen, wenn sie die Milchbildung vermindern wollen. Allgemein kann er immer dann als wertvolles Hilfsmittel eingesetzt werden, wenn ein zu starker Ausfluss verhindert und Passagen verengt werden sollen. Das gilt für Blut, Schleimhäute (bei Erkältung), Stuhlgang (bei Durchfall) und auch Muttermilch.

Wenn die Menstruation zu schwach ist

Bei diesen Beschwerden hilft **Zimt**, der allgemein die Durchblutung anregt und die Menstruation verstärkt.

Kümmel verstärkt die Monatsblutung und löst gleichzeitig Krämpfe der Gebärmutter. Er eignet sich gut zur Linderung von Wehenschmerzen und ermöglicht dadurch eine leichtere Geburt. Bei Krämpfen hat sich auch die **Petersilienwurzel** bewährt.

Die Menstruation wird außerdem von **Estragon** angeregt. Er sollte deshalb während der Schwangerschaft nicht auf Ihrem Speisezettel stehen.

Wenn die Menstruation zu spät einsetzt

Liebstöckel hilft bei einer ausbleibenden Menstruation. In Versuchen mit Ratten weiblichen Geschlechts stellte man fest, dass Liebstöckel ähnliche Eigenschaften wie Östrogen hat. Somit ist wissenschaftlich bewiesen, dass er bei Menstruationsbeschwerden wirksam hilft. Das wusste die heilige Hildegard von Bingen schon vor Jahrhunderten.

Bei Menstruationsbeschwerden und dem damit verbundenen psychischen und emotionalen Ungleichgewicht hat sich der Genuss von **Anis** allgemein bewährt. Es wurde nachgewiesen, dass Anis als natürliches Phytoöstrogen wirkt, also die Menstruation verstärkt und die Geburt erleichtert.

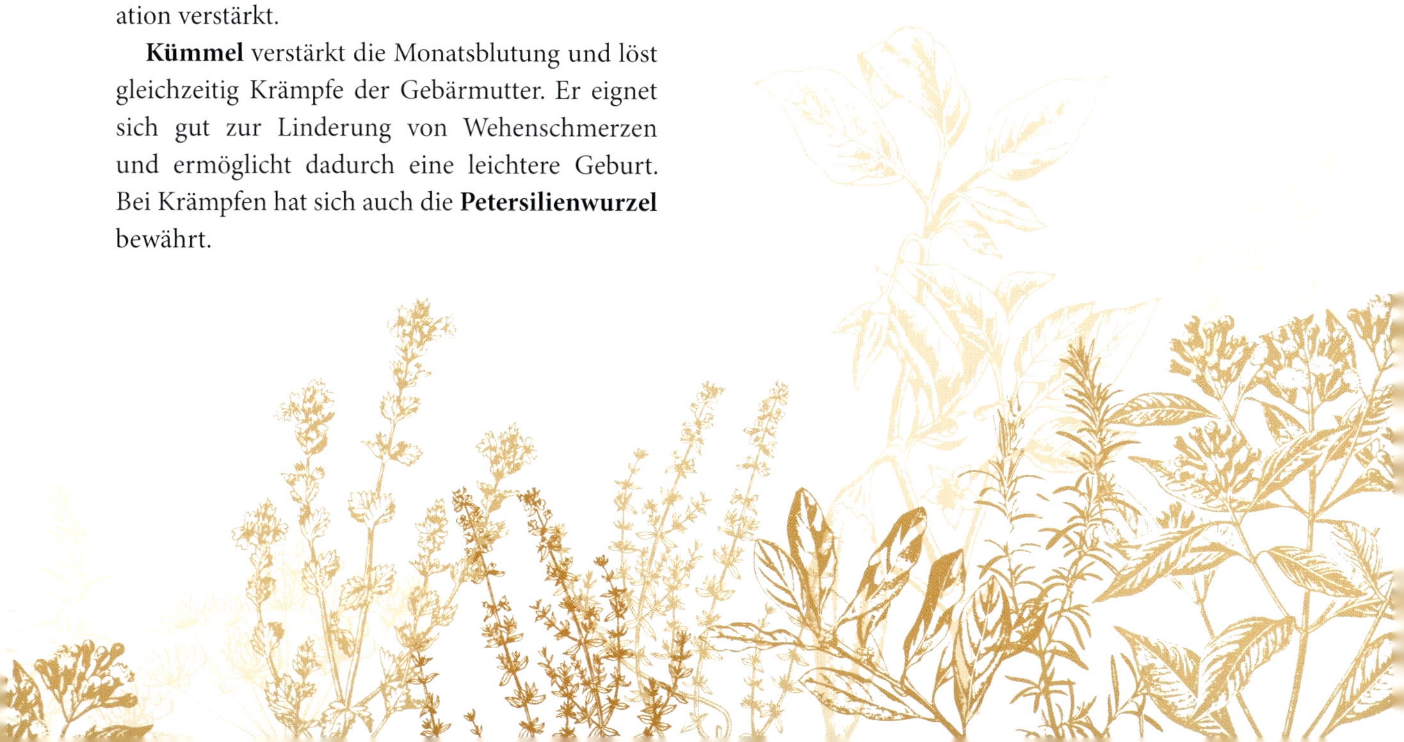

WIE BEEINFLUSSEN GEWÜRZE DAS STILLEN?

In diesem Kapitel finden Sie wahrscheinlich nichts außergewöhnlich Neues. Der Einfluss von Gewürzen auf das Stillen ist seit langer Zeit bekannt und die Liste der Gewürze, die das Stillen unterstützen, hat sich nicht geändert. Dennoch ist es interessant, den Wirkungsmechanismus der Gewürze einmal genauer zu betrachten.

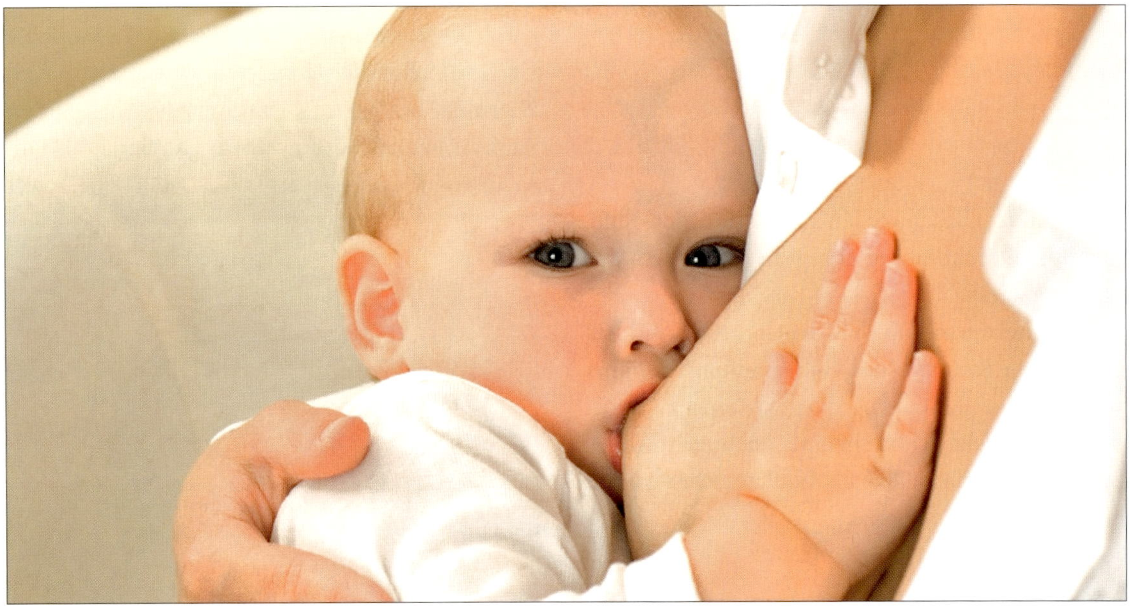

Im Vordergrund stehen unter anderem Anis, Kümmel, Basilikum, Fenchel und Majoran.

ANIS

Anis wirkt stärkend auf die Geschlechtsdrüsen, weshalb er auch als Aphrodisiakum verwendet wurde. Bei stillenden Müttern regt er die Milchbildung an, löst Krämpfe und steigert die Energie des Körpers. Bei Schwangeren ist aber gerade diese Wirkungsweise (Anregung der Drüsen und verstärkte Durchblutung) unerwünscht, da es zu einer Fehlgeburt kommen kann.

BASILIKUM

Basilikum regt die Produktion der Muttermilch an und verringert bei gestillten Kindern Koliken. Es hat keine östrogene Wirkung, aber es löst eventuelle Blockaden (Stress, Angst), die den Milchfluss hemmen.

DILL

Traditionell ist bekannt, dass Dill die Milchbildung bei stillenden Müttern fördert und gleichzeitig auch vorbeugend gegen Koliken bei Stillkindern wirkt.

FENCHEL

Fenchelsamen sind ein Gewürz aus der Familie der Doldengewächse und beschleunigen unmittelbar die Milchausscheidung. Die moderne Wissenschaft betätigte ihre phytoöstrogene Wirkung, die ihren Einfluss auf die Milchbildung erklärt. Da Fenchelsamen die Durchblutung der Gebärmutter anregen, müssen Schwangere beim Genuss von Fenchel, insbesondere der Samen, sehr vorsichtig sein. Aus diesem Grund ist es auch gut, Kindern Fenchel nur in Maßen zu verabreichen, andernfalls können frühzeitige Pubertätsanzeichen auftreten.

KÜMMEL

Auch Kümmel entspannt die glatte Muskulatur, verstärkt die Milchbildung in der Stillzeit und wirkt gegen Blähungen. Gleichzeitig stärkt er die Blutgefäße und hilft Müttern, die während der Schwangerschaft wegen der zusätzlichen Belastung Beschwerden mit erweiterten Venen haben.

LIEBSTÖCKEL UND PETERSILIE

Zur Gruppe der Doldengewächse gehören auch Liebstöckel und Petersilie. Sie haben eine ähnliche Wirkung, allerdings nicht so stark wie die zuvor beschriebenen Gewürze. Die stärkste phytoöstrogene Wirkung wurde bei Petersilie festgestellt (insbesondere in den Samen, etwas geringer in den Wurzeln und unbedeutend in den Blättern). Die Samen verwendete man deshalb zur Anregung einer zu schwachen Monatsblutung. Sie wurden aber auch als Abtreibungsmittel eingesetzt, was aufgrund der Toxizität einer größeren Menge ätherischen Öls aus den Samen ein äußerst gefährliches Unterfangen ist. Nach der Geburt regte man mit den Wurzeln und Samen der Petersilie das Einschießen der ersten Milch und das Zusammenziehen der Gebärmutter an, damit sich die Nachgeburt leichter löst. Interessant ist, dass auch der Sellerie die Durchblutung der Gebärmutter anregt, bei der Milchbildung jedoch genau umgekehrt wirkt.

MAJORAN

Obwohl Majoran zu einer anderen Pflanzengattung gehört, beeinflusst auch er nachweislich die weiblichen Hormone. Er verstärkt die Durchblutung der Gebärmutter (was bei Schwangeren allerdings nicht erwünscht ist), lindert Krämpfe und regt beim Stillen die Milchbildung an. Ebenso lindert er Beschwerden bei PMS und ist eine ausgezeichnete Hilfe bei der Stärkung des Nervensystems.

Hilfe beim Abstillen

Früher verwendeten Mütter zum Abstillen Umschläge aus Petersilie.

Auch Sellerie wirkt milchhemmend (antilactogen) und verhilft zu einer verminderten Milchbildung. Gleiches gilt für den Salbei.

GEWÜRZMISCHUNG FÜR STILLENDE MÜTTER

- 20 g Basilikum
- 10 g Fenchel
- 10 g Anis
- 10 g Majoran

Diese Mischung passt ausgezeichnet zu Suppen und Eintöpfen aller Art.

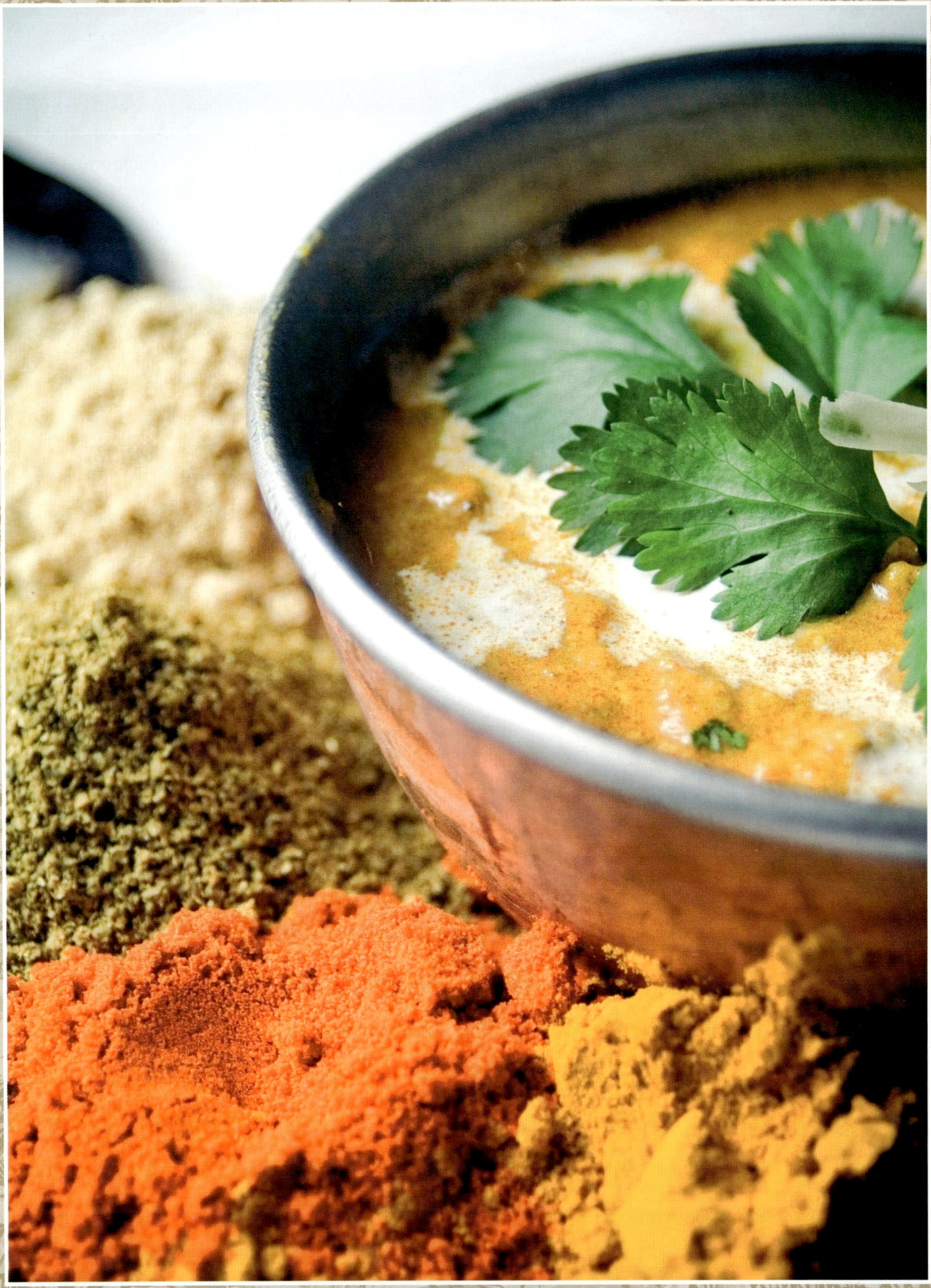

IV. Kapitel

DIE WICHTIGSTEN REGELN BEI DER ANWENDUNG VON GEWÜRZEN

Marija Kočevar Fetah

DAS WÜRZEN VON SPEISEN

Wie bereits festgestellt, sind Gewürze alles andere als nur schmückendes Beiwerk, Aromaverstärker und Garnierung der von uns zubereiteten Speisen. Jedes hat seinen besonderen Zweck und wird im genau bestimmten Moment zum Essen gegeben. wird. Bezüglich der Anwendung gibt es einige Grundregeln.

Ganze Gewürze

Zu Beginn der Zubereitung einer Speise, erhitzt man häufig zuerst das Öl, in dem Zwiebeln und Knoblauch angeröstet werden. Samen, denen man möglichst viel Aroma entlocken möchte, werden genau in diesem Moment in das erhitzte Öl gegeben und für einige Sekunden angeröstet. Anschließend werden sie entweder herausgenommen oder im Öl belassen. Zu diesen Gewürzen zählen: Senfkörner, alle Kümmelarten, Piment, Koriandersamen, Bockshornklee, Rosmarinzweige, Paprika, getrockneter oder frischer, klein geschnittener Chili usw.

Dabei ist darauf zu achten, dass die Gewürze nicht anbrennen, denn sonst verlieren sie ihren Geschmack, werden bitter oder sogar toxisch. Dieser Arbeitsschritt ist besonders wichtig und bedarf großer Aufmerksamkeit. Sobald ein starker Geruch der Gewürze aufsteigt, ist das der richtige Augenblick, um die Gewürze entweder aus dem heißen Öl zu nehmen oder das übrige Gemüse (oder Fleisch), das zubereitet werden soll, hinzuzugeben. Auf diese Art verringert sich die Temperatur des Öls schnell. Es gilt zu beachten, dass der Geschmack der Gewürze, wenn sie im Gericht verbleiben, im Laufe der Kochzeit stärker wird. Sie geben ihr Aroma über einen längeren Zeitraum frei. Auch Tannine und andere Bitterstoffe, die im Gewürz enthalten sind, werden dabei freigesetzt. Soll nicht das ganze Gericht sofort verzehrt werden, entfernt man die Gewürze gleich zu Beginn aus dem Öl.

Es lassen sich aber auch andere Gewürze in Öl anrösten, um ihm eine besondere Note zu geben: Lorbeerblatt, Ingwerstückchen, Asafoetida, ganzer Pfeffer, Kurkuma, frischer Knoblauch usw. Jedoch müssen Sie bei diesen Gewürzen noch aufmerksamer sein, damit sie nicht anbrennen. Außerdem kann ein solches Öl auch nicht über längere Zeit stehen, sondern muss umgehend verbraucht werden. Sind Sie nicht überzeugt, dass Ihnen die Aromatisierung des Öls gelungen ist, gießen Sie es am besten weg und machen Sie alles noch einmal. Der Schaden hält sich so in Grenzen.

Auf diese Weise können Sie einem Gericht auch wärmende Eigenschaften verleihen. Wollen Sie Gemüse, das auf den Körper kühlend wirkt (z.B. Kartoffeln, Wurzelgemüse, aber auch Kohl, Blumenkohl, Gurken, Zucchini usw.), erhitzen, werden durch die Gewürze die Eigenschaften des Elements Feuer hinzugefügt. Bei der Zubereitung von Hülsenfrüchten (Bohnen, Kichererbsen, Linsen, Soja, Saubohnen, Erbsen) können Sie durch diese

Linsensuppe für 4 Personen:

- 250 g Linsen
- 1 kleinere Zwiebel – feingehackt (kann auch weggelassen werden)
- 1 Knoblauchzehe – in Scheibchen geschnitten (kann auch weggelassen werden)
- 1 Karotte – geschnitten
- 1 kleinerer Kohlrabi – geschnitten
- 1 rote Paprika – feingehackt
- 1 reife Tomate (oder 3 Stückchen getrocknete Tomate) oder 1 Löffel Tomatenmark
- 10 g schwarze Senfkörner
- 10 g Anissamen
- 3 Lorbeerblätter
- ein kleinerer Zweig Rosmarin
- eine Prise getrocknetes Bohnenkraut
- Salz nach Geschmack
- nach Wunsch eine ganze getrocknete Chilischote (oder eine frische Chilischote)
- 30 ml Sonnenblumenöl

Die Linsen waschen und für 12 Stunden in kaltem Wasser einweichen. Das Wasser abgießen, die Linsen waschen und in frischem Wasser mit Lorbeerblättern und dem Rosmarinzweig kochen. Die Linsen je nach Sorte 10 bis 20 Minuten lang kochen lassen.

Den schwarzen Senf, Anis, Knoblauch und Chili in heißem Öl anrösten. Wenn sich ein starker Duft verbreitet, die Gewürze entfernen und die gehackte Zwiebel hinzugeben. Alles gut mischen, die fein gehackte Paprika und anschließend noch das übrige Gemüse hinzugeben. Durch das Rösten des Gemüses kommt das Element Feuer in die Speise und verstärkt wesentlich seinen Geschmack. Ist das Gemüse halb gar, die Linsen und das Bohnenkraut hinzugeben und nach Geschmack salzen. Das Gericht noch fünf Minuten kochen lassen, dann vom Feuer nehmen. Eine solche Suppe erwärmt Sie auch an kalten Tagen.

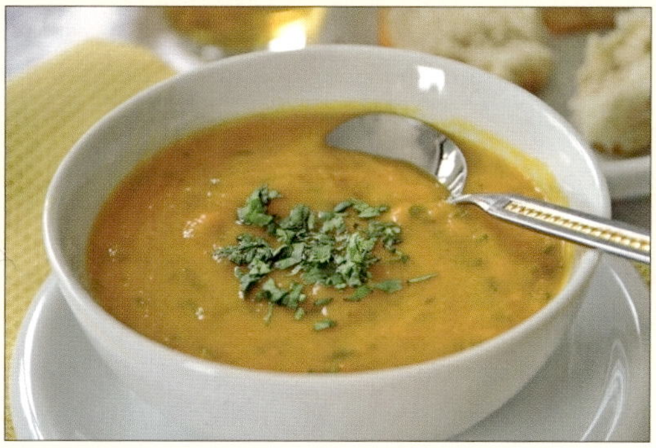

Vorgehensweise die Verdauung wesentlich verbessern und Blähungen vermeiden. Einige Gewürze werden bereits beim Kochen zu den Speisen gegeben (Lorbeerblatt, Rosmarin, Anis usw.).

Gewürze in Pulverform

Eine andere Gruppe stellen die gemahlenen Gewürze dar. Kurkuma, Ingwer, Pfeffer, Koriander, Kümmel, Paprika, Zimt, Senfmehl, Nelken, Muskatnuss usw.

Nach Möglichkeit sollten Sie die Gewürze selbst in speziellen Mühlen mahlen oder noch besser im Mörser zerkleinern. Am besten verwenden Sie möglichst frisch gemahlene Gewürze, denn nach dem Mahlen oxidieren sie schnell und verlieren ihr Aroma. Einige Bestandteile verflüchtigen sich sofort und sind nach einer Stunde völlig verloren, andere wiederum bleiben längere Zeit erhalten. Gemahlenen Anis gibt es nirgends zu kaufen, denn schon ein paar Stunden nach dem Mahlen ist sein Aroma nicht mehr erkennbar. Gemahlener

Kümmel erinnert kaum noch an Kümmel, weißer Pfeffer verliert seinen Geschmack. Gemahlener Zimt, schwarzer Pfeffer, Chili, Ingwer oder Kurkuma bewahren genügend Schärfe. Sie verleihen dem Essen seinen Charakter. In Indien und noch weiter östlich bereitet jede Hausfrau ihre eigene Gewürzmischung, die *Masala* genannt wird, für verschiedene Speisen zu. Diese ist für Fleischgerichte eine andere als für Hülsenfrüchte oder Gemüse. Ebenso haben Süßspeisen ihre *Masalas*, die je nach den Grundzutaten frisch zubereitet werden. So wird jede Gewürzmischung aus sorgfältig ausgewählten frischen oder getrockneten Gewürzen zusammengestellt, die jedes für sich im steinernen Mörser zerstoßen und erst dann vermischt werden. Eine solche Mischung darf höchstens einen Mond (vier Wochen) lang verwendet werden. Dabei ist auch die Zeit der Zubereitung wichtig. Dort, wo das Essen noch immer mit frischen Kräutern zubereitet wird, werden diese früh morgens, kurz vor Sonnenaufgang gemahlen und zerkleinert. Diese Zeit nennt man *Brahma Muhurtha* und es ist die Ruheperiode der Natur. Sie ist der beste Zeitpunkt für Meditation, denn auch die Zubereitung von Kräutern und Speisen erfordert unsere volle Zuwendung.

Gemahlene Gewürze, die in den Supermärkten angeboten werden, sind maschinell gesammelt und gemahlen, ohne dass die natürlichen Umstände oder der psychische Zustand der Arbeitenden eine Rolle spielen. Diese Gewürze werden nur um des Geldes willen vertrieben und genau das bringen sie auch ein. Haben sie dennoch einen Wert in der Küche und auf dem Tisch, wird ihnen dieser von der Person gegeben, die sie zur Zubereitung nutzt. Sie verhilft den Gewürzen mit ihrer Liebe und Aufmerksamkeit zu einem Teil jener Energie zurück, die ihnen auf ihrem Weg verloren gegangen ist. Leider sind die Gewürze oft stark durch künstliche Dünger und Spritzmittel verunreinigt, so dass wir jene aus ökologischem Anbau empfehlen. Das bedeutet, dass nicht nur ihre Zusammensetzung besser ist, auch im gesamten Anbauverfahren ist man sorgsamer mit ihnen umgegangen.

Aromatische Gewürzpflanzen in Pulverform sind ein unverzichtbarer Bestandteil von Speisen. Sie werden etwa nach Ablauf der halben, spätestens aber fünf Minuten vor Ende der Kochzeit zu den Speisen hinzugefügt. In dieser Zeit entfalten sie ihr volles Aroma und gehen schließlich mit dem Essen eine homogene Einheit ein. Die meisten der angeführten Gewürze sind auch im rohen Zustand essbar, jedoch wären sie zu dominant, würde man sie erst zum fertigen Gericht hinzugeben. Gewürze haben eine so große Kraft, dass sie aus den gleichen Lebensmitteln völlig unterschiedliche Speisen mit gänzlich anderer Wirkung entstehen lassen. Nehmen wir gekochte Kichererbsen als Beispiel. In Sesamöl geröstete Kichererbsen, die mit Garam masala verfeinert werden, sind ein ausgezeichnet gewürztes Gericht, das mit Joghurt und Chapati (indische Brotsorte ohne Hefe) serviert wird. Gekochte Kichererbsen mit Sesamöl und einer Gewürzmischung aus Kurkuma, Koriander, Kreuzkümmel und Curryblättern schmecken hingegen ganz anderes. Sie werden mit Gemüse und Reis serviert.

Derartige Variationen kennt man auch in Mitteleuropa und im Mittelmeerraum. Der große Unterschied entsteht hier meist durch Paprikapulver oder Tomatenmark. Mischt man zu Bratkartoffeln Thymian, Rosmarin oder Majoran, entsteht daraus jeweils eine vollkommen andere Speise. Und die Pfeffermenge bestimmt, wem die Speise gewidmet ist. Von den übrigen gemahlenen Gewürzen verwendet man viel geringere Mengen, als dies gewöhnlich im Osten geschieht.

Blätter

Die Mehrheit der Gewürze in unseren Gegenden sind Kräuter, deren Blätter und Stängel der

Nahrung eine besondere Reichhaltigkeit und Vielfalt verleihen. Sie werden in der Wachstumsphase frisch und später getrocknet verwendet. Die meisten können im heimischen Garten angebaut werden, doch gedeihen sie ebenso im Blumenkasten auf dem Fenster oder Balkon. In jüngster Vergangenheit lässt sich immer häufiger beobachten, dass einige Kräuter den Platz von Zierpflanzen in Wohnungen einnehmen, so dass sich aus mancher Küche das ganze Jahr der frische Duft von Petersilie, Koriander, Basilikum oder Schnittlauch verbreitet. Frische Kräuter enthalten Aromanuancen, die in getrocknetem Zustand unwiederbringlich verloren sind. Allerdings stimmt es auch, dass sich Kräuter, die in geschlossenen Räumen wachsen, in Bezug auf ihre Inhaltsstoffe nicht mit den wild wachsenden aus der freien Natur, denen viel mehr Erdreich und Sonnenlicht zur Verfügung stehen, vergleichen lassen. Doch leider stehen uns die Wildkräuter nicht das ganze Jahr zur Verfügung.

Haben Sie frische Kräuter im Blumentopf, dann sollten Sie sie verwenden, doch ist es sinnvoll, auch einen Vorrat an getrockneten, in Öl eingelegten und gefrorenen Kräutern aus dem Garten zu haben.

Frische Kräuter sind gewöhnlich saftig, voller Enzyme und Chlorophyll. Das Rösten in Öl würde alles Gute in ihnen zerstören. So verhält es sich auch mit getrockneten Kräutern, die beim Rösten augenblicklich das Aroma verlieren und unverdaulich würden.

Frische Blätter und Stängel werden fein gehackt, getrocknete in der Hand zerrieben. Unsere Finger sind die besten Indikatoren für den Wert der Kräuter und erkennen auch am genauesten, ob dieses Kraut gerade in dem Moment gut für uns ist. An den Fingerspitzen enden alle *Nadis* – Energiekanäle (*Meridiane*), die durch den ganzen Körper laufen. Die Kraft unserer Hände ist viel größer, als wir denken. Die größte Kraft ist die Fähigkeit, die Energie anderer Lebewesen zu spüren, in diesem Fall die der Pflanzen. Kräuter sind keine gewöhnlichen Pflanzen. Sie haben eine größere Kraft, denn ihre Präsenz beeinflusst die Umwelt. Deshalb erscheint es mir bedeutsam, dass wir unsere Kräuter selbst anbauen, wenn es nicht anders geht, dann wenigstens in Blumentöpfen. Der ständige Kontakt mit der Pflanze ermöglicht, dass sich ihre Energie unseren Gefühlen und Bedürfnissen anpasst. Am glücklichsten bin ich, wenn ich mit einem Schälchen in der Hand durch den Garten schlendere und gerade das, was sich mir anbietet, pflücken kann. Das ist beinahe ein meditativer Zustand und erst am Schluss sehe ich mir an, was ich gepflückt habe. Die so entstandenen Speisen sind die besten und energiereichsten (allerdings nicht im Sinne ihres Kalorienwertes).

Getrocknete Kräuter, insbesondere jene aus ökologischem oder biodynamischem Anbau, haben ein konzentrierteres Aroma, das sich von dem der frischen Kräuter etwas unterscheidet. In getrocknetem Zustand sind sie „eingeschlafen", in unseren Fingern erwachen sie und bereichern erneut unsere Speisen. Trockene Kräuter sind unbedingt zwischen den Fingern oder in der Hand zu zerkleinern, da sie sonst ihren wahren Geschmack nicht entfalten. Sind die Zweige härter (zum Beispiel Rosmarin), können Sie zu diesem Zweck einen Mörser verwenden.

Frische Kräuter werden am Ende der Kochzeit unter das Gericht gemischt, kurz bevor die Kochstelle ausgeschaltet wird, oder erst, wenn das Essen bereits auf dem Teller angerichtet ist. Getrocknete Kräuter werden etwas früher hinzugegeben, jedoch auch erst in den letzten Minuten der Kochzeit.

NICHT ALLE GEWÜRZE SIND FÜR JEDEN GEEIGNET

Wir Menschen sind alle verschieden. Die Unterschiede zeigen sich im Charakter, der körperlichen Konstitution, unserem Lebensrhythmus und Alter, ja auch eventuelle gesundheitliche Beschwerden sind anders.

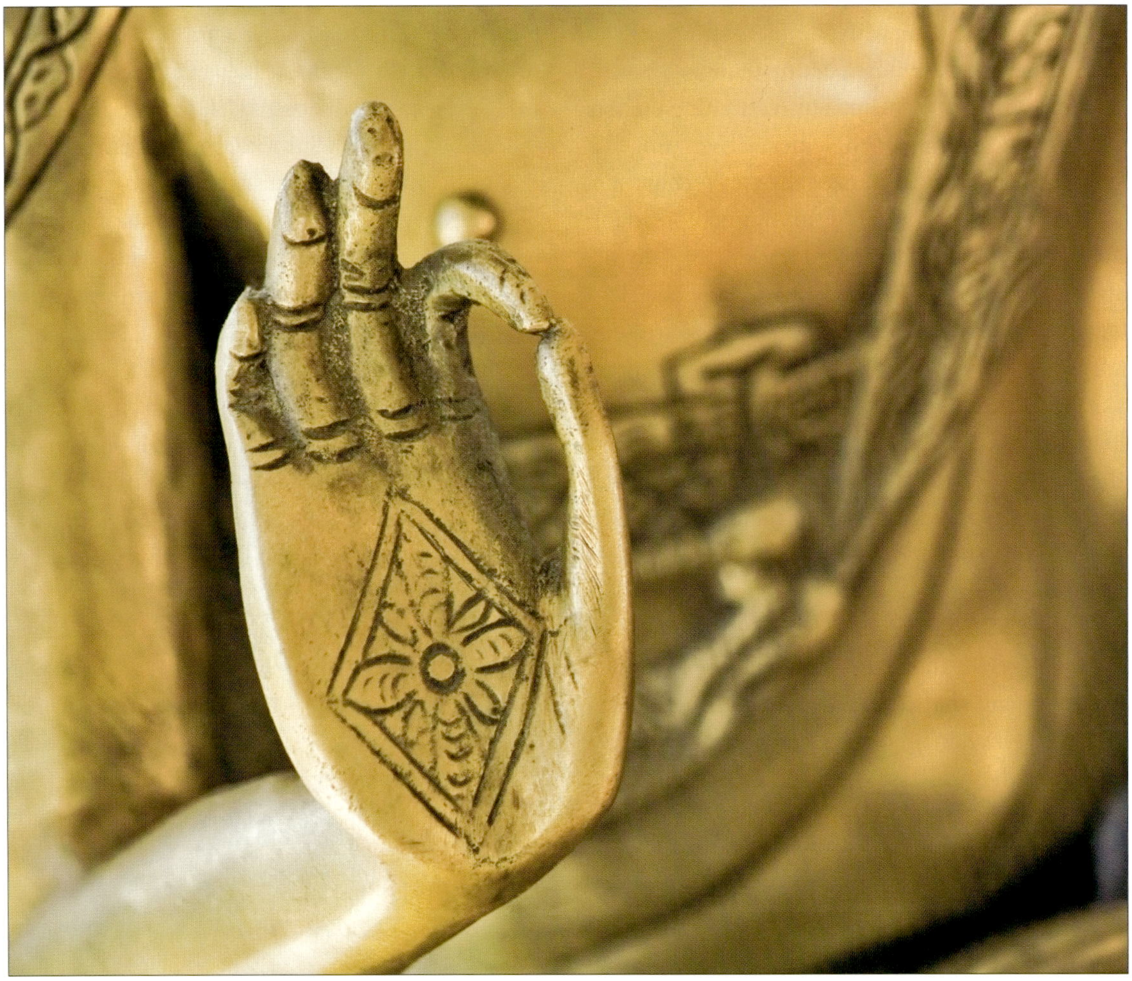

Im Ayurveda (Wissen über das Leben) werden die elementaren Unterschiede in der Konstitution in drei Typen bzw. Doshas zusammengefasst. Zum Verständnis der korrekten Auswahl von Gewürzen führen wir an dieser Stelle nur einige Anhaltspunkte an; wer mehr darüber erfahren möchte, dem empfehlen wir die Literaturliste im Anhang.

Alle drei Doshas setzen sich aus fünf Elementen, die die Basis der körperlichen Konstitution bilden, zusammen. Sechs grundlegende Geschmäcker unterstützen drei grundlegende Konstitutionen, die gelegentlich ineinander übergehen. Aus diesem Grund können falsch ausgewählte Gewürze eben die Prozesse, die eigentlich vermindert werden sollten, verstärken. Richtig angewandt wirken sie sehr wohltuend und stärken gerade das, was wir benötigen.

VATA (Elemente Luft und Raum) – beeinflusst die Prozesse der Bewegung, Atmung, natürliche Bedürfnisse, Veränderungen des Gewebes, der Sinnesorgane, der Motorik und Ausscheidungsorgane. Ein Überschuss an Vata verursacht Unbeständigkeit, Angst, Leere, Beklommenheit u.ä.m.

PITTA (Elemente Feuer und Wasser) – beeinflusst die körperliche Wärme, Verdauung, Fähigkeit der Beobachtung und des Verständnisses, Hunger, Durst und Intelligenz. Im Überschuss bildet Pitta Wut, Hass, Abhängigkeit usw.

KAPHA (Elemente Wasser und Erde) – wirkt auf die Stabilität, Energie, Schmierigkeit, Öligkeit, Fähigkeit zu vergeben, Speichern und Ausdauer. Der Überschuss an Kapha drückt sich zum Beispiel in Gier und übertriebener Anhänglichkeit aus.

In unserem Körper verbinden sich alle drei Energien, jedoch können bei einigen Menschen bestimmte Eigenschaften so ausgeprägt sein, dass sie als reine Vata-, Pitta- und Kapha-Typen bestimmt werden können.

Jedoch sind die meisten von uns eine Kombination aller drei Energien, wobei eine oder zwei überwiegen.

Die grundlegende natürliche Konstitution bekommen wir im Moment der Zeugung. Sie ist vom psychophysischen Zustand der Eltern in genau diesem Moment abhängig. Die Ayurveda-Medizin weist auf die überaus große Verantwortung der Eltern hin, die sich für ein Kind entscheiden. Nach hinduistischer Veda-Überlieferung leben die Eltern mehrere Monate oder sogar Jahre in disziplinierter Übung und im Gebet. Sie achten auf die Ernährung und entwickeln einen liebevollen und respektvollen Umgang miteinander. Spüren solche Eltern den richtigen Augenblick und zeugen sie in voller Harmonie von Körper und Seele ein Kind, ist dies der beste Start in ein glückliches und schöpferisches Leben. Ein solches Kind kann in Armut geboren werden, dennoch sind seine Lebenskraft und Vitalität (auch Essenz genannt) eine reiche Mitgift, die es von seinen Eltern bekommen hat und die sich durch Geld nicht kaufen lässt.

Lässt sich das überhaupt mit der heutigen Situation bei uns vergleichen, in der immer mehr Kinder in Angst, Wut, Apathie, allein aus Angepasstheit und Selbstbestätigung gezeugt werden? Ist es demzufolge verwunderlich, dass es so viele Kinder mit degenerativen Krankheiten, Allergien und Autismus gibt?

Wir wollen das Wesentliche dieses Buches nicht aus den Augen verlieren: Man muss wissen, dass jeder Mensch anders und mit unterschiedlichen Aufgaben auf die Welt gekommen ist. Die Astrologie beschäftigt sich mit der Bedeutung der Planetenkonstellation bei der Zeugung, aber viel wichtiger ist es, die eigene natürliche Konstitution kennen zu lernen. Am besten kann dies ein erfahrener Ayurveda-Arzt, ein sogenannter *Vaidya*.

Die Pflege der ursprünglichen Konstitution einer Person ist besonders wesentlich, denn diese sorgt für Gesundheit und Vitalität. Ein zusätzlicher Einfluss ist die Lebensweise; wenn die Abweichungen zu groß sind, wird der Mensch krank. Das Verständnis der Prinzipien von Vata, Pitta und Kapha hilft uns, jene Lebensmittel und Gewürze auszuwählen, die unseren Bedürfnissen entsprechen. Aus diesem Grund haben wir bei der Beschreibung jedes einzelnen Gewürzes auch dargestellt, wie der Ayurveda ihre Wirkung auf jedes Dosha erklärt.

Nicht alle Gewürze eignen sich an jedem Tag

Die Konstitution ist Ihr Ausgangspunkt, das bedeutet aber auf keinen Fall, dass Ihre Bedürfnisse das ganze Leben gleich sind, 365 Tage im Jahr. Vielleicht wurde Ihre Konstitution vom größten Weisen und Praktizierenden des Ayurvedas bestimmt, allerdings liegt die Verantwortung nur bei Ihnen, täglich aufs Neue zu spüren, wie sich Ihre drei Doshas miteinander verbinden und wie Sie sich jetzt, gerade in diesem Moment, fühlen! Im Sommer haben wir andere Bedürfnisse als im Winter. Im Sommer benötigen wir Lebensmittel, die das Feuer des Pitta beruhigen und uns kühlen, die jedoch Vata und Kapha unterstützen und dadurch den Energiefluss verbessern und die Feuchtigkeit bewahren. Mit Zimt und Kardamom erwärmen wir den Körper im Winter (unterstützen Pitta), um die überschüssige Feuchtigkeit auszutrocknen.

Das kann sich aber augenblicklich ändern, wenn uns der August eine Woche mit fast winterlichen Temperaturen beschert, oder wir an einen Ort reisen, an dem völlig andere Verhältnisse herrschen.

Ebenso wichtig ist zu wissen, dass ein physisch arbeitender Mensch andere Bedürfnisse als ein Intellektueller oder Bankangestellter hat. Die Bedürfnisse eines Kindes unterscheiden sich von jenen eines alternden Menschen, die eines Studenten von denen einer jungen Mutter usw. Können wir das momentane Bedürfnis unseres Körpers erkennen, können wir die Zubereitung der Nahrung ausgezeichnet nutzen, uns schnell umzustimmen. Lernen Sie deshalb die Prinzipien des

PROZESS DER MATERIALISIERUNG – wie sind sie entstanden

VATA	PITTA	KAPHA
Raum und Luft	Feuer und Wasser	Wasser und Erde
Luft im Körper	Säuren, Enzyme und Fette	Masse, Struktur und Flüssigkeiten des Körpers
Hohlräume im Körper	Schützende Flüssigkeiten	

NATÜRLICHE GESCHMÄCKER DER DREI DOSHAS

VATA	PITTA	KAPHA
bitter	sauer	süß
herb	salzig	salzig
scharf	scharf	sauer

GESCHMÄCKER, DIE DAS EINZELNE DOSHA VERSTÄRKEN

VATA	PITTA	KAPHA
salzig	bitter	scharf
sauer	herb	bitter
süß	süß	herb

Ayurvedas nicht auswendig, denn erst wenn Sie sie spüren, begreifen Sie die Tiefe der Weisheit.

Die Wirkung der drei Doshas (Prinzipien) drückt sich nicht nur auf rein physischer Ebene (Wärme, Kälte, Öligkeit), sondern auf allen Ebenen des Daseins aus. Wenn wir lernen, die Lebensmittel und Gewürze in diese drei Kategorien einzuteilen, können wir einfacher verstehen, wie sie wirken und wie wir uns mit ihnen helfen können.

Warum sind Aroma und Geschmack wichtig?

Kein Wesen dieser Erde widmet sich so dem Geschmack des Essens wie der Mensch, nur weshalb? Wegen des Genusses? Richtig, doch das ist nicht alles. Wir erkennen am Geschmack, ob das Essen für uns bekömmlich ist oder nicht. Der Geschmack verrät uns, ob es frisch oder abgestanden ist. Der Geschmacks- und Geruchssinn weisen uns darauf hin, ob sich in dem Essen bereits Zersetzungsprozesse vollziehen. Dann wirken Mikroorganismen, deren Ausscheidungen schädlich für uns sind. Diese beiden Sinnesorgane sagen uns ebenfalls, ob aus Kohl bereits Sauerkraut, aus Milch Joghurt, aus Saft Essig oder Wein geworden ist. Von der Natur werden uns unzählige Früchte mit unterschiedlichstem Geschmack angeboten. Einzig und allein, um unseren Magen zu füttern, die Muskeln aufzubauen und uns physisch aktiv sein zu lassen?

Weshalb nutzen die Tiere keine Süßstoffe, Pfeffer, Meerrettich usw.?

Der Mensch ist weitaus mehr, als nur ein physischer Körper. Wir tragen Dimensionen in uns, die wir manchmal nur ahnen, ab und zu erscheint uns wie ein Geistesblitz das tiefere Verständnis des Ganzen. Vielleicht ernährt sich der physische Körper tatsächlich mit Materie (immer mehr Menschen beweisen aber das Gegenteil), jedoch hat der Mensch auch andere feinstoffliche Körper (Aura), die feinstoffliche Nahrung benötigen. Ernährt sich der Körper mit Materie, können wir vereinfacht sagen, dass sich die Seele mit Aromen, Schwingungen und Ätherischem nährt. Das Bewusstsein benötigt nicht einmal das und nährt sich rein mit Licht und Liebe.

Um all diese Körper gut zu nähren, ist es wichtig, dass die Nahrung dem physischen Körper gute Nährstoffe bietet, damit sie mit dem Aroma und der ätherischen Kraft auch die Seele ernährt und sie mit Liebe und Hingabe erfüllt. Damit wird gleichzeitig unsere bewusste Gegenwart gestärkt.

Dies ist der Grund unserer Bemühungen, Lebensmittel und Gewürze im Topf aufeinander abzustimmen, um (wenigstens teilweise) auch zwischen Körper und Seele Harmonie zu erreichen. Aber das ist noch längst nicht alles. Erst wenn wir uns zusätzlich auf andere Art und Weise um die geistige Entwicklung bemühen – mit Ehrlichkeit zu uns selbst und anderen, mit Übung, Meditation, mit Sorge für die Umwelt, Mitgefühl für Hilfsbedürftige usw., kann uns die Nahrung helfen, und Gewürze spielen hierbei eine äußert wichtige Rolle. Ihre harmonischen Duftstoffe erfüllen uns mit Freude, beruhigen die völlig gereizten Nerven und unterstützen uns, zu uns selbst, zu unserem Wesen zurückzufinden.

Bereits alle entwickelten Zivilisationen vor uns wussten, dass sich die Götter nur mit Düften ernähren. Dementsprechend verwundert es nicht, dass bereits vor Jahrtausenden den Göttern auf der ganzen Welt die am besten duftenden Gewürzpflanzen und Weihrauch dargebracht wurden.

Diesen Brauch pflegt man noch heutzutage in vielen Kulturen. In Indien sind Räucherstäbchen und Öle sogar ein Wirtschaftsfaktor. Denken Sie wirklich, das sei nur eine religiöse Marotte?

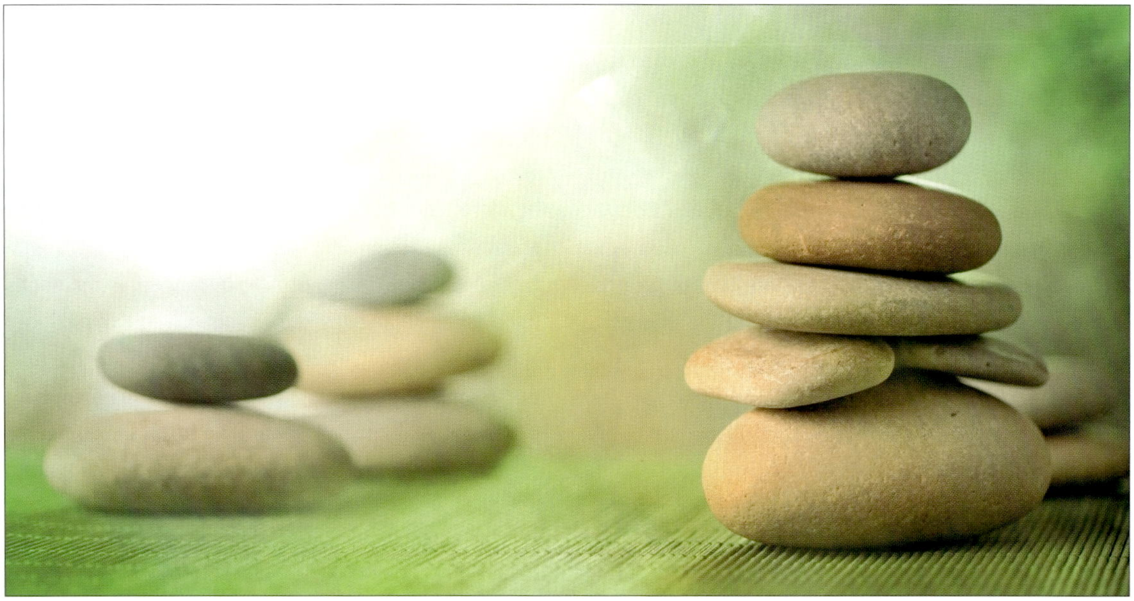

Wie erreicht man eine Harmonie des Geschmacks?

Für die vollkommene Ausgewogenheit der Speisen ist neben den richtigen Zutaten auch die Geschmacksabstimmung notwendig. Wir kennen sechs grundlegende Geschmacksrichtungen: süß, scharf, sauer, bitter, salzig und herb. Normalerweise überwiegt einer dieser Geschmäcke und deshalb sagen wir, dass eine Speise süß oder salzig ist. Auf unserer Zunge befinden sich Geschmacksknospen, die in Gruppen eingeteilt sind und unterschiedliche Aufgaben haben. So erkennen die einen den süßen Geschmack, andere den sauren, dritte den bitteren usw. Beim Kauen der Nahrung empfinden wir den wahren Geschmack erst nach einiger Zeit. Allmählich, wenn jedes Teilchen der Zunge seinen Teil des Geschmacks gekostet hat, erkennen wir, welche Speise wir im Mund haben und ob ihr etwas fehlt. Eine süße Speise muss auch alle anderen Geschmäcke beinhalten, damit ein vollendeter Eindruck entstehen kann. So verhält es sich mit allen Speisen, denn nur solche Nahrung stellt uns zufrieden und beruhigt unsere Sinnesorgane und den Geist.

Der überwiegende Teil der modernen Nahrung lässt unsere Geschmacksknospen unzufrieden, weshalb wir nach größeren Mengen verlangen, als der Körper überhaupt benötigen würde. Wir schlucken alles, doch hinterlässt diese Nahrung kaum Spuren und Zufriedenheit.

Ein abgestimmter Geschmack ist viel mehr als lediglich ein Schlemmererlebnis. Da die Geschmacksrichtungen auch mit unseren Organen verbunden sind, bedeutet der Genuss süßer Nahrung gleichzeitig das sanfte Streicheln all jener Organe, die von dem ausgewählten Geschmack beeinflusst werden.

Merkmale und Wirkung der sechs Geschmäcke

SÜSS

Der süße Geschmack nährt und entspannt den Körper, beseitigt das Hungergefühl und schafft die Voraussetzungen für das Wachstum körperlichen Gewebes. Er wird von allen Körpertypen benötigt, allerdings muss sich der Kapha-Typ diesbezüglich ziemlich einschränken. Vata und Pitta hingegen dürfen mehr davon genießen. Die Elemente Wasser und Erde bilden den süßen Geschmack, den alle Kohlenhydrate, Zuckersorten, Fette und Aminosäuren beinhalten. Die meisten Getreidesorten und Früchte sind süß. Auch die Milch wird den süßen Lebensmitteln zugeordnet. Fast alle Lebensmittel beinhalten ein bestimmtes Maß süßen Geschmacks, so dass er der dominanteste Geschmack in allen Formen des Bestehens ist.

Süße Nahrung wird zuerst verdaut und liefert am schnellsten Energie für die Arbeit und das Wohlbefinden. In Indien beginnt man die Mahlzeit mit einer kleinen, sehr aromatischen Süßspeise. So gewinnt man rasch an Energie, gleichzeitig regen die Gewürze die Ausscheidung der Verdauungssäfte und den schnellen Stoffwechsel an.

Industriell zubereitete Nahrung zählt meist zu den süßen Lebensmitteln, obwohl es sich um salzige Speisen handelt. Sie beinhalten ungewöhnlich viele Kohlenhydrate und vor allem wird ihnen sehr viel Zucker beigemengt. Letzteren gibt man dazu, weil solche Fertignahrung immens viel Salz enthält (das die Rolle des Konservierungsmittels übernimmt), der Zucker aber seinen dominanten Geschmack abschwächt. Der Verzehr dieser Nahrung lässt uns schnell dehydrieren, so dass wir sehr durstig werden. Leider trinken viele Menschen anstelle von Wasser die Getränke, die zu diesen Speisen angeboten werden: mit Kohlensäure versetzte, (wieder) süße Getränke mit künstlichen Aromen.

Die traditionelle chinesische Medizin sagt über den süßen Geschmack, dass er richtig dosiert die Milz stärkt. Ist er im Überschuss, regt er die Milz zu sehr an und zehrt an ihren Kräften.

SAUER

Der saure Geschmack wird von allen Konstitutionen in kleineren Mengen verwendet, jedoch ist er für den Vata-Typ am wirksamsten. Gering dosiert kann ihn der Kapha-Typ verwenden, der Pitta-Typ aber wirklich nur in kleinsten Mengen.

Er unterstützt die Verdauung und Ausscheidung von Stoffwechselrückständen aus dem Körper. Der saure Geschmack entstand aus den Elementen Erde und Feuer. Viele Früchte (wie Zitrone, Limette, Grapefruit, Erdbeeren, Johannisbeeren) sind sauer, aber auch saure fermentierte Nahrung wie zum Beispiel Miso, Sojasoße, Joghurt, Molke und Sauerkraut. Sauer wirken ebenso alle organischen Säuren.

Alle zuvor angeführten Lebensmittel sind tatsächlich von saurem Geschmack, wirken jedoch in der Verdauung basisch, wenn sie frisch, zur rechten Zeit und in entsprechenden Mengen verzehrt werden. Sie versorgen den Körper mit den dringend notwendigen Mineralien in organischer Form, befreien ihn von Übersäuerung und entlasten das Immunsystem. Man sollte auf künstliche Getränke, die synthetische Zitronen- und Kohlensäure enthalten, verzichten, denn diese Säuren kann der Körper nur schwer (wenn überhaupt) verdauen und sie bewirken das Gegenteil des gewünschten Effekts.

Nach der TCM zieht der saure Geschmack zusammen, weshalb er das Herz, die Blutgefäße und auch die Leber im richtigen Tonus hält, wenn er richtig dosiert wird. Zu viel Säure ist schädlich.

SCHARF

Dieser Geschmack ist für den Kapha-Typ am nützlichsten. Der Vata-Typ kann ihn in kleineren Mengen genießen, der Pitta-Typ nur minimal. Der scharfe Geschmack regt die Verdauung an, stärkt den Stoffwechsel (Verdauungsfeuer – *Agni*) und bewahrt das Gleichgewicht in Bezug auf die Ausscheidung im Körper. Dieser Geschmack setzt sich aus den Elementen Luft und Feuer zusammen. Gewürze wie Knoblauch, Ingwer, Asafoetida, Paprika und alle Tinkturen gelten als scharf.

Man muss die TCM nicht kennen, um festzustellen, dass der scharfe Geschmack „zu Tränen rührt" – wir wissen alle, dass nach dem Verzehr von Meerrettich die Nase läuft, wir zu schwitzen anfangen und Tränen in den Augen haben. Der scharfe Geschmack wirkt nämlich stimulierend auf die Lunge und den Dickdarm. Für jeden Geschmack gilt gleichermaßen, dass Anregung eine Seite der Münze darstellt und Missbrauch die andere. Menschen, die übermäßig Scharfes zu sich nehmen, reizen ihre Schleimhäute zu sehr. Beim Kapha-Typ, dem man einen trägen Stoffwechsel nachsagt, macht es noch Sinn, für den Pitta-Typ, der schon von Natur aus eher schlank und feurig ist, hat die Übertreibung mit scharfem Geschmack schnell schädliche Auswirkungen.

SALZIG

Am nützlichsten ist der salzige Geschmack für den Kapha-Typ, in kleineren Mengen aber auch für die beiden anderen Typen. Dieser Geschmack reinigt das körperliche Gewebe, hält das Lymphsystem im Gleichgewicht und aktiviert die Verdauung. Der salzige Geschmack besteht aus den Elementen Wasser und Feuer und man findet ihn in allen Formen von Salz und Meeresalgen. Gemüsesorten, die einen großen Wasseranteil haben, z.B. Zucchini, Gurken und Tomaten, beinhalten naturgegeben viel Salz. Die Sellerieknolle ist von Natur aus salzig, ebenso die weißen und schwarzen Rüben, Rettich und Radieschen (all dieses Gemüse ist auch scharf). Es gibt aber auch Halophyte, die im oder am Salzwasser leben und sehr salzhaltig sind. Werden sie getrocknet und gemahlen, erhält man ein herrliches Kräutersalz, das für den Körper am besten zu verdauen ist.

Natürliches salines Meersalz (Salzblüte) und das Himalaja-Kristallsalz enthalten in Spuren 84 Mikroelemente. Diese Mindestmengen sind für das normale Funktionieren des zentralen Nervensystems, insbesondere des Gehirns, unverzichtbar.

Nach der TCM regt der salzige Geschmack insbesondere die Nieren und in Verbindung mit ihnen die Harnblase an. Fehlt dem Körper genügend Salz, verliert er Mineralstoffe. Zu viel Salz verursacht die Ansammlung von Wasser im Körper. Das Salz beeinflusst also den Tonus sowohl unserer Organe als auch der Lebensmittel. Das Salzen der Lebensmittel verhindert den Abbauvon Stärke. Das ist eine gute Nachricht beim Kochen von Kartoffeln, die nicht zerfallen sollen. Gleiches passiert, wenn Bohnen und Kichererbsen während des Kochens gesalzen werden – sie bleiben hart. Demzufolge verwendet man Salz bei Kartoffeln, Teigwaren und überall dort, wo die Lebensmittel fest bleiben und sich schließen sollen. Andernfalls wird ohne Salz gekocht, damit die Lebensmittel weich gekocht werden.

BITTER

In Minimaldosierung ist der bittere Geschmack für alle Typen gleichermaßen empfehlenswert. Er reinigt den Körper von Giften, verbessert den Tonus der Organe, reinigt die Leber und hält die Nährstoffversorgung der Haut im Gleichgewicht. Am wichtigsten ist er für den Pitta-Typ. Der Kapha-Typ benötigt ihn hin und wieder als Ausgleich, der Vata-Typ allerdings nur in geringen Maßen. Dieser Geschmack entstand aus den Elementen Raum und Luft und ist in allen bitteren Speisen und Gewürzen enthalten, wie Aloe vera, Kurkuma, in den Blättern des Neembaums, Endiviensalat, in Chicorée und anderen grünen Salaten. Auch Alkaloide und Glycoside zählen zu den bitteren Stoffen.

Natürliche bittere Nahrung und Teesorten haben aber auch immer einen süßen Beigeschmack, den man zumeist erst am Ende bzw. einige Sekunden nach dem beißen oder schlucken

Kartoffeln mit viel Sonne

Die Kartoffel ist ein kaltes Gemüse mit viel Stärke und einem äußerst hohen Glykämischen Index (fast wie weißer Zucker). Außerdem ist die Kartoffel eine kalte Stärke, die unter der Erde wächst und der es an Sonne fehlt. Meine Familie isst gerne Kartoffeln, so dass ich sie so zubereite, dass ich ihr das hinzufüge, was ihr fehlt – viel Sonne.

- 1 kg geschälte Kartoffeln
- 50 ml helles Sesamöl
- 1 Esslöffel dunkles Sesamöl
- eine halbe Zwiebel (oder zwei Frühlingszwiebeln – mit dem grünen Teil)
- 1 Teelöffel Senfkörner
- 1 Teelöffel Koriandersamen
- 1 Rosmarinzweig
- 1 Prise Thymian
- 1 Teelöffel gemahlene Kurkuma
- 1/2 Teelöffel Meer- oder Himalajasalz

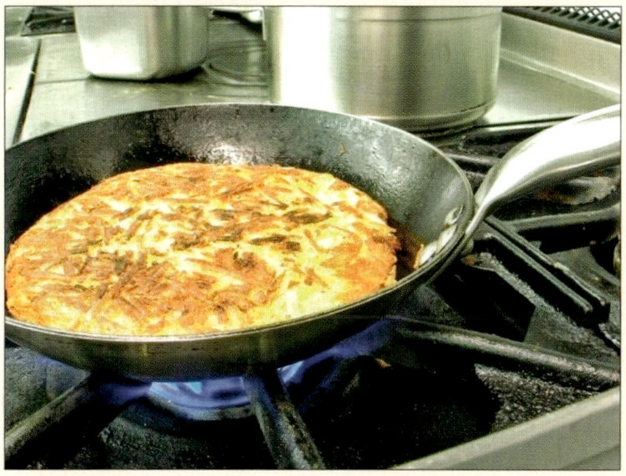

Die geschälten Kartoffeln in dünne Scheiben reiben, die Zwiebel klein hacken. Senfkörner und Koriandersamen in 50 ml Sesamöl kurz anrösten und dann aus dem Öl nehmen. Anschließend die Zwiebeln rösten bis sie glasig, auf keinen Fall aber braun werden. Alle anderen Zutaten mit den Kartoffeln vermengen und in vier bis fünf Portionen teilen. In die gut erhitzte Pfanne einige Tropfen dunkles Sesamöl und einen Teil der Kartoffelmischung geben. Einen Fladen formen, die Pfanne zudecken und ein paar Minuten anbraten. Dabei darauf achten, dass er nicht anbrennt. Dann wenden und zwei Minuten aufgedeckt anbraten. Dazu passt ein Salat der Saison.

Auf diese Art und Weise wird die kalte Kartoffel mit Sonne angereichert, die in den Gewürzen und dem Sesamöl bewahrt ist, und mit dem Feuer des Herds, das ihren tamasischen Charakter verbrennt. Dieses Gericht ist ausgewogen und leicht, beinhaltet aber alle sechs Geschmäcker. Kartoffeln und Zwiebeln geben die Süße, Senf und Thymian den scharfen und bitteren Geschmack ebenso wie Rosmarin, das Salz die Salzigkeit, Kurkuma und Koriander hauchen noch den herben Geschmack ein. Rosmarin, Zwiebel und Senfkörner gaben der Speise die rajasische Eigenschaft – Aggressivität, die die dumpfe Trägheit ausgleicht. Natürlich ist dieses Gericht ausgewogen – sattvisch, aber nur, so lange es frisch ist. Erkaltet und abgestanden bekommt es erneut die tamasische Eigenschaft.

Das sollte man sich merken, denn es gilt für eine große Mehrheit der Gerichte. Ist das Essen abgestanden, ist es fast immer tamasisch oder „schwer". So verhält es sich auch mit Fertiggerichten aus Konserven oder Tiefkühlkost. Da wir ab und zu auf diese zurückgreifen müssen, helfen wir uns mit Gewürzen, Feuer und ganz viel Liebe.

wahrnimmt. So verhält es sich auch mit dem Neembaum, dessen Blätter zu den bittersten weltweit gehören. Der süße Geschmack am Ende ist der natürliche Geschmack der Blätter oder Früchte, die stets etwas Zucker oder andere Kohlenhydrate (Stärke) enthalten. Ausgenommen davon sind synthetisch hergestellte Präparate, auf die man ohnehin verzichten sollte.

Wie auch aus der Tradition der Kräuterheilkunde bekannt ist, ist der bittere Geschmack mit der Leber verbunden und infolge dessen auch mit dem Herzen und den Blutgefäßen, sodass er zu ihrer besseren Funktion und zur laufenden Entgiftung des Blutes beiträgt. Aus diesem Grund begegnet man in der Literatur der TCM auch häufig der Wohltat des bitteren Geschmacks für das Herz, natürlich in ausgewogener Menge und angepasst an die persönliche Konstitution (Dosha).

HERB

Der herbe Geschmack wird (wie der bittere) nur zu therapeutischen Zwecken und zur Regulierung genutzt. Von allen Typen kann er in kleineren Mengen verwendet werden, vom Pitta-Typ und Kapha-Typ etwas mehr, vom Vata-Typ äußerst wenig. Die Herbheit an sich heilt den Körper bereits durch ihre Eigenschaft, sie verdichtet. Außerdem verringert sie die Ausscheidungen aus dem Körper und ist die trockenste aller Geschmacksrichtungen. Sie besteht aus den Elementen Luft und Erde. Herbe Lebensmittel beinhalten viel Tannin, wie Tees aus Zweigen und Wurzeln. Die meisten Hülsenfrüchte haben neben dem herben auch gleichzeitig einen süßen Geschmack. Arzneimittel sind meistens von Natur aus herb, ebenso Kornelkirschen, Cranberries und ähnliche Früchte.

Herbe Lebensmittel werden in größeren Mengen oft eingesetzt, um eine Dehydration oder sogar das Verbluten zu verhindern (schwerer Durchfall oder Blutung der Verdauungsorgane, unerwünschte Blutungen der Genitalien usw.). Ebenso helfen bei Blasenentzündungen herbe Cranberries. Die Herbheit verdichtet das Gewebe und zieht es zusammen, weshalb Asthmatiker und Personen, die schon stark dehydriert sind, auf diese verzichten müssen. Ältere Menschen neigen von Natur aus zur Vata-Konstitution (trocken), so dass herbe Nahrung nur auf ihrem Speiseplan stehen sollte, wenn es unbedingt notwendig ist. Gleiches gilt für Hochleistungssportler. Übermäßiges Trocknen oder Zusammenziehen des Gewebes könnte nämlich Verletzungen beim Training oder Wettkampf verursachen.

Wie ein Geschmack „Flügel verleiht" oder „schwer im Magen liegt"

Die Ayurveda-Medizin kennt drei grundlegende *Gunas*, d.h. Eigenschaften oder Zustände, die für die gesamte materielle Welt gelten. Der Mensch, als sich geistig entwickelndes Wesen, strebt zu einem ausgeglichenen Zustand – *Sattva*. Auf diesem Weg befinden sich Hindernisse, verursacht von aggressiven und destruktiven Aspekten – *Rajas* - sowie trägen, passiven und dumpfen Aspekten – *Tamas*. Die beiden letzten Eigenschaften werden der Unwissenheit und dem Rückschritt zugeschrieben.

Auch die Nahrung hat Eigenschaften, die im Ayurveda mit diesen Worten beschrieben werden. Sattvische Nahrung erhebt unseren Geist, tamasische und rajasische drücken den Menschen zu Boden und in die materielle Verdichtung. Es stimmt zwar, dass einzelne Lebensmittel vom Ayurveda in diese drei Kategorien eingeteilt werden, jedoch muss man wissen, dass diese Eigenschaften beeinflussbar sind.

Gleichfalls bedeutungsvoll ist es, zu welchem Zeitpunkt eine Speise verzehrt wird und in welcher Menge.

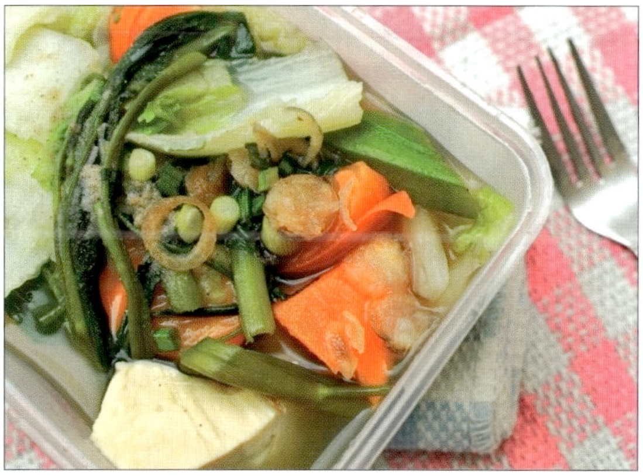

Auch die beste Nahrung wird durch längeres Stehen tamasisch. Demzufolge ist die gesündeste Mahlzeit eine frisch zubereitete.

Wenn wir unter Stress stehen, Angst haben, besorgt sind oder uns auf einer anstrengenden Reise befinden, müssen wir besonders aufmerksam sein, welche Nahrung wir zu uns nehmen. Unter diesen Umständen ist eine gute Flüssigkeitszufuhr von immenser Bedeutung, das heißt, trinken einer genügenden Wassermenge und wenn möglich eines isotonischen Getränks (leicht gesalzene Limonade). Wenn Sie an einem solchen Tag fasten, wird es Ihnen Ihr Körper danken. Nehmen Sie in dieser Situation leichte, einfache Nahrung mit wenig Fett und Eiweiß zu sich. Belegte Brote sind, so wie auch Fastfood, äußerst unangemessen. Erwünscht sind Obst, gekochtes Gemüse und Kerne, (eingeweichte Mandeln, Sonnenblumen- und Kürbiskerne u.a.m.), Reis oder einfache Teigwaren.

Noch wichtiger als die Auswahl der Lebensmittel ist die Menge. Auch wenn eine Mahlzeit ausgewogen und nach allen Regeln zubereitet ist, bleibt sie tamasisch und schädlich, wenn man zu viel davon isst. Stellt sich ein Hungergefühl ein, ist der Magen leer. Um gut funktionieren zu können, benötigt der Magen genügend Flüssigkeit. Trinken Sie deshalb eine viertel Stunde vor dem Mittagessen ein Glas Wasser. Achten Sie bei der Nahrungsaufnahme darauf, dass mindestens ein Drittel des Magens leer bleibt, denn nur so kann er gut verdauen und Sie werden nicht müde und schläfrig.

Außerdem sollten Sie gut abwägen, wann Sie wirklich hungrig sind. Ich bin überzeugt davon, dass uns nicht immer der Hunger plagt, wenn wir uns an den Tisch setzen und begierig auf das Essen warten; oft ist es die Macht der Gewohnheit. Eine Alternative für ein Mittag- oder Abendessen wäre ein Spaziergang oder ein nettes Gespräch mit Freunden. Im Ayurveda gilt, dass auch Gesellschaft Nahrung ist, denn auch diese wählen wir wie unsere Nahrung aus – ausgewogen und angenehm.

Die meisten gesundheitlichen Beschwerden, mit welchen die Menschen der entwickelten Länder konfrontiert sind, haben ihre Ursache in der übermäßigen Menge der verzehrten Speisen. Würden wir die Mahlzeiten halbieren und auf alle Snacks zwischen den einzelnen Mahlzeiten verzichten, wäre es gerade richtig. Zwar wären dann Ärzte und Pharmazeuten arbeitslos, doch das ist wieder eine andere Geschichte. Die gesamte Nahrung ließe sich ökologisch anbauen, weil man nur die Hälfte brauchen würde, aber auch das ist eine andere Geschichte.

Auf jeden Fall ist es wichtig, die grundlegenden Eigenschaften der Lebensmittel kennenzulernen. Das bedeutet, dass Sie auf die Eigenschaften von Vata, Pitta und Kapha Einfluss nehmen können und wissen, dass die Natur Ihrer Mahlzeiten nicht zwangsläufig mit der Natur der von Ihnen verwendeten Lebensmittel übereinstimmen muss. Aus einer Schüssel Kartoffeln lässt sich eine sehr schwere und ermüdende Speise zubereiten, aber unter Verwendung der richtigen Gewürze und durch Freude bei der Zubereitung entsteht ein angenehmes und anregendes Essen.

WIE MAN MISSGESCHICKE KORRIGIERT

Eine Küche mit allen Hilfsmitteln, einer reichen Auswahl an Lebensmitteln, farbenfrohem Gemüse, Obst und natürlich Gewürzen ist wie ein traumhaftes Orchester, das ganz nach dem Taktstock des Dirigenten spielt. Jede Speise, von den einfachsten Spaghetti bis zur neunschichtigen Torte, ist eine abgestimmte Melodie. Ein aufmerksamer Zuhörer erkennt sehr schnell sein Lieblingslied und hört jeden falschen Ton. Und der Dirigent? Mal gelingt das Essen zauberhaft, ein anderes Mal ganz einfach nicht. Obwohl es immer auf die gleiche Art zubereitet wird, hat es stets einen etwas anderen Geschmack. Nur warum?

Der Unterschied liegt entweder in den verwendeten Zutaten, da auch Gemüse, Fleisch oder Fisch nicht immer die gleichen Eigenschaften haben und es sich mit den Gewürzen ähnlich verhält. Die Abweichungen in der Qualität der Gewürze sind sehr groß und können ein Essen vollkommen verändern. So ist der Pfeffer einmal mild, dann wiederum scharf, je nachdem, welchen Sie gekauft haben, doch das wissen Sie erst, wenn Sie ihn probieren. Eine Prise Zimt kann manchmal den ganzen Raum mit Wärme erfüllen, ein anderes Mal ist er kaum wahrzunehmen.

Aber auch unsere Gemütslage und Gesundheit beeinflussen die Auswahl der Gewürze. In Europa ist man es gewohnt, die Speisen während ihrer Zubereitung zu probieren und dadurch den gewünschten Geschmack zu erreichen. Im Osten ist das allerdings verboten. Man lernt dort, die Qualität der Lebensmittel und Gewürze mit den Händen, insbesondere mit den Fingerspitzen, zu erkennen. Handflächen und Finger verraten am besten, was man berührt, insbesondere dann, wenn man dieser Handlung genügend Aufmerksamkeit und etwas Zeit schenkt. Aber die Handflächen übertragen auch unsere Gefühle und Absichten.

Unsere Zunge schmeckt jeden Tag und jede Stunde anders, ist also nicht immer zuverlässig, um den gewünschten Geschmack zu erreichen. Unsere Leber arbeitet stark, wenn man verärgert ist, deshalb verwendet man in diesem Zustand eher bittere oder herbe Geschmacksrichtungen. Besorgte Menschen hingegen benötigen mehr Salz für die Nieren

Aber es passiert auch, dass eine Zutat überraschend anders schmeckt als erwartet und das Essen zu süß oder zu scharf wird. Was ist in diesem Fall zu tun?

Wenn es zu süß ist

Von Süßspeisen erwarten wir natürlich, dass sie süß sind, allerdings werden ihre Qualität und Beliebtheit von einer ganzen Palette an Gewürzen beeinflusst. Plätzchen schmecken schon dank einer großen Menge an Haselnüssen sehr lecker; gibt man aber noch Vanille, Zitronenschale, eine Prise Kardamom, einen Löffel Ingwersaft und etwas Salz hinzu, bleibt diese Köstlichkeit ganz sicher in bester Erinnerung. Bei der nächsten Zubereitung denkt man nur daran, wie süß die letzten Plätzchen waren und gibt zu viel Zucker hinzu. Das lässt sich schnell korrigieren, indem die Plätzchen mit einem Guss aus bitterem Kakao oder einer säuerlichen Zitronencreme bestrichen werden.

Gemüse- und Fleischsoßen müssen alle sechs Geschmäcker beinhalten, also auch den süßen, jedoch ist hier besondere Vorsicht geboten. Ist in einer salzigen Speise ein süßer Geschmack eindeutig erkennbar, bedeutet dies, er überwiegt. Handelt es sich eher um eine Fleischspeise oder ein Essen mit Seitan, Tofu oder Fischen, werden diese durch Beigabe von etwas bitteren oder herben Gewürzen zubereitet. Ausgezeichnete „Korrektoren“ sind Kurkuma, Rosmarin oder Thymian. Manchmal überlistet man die Sinnesorgane mit einer Messerspitze Muskatnuss, bei Fischen zahlen sich etwas Zitronenschale oder ein paar Tropfen Zitronensaft aus. Es ist auf jeden Fall Vorsicht geboten, denn es kann leicht zu viel sein. Ist eine salzige Speise zu süß, darf man auf keinen Fall noch mehr Salz hinzugeben, denn das verstärkt den süßen Geschmack zusätzlich!

Gemüsegerichte und Hülsenfrüchte, die reich an Kohlenhydraten sind, haben von Natur aus einen süßlicheren Geschmack. Dieser lässt sich durch Zugabe eines sauren, scharfen oder etwas bitteren Geschmacks überdecken. Die Menge dieser „kaschierenden“ Beigaben muss wirklich minimal sein, so dass sie schlussendlich nicht bemerkt werden. Neben Zitronensaft haben sich auch Apfel- oder Reisessig bewährt. Als scharfe Beigabe empfehlen sich Pfeffer oder Knoblauch, manchmal auch Ingwer; Bitterkeit erreicht man mit Petersilie und Kurkuma oder auch Muskatnuss.

Wenn es zu salzig ist

In diese Bedrängnis kommen die Köche am häufigsten, doch gibt es hier mehrere Möglichkeiten zur Abhilfe. Am einfachsten ist es, eine Speise oder Soße zu verdünnen, das ist aber nicht immer praktisch. Wenn die Suppe versalzen ist, hilft die Zugabe einiger Stückchen geschälter Kartoffeln oder Haferflocken, die darin gekocht werden. Stärke bindet viel Salz an sich und gibt einen etwas süßlichen Geschmack. In eine versalzene Soße kann etwas Karotte oder Kartoffel (auch beides) gerieben und einige Minuten lang mitgekocht werden. Karotten und Kartoffeln sind von Natur aus süßlich. Das Salz in der Nahrung verstärkt die Süße, die Salzigkeit ist nicht mehr so ausgeprägt. Zu einer versalzenen eiweißhaltigen Speise gibt man etwas scharfen Geschmack hinzu (Paprika, Ingwer, Knoblauch oder Pfeffer). Bei einer versalzenen Gemüsesuppe hilft manchmal auch die Zugabe einiger Löffel Milch oder Sahne.

Wenn es zu scharf ist

In Gegenden, in denen scharfe Speisen bevorzugt werden, serviert man Joghurt oder Sahne, Gurkensalat sowie hefefreies Brot als Beilage.

Der scharfe Geschmack wird nicht nur mit der Zunge wahrgenommen, er irritiert ebenso

Speiseröhre und Magen, so dass man ihn noch lange nach dem Genuss schmeckt. Dadurch wird manchmal zu viel Magensäure gebildet, man bekommt Sodbrennen und fühlt sich unwohl. Eiweiß als Beigabe mildert den feurigen Geschmack und macht die Speise auch für den Magen weniger aggressiv. Manchmal hilft es, einen Teelöffel Kichererbsenmehl mit etwas Wasser zu vermischen und es der Soße oder Suppe hinzuzugeben. So entsteht ein neuer, voller Geschmack und der Speise wird etwas Schärfe genommen.

Etwas cremig gerührter Tofu hat den gleichen Effekt, den feurigen Geschmack zu mildern. Da Tofu reines Eiweiß ist, wirkt er schneller.

Wenn es zu bitter ist

Auch bei einem übermäßig bitteren Geschmack hilft die Zugabe von Eiweiß (Joghurt, Sahne, Tofu), allerdings genügt das nicht. Um den zu bitteren Geschmack zu mildern, gehört auch etwas Süße dazu.

Übermäßige Bitterkeit tritt in Erscheinung, wenn zu viele bittere Gewürze verwendet wurden (Kurkuma, Rosmarin, Thymian ...) oder sich ein bitteres Gemüse einschleicht (wie manchmal Gurken, Auberginen und junge Zucchini).

Übermäßige Bitterkeit kann auch ein Hinweis darauf sein, dass die Speise verdorben ist, so dass man sich erst über die Ursachen der Bitterkeit Klarheit verschaffen muss, bevor der Geschmack korrigiert wird.

Es ist schon erstaunlich, wie eine Prise Salz die Bitterkeit aus Hirsebrei, gebackenen oder gebratenen Oliven und Tofu verbannt. Verwenden Sie überwiegend bittere Zutaten (Wirsing, Auberginen u. ä.), vermindern Sie den bitteren Geschmack zunächst so, in dem Sie der Speise eine Zutat beimengen, die von Natur aus süß ist, oder einfach eine Prise Zucker. Am süßesten ist Gemüse mit einem hohen Anteil an Kohlenhydraten: Karotten, Kartoffeln, Kürbisse.

Jedoch beeinflusst auch die Zubereitung, ob sich Bitterkeit oder Süße entwickeln. Wenn man eine Karotte (oder Zwiebel, Kürbis o. ä.) anröstet und dann der Suppe oder Soße beimengt, wird die Speise süß; gibt man sie aber gleich in kaltes Wasser, wird der Geschmack vollkommen anders, weniger aromatisch und weniger süß. Um also den Geschmack einer bitteren Wirsingsuppe zu mildern, rösten Sie ein paar Karotten oder Kürbisstückchen o. ä. an und rühren dies unter die Suppe.

Bitterkeit lässt sich aber auch mildern, indem zum Essen ein paar Kartoffeln, in Wasser angerührte Speisestärke oder Reisstärke oder getrocknetes Obst hinzugeben oder eine Marmelade dazu gereicht wird (deshalb wird leicht bitteres Wild meist mit Preiselbeermarmelade serviert).

Nachdem der Hauptgeschmack auf diese Weise abgemildert wurde, kann das Gericht noch etwas gesalzen werden.

Eine Soße kann gerettet werden, indem Reis- oder Maisstärke in etwas Wasser angerührt und zur bitteren Soße gegeben wird. Noch besser wird sie, wenn man etwas geriebenen Apfel oder fein gehackte Zwiebel hinzugibt.

Aber auch die Wahl des Fettes spielt eine wichtige Rolle bei der Regulierung der Bitterkeit. Oliven- oder Sesamöl sind in diesem Fall nicht angebracht, denn beide sind etwas bitter oder herb. Sonnenblumenöl oder Butter eignen sich besser, die Bitterkeit zu mildern.

Ab und zu ist es notwendig einen sehr bitteren Tee zu trinken (Schafgarbe, Beifuß, Neem) und es wäre hilfreich, den Geschmack etwas zu verbessern. Der Tee wird etwas angenehmer, wenn man ihn verdünnt oder süßt, wahrscheinlich geht dadurch aber ein Teil seiner heilenden Wirkung verloren (oder man müsste umso mehr davon trinken!). Die störende Bitterkeit wird viel milder und die Heilkraft bleibt erhalten, wenn man solche Tees als Auszug zubereitet (die ausgewählten Gewürze oder Kräuter mit kaltem Wasser übergießen und über Nacht stehen lassen.)

Wenn es zu sauer ist

Saft, der zu sauer ist, lässt sich mit Wasser verdünnen und ist ein besonders guter Durstlöscher. Schwerer lässt sich dies mit Gulasch oder gefüllten Kohlrouladen machen. Diesen Speisen gab man früher viel Kümmel, Pfefferkörner und Lorbeerblätter bei. Kümmel verbessert die Verdauung, schenkt dem Gericht aber auch viel süßen Geschmack. Er ist am besten, wenn er zerstoßen wird, bevor er der Speise zugefügt wird, und es ist interessant, wie auch sehr saures Sauerkraut einen angenehmen Geschmack bekommt.

Ein sehr starker saurer Geschmack ist äußerst unangenehm, aber nur, wenn er allein auftritt. Fügt man in mäßigen Mengen noch die übrigen Geschmacksrichtungen hinzu, schmeckt man Reichtum, Fülle und Ausgewogenheit.

Bei der Zubereitung von Süßspeisen werden manchmal saure Früchte (Johannisbeeren, Sauerkirschen u.ä.) verwendet oder man stellt daraus Marmelade oder Saft her. Die Säure gleicht man am besten mit etwas Süßem aus, sollte aber nicht viel Zucker hinzugeben. Deshalb verwendet man „süße" Gewürze (Anis, Zimt, Vanille u.ä.) und etwas Salz, denn so wird die Schärfe des Sauren gemildert und es entsteht ein abgerundeter Geschmack.

Wenn Sie schon einmal eine Prise Salz oder einen Löffel Salzwasser in Limonade gegeben haben, konnten Sie sich sicherlich selbst überzeugen, wie die störende Säure sofort verschwand.

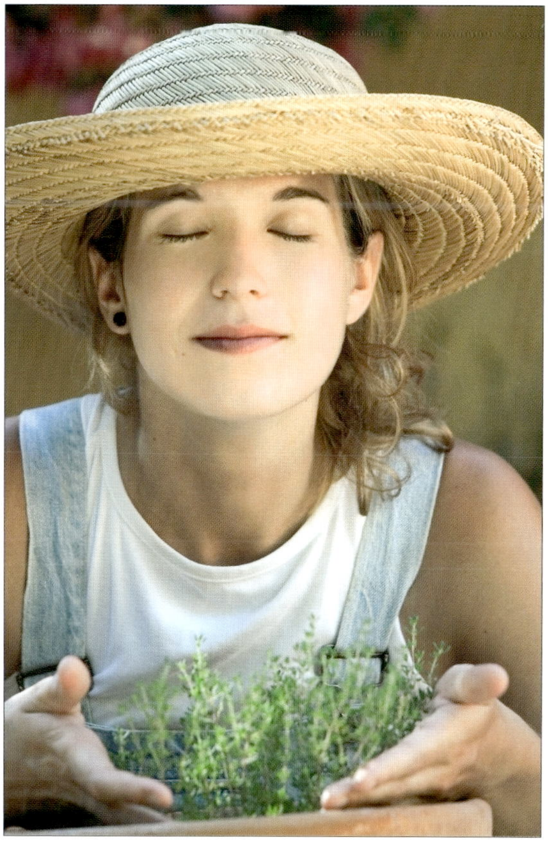

Der Geschmack lässt sich natürlich nur bis zu einem bestimmten Grad korrigieren und abstimmen. Manchmal ist es völlig unmöglich und man muss von vorne beginnen. Seien Sie bei jedem Lebensmittel und jedem Gewürz, das Sie verwenden, aufmerksam. Nehmen Sie es in die Hände, riechen Sie daran und spüren Sie seine Energie. Sie lernen, seine Eigenschaften kennen zu lernen und wissen dann genau, wann und wie viel davon zu verwenden ist. Trainieren Sie Ihre Aufmerksamkeit und Ihre Kraft. Seien Sie beim Kochen PRÄSENT, mit Körper und Geist.

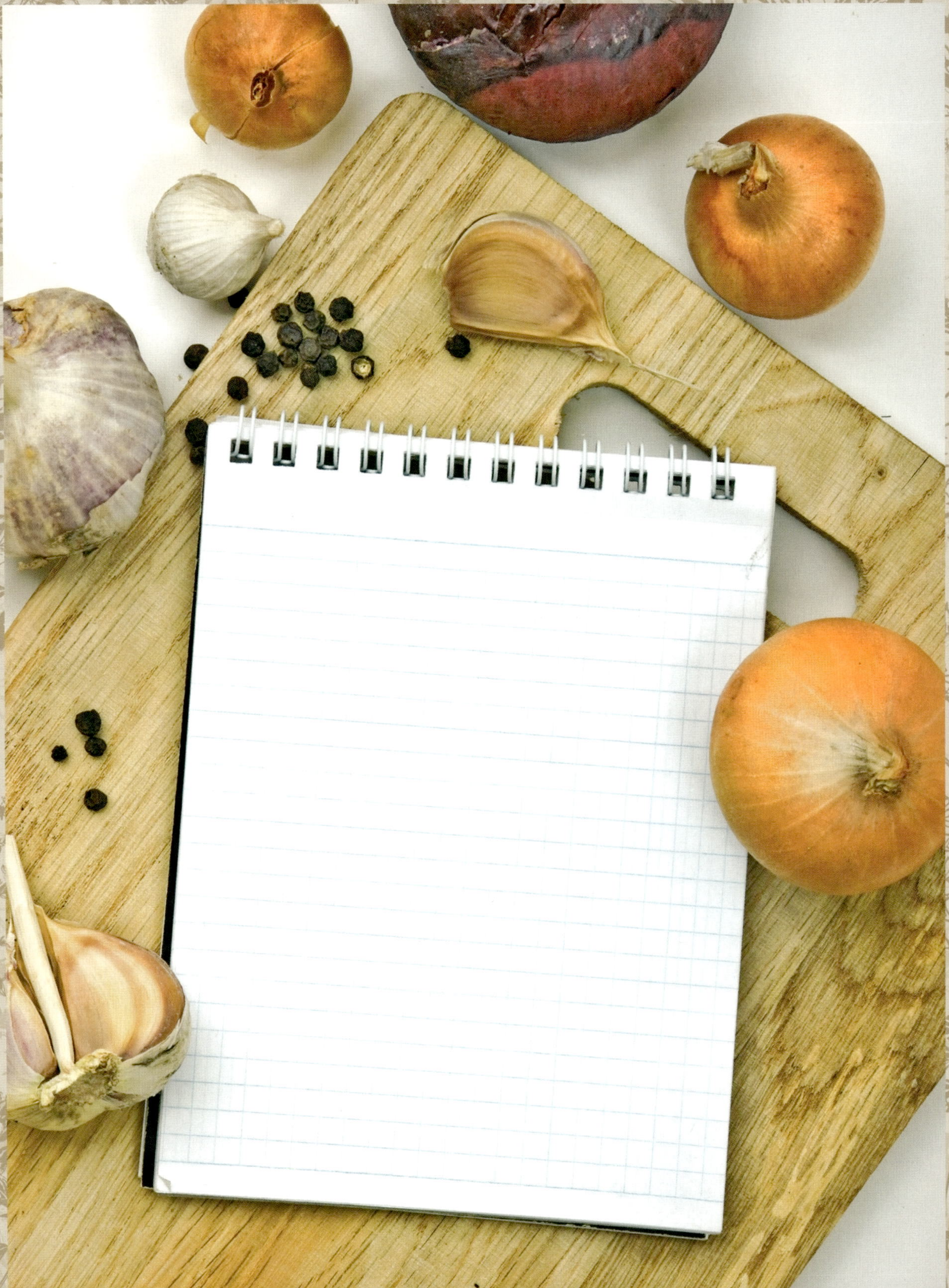

V. Kapitel

WEITERE NÜTZLICHE INFORMATIONEN

GEWÜRZE ALS ANTIOXIDANTIEN

Weshalb sind Antioxidantien so wichtig?

Im Gegensatz zu den freien Radikalen, die Zellen zerstören und somit ihren Verfall, die Degenerierung und verfrühtes Altern verursachen, machen die Antioxidantien genau das Gegenteil. Sie binden die freien Radikale und hindern sie daran, Schaden im Körper anzurichten. Auch das ist ein Grund, weshalb wir in letzter Zeit so viel über die Heilwirkung von Antioxidantien, die vor allem in Form von Nahrungsergänzungsmitteln angeboten werden, hören und lesen.

Gewürze zählen zu den stärksten Antioxidantien auf unserem Planeten. Sie sind vollkommen natürlich und wie Sie im Buch lesen konnten, haben sie eine eigene Weisheit, die sich sowohl im vorsichtigen als auch intelligenten Wirken im Körper ausdrückt.

Wie wird das antioxidantische Potenzial von Lebensmitteln bestimmt?

Mit einer international anerkannten Methode wird die ORAC-Kapazität (Oxygen Radical Absorbance Capacity) der Lebensmittel gemessen, die aussagt, wie viele freie Radikale von 100 Gramm eines bestimmten Stoffes neutralisiert werden können. Die Zahlenangaben in der Tabelle zeigen, was für eine antioxidantive Kapazität ein bestimmter Stoff im Vergleich mit der wasserlöslichen Form von Vitamin E hat (genannt *Trolox Equivalents* – wobei Trolox der kommerzielle Name des Unternehmens Hoffman-LaRoche, für die wasserlösliche Form des Vitamins E (6-Hydroxi-2,5,7,8- Tetramethylchroman -2- Carboxylsäure)) ist. Der Wert wird in Mikromol pro hundert Gramm ausgedrückt (μ mol TE/100 g).

Was verraten uns die ORAC Werte?

Auch uns hat die Tatsache überrascht, dass wir dem Körper durch den Verzehr von nur 2 g Zimt mehr Antioxidantien zuführen, als durch 100 g frische Äpfel. Demzufolge sind die Gewürze im Apfelstrudel der wertvollste Teil der verzehrten Speise.

Wer hätte gedacht, dass 1 g getrockneter Oregano fast viermal mehr Antioxidantien liefert, als 100 g Tomatensoße oder die gleiche Menge frischer Tomaten?

Wenn Sie zu gebratenen oder gekochten Kartoffeln (100 g) nur 10 g Petersilie hinzufügen, wird die Petersilie 5- bis 7-mal mehr Antioxidantien beitragen als die Kartoffeln.

Beim Vergleich der Angaben werden Sie wahrscheinlich auch überrascht feststellen, dass ein paar Gramm Gewürze sehr häufig zum Essen, das

Sie zu sich nehmen, mehr Antioxidantien (sowie manch andere Heilstoffe) beisteuern als die übrigen Lebensmittel. Sollten Sie in Ihrem Garten also noch etwas Platz haben, zahlt es sich besser aus, zusätzlich 100 g Gewürze als einige Kilogramm Gemüse anzubauen. Das sollten Sie bei der Planung Ihres Gartens berücksichtigen.

Tabelle der ORAC Werte

Die Tabelle veröffentlichen wir mit Genehmigung des Netzportals http://oracvalues.com. Unter dieser Adresse sind die aktuellen Messwerte unterschiedlicher Lebensmittel, gesammelt in verschiedenen glaubhaften Quellen, veröffentlicht. Allerdings unterscheiden sich die Werte der einzelnen Quellen geringfügig — abhängig von der Qualität der getesteten Lebensmittel.

Lebensmittelarten (nach antioxidativem Potenzial)	**Wert ORAC** (µ mol TE/100 g)
Nelke, gemahlen	290.283
Zimt, gemahlen	267.536
Oregano, getrocknet	200.129
Kurkuma, gemahlen	159.277
Acai-Beere, gefriergetrocknet	102.700
Kümmelsamen	76.800
Petersilie, Blätter, getrocknet	74,349
Basilikum, getrocknet	67.553
Ungesüßte dunkle Schokolade	49.926
Currypulver	48.504
Gelbe Senfkörner	29.257
Ingwerpulver	28.811
Schwarzer Pfeffer	27.618
Thymian, frisch	27.426
Majoran, frisch	27.297
Goji-Beeren	25.300
Chilipulver	23.636
Pekannüsse	17.940
Paprikapulver	17.919
Estragon, frisch	15.542
Ingwerwurzel, frisch	14.840
Oregano, frisch	13.970
Walnüsse	13.541
Haselnüsse	9.645
Preiselbeeren, rohe	9.584
Birne, getrocknet (40 % Feuchtigkeit)	9.496
Bohnenkraut, frisch	9.465
Artischocke, gekocht	9.416
Rote Bohnen, reife Samen, roh	8.459
Schwarze Bohnen, reife Samen, roh	8.040
Schwarze Johannisbeere, roh	7.960
Pflaume, blau, roh mit Haut	7.581
Linsen, roh	7.282
Apfel, getrocknet (40 % Feuchtigkeit)	6.681
Heidelbeeren, roh	6.552
Pflaume, getrocknet	6.552
Zitronenmelisse, frische Blätter	5.997
Soja, reife Samen, roh	5.764
Zwiebelpulver	5.735
Brombeeren, roh	5.347
Knoblauch, roh	5.346
Korianderblätter, roh	5.141

Rotwein, Cabernet Sauvignon	5.034
Himbeeren, roh	4.882
Basilikum, frisch	4.805
Mandeln	4.454
Dillblätter, frisch	4.392
Apfel, Roter Köstlicher, mit Schale, frisch	4.275
Getrocknete Pfirsiche (40 % Feuchtigkeit)	4.222
Rosinen goldene, getrocknet (40 % Feuchtigkeit)	4.188
Apfelmus, passiert	4.123
Datteln Deglet Nour	3.895
Rotwein, Tischwein	3.873
Erdbeeren, frisch	3.577
Gesalzene Erdnussbutter	3.432
Rote Johannisbeeren, roh	3.387
Feigen, roh	3.383
Süßkirschen, frisch	3.365
Aprikosen, getrocknet (40 % Feuchtigkeit)	3.234
Erdnüsse, roh	3.166
Rotkohl, gekocht oder gedünstet	3.145
Brokkoli, frisch	3.083
Rosinen, ohne Kerne	3.037
Birnen, roh	2.941
Apfel Roter Köstlicher, geschält	2.936
Heidelbeersaft	2.906
Apfel Gala, mit Schale, frisch	2.828
Kardamom	2.764
Kinderbrei, Banane	2.658
Kinderbrei, Pfirsich	2.551
Brokkoli, gekocht, gedünstet, ohne Salz	2.386
Salat, rotblättrig, frisch	2.380
Traubensaft	2.377
Granatapfelsaft (konventionell)	2.341
Rotkohl, roh	2.252
Radieschenkeimlinge, roh	2.184
Spargel, roh	2.150
Süßkartoffel — gekocht oder gebraten, ungesalzen	2.115
Vollkornbrot	2.104
Schnittlauch, roh	2.094
Kohl, weiß — gedünstet oder gekocht, ungesalzen	2.050
Pumpernickel	1.963
Indische Nüsse	1.948
Junge Rübenblätter, roh	1.946
Avocado, roh	1.933
Orangen, roh	1.819
Rote Bete, roh	1.767
Popcorn, zubereitet in heißer Luft	1.743
Radieschen, roh	1.736
Kartoffel, in der Schale gebacken	1.680
Spargel, gekocht oder gedünstet	1.644
Mandarine, roh	1.620
Brokkoli, gekocht	1.552
Rote und rosa Pampelmuse, frisch	1.548
Spinat, roh	1.515
Alfalfa (Luzerne) Keimlinge, roh	1.510
Salat, grün, roh	1.447

Grüner Tee, gekocht, 100 ml	1.253
Zitronensaft, roh	1,225
Gelbe Zwiebeln, gedünstet	1.220
Kiwi, roh	1.210
Olivenöl, natives extra	1.150
Kartoffel, weiß, gebraten	1.138
Weintrauben, grün und gelb, roh	1.118
Aprikosen, roh	1.115
Zwiebel, roh	1.034
Vino Rosso	1.005
Paprika, gelb, frisch	965
Sojasprossen, roh	962
Paprika, grün, roh	923
Ananas, süße Sorte, roh	884
Banane, roh	879
Schalottenzwiebel, roh	863
Blumenkohl, roh	829
Nektarine, roh	750
Süßer Mais, roh	728
Orangensaft, roh	726
Paprika vom Grill	694
Tomatensoße (zubereitet)	694
Möhre, frisch	666

Blumenkohl, gekocht oder gedünstet ohne Salz	620
Apfelessig	564
Tomate, roh	546
Lauch, unterer Teil, roh	490
Tomatensaft, gesalzen, pasteurisiert	486
Mohn, roh	481
Salat, Eissalat	438
Weinessig	410
Apfelsaft	408
Tomate, geschält, gekocht	406
Möhre — gekocht oder gedünstet, ungesalzen	317
Cantaloupe-Melone, roh	315
Knollenfenchel, roh	307
Aubergine — gekocht oder gedünstet, ungesalzen	245
Gurke, roh, mit Schale	214
Sommerzucchini, roh	180
Wassermelone, roh	142
Gurke, geschält	126

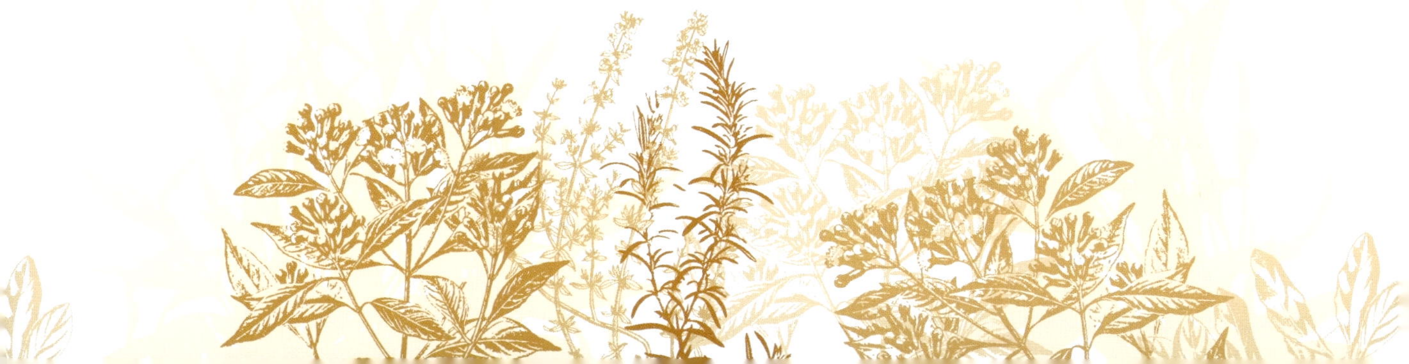

ENERGETISCHE WIRKUNG DER GEWÜRZE (im Ayurveda)

Geschmack: SCHARF, Wirkung: WÄRMEND

Piment (jamaikanischer Pfeffer, Kuranda)
Anis
Asafoetida
Basilikum
Lorbeerblatt
Schwarzer Pfeffer
Kümmel
Cayenne Paprika
Selleriesamen
Gewürznelke (aromatisch)
Currypulver (auch bitter)
Ingwer (auch süß)
Rettich
Majoran
Senfkörner
Muskatnuss
Oregano
Paprika
Petersilie
Pippali (langer Pfeffer)
Rosmarin (auch bitter)
Salbei (auch bitter und herb)
Bohnenkraut
Sternanis
Estragon (auch bitter)
Thymian
Kurkuma

Geschmack: SCHARF/SÜSS, Wirkung: WÄRMEND

Kardamom
Zimt (auch herb)
Garam masala (auch bitter)
Muskatblüte
Knoblauch
Orangenschale (auch scharf, bitter, aromatisch)

Geschmack: BITTER/HERB, Wirkung: WÄRMEND

Bockshornkleesamen

Geschmack: SALZIG, Wirkung: WÄRMEND

Steinsalz
Meersalz

Geschmack: SCHARF/SALZIG, Wirkung: WÄRMEND

Die meisten genießbaren Meeresalgen (Wakame, Arame, Hijiki, Nori usw.)

Geschmack: BITTER/SCHARF, Wirkung: KÜHLEND

Schwarzer Kümmel
Koriander
Pfefferminze (auch scharf)
Meti (Bockshornkleeblätter, auch scharf)

Blätter des Neembaums (auch bitter)
Blätter und Samen des Dills

Geschmack: SÜSS/SCHARF, Wirkung: KÜHLEND

Anis
Safran (auch herb und bitter)
Vanille (auch scharf und herb)

Tees:

Geschmack: SCHARF, Wirkung: WÄRMEND

Basilikum
Kardamom (auch süß)
Zimt (auch süß und herb)
Gewürznelke
Bockshornklee (auch bitter und süß)
Ingwer — frisch und als Pulver (auch süß)
Ginseng (auch bitter und süß)
Ysop (auch bitter)
Wacholder (auch bitter und süß)
Beifuß (auch bitter)
Orangenschale

Geschmack: HERB/SÜSS, Wirkung: WÄRMEND

Klette (auch herb und bitter)
Hibiskus

Geschmack: SÜSS/HERB, Wirkung: KÜHLEND

Gerste (auch süß)
Heidelbeere (auch herb)
Borretsch
Lotos
Brennnessel
Haferhalm
Himbeere
Erdbeere

Geschmack: BITTER/SCHARF, Wirkung: KÜHLEND

Kamille
Zichorie (Wegwarte)
Holunder
Hopfen
Jasmin
Lavendel (auch scharf)
Zitronengras
Pfefferminze (auch scharf)
Veilchen
Schafgarbe (auch herb)

Geschmack: BITTER/SÜSS, Wirkung: KÜHLEND

Chrysantheme
Löwenzahn
Lakritze
Rotklee
Sandelholz
Stechwinde (Sarsaparilla)

Geschmack: SÜSS/SCHARF, Wirkung: KÜHLEND

Maishaare
Anis
Rosenblätter
Safran
Melisse

Quellen: Dr. Vasant Lad: Ayurveda – the Science of Self Healing. Lotus Press, New Mexico, 1984; Maya Tiwari: Ayurveda: A Life of Balance. Healing Arts Press, 1995 Rochester, Vermont USA.

ENERGETISCHE WIRKUNG DER GEWÜRZE (in der traditionellen chinesischen Medizin)

Während wir Menschen der westlichen Welt hauptsächlich an der materiellen Zusammensetzung der Lebensmittel interessiert sind, geht es den Menschen der östlichen Welt viel mehr um ihre energetische Wirkung. Deshalb ordnet die TCM die Lebensmittel nach Geschmacksrichtungen, Wirkung auf einzelne Organe, Yin- oder Yang-Eigenschaften sowie Wärmewirkung ein.

Bei der Beschreibung der einzelnen Gewürze kamen wir bereits auf ihre Wirkung auf bestimmte Organe zu sprechen. In der nachstehenden Tabelle haben wir ihre Wärmewirkung dargestellt. Sie können daraus entnehmen, wo die Gewürze im Vergleich zu den Nahrungsmitteln, die Sie am häufigsten zu sich nehmen, einzuordnen sind.

Bereits ein flüchtiger Blick auf die Tabelle zeigt, dass wir viel Nahrung zu uns nehmen, die den Körper kühlt und damit das notwendige Gleichgewicht zerstört. Die Besonderheit der Gewürze besteht darin, dass sie in der Regel warm oder sogar heiß wirken. Mit ihrer Hilfe können wir den Lebensmitteln das geben, was ihnen fehlt — Wärme.

Insbesondere Rohköstler sollten die energetischen Eigenschaften von Lebensmitteln gut kennen. Eine große Anzahl grüner Sprossen, Keimlinge und Obst wirken im Körper fast ausnahmslos kühlend. Deshalb kommt es nach längerem Genuss solcher Lebensmittel zur Schwächung des Körpers, sogar Candida und andere Krankheiten treten auf, die mit dem Überschuss von Feuchtigkeit und Kälte im Körper verbunden sind. Rohköstler sollten aus diesem Grund über die Gewürze besonders gut Bescheid wissen und sie regelmäßig verwenden.

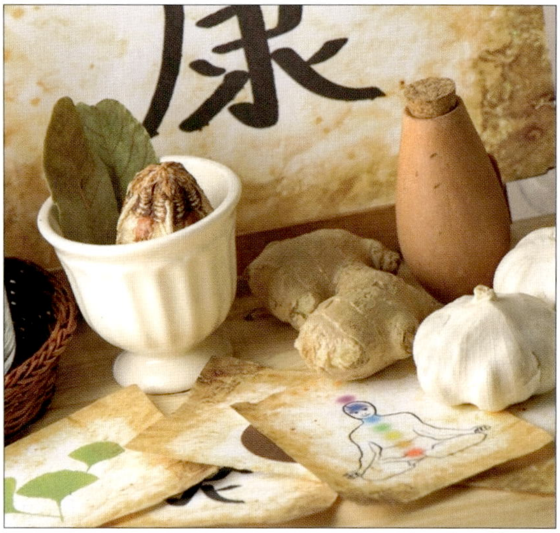

Wie liest man die Tabelle?

Bei den meisten Lebensmitteln herrscht allgemeine Einigkeit bezüglich der ihnen zugeschriebenen Merkmale. Allerdings kommt es bei einigen Lebensmitteln (mit Sternchen gekennzeichnet) zu größeren Abweichungen.

Wer sich in die Frage vertieft, wie ein bestimmtes „energetisches Muster“ im Lebensmittel entsteht, fkommt zu dem Ergebnis, dass dies stark damit verbunden ist, was die Pflanze beherrschen musste, um zu überleben. Es überrascht also nicht, dass Hafer wärmend wirkt, denn als einzige Samenart, die auch beim Gefrierpunkt keimt, muss er allem Anschein nach eine gute „Zentralheizung“ haben. Lebensmittel, die in gemäßigten Zonen wachsen, sind häufig neutral. Andere, die große Hitze ertragen müssen (zum Beispiel Zitrone, Melone, Wassermelone, Orange), müssen für ihr eigenes Überleben eine innere „Klimaanlage“ entwickeln, weshalb es nicht verwunderlich ist, dass sie im Körper kühlend wirken.

Außerdem fällt auf, dass dunkle Lebensmittel (schwarzer Sesam, schwarze Bohnen, Rotkohl u.ä.) in ihrer Wirkung wärmer als ihre hellen Verwandten sind.

Der dritte Unterschied erklärt sich aus der dichteren Konsistenz der Lebensmittel, so hat getrocknetes z.B. Obst einen größeren Wärmeeffekt als frisches.

Weil sich heutzutage das Klima durch die Globalisierung zunehmend verändert hat, verändern sich auch die Regionen, in denen bestimmte Pflanzen wachsen, ja sogar die Zeit ihres Wachstums und auch die energetischen Eigenschaften der Lebensmittel. Sommersalat kühlt auf jeden Fall, Wintersalat hingegen passt sich den anderen Verhältnissen an, er besitzt mehr Bitterstoffe, mehr trockene Inhaltsstoffe und wirkt im Körper wärmer.

Trotz des gleichen Namens kann eine gedüngte und stark gewässerte Möhre nicht die gleichen energetischen Eigenschaften wie eine Möhre haben, die ohne Wachstumsbeschleuniger gewachsen ist.

Je nach Tester und getestetem Objekt entstehen unterschiedliche Kategorisierungen, aus denen wir als Leser nicht entnehmen können, was sich genau hinter der Beschreibung der einzelnen Pflanze verbirgt. Deshalb sollten wir auch auf diesem Gebiet unsere eigene Wahrnehmung schulen und die Lebensmittel mit dem Ziel, eine höhere Stufe der Harmonie zu erreichen, auswählen.

KALT	KÜHL	NEUTRAL	WARM	HEISS
Algen	Alfalfa-Sprossen	Ackerbohnen	Ananas*	
	Äpfel	Ananas*	Anis	
	Aprikosen (frisch)	Äpfel (getrocknet)		
	Artischocken	Aprikosen (getrocknet)		
	Auberginen	Artischocken		
	Bananen	Bärlauch (frisch)	Bärlauch (in Öl)	
	Birnen	Blumenkohl	Basilikum	
	Bohnen (weiß)	Bohnen (grün)	Bockshornklee (frisch)	
	Brokkoli	Bohnen (rot)	Bohnenkraut	
	Brombeeren	Bohnen (schwarz)		

KALT	KÜHL	NEUTRAL	WARM	HEISS
	Buchweizen	Butter		
Chinakohl	Chinakohl			Cayennepaprika
				Chili
		Datteln		
		Dinkel		
	Erdbeeren	Erbsen	Erdnüsse (geröstet)	
		Erdnussbutter	Esskastanien	
		Erdnüsse	Estragon	
		Feigen (frisch)	Feigen (getrocknet)	
		Fische		
	Gartenrettich (roh)	Gartenrettich (zubereitet)		
	Gerste	Getreidekaffee		
	Grapefruit			
	Gurken			
	Heidelbeeren	Haselnüsse	Hafer	
	Himbeeren*	Honig	Hähnchenfleisch	
	Hirse		Haselnüsse (geröstet)	
	Hühnereier		Himbeeren*	
			Hokkaidokürbis	
			Ingwer (frisch)	Ingwer (getrocknet)
	Kartoffeln	Kakao	Kaffee	Knoblauch*
	Kiwi	Karotten	Kardamom	
	Kokosöl	Kichererbsen	Kirschen	
	Kokoswasser	Kohl	Knoblauch*	
	Korianderblätter	Koriandersamen*	Koriandersamen*	
	Krebse	Kürbis (wässrige Sorten)	Kümmel	
	Kresse		Kurkuma	
	Kürbiskerne			
	Löwenzahnblätter	Linsen (grün)	Lauch	Lammfleisch
		Linsen (hell)	Leinsamen	
			Linsen (schwarz)	
			Lorbeer	
Mungbohnen (Sprossen)	Mandarinen*	Mais	Mandarinen*	Meerrettich
	Mango	Majoran	Melasse	
	Mangold	Mandeln	Muskatnuss	
	Melone	Milchprodukte		
	Muscheln	Miso		
			Nelken	

KALT	KÜHL	NEUTRAL	WARM	HEISS
Orangen		Oliven		
		Olivenöl		
		Oregano		
	Pilze	Papaya	Paprika	Pfeffer (schwarz)
	Preiselbeeren	Paranüsse	Petersilienblätter*	
		Pastinaken	Pfeffer (weiß)	
		Petersilienblätter*	Pflaumen (getrocknet)	
		Pfirsich	Pinienkerne	
		Pflaumen (frisch)	Putenfleisch	
		Pistazien		
		Pollen		
		Preiselbeeren (getrocknet)		
		Quitten		
	Rettich	Reis (weiß)	Reis (schwarz)	
	rote Johannisbeeren	Roggen	Reis (süß)	
	Rüben	Rote Bete	Rindfleisch	
		Rucola	Rosmarin	
			Rotkohl	
Salat (grün)	Sellerie (Blätter)	Safran	Schnittlauch	Schalotten
Salz	Sellerie (Knolle)	Sesam (schwarz)	Senf	
Schweinefleisch	Sesam (weiß)	Sesamöl	Senfkörner	
Soja (grün)	Soja (gelb)	Shiitake	Süßkartoffeln	
	Spargel	Soja schwarz		
	Spinat	Sojaöl		
		Sonnenblumenöl		
Tomaten*	Tee (grün)		Thymian	
	Tofu			
	Tomaten*			
			Vanille	
	Wassermelonen	Wasserkresse	Wacholderbeeren	
	Weizen	Weizenmehl	Walnüsse	
	Weizenkeime	Wirsing	Wein	
	Weizenkleie*		Weintrauben	
			Weizenkleie*	
			Wirsing (gekocht)	
Zitronen	Zitronenschale		Zucker (braun)	Zimt
Zucker (weiß)	Zucchini			

IST IHR INTERESSE GEWECKT?

Anstelle einer unpersönlichen Bibliografie haben wir uns entschieden, noch ein paar eigene Kommentare anzufügen, die Ihnen bei der Auswahl der Bücher, die Sie interessieren, behilflich sein können.

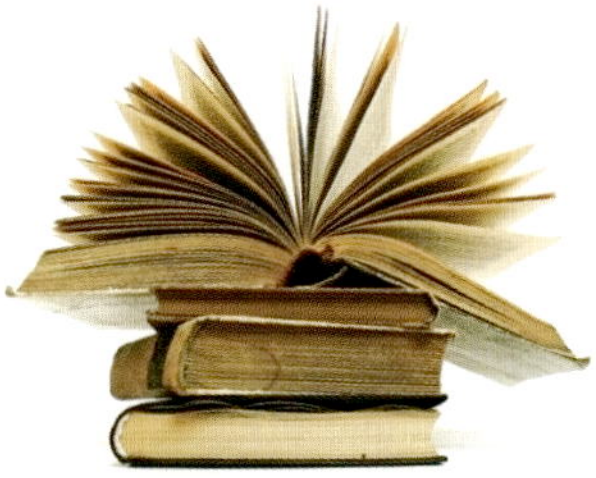

Möchten Sie mehr über westliche Traditionen der Gewürzanwendung wissen, empfehlen wir Ihnen folgende Bücher:

- **Die Kräuterkunde des Paracelsus**, *Olaf Rippe, Margret Madejsky.*
- **Große Hildegard-Apotheke**, *Dr. Gottfried Hertzka, Dr. Wighard Strehlow.*
- **Hildegard – Entgiftung des Körpers**. Reinigung und Entschlackung auf natürliche Art.
- **Pater Simons Hausapotheke** – Rezepte.
- **Der kleine Doktor**, *A. Vogel.*
- **Die Natur hat immer Recht**, *Maurice Mességué* – trotz einiger ungenauer Behauptungen und fraglicher Rezepte wird Sie Mességués Blick auf die Natur begeistern.
- **Gesundheit durch Heilkräuter,** *Richard Willfort.*
- **Die grüne Apotheke**, *James A. Duke.*

Möchten Sie mehr über die traditionelle chinesische Medizin und ihr Verständnis der Wirkung von Pflanzen und Gewürzen wissen, empfehlen wir folgende Bücher:

- **The Tao of Nutrition**, *Maoshing Ni , Ph.D., C.A (englisch).*
- **Chinese Functional Food**, Dang Yi (*englisch*) – dieses Buch finden Sie nur in Bibliotheken.
- **Chinese Healing Food**, *Rosa Le San, Suzane Le Vert (englisch).*
- **Secrets of the Chinese Herbalist**, *Richard Lucas (englisch).*
- **Chinese Herbology**, *Maoshing Ni, C.A. (englisch).*

Möchten Sie mehr über die Anwendung von Kräutern und Gewürzen im Ayurveda erfahren, empfehlen wir folgende Bücher:

- **The Ayurveda Encyclopedia**, *Swami Sada Shiva Tirtha, (englisch)* – sehr umfangreiches Buch mit konkreter Bestimmung dessen, welche Gewürze und andere Heilkräuter in welchem Zustand und für welches Dosha angemessen sind.
- **AYURVEDA: A Life of Balance**, *Maya Tiwari (englisch).*
- **Das große Ayurveda-Heilbuch** (Die umfassende Einführung in den Ayurveda. Mit Anleitungen zur Selbstdiagnose, Behandlung und Heilung), *Vasant Lad.*

- **Ayurveda: Ein Weg zu Gesundheit und Lebensfreude. Wie wir das Wissen der traditionellen indischen Medizin nutzen können**, *Judith H. Morrison* — gutes Buch für Ayourveda-Einsteiger.

Über Anbau und Aufbewahrung von Gewürzen sind viele Bücher geschrieben worden. Um sich ein ganzheitliches Bild zu verschaffen, müssen Sie einige Quellen kombinieren:

- **Das große Buch der Kräuter**, *Lesley Bremness* – das Buch präsentiert äußerst fundiert und ganzheitlich Gewürze, Anbau und Nutzung. Es zeichnet sich vor allem durch sehr übersichtliche, botanisch genaue Bilder aus, die Ihnen helfen, die Pflanzen und ihre Unterarten zu bestimmen.
- **Aussaatkalender von Maria Thun** (dringend empfohlenes Hilfsmittel zum Sammeln, zur Verarbeitung und zum Anbau von Samen im Einklang mit dem kosmischen Rhythmus).
- **Gärtnern nach dem Mond**, *Maria Thun* – wenn Sie ganz genau wissen möchten, weshalb Gewürze, die länger aufbewahrt werden sollen, an einem Blütentag gesammelt werden.
- **Your Backyard Herb Garden,** *Miranda Smith (englisch).*

Für die Anwendung von Gewürzen in der Kochkunst sind nachstehende Bücher interessant und enthalten eine fundierte Beschreibung:

- **Auf der Sonnenseite: Leben und Genießen mit Kräutern und Gewürzen**, *Johannes Gutman.*
- **Meine Küche der Gewürze**, *Alfons Schubeck.*
- **Mit Gewürzen und Kräutern kochen und heilen**, *Monika Aschl.*

Weitere interessante Bücher:

- **The Spice Lilies** – Buch mit fundierter Erklärung der heilenden Eigenschaften von Ingwer, Kurkuma, Kardamom und Galgant *(englisch).*
- **Kräuter & Gewürze,** *Ursula Braun-Bernhart* – es ist von allem ein wenig angeführt, vor allem aber ist es ein hübsches Buch zum Betrachten von Bildern und um in einigen schöpferischen Gedanken zu versinken.

Für jene, die lieber im Internet suchen, noch einige interessante Links zur Vertiefung des Wissens über Gewürze:

- **PubMed**® ermöglicht freien Zugang zu MEDLINE®, der medizinischen Literaturdatenbank, die mehr als 21 Millionen Zitate und Zusammenfassungen der biomedizinischen Literatur aus aller Welt umfasst mit Links zu den gesamten Texten von Artikeln, inwieweit diese zur Verfügung stehen. *http://www.ncbi.nlm.nih.gov/pubmed*
- **Globinmed**, Global Information Hub on Integrated Medicine *http://globinmed.com/*
- **Drug Information Online**, MedFacts Natural Products *http://www.drugs.com/*
- **Academic Journals**, Medicinal Plants Research *http://www.academicjournals.org/*
- **Heilpflanzen-Welt Bibliothek**, die unter anderem auch physiotherapeutische Monografien der E-Kommission umfasst. *http://buecher.heilpflanzen-welt.de/*
- **Gernot Katzers Gewürzseiten**: *http://gernot-katzers-spice-pages.com/germ/index.html*
- **The Epicentre Encyclopedia of Spices**: *http://www.theepicentre.com/Spices/ spiceref.html*
- **Botanical.com** moderne Sammlung von Frau Maud Grieve mit mehr als 800 Kräuterarten. *http://botanical.com/*

WORAUF MAN BEIM KAUF ACHTEN SOLLTE

Gewürze werden heute in praktischen, kleinen Mengen und zu einem Preis verkauft, der in der Geschichte noch niemals so niedrig war. Das sollte Sie aber nicht irreführen. Gewürze sind nach wie vor ein großes Geschäft. Das Geheimnis ihrer niedrigen Preise verbirgt sich vor allem in den geringeren Produktions- und Transportkosten. Anders ausgedrückt, die Gewinne haben sich nicht wesentlich geändert, verändert hat sich jedoch die Qualität.

Einst wuchsen die Gewürzpflanzen an ihren natürlichen Standorten. Wie Sie in diesem Buch lesen konnten, waren einige so selten, dass es sich für die Händler auszahlte „die Welt auf den Kopf zu stellen", um an eine Muskatnuss, Vanille oder an Nelken zu gelangen. Heute haben wir die Pflanzen unterschiedlichen Wachstumsstandorten angepasst. Brauchen sie mehr Feuchtigkeit oder Wärme pflanzt man sie einfach ins Gewächshaus. Seitens der Gentechnologie wird uns versprochen, Bananen zu schaffen, die im Schnee wachsen — allerdings müssen sie dazu mit den Genen von Pinguinen oder Ähnlichem gekreuzt werden.

Ursprüngliche Standorte sind nahezu bei allen Gewürzpflanzen durch Monokulturen abgelöst worden.

Wo viel Licht ist, gibt es auch Schatten, d.h. es zahlt sich auch für Schädlinge aus, vorbeizuschauen. Je mehr Zimt, Vanille, Nelken, Pfeffer u.ä. in Monokultur-Plantagen angebaut werden, umso mehr Schutzmittel (Chemikalien) kommen zum Einsatz.

Obendrein passte man die Pflanzen auch in Form und Wachstumsart den Maschinen und einem größeren Verdienst an, so dass zum Beispiel der Zimt auf einer Plantage nur bis zu 2 m hoch wird, während er im natürlichen Umfeld 15 m erreicht.

Gewürzpflanzen werden auf dem Feld gesät, ebenso wie Mais und Getreide, und maschinell geerntet. Jene, die den ganzen Sommer über blühen, werden so mit Hormonen behandelt, dass alle Pflanzen gleichzeitig blühen, andernfalls würde sich die Erntearbeit nicht auszahlen.

Sollen sie in großen, vollgestopften Säcken transportiert werden, die monatelang über die Weltmeere fahren, müssen sie gut vor Nagertieren, Schimmel und Bakterien geschützt werden. Anders gesagt, sie müssen mit Fungiziden und Insektiziden durchtränkt werden. Einige Gewürzpflanzen reagieren auf lange Transporte dermaßen empfindlich, dass sie sogar mit radioaktiver Strahlung „geschützt" werden.

Über all das schreiben wir hier, weil die menschliche Gier, die den weltweiten Handel antreibt, heutzutage an einem Punkt angekommen ist, an dem die Kraft der Gewürze, über die Sie im vorliegenden Buch lasen, in großem Maße abgewertet wurde. Oder erwarten Sie tatsächlich eine heilende Wirkung von einem Gewürz, das in seinem ganzen Wachstum und während des Transports „auf Medikamente" gesetzt wurde, um zu überleben?

Wenn Sie aber Gewürze wünschen, die über jene Heilkräfte verfügen, über die wir schreiben, dann sollten Sie sehr aufmerksam aus dem Angebot auswählen. Grundlegende Voraussetzung, dass eine Pflanze heilen kann, ist ihre eigene Gesundheit und eine reiche Erfahrung beim Überwinden der Schwierigkeiten, bei denen wir sie zu Hilfe rufen. Dazu ist nur eine Pflanze, die ein schweres Leben hatte, die nicht verwöhnt und der nicht das Frühstück ans Bett gebracht wurde, in der Lage. Am besten sind wild wachsende Pflanzen, die zum richtigen Zeitpunkt gepflückt wurden. Davon gibt es jedoch auf dem Markt nur sehr wenige.

Biodynamisch angebaute Gewürzpflanzen sind die nächstbeste Wahl. Zahlreiche Gewürze werden in Deutschland mit dem Demeter-Gütesiegel angeboten und die Prinzipien der Biodynamik werden auch bei einigen Anbietern ökologischer Gewürze konsequent berücksichtigt, wie z.B. bei der Firma „Sonnentor". Farbe, Aroma und Kraft dieser Gewürze zeugen davon, dass sie tatsächlich mit großem Wissen und Kenntnissen über den Rhythmus der Natur angebaut, geerntet und gelagert werden.

Gute Gewürze sind nicht immer preisgünstig; billige Gewürze sind jedoch immer wertlos!

Ökologischer Anbau garantiert, dass Sie Gewürze in den Händen halten, die weder künstlich gedüngt noch gespritzt wurden. Von besonderer Bedeutung ist, dass sich diese Garantie auch auf die Verarbeitung nach der Ernte bezieht. Aber gerade aus diesem Grund sind Lagerung und Transport von Gewürzpflanzen aus ökologischem Anbau eine viel kompliziertere Aufgabe als erwartet. Sind Gewürzpflanzen nicht chemisch geschützt, können sie nicht im Unterdeck zusammen mit Ratten transportiert werden. Also müssen sie vor gefährlichem Schimmel, Würmern und Nagetieren anders geschützt werden, vor allem durch viel bessere Verpackungen und kürzere (und teurere) Transportwege.

Auf dem Markt können Sie einerseits zwischen Anbietern, die nur das verpacken, was sie auf dem Weltmarkt kaufen (der Mehrheit), und jenen, die sich ernsthaft mit dem Anbau und der Verarbeitung von Gewürzpflanzen und Gewürzen beschäftigen (der Minderheit), unterscheiden. Letztere bauen die Gewürzpflanzen größtenteils selbst an und verarbeiten sie mit einem verschwindend kleinen Qualitätsverlust.

Verpackungsform

Undurchlässigkeit ist eine Grundvoraussetzung zur Bewahrung der Haltbarkeit von Gewürzen. Pappkartonschachteln lassen den Duft der Gewürze schnell verflüchtigen. Die Verwendung von Aluminiumtütchen ist kritisch zu bewerten, da einige Stoffe in den Gewürzen mit diesem Material reagieren. Cellophan erwies sich als ökologisch unstrittig und außerdem äußerst effektiv. Glas ist eine ausgezeichnete Lösung, ideal sind dunkle Gläser, denn zu viel Licht schadet den Gewürzen stark. Bei weißem Glas können Sie sich mit einem großen Aufkleber helfen oder die Gläser abgedunkelt im Schrank lagern.

Haben Sie erst einmal begonnen, mit Gewürzen zu leben und zusammenzuarbeiten, werden Sie feststellen, dass die Einheitsgröße der Gläschen nicht angemessen ist, weil wir von einigen Gewürzen mehr, von anderen viel weniger verwenden. Deshalb sollten Sie geeignete dunkle Gläser (von Medikamenten, Nahrungsergänzungsmitteln und Ähnlichem) aufbewahren und für die Lagerung ihrer Gewürze verwenden. Geben Sie gekaufte Gewürze so bald wie möglich in Gläser, denn dort sind sie am besten geschützt. Es gibt nichts Schlechteres als halb geöffnete Papiertütchen, die ewig lange in Schubladen oder über dem Herd hin und her gezogen werden. Nicht nur dass sie ein ausgezeichneter Nährboden für eventuell gefährlichen Schimmel sind, sie haben auch ihren Duft längst verloren und sind vollkommen wertlos.

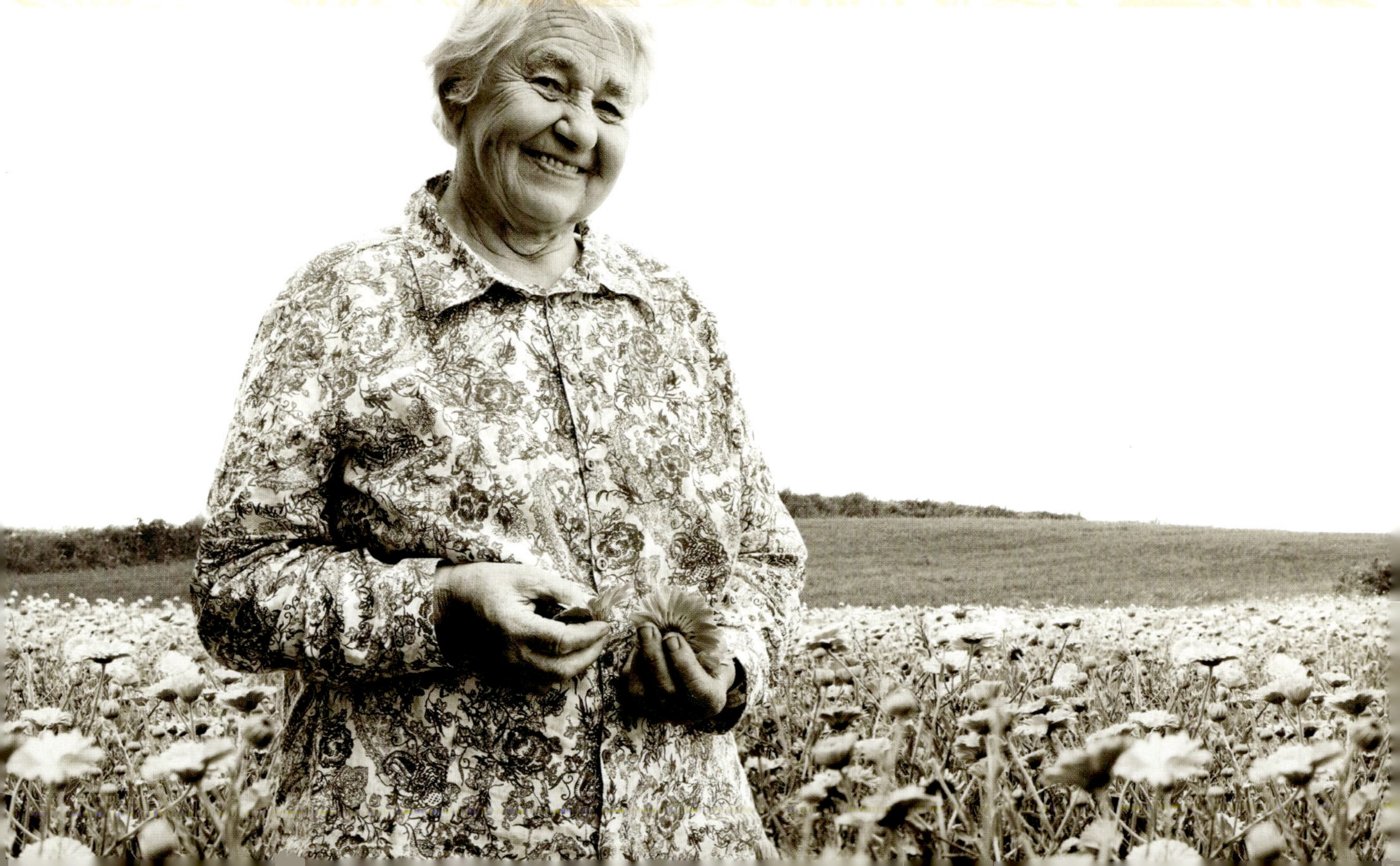

EINE PRISE WEISHEIT

In unserem zweiten Buch über Gewürze erfahren Sie nicht nur, was die Gewürze alles können, sondern auch warum und auf welche Weise. Wie haben sich unsere Vorfahren das Wissen über die Heilkräfte der Gewürze ohne Mikroskop und moderne Technologien angeeignet? Was hindert uns daran zu sehen und zu fühlen, was die Menschen vor vielen Generationen mühelos wahrnehmen konnten? Möchten Sie wissen was genau „mit dem Herzen sehen" bedeutet und wie dies in der Praxis möglich ist?

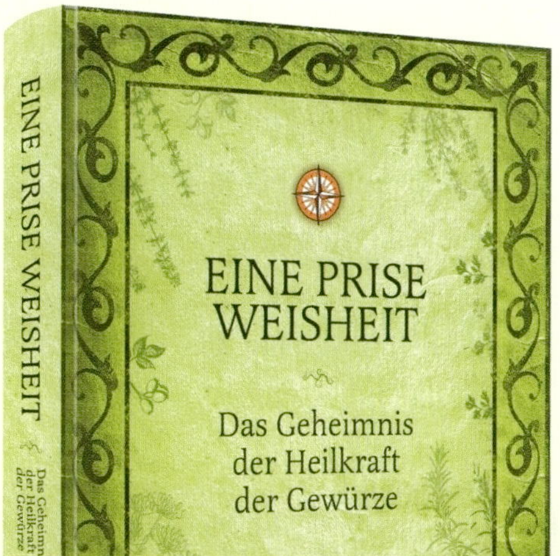

Entdecken Sie, wie Gewürze auch dort helfen, wo die konventionelle Medizin keine Lösung hat und nur die Symptome behandelt: bei HIV, Herpes, Infektionen durch antibiotikaresistente Bakterien, Multipler Sklerose, Demenz, Alzheimer, Parkinson, Herz- und Kreislaufkrankheiten, Hormonproblemen usw.

Sie werden verblüfft sein über die Anwendungsbereiche, die in diesem Buch beschrieben sind und über die handfesten Beweise staunen, die in der Weltliteratur bisher noch niemals gesammelt und in einem Werk veröffentlicht wurden.

Aus diesem Grund werden 20 ausgewählte Gewürze mit sehr komplexer Wirkungsweise in „Eine Prise Weisheit" - im Vergleich zum ersten Buch - noch detaillierter und ausführlicher beschrieben. Das zweite Buch enthält die ganzheitliche (energetische und materielle) Wirkung folgender Gewürze: Bockshornklee, Galgant, Gartenkresse, Kapern, Kerbel, Kreuzkümmel, Meerrettich, Melisse, Piment, Rosen, Safran, Schnittlauch, Schwarzkümmel, Senfkörner, Wasabi, Wermut, Ysop, Zitronengras, Zitronenverbene und Zwiebel.

Eine Prise Weisheit:

- 400 Seiten in Farbe
- Gebundene Ausgabe 20 x 26,5 cm
- Über unser Projekt und das Buch erfahren Sie mehr unter **www.eineprise.eu**

STICHWORTVERZEICHNIS

C

D

E

F

G

Weitere nützliche Informationen

H

I

J

K

Weitere nützliche Informationen

N

O

P

Q

R

S

T

U

V

W

Y

Z

Alle Termine der Veranstaltungen, Vorträge und Workshops der Autorinnen finden Sie unter
www.eineprise.eu

Dort erwarten Sie außerdem interessante Informationen und Antworten auf verschiedene Fragen zu Gewürzen. Stellen Sie auch Ihre eigenen Fragen!

Folgen Sie uns auf Facebook
www.facebook.com/eineprise